JN091369

The new book of Oriental Herbs

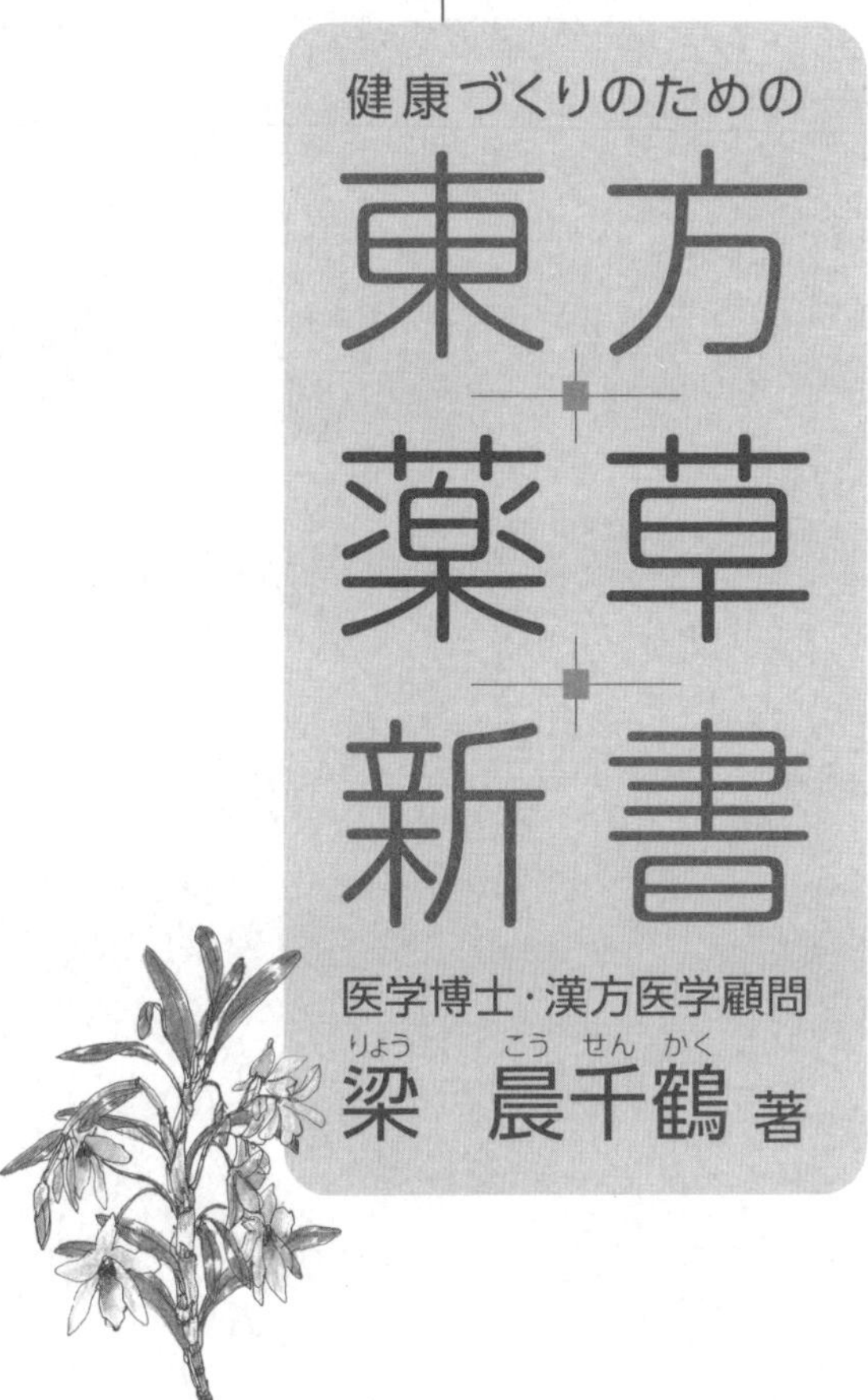

源草社

東方薬草新書

刊行にあたって

医学監修　杉山　武敏

著者、梁平(リヤン・ピン)女史、筆名(号)・梁晨千鶴(りょう・こうせんかく)氏は臨床医学家で、北京市出身、北京大学医学部(北京医学院)と北京中医薬大学西学中を卒業、中国にて臨床医として経験を積み来日、私の担当していた京都大学医学研究科病理学分野で医学博士号の学位を取得、これまでに、著書(1)『東方栄養新書』メディカル・ユーコン、二〇〇五年、(2)『男性不妊・効果的な薬膳療法』メディカル・ユーコン、二〇〇八年、(3)『女性のための東方養生新書』海苑社、二〇一〇年を上梓、このたび『東方薬草新書』の出版にこぎつけた。

梁平女史は、我が国病院での治療援助の経験から、わが国の不妊問題は、男性側も女性側も食生活に原因があるとの見方を強めている。つまり、若者の食生活が即席麺やサプリメント偏重、ダイエットなどで単純化し、この歪んだ極端な食環境が精子減少を来し、また、精子受け入れ能の弱い子宮を来している原因ではないかと主張する。その観点から、『男性不妊・効果的な薬膳療法』と『女性のための東方養生新書』を出版し、不妊に悩み、体外受精などの高度医療に成果の出なかった男女に適正な食養生を施して、多くの妊娠を成功させている。また、妊娠成功を体験した医師たちと共に、二〇一一年から「不妊治療のための漢方男科・婦人科連携の会」を立ち上げた。不妊問題の解決のために、泌尿器医師と婦人科医師と協力し、西洋医学と東洋医学の連携、医学関係者と患者との交流、中医学の普及、更に世界中医薬学会聯合会や国際中医男科学会で積み重ねられてきた成果を取り入れ、日本における不妊症治療の向上を通して少子化対策に寄与したいと考えているのが、学会設立の主旨である。

本書では、これまでの三つの著書の基礎にある、生薬・薬草の基礎を論じたもので、中医学において薬効をもとに経験的に薬を見つけて行った歴史を読み取ることができる。西洋では自然界から有効物質を検出・純化する方法で薬を作成していった歴史があるが、中医学では有効成分だけという考えはなく、一種類のみの生薬の使用でさえ、偏性（副作用）があり、それを防ぐため、綿密に思案して「証」毎に複合的な処方を組み立てているので、副作用をもたらす恐れがある純化することは考えなかった。実質上、有効成分は未知のまま混合状態にあり、更に複数の生薬の組み合わせで処方されるので、純化された西洋薬よりは効果が弱いが、耐性を生むことは少なく、また耐性を生んだとしても混在物で対応できる利点がある。また、中医学では、未病の段階から、食養生・薬膳など中医学の重要な部分として「医食同源」（食は薬なり）の考えのもとに与える、しかも体質を重視して処方する。

よく考えると、西洋薬の多くは植物由来である。ビタミンB_1・B_2（イネ）、C（柑橘類）、D（きのこ）、ビタミンA／カロチノイド（黄色野菜）などの栄養も植物から得られる。解熱剤アスピリンはセイヨウシロヤナギが含むサリシンがもとで合成された歴史がある。活性アルカロイデのアトロピンやスコポラミンなどのアルカロイド（チョウセンアサガオ・ベラドンナ・ハシリドコロ）、エフェドリン（マオウ）、ヒスタミンやセロトニン、ＧＡＢＡ（キバナオウギ）などの動物での生体活性物質、モルヒネ（ケシ）、コカイン（コカノキ）、キシロカインなどの麻酔薬を何の目的で植物が作っているのか不思議である。アロエ、センナ、大黄などの下剤、シキミ、ハッカクの抗インフルエンザウイルス薬タミフル、ニチニチソウでの抗がん剤ビンクリスチンやビンブラスチン、イチイ由来の抗がん剤タキソール、キナノキの抗マラリヤ剤キニーネ、リューマチ薬コルヒチン、ジギタリス由来の心臓薬ジギトキシン、これらまで植物が用意しているのをどう説明したらよいか、謎は深まるばかりである。このことを考えると、未知物質を多く含む薬草には興味が尽きない。本書は、最新の中国の薬草・生薬の知見を紹介する良書である。

二〇二二年　新春

まえがき

梁　晨千鶴

本書は漢方薬を揃えた教科書ではなく、著者の五十年余の医学臨床・薬膳によく使用してきた生薬から一一九種類を選び、漢方に興味ある医療関係者の臨床治療の参考になれるように、また、予防医学に欠かせない食養生・薬膳を扱う人たちのため、生薬の基礎知識から薬膳レシピまでを紹介し、更に、健康長寿に関心のある人々に漢方が発見された歴史を読み取り、漢方への興味・理解を深めるための本でもあります。

そのため漢方薬の教科書的な内容を根幹とし、五十余年の漢方の臨床経験に基づき、漢方薬とその処方の臨床利用方法と注意事項を解説として載せ、また、似た生薬の臨床使用の比較を紹介、生薬の由来と個性を把握するため古典を引用、古代の、また、それぞれの体質や持病に合う・合わないなどの利用方法を紹介しています。「現代の研究より」や「日本の事情」「日本の利用の仕方」などの項目は類書でも取り上げられ、読者にとってもすでに知識をお持ちで読みやすい箇所ですが、「中医学的効能」の項目はすぐに理解しにくいかと思われます。そのため第一章には東洋医学的な考え方と薬草の基本的な知識の解説を設けています。また、効果などを理解するため、歴史上の人物の症例やエピソードを載せ、更に、恩師の教えや個人的医療体験を披露し、漢方薬を学びたい方も貴重な医療経験を身につけることができます。

以上、それぞれの目的で、これらの項目により、よく使われる薬材を正しく理解した上で上手に利用することができます。

また、この本は『東方栄養新書』の姉妹篇で、合わせていままでない未来の予防医学への食養生のための重要な教科書的な基礎知識であり、医食同源の「東方栄養学」の基盤にもなります。『東方栄養新書』は主な二〇〇余りの食材を紹介しています。食材に秘められているパワーを知らせ、体の不調を調整できるマニュアルとして使えば、「未病」（体調が崩れたが、まだ、病気までは至っていない時期）の回復に役立ちます。

一方、本書「東方薬草新書」は主に臨床にも食養生にもよく使われる漢方薬材を紹介しています。薬草に秘められているパワーを知らせ、漢方臨床だけではなく、薬膳・食事療法にも使い、健康で天寿を全うするため、臨床で対処の難しい慢性持病や不調の治療法として利用し素早く回復するためも役立ちます。上述の二つの本を合わせて漢方医学の知恵である「医(薬)食同源」の極意を紹介しています。

健康長寿は、外部の強い薬に依存して得るだけではなく、日常の食生活で、生薬・薬膳・食事療法などの自然療法を使い、外来の病原菌を追い払い、体内の「老廃物」を除いて、体内のバイオリズムが自然に回復すること(自然治癒力を発揮すること)により、得るのが体への負担が最も少なく、これこそが未来の医学の進むべき道ではないかと考えます。

また、「温故知新」という古くからの知恵に従って、東洋医学の陰陽バランスという理念で、薬材の陰陽属性を利用して我々の体の陰陽のアンバランスを回復するためのも一つのよい道ではないかと考えます。

世界的規模の疫病流行の中、現代医学先進国では臨床治療やワクチン接種が重ねられているにもかかわらず、一国で一〇〇万人を超える死者を出しています。治療の主役とされるワクチンは十分な臨床試験を経ずに使用され、副作用や後遺症が次々に現れ、本来ある免疫力をも低下させ、頼みの綱としているワクチンは実際には製造が間に合わずに発売してしまったことも事実です。クスリに依存することができない場合、病気にならないようにするにはどうすればいいのか、現代医学は窮地に立っています。このような状態の今回の疫病により予防医学の重要性がより一層明らかとなりました。

一方、中国・武漢で疫病が流行した際には中医薬を大規模に使用して素晴らしい効果があり、副作用が少なく後遺症もなく、流行を急速に収めることができました。中医学では「治未病」が重要であり、また日頃の食養生を含む「養生」が中医学の伝統としてともに二千年以上の伝承と治療経験があるのです。

中医学と西洋医学を修め、五十余年の臨床実践経験を経て得られた中薬・中医臨床知識・薬膳・食養生法を皆さんに知っていただきたく、本書で分かりやすくまとめた次第です。医療関係者や健康に関心のある方々が薬材を正しく、上手に選択し、治療効果を向上し、予防医学に役立てていただければ、私の幸せに感じます。

本書の編集にあたり、日本中医学会代表理事、木本クリニック院長・医学博士・木本裕由紀先生と、のぞみ薬局管理薬剤師・岡田律子先生、ギンガイ薬局代表取締役・薬剤師・谷口茂樹先生に感謝いたします。また、澤田鍼灸院の副院長・澤田順子先生から貴重な助言と労力をいただきました。また、文魁脈学研究会の皆様、漢方男科婦人科連携の会の皆様からもお力添えをいただきました。ここにあわせて、感謝申し上げます。特に医学監修を快諾していただいた杉山武敏名誉教授に深甚な謝意を表します。この本のイラストを担当していただいた井手みねこさん、出版社の源草社代表・吉田幹治氏にも感謝いたします。

二〇二二年　吉月

本書の利用の仕方

一　本書の概要

本書は現代的な視点と中医学の古典的な視点の両面から、臨床上よく使われる生薬及び薬膳・食事療法によく使用される薬材のすべての効能を紹介しています。「現代の研究より」や「日本の事情」「日本の利用の仕方」などの項目は類書でも取り上げられ、読者にとってもすでに知識をお持ちで読みやすいものになるようにしています。また、すぐに理解しにくいかと思われる中医学の専門用語を理解するため、第一章には中医学的な考え方と、薬草の基本的な知識の解説を設けています。これにより、薬膳でよく使われる薬材を正しく理解した上で上手に利用することができます。

二　各章の分類法について

一般的に中医学の薬草の分類には二つの方法があります。一つは薬草として使われる部位(根、茎、花、葉)によるもの。もう一つは中医学的効能(「清熱」〈熱を収める〉「温補」〈冷えを改善する〉「滋陰」〈体を潤す〉「去湿」〈体の余分な水分を排除する〉など)による教科書でよく使われるものです。本書は中医学的効能で分類しましたが、本書の最後には、中医学の専門家だけでなく一般家庭でも利用できるようにするため、イラスト付き分類をしています。例えば「精力を保つため」「美肌・美白のため」「長寿のため」といったテーマのもとに、使われている漢方薬と使い方を紹介しています。このような分類により、読者が単刀直入に自分の体調に関わる章節を優先的に読んで参考にし、体のトラブルの解消に役立てられるようにしています。

三　目次について

生薬の効能に帰する方法は、「中薬学」(中国中医薬出版社、二〇一二)を基本として作られました。

四　本文について

❶…体質と相性について。人はそれぞれ生まれつき体つきが異なり、更に育った環境や生活習慣などの理由で体に陰陽の偏り(アンバランス)があります。漢方医学ではそれを「体質」といいます。自然界の一部である食材・薬材にも同様に陰陽の偏りがあり、体の偏りと反対の偏りのある食材・薬材を使うことで体の偏りを改善しバランスをとり回復させるというのが中医学の基本的な考え方です。中医学では体の負担

を最小限にし、かつ治療効果を最大限にするためには、それぞれの体質に配慮したオーダーメイドの治療が欠かせないと考えられています。しかし、現代の人々の多くは、それぞれの体が明らかに異なることを知りながら、万人に同じ薬や健康法を用いようとします。その方法は西洋医学の薬が引き起こす副作用の原因でもあるのです。これからは、同じ病名でも異なるタイプを見分け、それぞれを適切にケアする方針を定めるのが本来の医学がとるべき道ではないかと考えられ始めています。

❷…ルーツについて。薬になった漢方薬はそもそもどんな薬草だったのか、どこでどのような季節に採集され、どのように加工して薬として利用できるようになったのか、どのような理由で一つの薬に様々な名前がついたのか。これらを知ることで、漢方薬をより深くより身近に使用していただけると思います。

❸…日本の利用の仕方。日本へ伝わった経緯や時期、古くからの日本での利用の仕方などを紹介しています。日本でも古くから利用されていた薬草も現代日本ではあまり知られていません。身近な生薬や野草の正しい使い方を知っていれば、何かあった時に自分でケアすることができるのではないかと考え、いろいろな資料を参考にして日本の野草の利用法も記載しました。

❹…生薬の自然属性について。生薬は食材と同じく天と地の間で育ち、陰陽の偏りがあります。その知識を身につけて体質や病状などの陰陽バランスを考慮しながら正しい薬材を選択できれば、体の不調を解消し健康長寿への最高の薬だといえるでしょう。これこそが医(薬)食同源の極意ではないかと考えられています。

❺…読者の体に必要な薬の効能を深く理解するため、本文には「古代の症例の紹介」「コラム」「古典より」などを紹介しています。この部分は中医専門用語が多く、少し難しく思われるかもしれませんが、古代の賢人の知恵や症例、実例を物語として読んでください。

五　索引と資料について

巻末には読者の利便性を考えいくつかの索引を付けました。用途に応じて利用してください。

❶…本書の生薬索引
❷…生薬効能分類別
❸…生薬の病名・症候名別索引
❹…生薬名画数別一覧
❺…方剤名画数別一覧
❻…家庭でできる利用法
　生薬別効能一覧
❼…現代の研究より　効能別索引
❽…病名別食材・薬剤相性表
❾…中医学的効能索引
❿…日本での利用法　症例別一覧
⓫…日本での利用法　生薬別効能

もくじ

第2章　身近な野菜の驚異のパワー

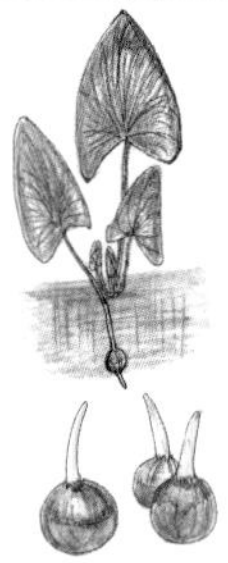

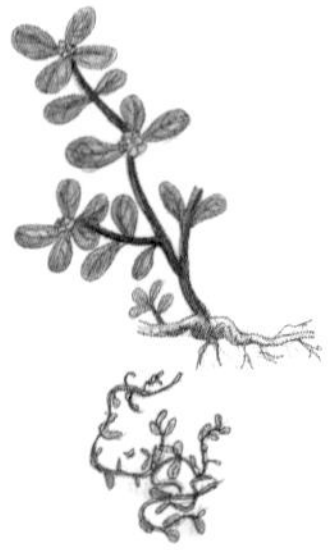

第3章　美容のために利用される薬草

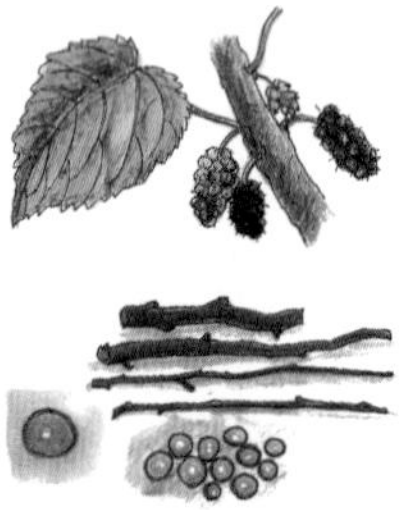

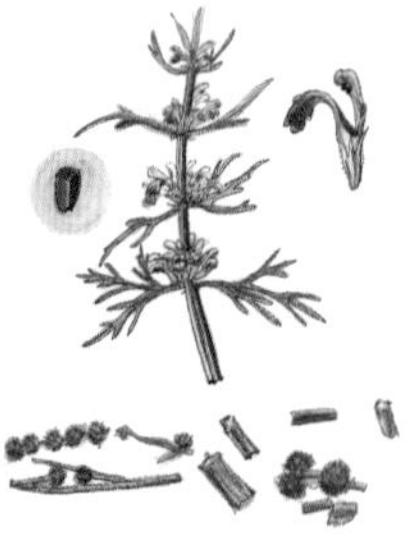

第4章　強精作用のある薬草

第5章　体質虚弱を補養するために

第7章 カゼの予防・治療の薬草

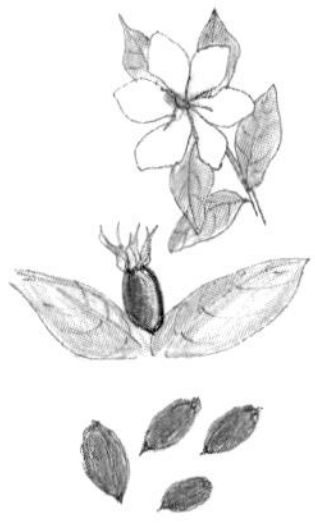

	8-2	8-3	8-4	8-5
生薬名	月季花（ゲッキカ）	玫瑰花（マイカイカ）	辛夷（シンイ）	紅花（コウカ）
和名	コウシンバラ	ハマナス・マイカイ	ハクモクレン	ベニバナ
植物図				
生薬の形				
主な効能	月経痛、皮膚化膿症に	胃痛、月経不順、顔の斑に	頭痛、副鼻腔炎に	腫瘤、月経痛、打撲傷に
掲載頁	p.419	p.422	p.424	p.427

	8-6
生薬名	菊花（キクカ）
和名	キク
植物図	
生薬の形	
主な効能	目の充血、高血圧、解毒に
掲載頁	p.432

索引&資料

第1章

中国伝統医学を知ろう

「物無美悪、過則為災」
（物には美悪無きも、過ぐれば則ち災を為す）
（物事には良い悪いはないけれども、ゆき過ぎると災いになるの意）

「欲得長生、腸中常清」
（長生を得んと欲すれば、腸中常に清くすべし）
（長生きしたければ、腸の中をいつもきれいにしようの意）

中国伝統医学と西洋医学の違いは何か？

中国伝統医学（以下、中医学と省略）と西洋医学の最も大きな違いは、体と病気のメカニズムへの異なるとらえ方と、病気の診断の仕方です。

西洋医学では患者の症状や訴えを聞き、様々な検査方法を用いて、考えられる病名を診断し、その病気あるいは病原菌などに対して治療方針をたてます。検査値の正常化が治療の重要なポイントとなります。薬や手術が主な治療方法となり、専門性が高くなればなるほど、局所的となります。

一方、中医学では、病気は体のある部分だけの病変ではなく、五臓六腑のすべての機能につながった生命体の病変としてとらえます。

中医学の考え方としては、人間にはもともと自然治癒力が備わっており、常に襲ってくる細菌やウイルスなどの病原菌と戦い、生命を維持していま

自然治癒力を発揮しよう！
すべての病原菌を殺せ！
心身一体の見方
ピンポイントの見方

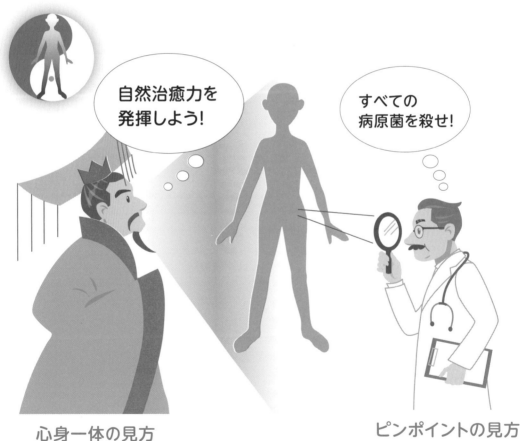

東洋医学と西洋医学の病人・病気に対するイメージの違い

す。自然治癒力がこの戦いの主戦力となり、戦いの結果、体の自然治癒力が勝てば「健康」、負ければ「病気」や「死」につながります。中医学の治療はこの戦いの中で代替者ではなく、援軍の役割を果たし、体の自然治癒力の手助けをしています。同じ病名でも人それぞれの体質に適応した援軍（その人に合った薬）を送らなければならず、医師は脈や舌、患者の訴えや体調などにより患者の体質を見分け、基本的にオーダーメイドの処方を組み合わせて治療します。

治療では、人間の自然治癒力を発揮することに主眼においています。全身の「陰陽」、「五臓六腑」のバランス、いわば協調性は自然治癒力を発揮できる基本条件で、中医学の治療は、この協調性を壊さないよう丹念に工夫されています。人体の抵抗力を発揮することが治療の要とすれば、副作用の危険性は少なくなります。（漢方薬は天然のものであり、副作用が無いとしばしば誤解されていますが、体質や五臓六腑の気血、陰陽のバランスを見極めないと、誤診になり、薬の誤用による毒副作用が現れ、体の負担になります。）

人によっては、中医学の「陰陽」「五行」「五臓六腑」「気血水（津）」などという漢字を見ただけで、何やら取りつきにくそうなイメージを抱き、敬遠してしまわれるかもしれません。しかし、これは古代の人々が自然や人間をよく観察した結果、要点をしぼり、まとめた呼び方であり、「陰陽」などの言葉は、決して占いなどに用いられる怪しいものではありません。そして、一般に考えられているほど、中医学は難しくありません。以下に中医学の要点を分かりやすい範囲で一つずつ説明していきます。

陰陽とは？

昼があれば夜があり、夏があれば冬があり、表があれば裏があるというように、自然は常に「陰」（陰の特徴のあるもの）と「陽」（陽の特徴のあるもの）から構成されています。古代の人々は、このような自然現象をよく観察した上で、すべての自然が「陰」と「陽」から成り立っていると考え、独自の宇宙観を作り出しました。自然を「陰」と「陽」に分類すると、表1のようになります。

陰	陽
地	天
寒	熱
水	火
下	上
腹	背
下半身	上半身
裏	表
内	外
夜	昼
月	日
血（血液）	気（パワー）

表1　自然界の陰陽分類

「陰」と「陽」はちょうど反対の性質をもちます。

中医学の中にも「陰陽」の考え方は深く浸透しています。簡単にいうと、「陰」は物質的な意味をもち、体自体やその滋養分を指す言葉です。臨床において、寒気を起こさせるカゼのウイルスは「寒邪」と呼ばれ、「陰陽」の考え方ではそのウイルスを「陰邪」に分類しています。一方、熱っぽくて、のどの激痛があるカゼのウイルスについては「陽邪」に分類しています。また、「陽」

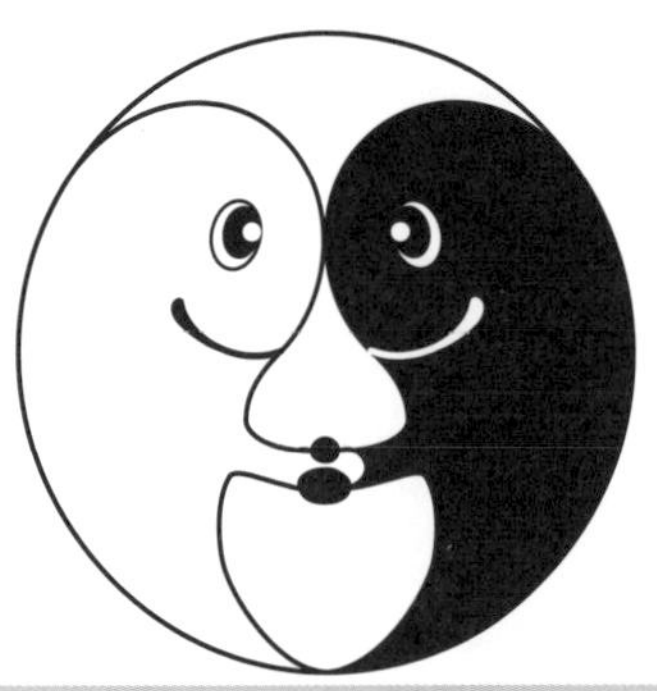

陰陽は正反対の特徴をもち、
互いに依存協力してバランスをとる。

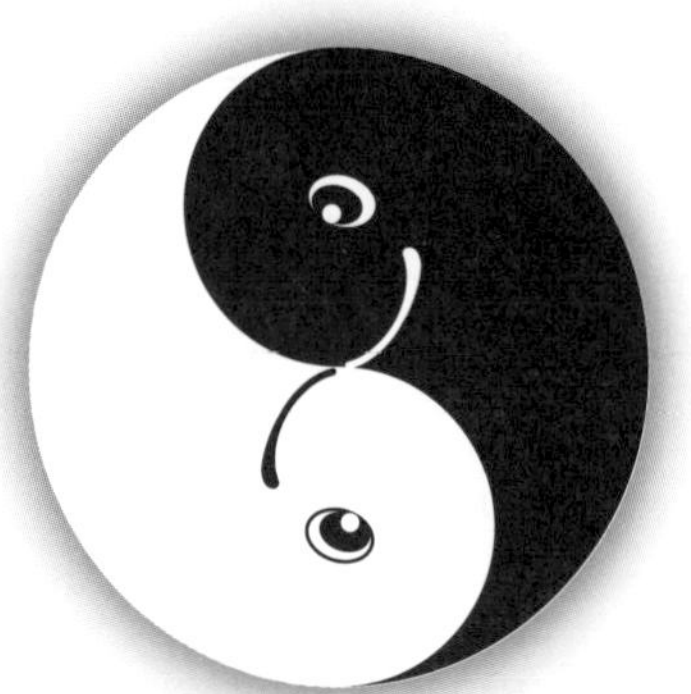

小宇宙のように陰陽は
絶えず動いている。

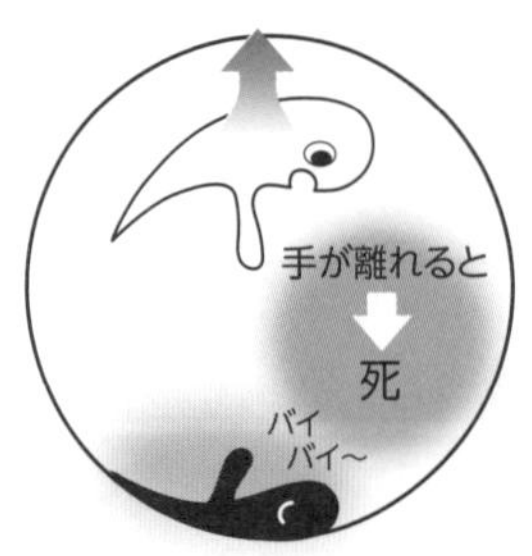

「陰」または「陽」の一方だけが極端に虚弱になると「陰」と「陽」を結ぶ力がなくなり、「残陽」が体から離れて人は死に至る。

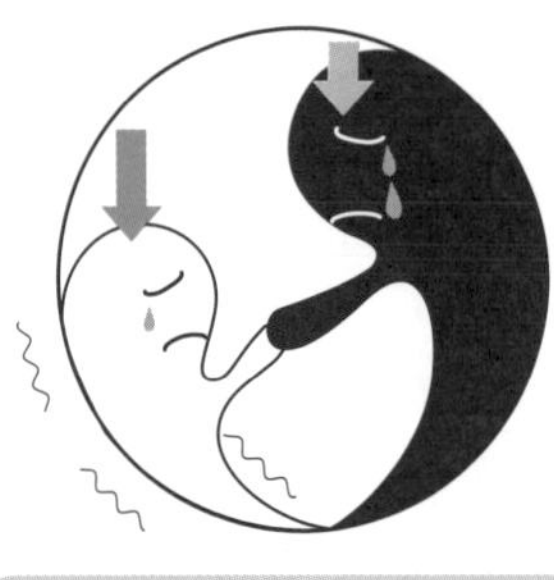

過汗・不摂生などの理由で「陽」が虚弱になると「陽虚」といい、体が冷えてくる。

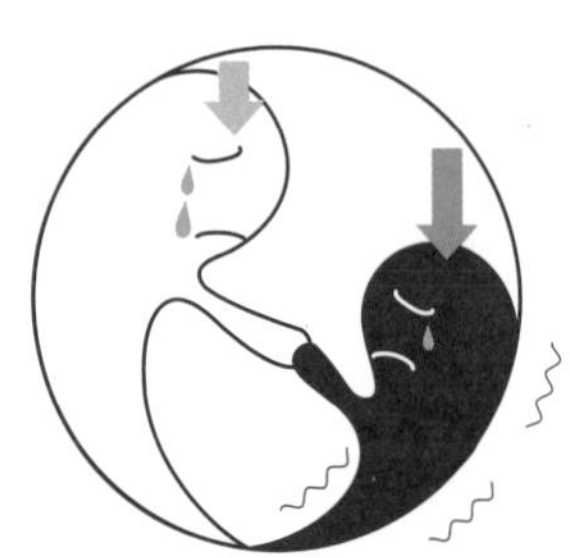

過汗・出血・不摂生などの理由で「陰」が虚弱になると、「陽」の力で回復は可能だが、長期になると「陽」も虚弱になり、「陰」の回復が難しくなってバランスが崩れ、これを「陰虚」という。肌が荒れ、目が乾く。

は機能的な意味をもち、臓器の働きや動く能力など（中医学ではこれを「気」といいます）を指す言葉です。体の各機能を正常に動かす気がなければ、各臓器だけが存在していても動きません。このように「陰」と「陽」は密接に関係しあい、お互いに欠かせないもので、体の「陰」を滋養し一定の規律で動かすためには「陽」が必要で、「陽」を正しく活動させるためには「陰」が必要です。また、体の「陰」と「陽」のバランスは常に変化しており、バランスが崩れても薬などに頼らず自ら回復する力があれば、健康であるといえます。そのバランスを回復できず、崩れたままでは「未病（ミビョウ）」（病気以前の体調不良などのことを指す）や「病気」になります。体の陰から気（陽）が離れてしまうと死に至ることとなり、健康であるためには、「陰」と「陽」は、バランスをとりながらお互いにしっかりと結ばれていなければなりません。

　病状を「陰」と「陽」に例えると、表2のように分類されます。

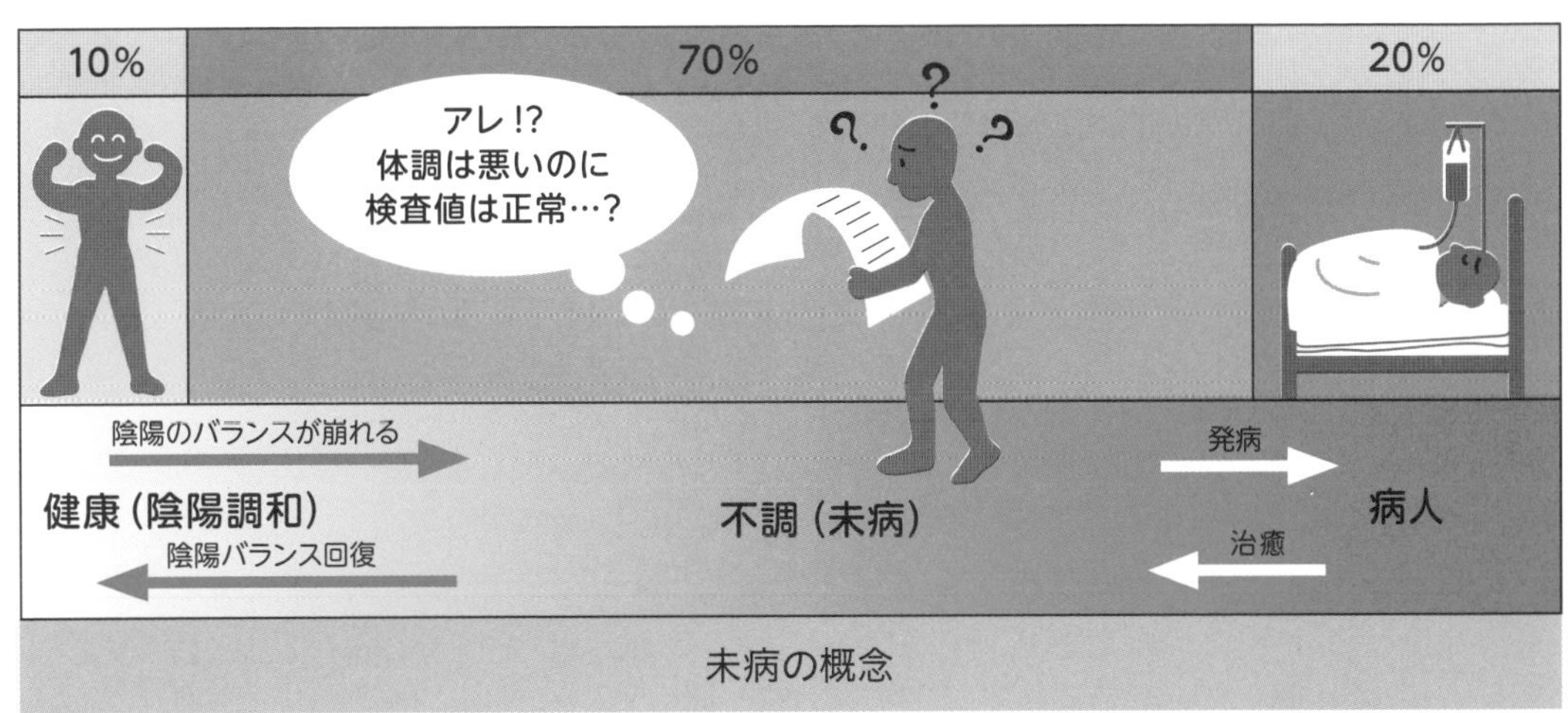

未病の概念

陽	陰
熱っぽい、発赤を伴った炎症、分泌液が粘って黄色い	寒け、蒼白くて難治性の皮膚潰瘍（陰性疽）、分泌液が清らかでサラサラ

表2　病状の陰陽

このため、病気が「陰」性であるか、「陽」性であるかを知ることができれば、それと反対の性質をもつ食べ物や薬を服用してそのバランスを取り戻すのが中医学の基礎的な考え方です。

詳しい陰陽理論を、ここですべて理解していただくことは難しいかもしれませんが、大切なことは、日頃から絶えず変化している「陰と陽のバランス」を正常に回復することができるように努力することです。しかし、そのバランスを正常化するために、例えば、「陽」が不足している人は「陽」のものだけをたくさん摂ればいいのかというとそうではありません。食事や薬を摂る時も「陰と陽のバランス」を考え、一方ばかりに行きすぎないようにしないと、体が驚いて対応しきれず、逆に体を壊してしまうこともたびたびあるのです。

一つ一つの臓腑の「陰と陽のバランス」を考えると同時に、全体の「陰と陽のバランス」を考え、偏りのないよう、または行きすぎないようにすることが、中医学の「陰陽」の根本となる大切な考え方なのです。つまり、「陰陽理論」は万物の中の自然ルール及びその生命状態を最も簡単に説明できる方法論なのです。

陰陽バランスの平衡

火(陽)が強すぎると
水(陰)が損なわれる
(蒸発してしまう恐れがある)

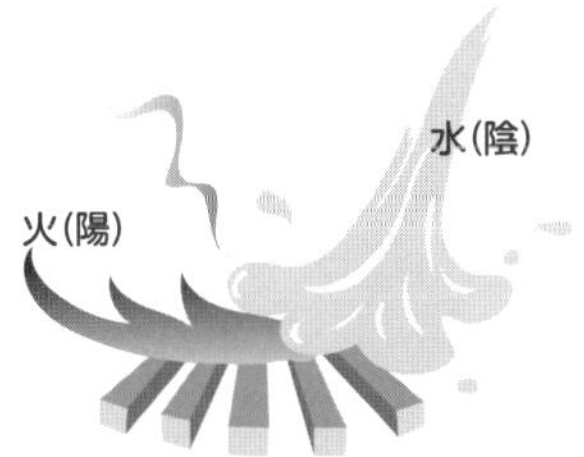

水(陰)が強すぎると
火(陽)が衰弱する
(消えてしまう恐れがある)

気、血、津液とは？

気、血、津液とは中医学によりますと、これらは絶えず全身を巡り、機能を維持、活性化させ、五臓六腑の機能が互いに調和した状態を保つために欠かせないものと考えられています。

気

「気」は「陽」に属し、絶えず体の決められた経路を、一定のペースで巡り、体や臓腑の機能を司ります。体を温め、血液、体液を巡らせ、そのことにより五臓六腑に栄養を与え、免疫力を保つなどの働きをもち、五臓六腑の正常な活動を維持します。気がスムーズに体を巡ると心身ともにのびのびした気持ちになります。ところが、気の巡りに何らかの問題があれば、五臓六腑に悪影響を及ぼしてしまいます。

例えば、気が上に昇りすぎた時「肝陽亢盛」という状態になってしまいます。これは主に過労や激怒によって引き起こされます。

気の巡りが滞れば「気滞」という状態になり、気づまりして胸と脇が苦しい感じになったり、イライラしたりお腹が張ったりします。これは、主に怒り、うつ、くよくよする、運動不足などによって引き起こされます。

気が不足すれば「気虚」という状態になり、少し動くと息切れし、疲れやすくなります。これは、主に胃腸が弱いために栄養分の吸収障害が起き、気（パワー）が弱くなったり、運動不足や過労によって気が損なわれたりするなどが原因です。気には体を温める機能が

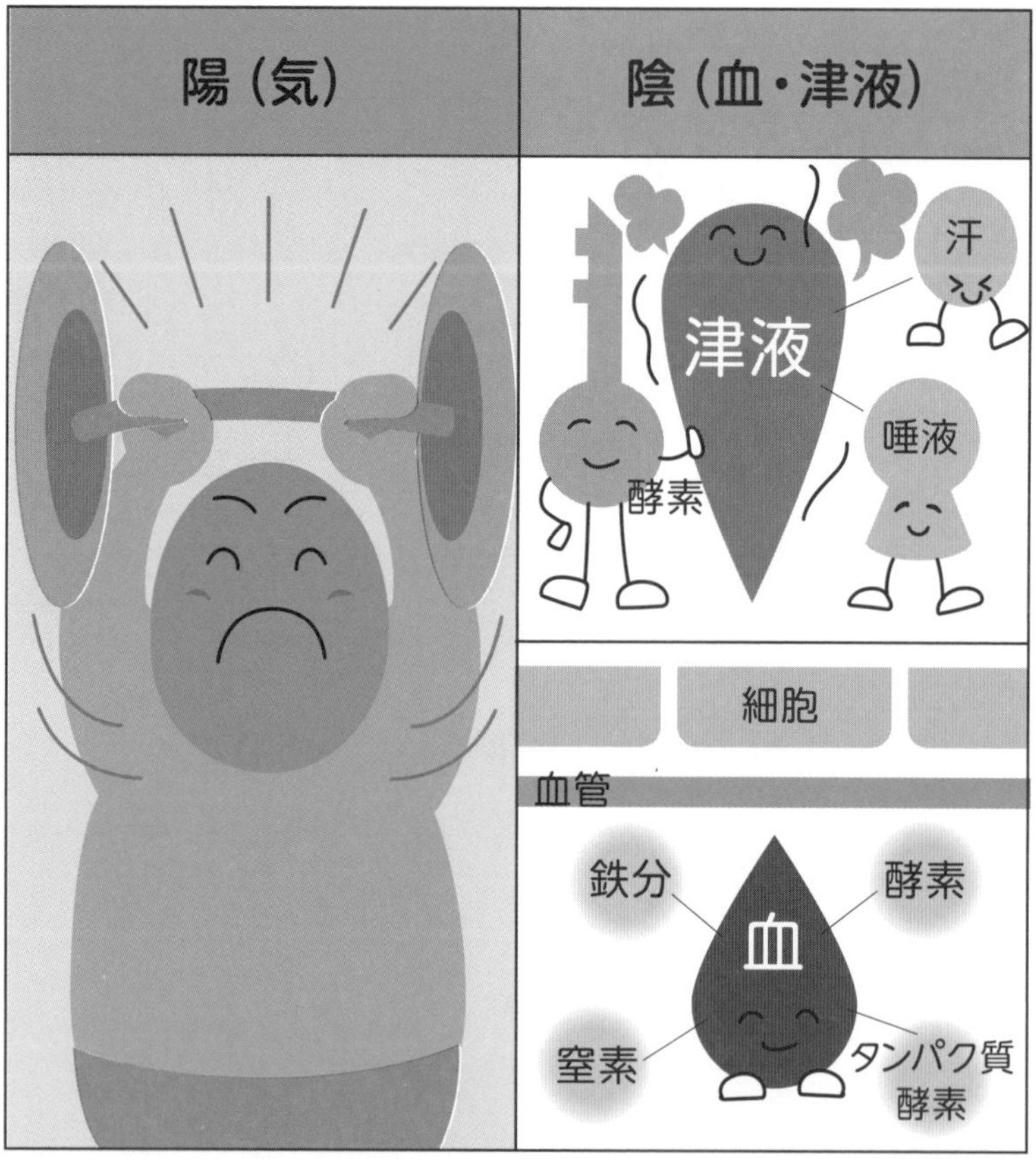

陰陽は具体的には「気」「血」「津液」という特徴のある要素に区分される

あり、これを「陽気(ヨウキ)」と呼び、「陽気」が不足すると全身の冷えやしびれ、重い痛みなどの症状が出てきます。これは「陽虚(ヨウキョ)」という状態です。

また、暴飲暴食により気の巡りを阻滞させてしまう場合もあります。そうすると様々な機能低下(例えば、膵臓の働きの低下や性機能低下など)により糖尿病やインポテンツなどの病気にかかりやすくなります。

血

「血」は「陰」に属し、血液のことを指します。血はサラサラで、体の隅々まで巡るのがよく、各組織を活性化させる働きがあります。血が不足すると「血虚(ケッキョ)」と呼ばれ、貧血やめまいが起こりやすく、とり目になることもあります。「血虚」の状態が長く続くと気にも悪影響を及ぼし「気虚」にもなります。これを「気血両虚(キケツリョウキョ)」といいます。

血の巡りは気の巡りにリードされます。気の巡りが滞ると血の循環も悪くなり、これを「気滞(キタイ)うっ血」といいます。こうなると、体のあちらこちらに刺すような痛みを感じ、血の供給が悪いため、各臓器の働きも弱くなり、消化吸収の機能も低下し、気と血の生成にまで悪影響を与えてしまいます。更に、瘀血状態が気の巡りにも悪い影響を与える悪循環が起こります。

他に、生活習慣病といった病気では、生活リズムの乱れや暴飲暴食、ストレスなどによって、老廃物が体内に蓄積し、気の巡りが悪くなり、更に血行が悪くなったり、血に余分な熱が生じたりします。

津液(水)

「津液」は「陰」に属し、血以外の内・外分泌液や体液などを指します。例えば、汗、唾液、涙、鼻水や関節の滑液や脳内の液などを指します。津液は血管を流れる血液と絶えず交換しあっています。

体液の巡りが悪くなったり、体内の水を処理しきれなくなったりすると、水が体の細胞や細胞間、軟部組織などに溜まり、それが「湿邪(シツジャ)」と呼ばれる病邪になります。浮腫や糖尿病、腎炎、アレルギー症状などを引き起こす一因となります。

反対に大汗や大出血などにより津液が不足すると、肌や内臓を活性化できず乾燥状態になり、乾燥肌、目の乾燥、口の渇き、空咳などの症状が出やすくなります。

五臓六腑とは？

「五臓」とは中医学からみた、心(シン)、肝(カン)、脾(ヒ)、肺(ハイ)、腎(ジン)という五つの機能的系統を表します。西洋医学的な臓器の役割だけでなく、機能的な意味も含まれ、その臓に関わりのあるあらゆる器官の総称ともいえます。簡単にいうと、中医学で指す五臓とは西洋医学でいう臓器より広い意味を含んでいます。小腸、胆、胃、大腸、膀胱、心包(シンポウ)(三焦(サンショウ))は「六腑」と呼ばれ、「五臓」と裏と表のような密接な関係があるため、一般に「五臓六腑」といいます。以下、それぞれの「臓」について説明します。

心

「心」とは民を統治する君主のよう

にみなされ、「君主の官」と比喩されます。全身の血脈を主り、血液の循環を制御することがその主な役目です。「心」の状態は舌、血や脈に現れ、特に舌から「心」の状態を読みとることができます。また、喜びは「心」の働きの一部ですが、喜びすぎると、逆に「心」が傷み病気になると考えられています。

肝

「肝」は全身の気と血の巡りをスムーズにすることを指揮するシステムとして、「将軍の官」と比喩されます。血の倉庫とも比喩され、血液の貯蔵や調節を行い、気血の巡りを促進し、外からの有毒物質やストレスなどが原因となり、生み出された老廃物を分解または排泄して防御することが主な役目です。「肝」の状態は、関節や靭帯、爪の甲、眼などに現れ、そこから「肝」の状態を知ることができます。また、怒りは「肝」の働きの一部で、怒りすぎると「肝」が傷み、病気になると考えられています。

脾

「脾」は西洋医学的な脾臓ではなく、消化吸収に関わる機能全般を司るシステムを意味します。栄養物を受け取る倉庫番のようにみなされ、「穀物倉の官」と比喩されます。食べ物を消化吸収し、栄養を全身に行き渡らせます。また、血液を血管の外に漏らさないようにしたりすることもその一つの役目です。「脾」の状態は、唇や四肢、筋肉などに現れ、そこから「脾」の状態を読みとることができます。また、考えることは「脾」の働きの一部で、考えすぎや憂うつが続くと、「脾」が傷み、病気になると考えられています。

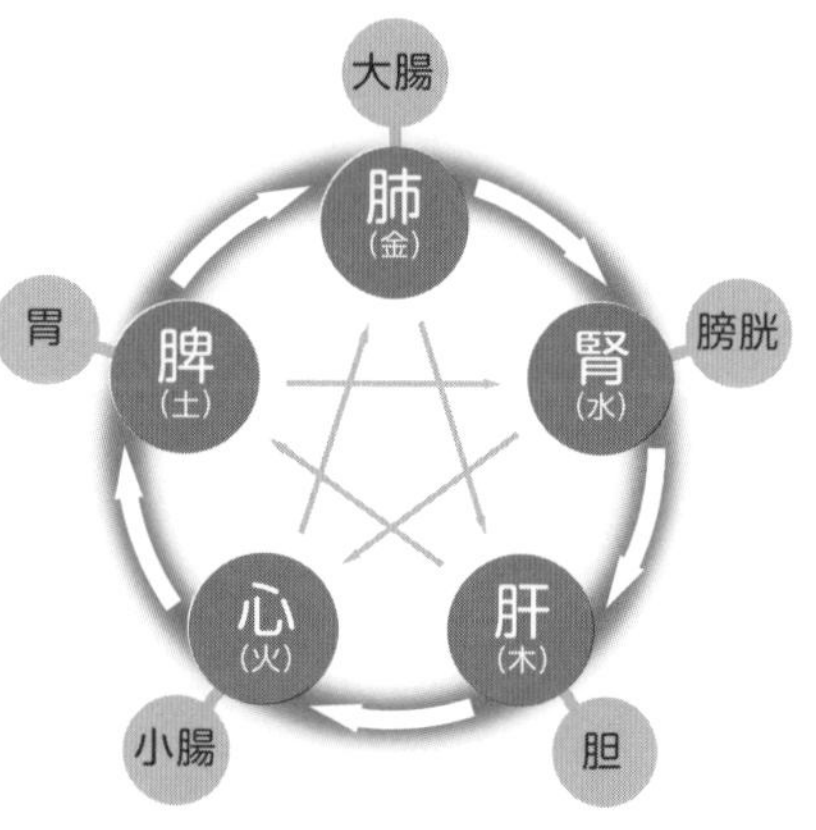

五臓六腑の「相生」関係

肺

「肺」は気を主るとされ、体の各器官が正常な働きをするために各器官が消耗した「気」というエネルギーをバランスよく供給し巡らせ、貯蔵したりもする管理者のような働きで「宰相（総理大臣）の官」と比喩されます。また、「気」の生産や「気」によって促進される血液の循環にも関わります。「肺」の状態は、鼻や肌などに現れ、そこから「肺」の状態を読みとることができます。また、悲しみは「肺」の働きの一部で、悲しみすぎると「肺」が傷み、病気になると考えられています。

五臓六腑の「相克」関係

腎

「腎」は力の源で、「作強の官」（旺盛な生命力の源）と比喩されます。中医学の「腎」には西洋医学の「泌尿フィルター」といった以上の意味があります。例えば精気をたくわえ、生殖や成長発育に関わり、骨の機能を維持し、生まれもったパワーをたくわえ、排泄（便、尿）機能を正常にすることを司るといった役目があります。「腎」の状態は、骨や耳、体液などに現れ、特に髪の毛の様子から「腎」の状態を読みとることができます。また、恐怖は「腎」の働きの一部で、ひどい恐怖は「腎」を傷め病気になると考えられています。

一方、「六腑」は「五臓」と表と裏のように密接に機能する関係にあります。この表裏関係は表2のように分類されています。（裏—表の順）（六腑のそれぞれの機能はここでは省略します）

表	裏
小腸	心
胆	肝
胃	脾
大腸	肺
膀胱	腎
(三焦)	(心包)

表2
五臓と六腑の表裏関係

これらの関係は一見すると、全く何の関連性もなさそうに見えますが、これは長い年月の観察によって生まれてきた結論で、臨床上非常に実用性の高いものです。例えば、肺炎と同時に便秘があれば、非常に治りにくく、便秘が解消されれば肺炎も治りやすいという臨床現象があります。これは経験のある漢方医なら誰もが知る事実です。また、便秘になると、「肺」が主る肌にニキビができるという事実もみんな知っています。これらは、肺と大腸が密接に関係があることを示す証（あか）しです。ニキビ（肺の熱）は、便秘（大腸の熱）を解消しない限り、絶えずその熱の悪影響を受け、収まりにくいと考えられ、「裏と表の関係」という言葉でその密接さを表現できます。

以上、「五臓」と「六腑」の系統は、表2のように絶えず助けあうと同時に抑制しあう関係を保ちながら、調和しています。たとえ一つの系統の問題であっても、その系統の回復ばかりを考えたのでは（ピンポイントの考え方）副作用がでやすく、治療法としてあまりよくありません。なぜなら、一系統だけ高すぎたり下がりすぎたりすると必ず他系統にも悪い影響が及び（それを副作用という）、時間の経過に伴い全体がゆがんでしまいます。そのため、体の一部の病の治療をする時も、他の系統のゆがみの可能性を考慮しながら、全身のバランスをみて治療を行います。未病の段階で早いうちに全体のゆがみを正すということが、病気を予防・治療するために最も重要なことであると、中医学では古くから考えられています。

邪とは？

あまり聞き慣れない言葉ですが、中医学では、自身の「陰陽」「気血津」や「五臓六腑」のバランスの崩れ以外の発病の原因の一部を「邪（ジャ）」と考えてきました。「邪」には「風邪（フウジャ）」「寒邪（カンジャ）」「熱邪（ネツジャ）」「暑邪（ショジャ）」「湿邪（シツジャ）」「燥邪（ソウジャ）」の六種類があり、これらは組み合わさることもあります。邪も陰陽に分かれ、陰性の邪は体の

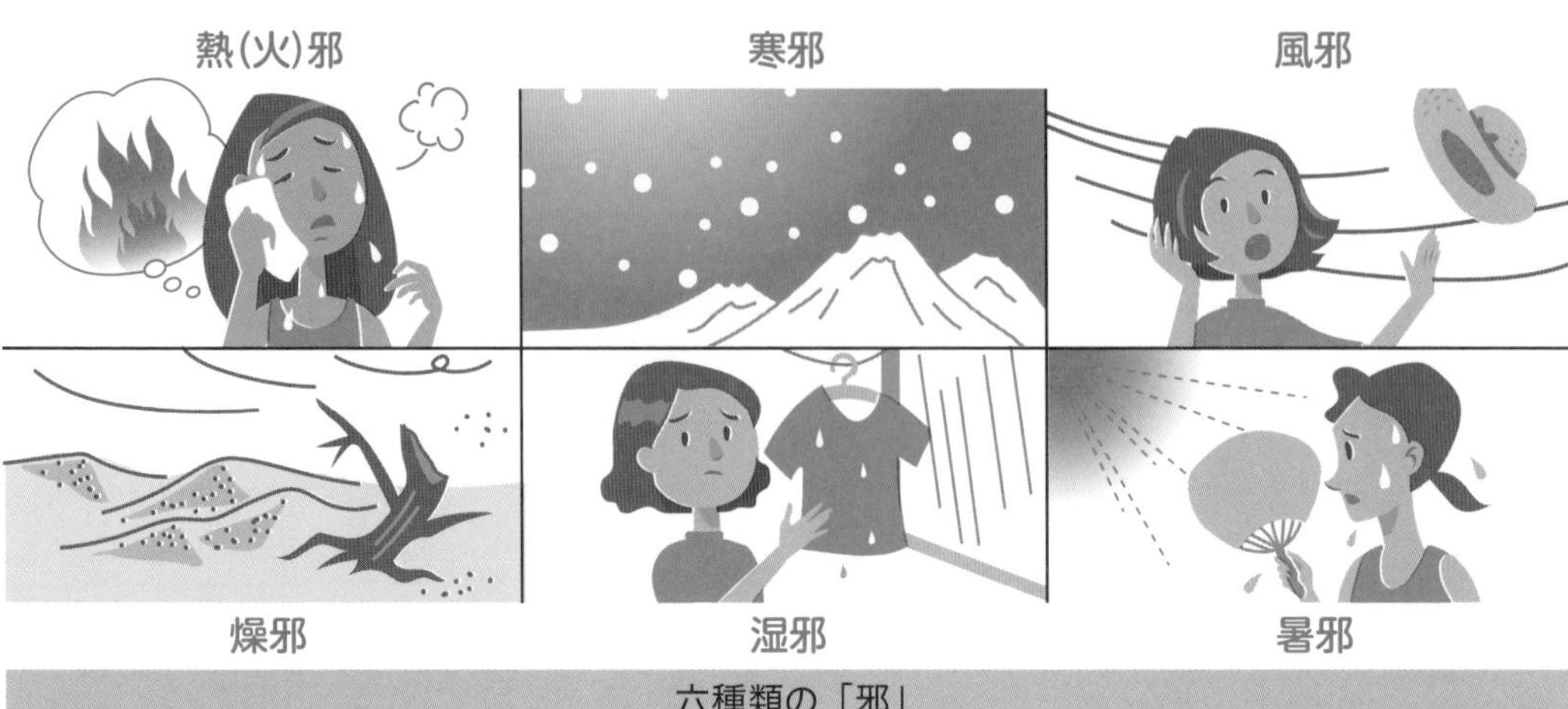

六種類の「邪」

陽を傷付け、陽性の邪は陰を傷付けるという特徴があります。

風邪

カゼと同じ文字ですが、これにはカゼも含まれており、カゼよりも広い意味があります。

風のように変化しやすい邪で、他の邪と一緒になることが多く、特に「寒邪」や「熱邪」と合わさった「風寒」の「邪」、「風熱」の「邪」が多くみられます。病状としては、急性のアレルギー性の病気、蕁麻疹、風疹、遊走性の関節炎、急性の頭痛などがあります。

風邪は外邪の他に「内風」といって体内の原因で生じるものもあり、風のように変わりやすい症状を起こします。例えばフラフラする、ふるえるといった症状(例えば、やせている老人の手のふるえなど)が現れます。「風邪」は「陽邪」とされています。

寒邪

外部から「寒邪」に侵されると(「外寒」という)、ゾクゾクと寒けがします。また、頭痛を引き起こし、関節痛、筋肉痛も起こります。この邪は「辛温」の漢方薬や食べ物(例えば、ネギ、生姜など)を用いて発汗させることにより追い出すことができます。また、「寒邪」は「内寒」もあり、体内の陽気が衰えることが原因で冷えを生じることを指します。典型的な例として「陽虚」タイプは、寒がり屋、下痢気味、全身の冷えがみられます(虚寒症ともいう)。また、冷たい飲食を摂りすぎると、胃腸を冷やしてしまい、長期的に続くとこじれて温まりにくくなり、中医学ではこの冷えを「痼冷」といいます(実寒症ともいう)が、これらはいずれも「内寒」です。「寒邪」は「陰邪(陰性の邪)」とされています。

熱邪と火邪

この邪に侵されると、体、特に上半身が熱っぽくなります。炎症やウイルスなど、体に熱をもたせるものもこの邪に含まれることがあります。熱は激しくなると火邪になり、風を生じて、風熱(熱さと痒さ)の病気や蕁麻疹などの原因になります。「熱邪」は体内から起こることもあり、これを「内熱（ナイネツ）」といいます。肝の気が過度に上昇することや、体の老廃物などの原因で生じた余分な熱、例えば、発熱がなくても顔色が赤く、怒りっぽく、熱っぽい高血圧など（実熱（ジツネツ）ともいう）があると、陰血が不足し、陰陽のアンバランスを生じ、その原因で生じた熱は「陰虚火旺（インキョカオウ）」（虚熱（キョネツ）ともいう）といいます。「熱邪」も「火邪」も「陽邪」とされています。

暑邪

夏の暑さなどによる邪です。この邪に侵されると、ほてり、口が渇く、食欲不振などの症状がみられます。暑気あたりも多いです。湿邪が一緒になった場合は、むかつき、嘔吐などの胃腸が弱ることによる症状がみられます。「暑邪」は「陽邪」とされています。

湿邪

湿度の高い所に長期間居ると、体が重く、頭がぼーっとして働きにくくなりますが、これは「湿邪」によるものと考えられ、「外湿（ガイシツ）」ともいいます。日本は湿気が多いためか、「湿邪」に侵された人が多くみられます。健康な人の場合は、食事で得た水分は体をスムーズに巡り、汗や尿として排出されます。しかし、様々な原因で胃腸などの機能がうまく働かず、体内に水が溜まってしまい、これが気、血、臓腑の働きの邪魔になると「邪」となります。このような「湿邪」は「内湿（ナイシツ）」といい、「内」「外」問わず「湿邪」は「陰邪」とされています。

湿邪は他の邪と一緒になりやすく、例えば、熱邪や暑邪など陽性の邪と一緒になると、「陽」の性質をもつ「湿熱（シツネツ）の邪」（例えば、アトピー性皮膚炎にみられる）となり、風邪と一緒になると、「風湿（フウシツ）の邪」（例えば、関節リウマチにみられる）となります。寒の邪と一緒になると「陰」の性質をもつ「寒湿（カンシツ）の邪」（例えば、ネフローゼの末期にみられる）となります。

病気は「湿邪」と絡むとしつこくて取り除きにくく、治療が難しくなります。小麦粉に油を混入すると分けにくくなる状態と似ていて、「湿邪」と「熱邪」が絡まった「湿熱」の場合は陰陽両面からみなければならず、「湿邪」と「熱邪」の程度をみて「湿邪」が主になるか「熱邪」が主になるか、あるいは半々の状態かにより、それぞれ異なる治療方針があるので、分けて治療することに注意が必要です。

燥邪

乾燥している特徴をもつ邪です。この邪に侵されると、空咳、目鼻が乾燥する、唇が荒れる、尿量が減る、便秘などの症状が出ます。秋や春は気候が乾燥するため、「燥邪」に侵された人が多くみられます。「燥邪」には「涼燥（リョウソウ）」（主に秋）と「温燥（オンソウ）」（主に春）があります。

体内の「陰虚」による「燥症」は「臓燥（ゾウソウ）（内燥（ナイソウ））」といい、空咳、口の渇き、乾燥肌、ヒステリー、泣きやすいなどの症状がみられます。シェーグレン症候群などにみられます。「燥邪」は「陽邪」とされています。

体質分類とその養生法

体質について

人は遺伝子上はほぼ同じで、西洋医学ではすべての成人をほぼ同じようなマニュアルで治療しているのが現状です。しかし、それでよいのでしょうか？ 同じ病名なのに、なぜ薬が効く人と効かない人がいるのでしょうか？ それは、当たり前のことですが、人間は家庭や育ちなど、社会環境から生活環境、地理的環境、気候環境に至るまで、個人により体質や健康状態に違いがあるからです。そのため、個人差が生まれるのですが、それを見分けて治療すれば効果を高めるのではないかという考えから、体質を分類することが肝要になります。

西洋医学にも「背が低く太っている型」や「やせ型」「中間型」などの分類がありますが、あまりに曖昧すぎて、臨床ではなかなか使うことができません。中医学では数千年の代々の体験により、古代の人が得た二五の型の分類があります。この分類法は綿密で、臨床にも応用できるのですが、一般の人には複雑すぎて容易に理解できるものではありません。しかし、食事や薬膳の範囲ならばそれほど綿密な分類は必要ありません。

最近、中国では体質を九種類に分類し、気虚と血虚体質を、気滞と瘀血を、痰湿（タンシツ）と食積（ショクセキ）を分けて扱っています。これは、理論上は正しいですが、しかし臨床上は、長期的気虚の人は血分まで影響が及び、血虚を併せもつ人も多いです。血虚の人は気も不足しています。瘀血の人は気の巡りの障害になり気も滞っています。痰湿と食積は老廃物であり、ともに気血の巡りや五臓六腑の機能を阻害することが臨床経験で分かってきました。そこで、筆者は五十年以上の西洋医学、中医学両面からの臨床体験の中で、多くの患者を診て、特に中医学の視点から患者の体のゆがみを観察してきました。そして人間のアンバランスの状態を典型的な六種類の体の状態に分け、更に特殊な時期である妊娠中の人、更に小児、老人に分類することが臨床上、十分に役立ち、簡潔な分類法であると考えました。

現代の医学では、たとえ体の不調を訴えて病院に行っても、検査されて数値が正常値の範囲内であれば、何の問題もないということで、特に処置もされず帰されてしまいます。しかし、中医学の目で見れば、その患者は陰陽のバランスが崩れ、明らかな失調状態にあることがしばしばです。このように、はっきり病気として現れてはいないが何らかの失調状態にあることを、中医学では「未病（ミビョウ）」といいます。「未病」の人をケアすることができる点が、中医学の優れているところです。「未病」を把握でき、ケアできる医者、いわば病気にかからないようにケアできる医者は「上医（ジョウイ）」（レベルの高い医者）とされています。「上医治未病」との古訓は約二千年前の《黄帝内経素問（こうていだいけいそもん）》に載せられています。

本書は、この「未病」の人も病気になる前に、自分で自分の体質を把握し、本書の食養生（食事療法・薬膳）を利用して体のバランスの崩れを修正してもらえるようになると病の予防の目的を達成できます。

そのための各体質タイプ（「気血両虚」「食積痰湿」「肝陽亢盛」「気滞うっ血」「陰虚」「陽虚」）についての見分け方と解説を次項より説明していきます。

ポイント／注意事項

❶体質名は、中医学名で付けられています。こうすることによって、もしこじれて病気になった時でも、中医学で治療する場合はこの体質名が参考になります。どうしても自分の体質が分からない時は、近くの漢方医に相談して教えてもらうとよいでしょう。

❷体質は一人につき、一つのタイプとは限りません。複数に該当することがしばしばあります。まず、自分の最もメインとなる体質を探し、それを軸に調整するとよいでしょう。最後によくみられる体質の組み合わせを例として載せますので、参考にしてください（51頁参照）。

❸体質は常に一定ですが、手術や事故など何らかの影響で変わることがあります。その時々の自分の体質を見極めて、臨機応変に対応するようにしてください。

1.「気血両虚（キケツリョウキョ）」体質

気（陽）と血（陰）の両方が不足した虚弱な人を指します。気の不足（気虚）は、疲れやすく、少しの運動で息切れしたり、胸苦しい感じがしたり、胃下垂や慢性胃腸炎などの症状を引き起こしやすくなります。血の不足（血虚）は、疲れやすく、少しの運動で息切れし、胸苦しい、とり日、めまいなどの症状を引き起こします。気血不足になると、消化

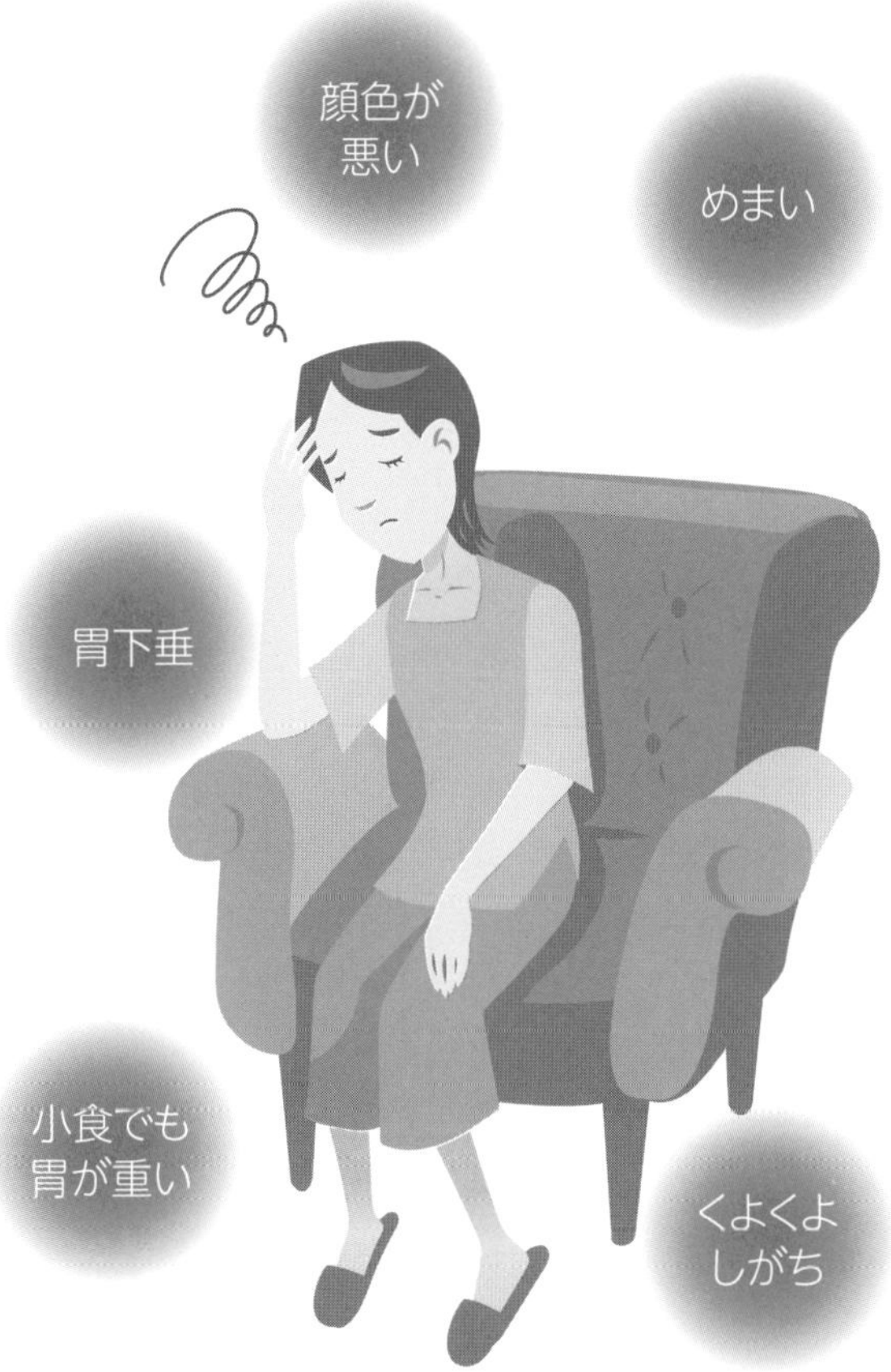

「気血両虚（キケツリョウキョ）」体質

吸収の機能が低下し、他の人より汗かきで、動かなくても汗をよくかきます(自汗)。

婦人の場合、大便は形のないことが多く、舌が淡白、舌苔が白い、脈が細く弱いなどの症状がみられます。

また、月経量が少ない女性は月経が遅れる場合が多く、色が淡紅、液が薄いなどを伴い、めまい、精神的に疲れやすい、動悸、下腹部に激しい痛みがある、眠りが浅い、夜中に目が覚めやすいなどの症状もあります。

気と血はお互いに密接に関連したものであり、単なる気虚や血虚も症状が進むと「気血両虚」となりやすいので、本書では一つのタイプにします。

「気血両虚」タイプの対策法

このタイプは消化力が弱く、高カロリーのものや食物繊維が多い食材などは消化吸収しきれず胃腸の負担になるので、栄養価は高くてもが消化しにくいものは控え目に摂りましょう。肉を少なくし、冷たい飲み物や食べ物は避けることが理想的な食養生になるでしょう。

また、牛乳には乳糖を含み、日本人の大多数はその乳糖の消化酵素が働かないので、牛乳を飲んだ後、むかつきや下痢、水太りなどの症状を引き起こしやすいので控え目にしましょう。

そのほか胃腸に過度の刺激を与える香辛料も控え目に摂りましょう。不足した気を補うためには朝の散歩がお薦めで、陰血を滋養するためには夜は早く(遅くても十一時)寝るようにしましょう。あつ風呂長風呂は汗をかきやすく、もともと足りないパワー(気)を汗とともに消耗してしまうので、よくありません。

また、体の脾(消化吸収系統)が弱く、栄養がうまく消化吸収できない状態が長期にわたると、栄養不良のせいで不妊になるケースも少なくありません。

▼「気血両虚」体質の人がなりやすい「心脾両虚」「肺脾気虚」「気血両虚」タイプの養生ポイント

【食】

適度に摂ったほうがよい食(薬)物

ナツメ、山の芋、豚肉、レバー、卵、鶏肉、リンゴ、キャベツ、ハチミツ、生姜、大豆、豆製品、温かい物、「温性」「熱性」食材。これらを少量にして回数を増やして摂るとよいでしょう。

摂ってはいけない食(薬)物

生の物、冷たい物、「寒性」食材、強い補剤(朝鮮人参、鹿茸)、牛乳、消化吸収しにくい物(乳製品、粗い食物繊維が豊富に含まれる牛蒡のような物)、香辛料。これらを避けましょう。

【衣服】

このタイプの人は気血不足で免疫力が低く、カゼをひきやすいので、服をこまめに調節することがポイントです。春は厚着(春の天候は変化が激しいため、薄着でいるとカゼをひきやすいので、天候が安定する清明節〈四月五日から二十日間〉までは厚い服装を常に用意すること)を心がけ、身体のどの部分も冷えないようにしましょう。特に膝から足先までとお腹を冷やさないようにしましょう。

【住（寝）】

このタイプの人は夏の酷暑も冬の寒さも苦手です。夏の冷房は二八～三〇℃くらいの適温に設定しましょう。夏でも夜になると涼しい時期もあり、また、睡眠中は起床時より抵抗力が大幅に低下するため、夜間隙間風に当たると翌日頭がぼーっとしたり、気分が悪くなったり、むかつきや腹痛、嘔吐や下痢もよくみられます。そのために夏になっても窓を開けないようにして寝ましょう。また、冷風に当たらないように注意。その他にも舌の苔は真っ白、頭痛（こめかみ、前額部、目の奥が多い）、足腰のだるさ、全身の脱力感などの症状がみられます。これは夏期の「寒証（カンショウ）」といわれ、「冷蔵庫病」「冷房病」の誘因となります。暑くて寝られない場合は、寝る前に寝室を十分冷やし（例えば二二℃くらい）、タイマーをかけ三〇分くらいで冷房を切るとよいでしょう。その後、室温が徐々に上昇してある程度汗をかくと、私たちの体は温度を自動的に調節してくれます。その時汗をふいて少し扇風機を回してもかまいません。

しかし、涼を得る上で最も健康的な方法は、実は団扇（うちわ）を使うことです。両手で交互にあおぐと左右の腕の動きによって脳も鍛えられ循環も改善できます。「心静自然涼」（心が静かになると体も涼しくなる）という中国の諺があり、昔電気がなかった時代、私たちはこうして過ごしていたのではないでしょうか。いずれにしても冷房を使う時はあまり冷やしすぎないようにしましょう。

【行動】

このタイプは「気」と「血分」の両方が足りません。よく寝ると「陰血（インケツ）」を助け、よく歩くと「気」を強壮するという理屈は分かっていても、このタイプの人は運動が苦手で、少し動くと疲れ、三日坊主で運動が続けられないことが多いのです。様々な理由をつけて、運動不足の習慣に戻ってしまいます。しかし、いくらお金を払ってQ10を購入して飲んでも、自分の体のパワーは増強しにくいのです。研究によりますと、一定の時間帯、一定の歩数で散歩を毎日続けると、体内（筋）にQ10が増加します。しかも、一時間くらい、一万歩以下散歩すると長寿遺伝子が働くことが分かりました。天候の悪い時は（大風、大雪、大雨、雷など）家で階段を利用して鍛錬してもよいし、最低でもテレビを見ながらでもいいので踏み台を利用して運動をしましょう。つまり「心がけ」が重要です。自分のために体を鍛える決心をすることです。

2.「食積痰湿（ショクセキタンシツ）」体質

急激な暴飲暴食や、日頃の食べすぎ、飲みすぎにより、消化不良（食積）を起こし、「痰（タン）」と余分な水分（湿（シツ））など、老廃物が体内に溜まった状態を指します。この場合の「痰」とは単に咳をする時に出てくる痰だけではありません。暴飲暴食などによって体調が崩れ、うまく処理されなくなった体内の水分が、老廃物となって「湿邪」と呼ばれ、濃くて粘性のあるものは「痰邪（タンジャ）」と呼ばれます。これらの「邪」は様々な疾病の一因となります。

この体質の人は飲食で摂った水分を処理しきれず、体内に余分な水分が溜まって循環が悪くなり、滞って「痰」や「湿邪」のもととなります。「痰」や「湿邪」は、熱を生じやすく、「湿熱の邪」となります。体内に「痰湿」や余分な「熱」と「食滞」があるため、熱っぽく、胃もたれ、お腹の張りと痛み、便秘傾向で便が粘ばるなどの症状が現れやすくなります。悪化すると前頭部や眼の奥の痛み、粘っこい痰が多くなり、これが「食積淡湿」の熱タイプです。糖尿病、動脈硬化性の高血圧、脳卒中などにかかる人が多く見られ、肥満が多いのも特徴です。

また、古くから、婦人が肥満しすぎることにより、不妊になるケースも多いのです。その症状は、咳痰が多い、階段を登ると息苦しい、疲れやすい、月経が不定期で来る、経血が粘っこい、経血の色は黄色っぽい。おり物が黄色で多く、粘っこく臭い。足がだるく重い、たまにめまい、動悸、尿の色が黄色で赤味を帯び、口が粘る。舌色が赤く、舌苔が黄色で、ねっとりするなどの症状がみられます。

このタイプは栄養素よりも体内の老廃物質や余分な水分（湿邪）・「痰」などを取り除き、「大掃除」したほうがよいと考えて、食事は消化しやすいものを少量摂る程度にしましょう。理想は精進料理です。「湿邪」は「熱邪」と一緒になって「湿熱邪」になりやすいため、熱を高める物と香辛料などは食べないほうがよいでしょう。また、甘い物や牛乳は体内に「湿邪」をためやすいので控え目にしましょう。生ものや冷たい物を摂ると腸の働きを弱め「食滞」や「湿邪」を除くのに不利なので控えましょう。「食積痰湿」の体質の人が、カルシウムを摂りたい場合は、牛乳の代わりに煮干のような小魚をお薦めします。また散歩は消化力を高めることができるのでお薦めです。

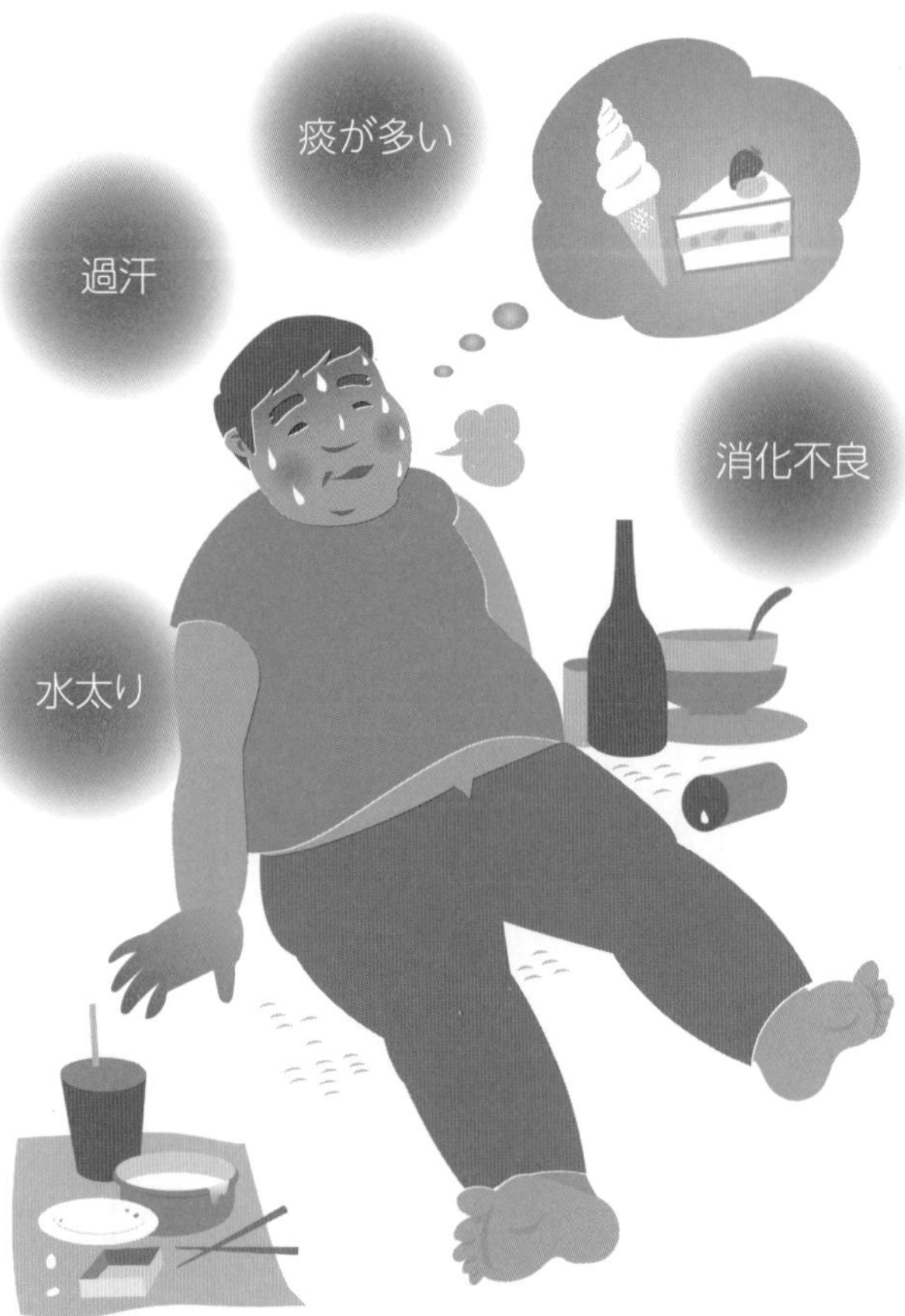

「食積痰湿」体質

▼「食積痰湿」体質の人がなりやすい「湿熱下注」「湿熱内蘊」タイプの養生ポイント

これらのタイプは「食積痰湿」体質の熱タイプから進行した病的状態で、湿熱の「邪」が消化系から下腹、四肢、外陰部に流れ、その部位が水っぽく、ぬるぬるる感、痒いなどの症状を生じます。

【食】

適度に摂ったほうがよい食（薬）物

熱を収めて利尿作用のある物：冬瓜、西瓜、ヘチマ、キュウリ、ナス、ジャガイモ、にがうり、緑豆、豆腐、竹の子、ハモ、アサリ、ハマグリ、カニ、薏苡仁、山の芋、タンポポ

摂ってはいけない食（薬）物

牛乳、乳製品、トマト、メロン、香辛料（例えばニンニク、カレー）、甘い物、冷たい物、生のもの、消化しにくい物（ゴボウなど粗い植物繊維、高カロリー食、きのこ類など）

【衣服】

夏に陰部が汗ばみ、ぬるぬるして臭く、痒いなどの状態を避けるため、ジーンズやガードル、ストッキングを履かないようにしましょう。締め付けない下着や服装（和服は日本の湿気の多い風土に合う）で過ごしましょう。パンツの中に湿気を吸い込むシートなどを敷いて、よく敷き替えるとよいでしょう。

【住】

このタイプは夏に弱い人が多いので、居住環境はできるだけ風通しがよく、あまり暑すぎない住宅がよいでしょう。しかし、冷えやすい体質のため、体が冷えると精神不振に陥り、気力が無くなる恐れがあります。室温が低下しすぎると様々な不調を引き起こしやすくなります。室温は二六～二八℃前後に設定するとよいでしょう。

【行動】

体内に余分な水分が溜まり、余分な熱がこもる体質のため、湿気が多い川の岸や海、湿原などの散歩は避けて、山や公園（池や噴水など水庭が少ない公園）で散歩すること。一定の時間帯、一定の歩数、一時間くらい、一万歩以下の散歩が望ましいです。肥満の人は足に負担がかかりやすいので、途中あまり風の無い所（喫茶店など）で何度も休息したほうがよいでしょう。このタイプは、「気虚」の人が多いので、無理やりスピードを出して歩くと発汗が多くなり「気」を消耗し、その上、風に当るとカゼをひきやすくなります。また、大量の発汗を避けたほうがよいでしょう。

【心のもち方】

肥満は健康によくないので、減量するとよいですが、無理な減量は成功しにくく、しだいに自信がなくなったり、意欲が低下したり、うつになったり、自己否定（自暴自棄）に陥ったりしやすいため、注意が必要です。減量のポイントは減食ではなくカロリーを減らすことです。夕食は六時頃に摂り、夜食をやめ（夜十一時頃ＢＭＡＬ１が一日中で最も高く脂肪が溜まりやすい）、夕飯は低カロリー食を中心にします。焦ってスピード減量すると、リバウンドも激しく、アメリカで「ＹＯＹＯ減肥」といわれています。これは健康に有害です。このタイプの肥満の一部の

人、特に「痰湿」タイプの人は、体内に余分な水分が溜まって下腹部が太り、減量しやすい反面、増量も早いのです。その余分な水分を排除するためには、食事のほか歩くのも重要な選択肢です。

3.「肝陽亢盛」体質

中医学の理論によると、通常、気は上に昇ったり、下に降りたりして、体中を巡っていると正常な体の機能が発揮されます。この気の巡りを調整するのが「肝」ですが、ストレスや怒りすぎなどでは、肝に余分な熱が生じやすく、その肝熱が異常に盛んになると、「盛」という状態になります。すると気の動きを調整する機能がうまく働かなくなり、気が上昇しやすくなってしまいます。「盛」が高じると「亢」の状態になります。中医学の教科書では、気が昇りすぎることを「肝陽上亢」と表現しています。本書は肝の異常な熱のある人も合わせて「肝陽亢盛」とします。「肝陽亢盛」の人は顔に赤味があり、頑健もしくは肥満の体型が多く、いつもイライラし、怒りっぽい傾向にあります。

婦人の場合は、月経が早まる、量が多く、色が濃い赤あるいは紫赤色、液が粘っこい、胸が苦しい、咽が乾く、顔色が赤い、大便が硬いあるいは便秘、舌が赤い、舌苔は黄色、脈が滑数あるいは洪数などの症状がみられます。高血圧や肝炎、脳卒中、めまい、頭痛、寝つきが悪いなどの症状もよくみられます。

▼「肝陽亢盛」体質の人がなりやすい「肝陽亢盛」「肝経湿熱」「肝熱」タイプの養生ポイント

中医学では「肝」の経絡は生殖器を巡って性機能と卵巣と子宮の機能にも関わります。「肝」に余分な熱がこもると、女性の性機能の異常や月経不順、不妊の原因になります。これらのタイプは性機能だけではなく、こじれると、肝炎になったり、食欲不振や下痢のほ

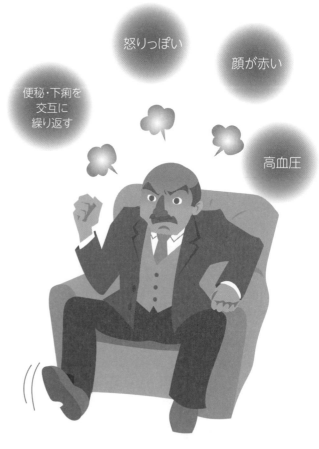

「肝陽亢盛」体質

か、胸部や脇・腹部などが張って苦しくなったりします。

この体質の人は散歩してリラックスするようにしましょう。怒ると更に体の中の熱が高まり、体を傷付けてしまうので、怒らず平常心を保つようにしましょう。高カロリーで、栄養価の高いものはその熱を一層高める恐れがあるので、精進料理や少食、小魚を中心とした食事がお薦めです。体を冷やす「涼寒」性の野菜をよく摂ることがお薦めで、熱を高める作用のある香辛料は摂らないほうがよいでしょう。酸性の食べ物は、この体質の気の回復によく、また、血中脂質によりドロドロしている血液をサラサラにして血行をよくする効果があるので、この体質の人に適しています。

【食】

摂ってはいけない食（薬）物

あらゆる香辛料、「温性」食材・薬材、「気」を昇らせる「昇性」食材・薬材

「温性」食材：大多数の香辛料、桃、さくらんぼ、鹿肉、羊肉、高麗人参、鹿茸（ロクジョウ）など

「気」の巡りを阻害する食材：グレープフルーツ類、ヨーグルト（これらの物は血圧の薬を無効にしやすい）

「気」を昇らせるもの：大部分の香辛料、カレー、香菜

適度に摂ったほうがよい物

「寒性」食材・薬材、「気」を降ろす「降性」食材・薬材

「寒性」食材：ナシ、バナナ、西瓜、柿、マンゴー、トマト、オレンジ、メロン、イチゴ、竹の子、冬瓜、ヘチマ、ほうれん草、セロリ、緑茶、牛蒡、大根、セリ、ナス、キュウリ、ハッカ、にがうり、緑豆、昆布、のり、ひじき、豆腐、パセリ、そばなど

「降性」食材：ナス、セロリ、トウガン、大根、竹の子、ほうれん草など

【衣服】

この体質の人は常に汗かきで、熱っぽく、そのため汗の吸収率がよいTシャツなど楽な着衣がお薦めです。

【住】

高温が苦手で室温はやや低く二四～二六℃くらいが落ち着きます。高温風呂や長風呂はのぼせの原因となり、「昇性」の悪い効果が出てしまうので、控え目にしましょう。

【行動】

散歩は朝一時間くらいで、視線は下に向けながらします（「気」を降ろす効果があります。自然の風景を見たい時は、暫く止まって高い所を見るようにします）。歩き方は、できれば足先は少し外に向けて歩くほうが高血圧によいので、お薦めです。スピードは体調によって決めます。

【心のもち方】

よく怒ると、肝の熱が高まるので、焦らず、平常心を保つようにしましょう。

4.「気滞（キタイ）うっ血」体質

「気滞うっ血」とは、気の巡りが悪く、血行がよくないことを意味します。これは高脂血症による動脈硬化症で血行が悪くなるケースとは異なるタイプです。このような人は繊細で神経質な傾向があり、神経がいつも不安定で、くよくよ、イライラし、ストレスが体内に溜

まってしまうことがしばしばみられます。気が滞ると、血小板が異変を生じ、血の流れも滞り、更に気の流れも一層阻まれ、単なる「気滞」あるいは「うっ血」の人がそのまま進むと体のゆがみが生じ、「気滞うっ血」となりますので、本書では一緒にして一つの体質にします。

気の滞り（気滞）は、イライラ、胸や脇の張り、胸苦しい感じ、腹痛や食欲不振、胸やけなどの症状を引き起こします。血行がよくない「うっ血」は、血の巡りに障害があり、あちこちに針を刺すような痛みがある、肌や爪が荒れる、月経不順、月経痛などの症状を引き起こします。体質の「気滞うっ血」不妊の場合は、月経が不定期になり、経血の色が赤紫、塊がある、月経痛が月経の前と月経中にあり、月経の終わりには痛みが減ります。乳や胸、脇、下腹が張って痛い、胸苦しくてよくため息がでる、口が苦い、のどが渇く、舌色が赤い、舌苔が薄黄色、脈が弦数（ゲンサク）などの症状が診られます。

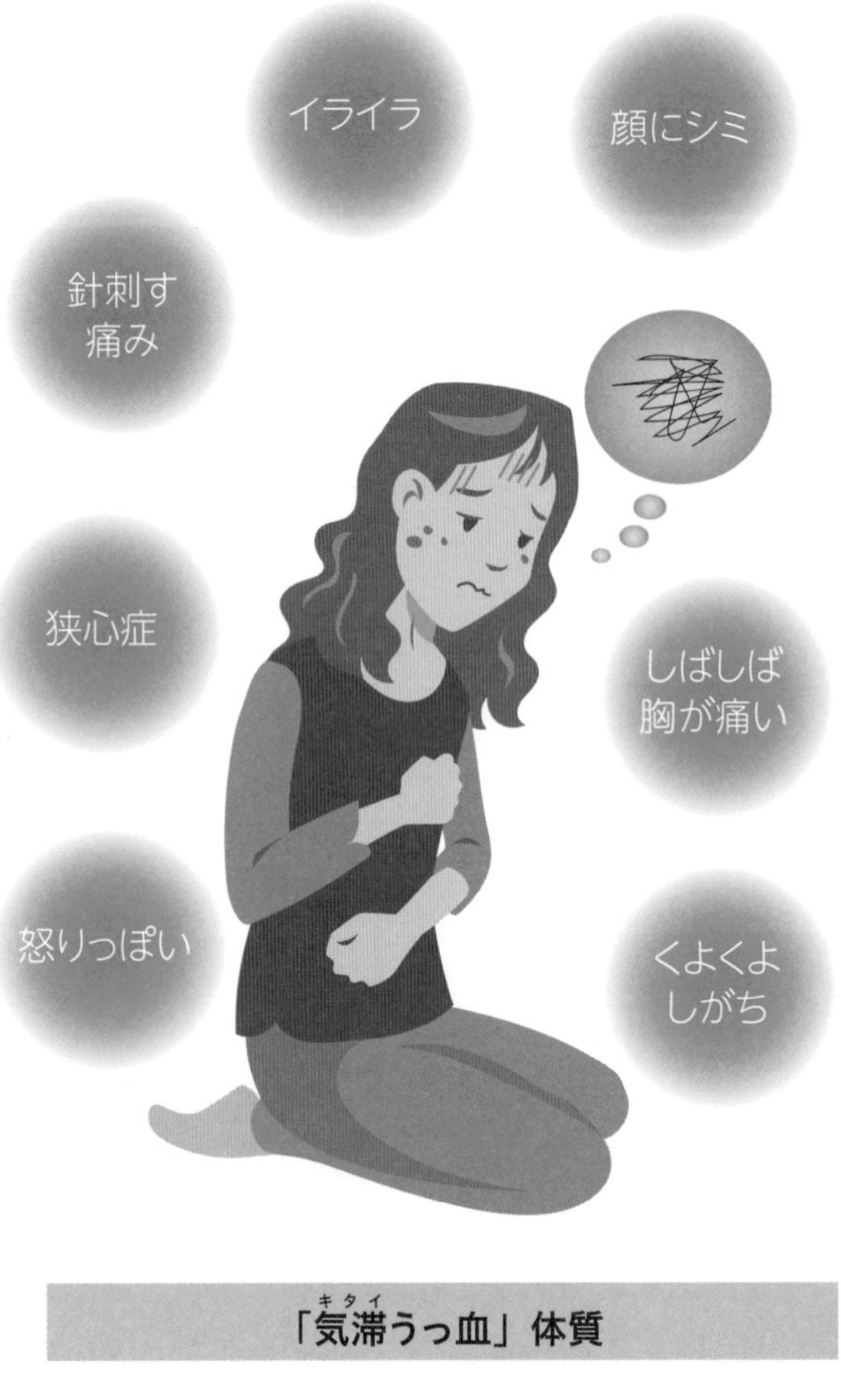

また、「気滞うっ血」の人は、末梢血行が悪く、四肢の冷えとともにお腹に違和感があり、お腹が張って苦しいなどの特徴があります。

「気滞うっ血」体質の養生概説

一般論でいえば、血行の悪さを改善するためには、クエン酸などの酸性食品を摂ればよいといわれています。しかし、血行が悪いといっても二つのタイプがあり、一つは中性脂肪が高く血液がドロドロで肥満気味のタイプ、もう一つは上記のような症状のある「気滞うっ血」のタイプです。前者は一般論でいうとおり、酸性食品で改善されますが、後者は収斂作用がある酸性や渋味のある食品では悪化する恐れがあるので、お薦めできません。

「気滞うっ血」タイプの血行の悪さに対しては、散歩して血行をよくするこ

「気滞（キタイ）うっ血」体質

とをお薦めします。ストレスが溜まると更に血行が悪くなってしまうため、くよくよせず、ストレスを溜めないよう平常心を保ち、気の巡りをよくすると血行もよくなるはずです。また、「気滞うっ血」の人は「肝」の「熱邪」を生じやすいため、イライラしています。香辛料をたくさん摂ると、更にイライラするようになるため控え目にしましょう。また、生ものや冷たい物は体質の改善に不利です。少しの酒や風呂は血行をよくするのでよいでしょう。

ここで再び強調したいことは、血行が悪いといってもこのタイプは血液がドロドロのタイプ（食積痰湿）とは違うタイプです。区別して養生法を間違えないようにしましょう。

▼「気滞うっ血」体質の人がなりやすい「肝うつ気滞」タイプの養生ポイント

中医学における「肝」は西洋医学の肝臓などの臓器とは必ずしも一致せず、西洋医学の肝の機能も含まれていますが、それをはるかに超えた意味をもちます。肝は血分の「倉庫」といわれ、血量の出入調節は肝のパワーにより実現でき、また、全身の気の巡りの調節機能があります。更に、解毒も重要な役割です。また、肝臓の働きの他に心の情緒にも関わっており、特に「肝」には怒り、ストレス、うつなどの感情をコントロールする働きもあると中医学では考えます。イライラは「肝」の機能の低下とみなし、激怒すると気の調節が失調して、気が逆流する「気逆（キヒャク）」となり、更に気が上に昇りすぎると「肝陽上亢」になります。また、よく腹を立て、気の巡りが滞れば「気滞」になります。この状態を続けると「肝鬱気滞（カンウツキタイ）」になり、全身症状が現れます。肝の経絡は生殖器の周囲を巡り、生殖器がスムーズに機能することをコントロールします。「肝鬱気滞」になると、その調節能力が低下して生殖器の働きにも支障をきたします。そのため、私たちの感情の不安定、怒り、うつなどは「肝」の機能にも悪影響があり、不妊になる一つの原因とされています。

【食】

「肝鬱気滞」で熱っぽい人におすすめの食（薬）物

「寒性」食（薬）材（「肝鬱気滞」でこもった熱を収めます）。

気の巡りによい食（薬）材：川玉金（センギョクキン）、山梔子（サンシシ）、枳殻（キコク）、香附子（コウブシ）、青皮（セイヒ）、陳皮（チンピ）、佛手柑など

「瘀血」を改善する働きがある食（薬）材：黒きくらげ、大豆、大根、バラの蕾、紅花・サフラン、茜草、ジャスミンティー、ハッカなど

摂ってはいけない食（薬）材

香辛料：「温性」食材が多いです。体を温める働きがあるので、もともと熱っぽいものはこの体質には不利です。

甘い物：体内に熱をこもらせやすく、湿邪を排除しにくいため避けたほうがよいでしょう。

また、このタイプは体内に余分な熱がこもり、イライラしてストレスが溜まりやすく、激しくなると手足が冷たくなります。体内にこもった熱が多くなるほど気滞がひどくなって循環が悪

くなり、手足への巡りが一層悪化するので、手足の冷えが激しくなります。このタイプには手足の冷えを温める食材・薬材を使うとこもった熱は一層高くなり逆効果です。正解は、温めるのではなく、先に紹介した「気」を巡らせる効能をもつ食材・薬材を用いて、その滞った肝気を巡らせて、「気滞」を解消すると手足も自然に温められます。温める食材・薬は控え目にしましょう。

【衣服】

このタイプの手足の冷えは、体内にこもった熱の阻害による現象で、いくら温める衣服を使っても効果が出ない場合があれば、逆に温めると逆効果のもあります。あまり暑くない楽な服装がよいでしょう。

【住（寝）】

できるだけ室内を明るくして、ジャスミンの香りを漂わせ、癒し系の音楽を流し、お笑い番組を見てよく笑い、友人と話したりして悩みを吐き出すなど、ストレス発散ができるとよいです。暗く狭い室内にこもると悪化しやすくなります。

【行動】

歩くことは滞った肝の機能の回復に役立ちます。春によく花見をしたり、唄ったり、自分の気持ちを伸びやかにするとよいでしょう。歩きながら苦悩について考えると効果が出ないので、山に登って大声で叫んだり、遠い所を見たりすることも治療の一つです。自然のパワーを観察して、自然に溶け込むようにすると自分の悩みを忘れ、ほっとして回復しやすくなります。

【心のもち方】

このタイプは敏感かつ繊細で、考えすぎる傾向にあります。これはとても健康に不向きです。できるだけプラス思考になって平常心を保ちましょう。

5．「陰虚（インキョ）」体質

人体は「陰」と「陽」からなり、本来「陰」と「陽」は変化しながら相対的にバランスを保っているのですが、「陰虚」とは、汗のかきすぎや大出血、長期的睡眠不足、心労、性交渉のしすぎなどの原因により、「陰」が不足した状態を指します。陰が不足すると相対的に陽が過剰となります。その結果、潤す働きが弱くなり、陽気の熱によって、微熱が出やすく、口が渇き、精神不安、よくしゃべる、イライラ、皮膚のカサカサなどの症状が起こります。一般に、異常にやせた人にこの「陰虚」体質が多くみられます。

また、空咳やめまい、便秘と下痢が交互に訪れる、不眠、眠りが浅いなどの症状や、悲観的になりやすくマイナス思考になるという特徴があります。

症状としては、足腰がだるい、疲れやすい、のどが渇く、大便が乾燥、手足がほてる、胸が熱っぽくてイライラする、舌色が赤い、舌苔が少ない、脈が細数（サイサク）、などがよくみられます。

この体質の婦人の月経では、量が多い、色が濃い赤、めまい、耳鳴り、情緒不安定、午後から微熱が出る場合もある、頬が赤い、のどが渇く、不眠、足腰がだるい、舌色が赤い、唾液が少ない、ドライアイ、脈が細数（サイサク）などの症状がみられます。

▼「陰虚」体質の人がなりやすい「腎陰虚」「陰虚火旺」「心腎不交」タイプの養生ポイント

前向きに考え、平常心を保ち、悲しみに沈んでしまわないように心がけましょう。胃腸の粘膜も潤わず、丈夫ではないので、香辛料などの温性の物や消化の悪い物は控え目にしましょう。日頃から涼性で潤いの性質をもつ野菜や果物などを少量ずつ食べるとよいでしょう。睡眠は陰を養うのに大変重要です。夜は十時前に寝て、朝六時に起きるという生活をするとよいでしょう。「陰」を滋養することには時間がかかるので、あせらず、ゆったりとした日常を送ることです。

「腎陰虚」「陰虚火旺」「心腎不交」タイプとは、「陰虚」体質の病的状態です。これらのタイプはバランスが崩れてそれが更に進行すると、不妊になる恐れがあります。「腎陰虚」になると手足のほてり、胸のほてり、のどが渇き夜にひどくなるなどの症状がよくみられますが、これらは体内の陰分の不足によるものです。

【食】

適度に摂ったほうがよい食べ物

豆腐、スッポン、豚足、ハチミツ、白きくらげ、ナシ、牛乳、ユリ根、イチゴ、燕の巣、フカヒレ、粥、おもゆ、スープ、柿、卵、豚の赤身、バナナ、枸杞子(クコシ)。水分の補充を常に注意すること。

摂ってはいけない物(陰分を損う物)

香辛料：カレー、とうがらし、辛子、コショウなど

粗い食物繊維：牛蒡、竹の子

利尿作用のある食(薬)材：紫蘇葉、緑豆、小豆、シナモン

その他、大補壮陽薬(陰分を傷付けやすい)、朝鮮人参、鹿茸(ロクジョウ)、冬虫夏草(トウチュウカソウ)、鹿肉、クルミ

【衣服】

「陰虚」の人の体は常に熱っぽく、手足にほてりがあります。あまり厚着す

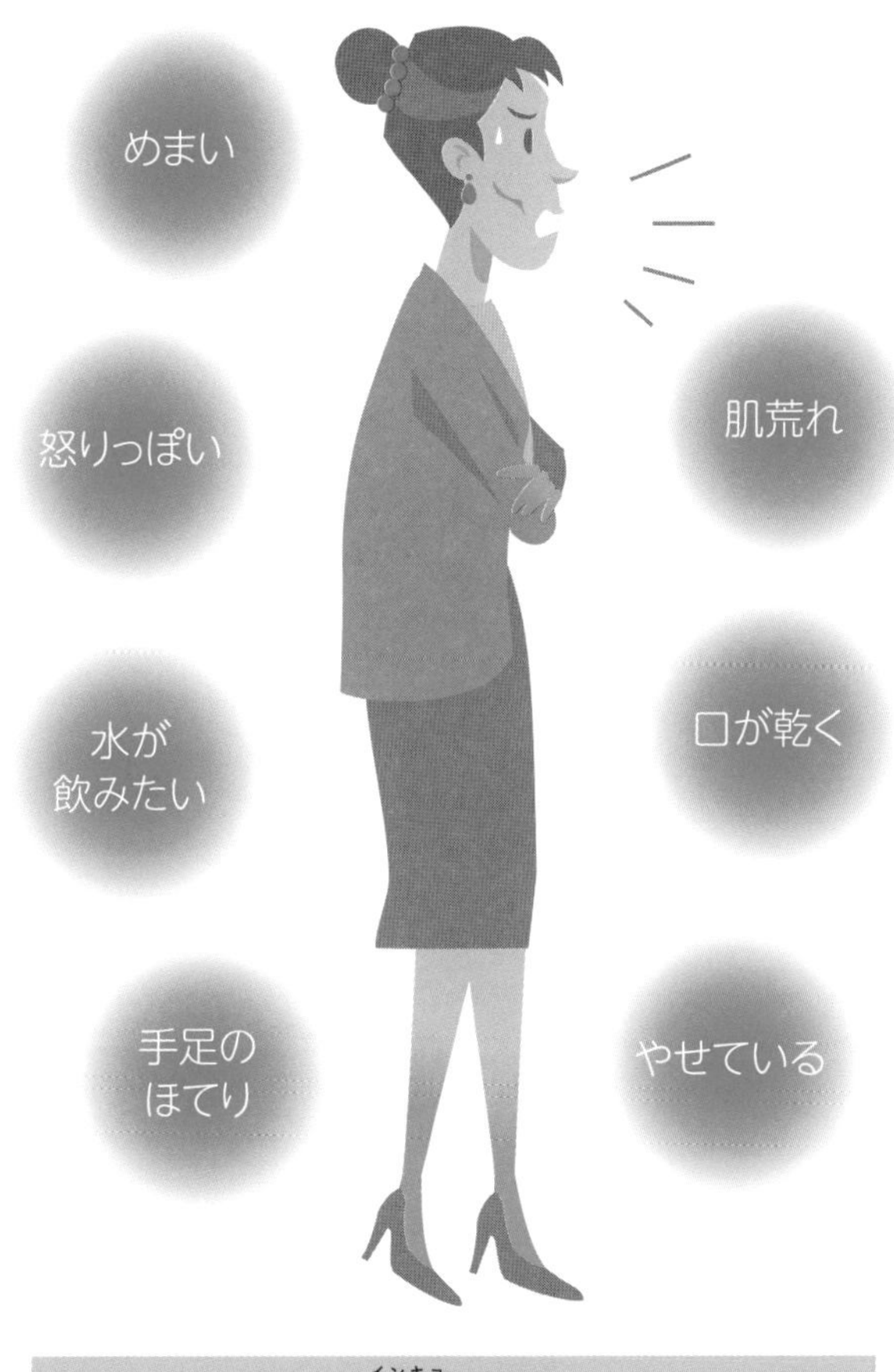

「陰虚(インキョ)」体質

ると汗をかきやすくなり、汗をかくと更に「陰分」を損ないます。適度に衣服の加減を心がけましょう。

【心のもち方】

イライラせず、焦らず、平常な心情を保つこと。

【住（寝）】

「陰虚」体質の人は暑さに弱いので、室内の温度は二二〜二六℃くらいに設定しましょう。あまり暑くなると夏バテしやすいので注意しましょう。もちろん風呂の温度も低めにします。

【行動】

散歩はよいのですが、汗をあまりかかないようにゆっくりぶらぶらと自然の美しさを観賞しながら、ストレス発散をして、イライラしたりくよくよしたりする気持ちを解消します。散歩のコースは川の岸、海、湿原が望ましいです。

6. 「陽虚（ヨウキョ）」体質

「陽虚」タイプは陽気が不足している人のことを指します。体を温める陽気の不足により、手足だけではなく、舌色まで淡白色になり、全身の冷え症や下痢がよくみられます。冬になると気候が寒冷となり、病気が悪化するという特徴もあります。また、午後になると体調が悪くなる人が多くみられます。舌が真っ白になり、体のあちこちが冷えて重く痛む、浮腫になりやすい、腎炎、タンパク尿、排尿困難、やる気が出ない、声に力がなくあまりしゃべらない、食欲がないなどの症状がよく現れます。

また、顔色につやがなく蒼白、めまい、耳鳴り、足腰がだるい、疲れやすい、精神不振、舌色が淡白、舌苔が白く水っぽい、脈が沈細（チンサイ）などの症状がみられます。

この体質の婦人の場合、月経が遅れ、月経がくると顔・目・手足のむくみ、下痢っぽい、食欲不振、全身がだるい、量が少なく色は薄赤、あるいは量が多く

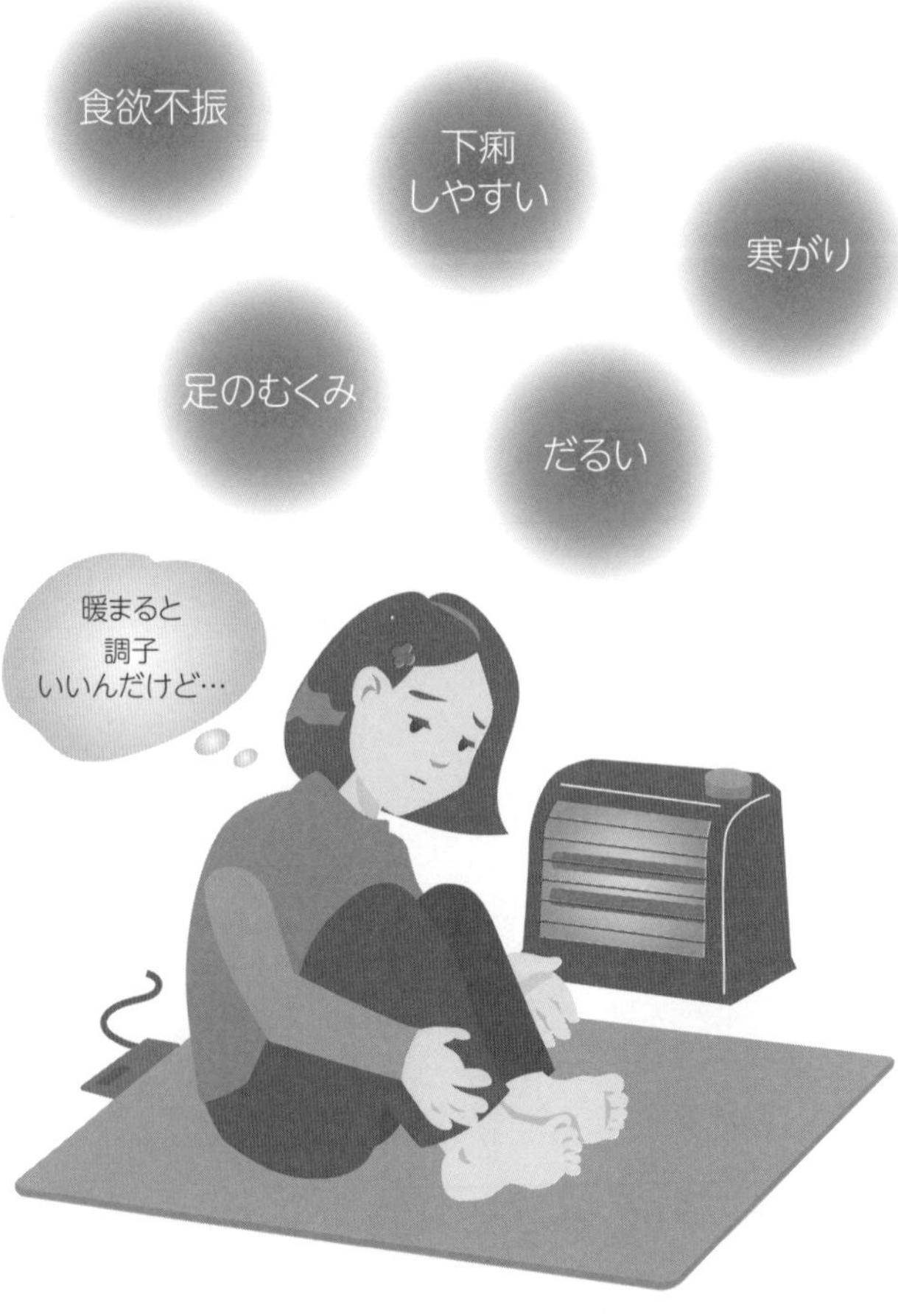

「陽虚（ヨウキョ）」体質

色は淡赤で薄いなどがみられます。

▼「陽虚」体質の人がなりやすい「腎陽虚」「脾腎陽虚」「腎気不固」タイプの養生ポイント

このタイプは散歩することによって陽気を高め、血行をよくすることができるので、散歩がお薦めです。冷え症であることが多いので、胃腸を冷やす生ものや冷たい物と、消化の悪い高カロリーの物などは食べないようにしましょう。温性の物（例えばシナモン、・ショウガなど）は体を温めるのでよいでしょう。短時間風呂で温めるのはよいのですが、高温での長風呂は陽気が更に失われてしまうのであまりよくありません。風呂は体を温める目的で、一〇～一五分程度がよいでしょう。また、「陽虚」体質には腎の機能が弱い人が多く、もし腎機能が低下したら、タンパク質や利尿効果のある食事を摂らないようにしましょう。

体の「陰陽」バランスが崩れ、「陽気」不足になり、こじれると具体的な病症を発症します。腎だけでなく胃腸などの消化器も冷え込んで、消化吸収機能低下、食欲不振、下痢傾向などの症状がよくみられます。注意点は以下のようなことです。

・毎日散歩する。特に背中に日光が当たるようにして温める

・どうしても寒くて湿度の高い所の仕事や居住を避けられないなら、使い捨てカイロや防寒服などを利用して、寒湿から体を守る

・冷たい物や「寒性」の食材（『東方栄養新書』参照）の食用を避ける

・抗生物質と漢方の清熱剤を控え目に使う

【食】

摂ってはいけない食（薬）材

生もの、冷たい物、「寒性」食材（自然属性が寒性、火を通しても体を冷やす性質をもつ食材）。寒性の食べ物とは次のとおりです。

・ナシ、バナナ、西瓜、柿、マンゴー、トマト、オレンジ、グレープフルーツ、メロン、イチゴ

・竹の子、冬瓜、ヘチマ、ほうれん草、セロリ、緑茶、牛蒡、大根、セリ、ナス、キュウリ、ハッカ、にがうり、緑豆、昆布、のり、ひじき、豆腐、パセリ、そば

・ゴマ油、味噌、醤油、ビール

・馬肉、バカガイ、タコ、カニ、鴨、はも、アサリ、ハマグリ

適度に摂ったほうがよい食（薬）材

温かいもの、「温・熱性」の食材

また、次を参考に、消化吸収しやすい物を選びましょう。

消化吸収しにくい物：高カロリー食品、乳製品、粗い食物繊維を含む食べ物

消化吸収しやすい物：スープ類、粥、半熟卵（半熟卵は消化しにくい温泉卵ではなく、卵黄が半熟で卵白が固く凝固したもの）

【衣服】

厚着して寒い環境から体を保護します。必要な時は使い捨てカイロを使用したほうがよいでしょう（低温やけどをしないように注意）。特に春は天候の変動が多く、朝晩は冷え込むことが多いため、常に厚着をしておくほうが無

難です。

【住（寝）】

冷房を避け、室温は常に二八～三〇℃程度に設定しましょう。暖房の場合でも二四～二六℃くらいで十分です。入浴は、高温や、長風呂で汗をかくと、気も消耗することになります。水分を運ぶ働きのある「気」が不足すると、もともと「陽虚」の人は、余分な水分が溜まって排泄しにくくなるため、手、足、顔がむくみやすくなります。この場合は、できるだけ湿度が低い環境で暮らすことで、回復しやすくなります。このタイプの体を温めるには、熱い風呂より、電気ストーブのほうが適切です。風呂やトイレは、住宅中で一番寒冷なので、冬は、あらかじめ電気ストーブなどで、室温を二〇℃くらいに設定しておくと、衣服を脱いでもカゼをひきにくくなります。

【行動】

常に散歩を心がけましょう。胃腸の蠕動を促進し、体内にQ10を生じ、血行を促すことに役立ちます。自然の動きをよく観察して興味を注ぎ、悩みを忘れ、生命力あふれる大自然と一体となり、太陽のパワーを感じながら受け入れましょう。散歩のコースは、水を避けた場所（川の岸辺や水泳も「陽虚」の体質によくありません）、一定の時間帯、一定の歩数、四〇分以上の散歩がポイントです。歩行スピードはそんなに速くなくてもかまいません。散歩の終了後に、あまり疲労感なく、体がぽかぽか温まって汗が出そうな感じが適度です。

注意：ここでいう散歩は、単に運動の意味でいっているのではありません。自然と交流してストレスを解消するのが主な目的です。そのため、無理に速く歩くのは、自然との交流の面で支障をきたします。また、大汗をかいて風に当たると、カゼをひきやすくなり、その汗とともに体の気も消耗してしまうので、「陽虚」の回復には不利です。

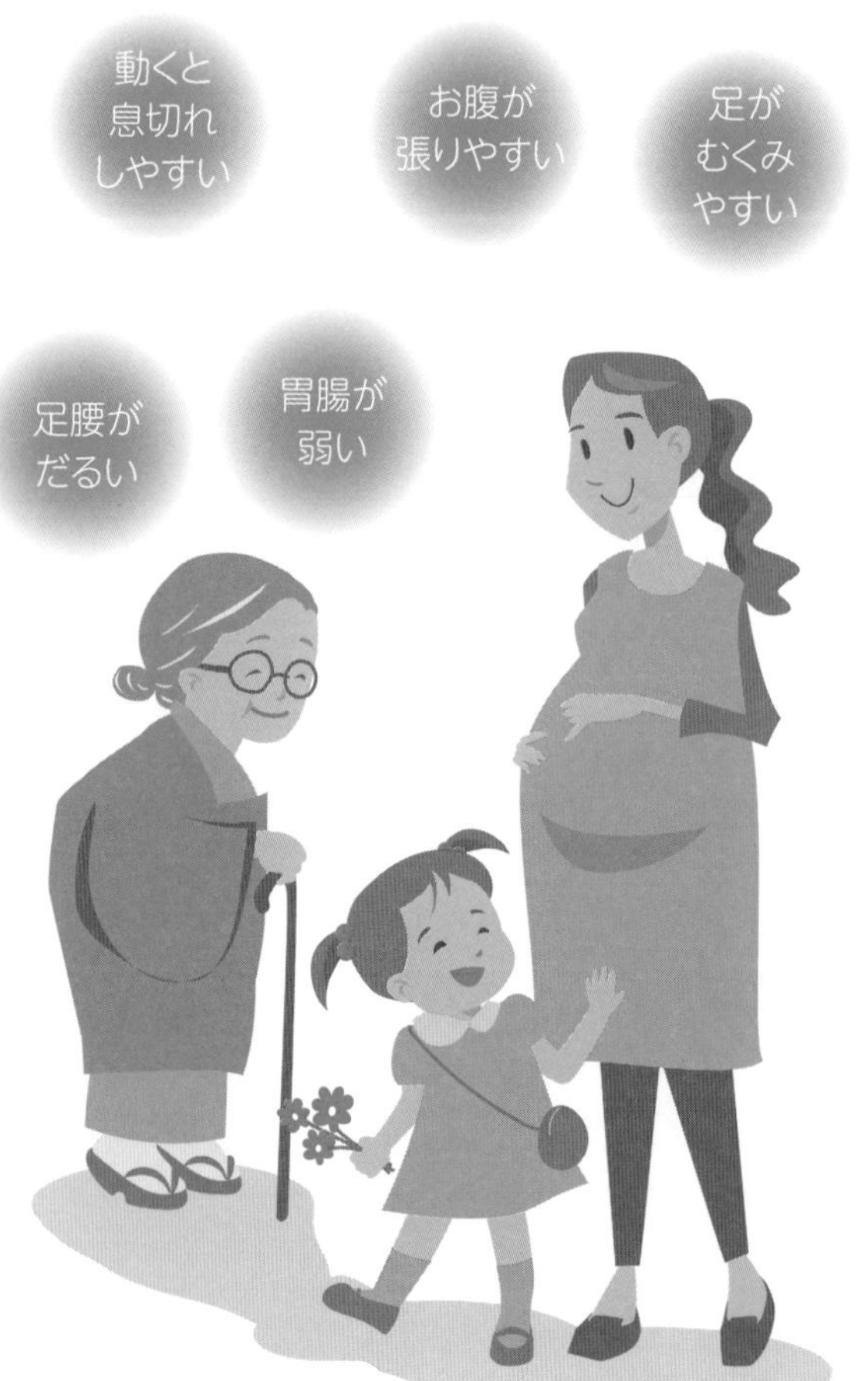
動くと
息切れ
しやすい
お腹が
張りやすい
足が
むくみ
やすい
足腰が
だるい
胃腸が
弱い

よくみられる体質の組み合わせ

体質名	気血両虚	食積痰湿	肝陽亢盛	気滞うっ血	陰虚	陽虚
気血両虚	ー	○	×	◎	○	○
食積痰湿	○	ー	◎	◎	○	△
肝陽亢盛	×	◎	ー	△	○	×
気滞うっ血	◎	◎	△	ー	◎	○
陰虚	○	○	○	◎	ー	×
陽虚	○	△(寒湿)	×	○	×	ー
老人	○	○	○	○	◎	○
小児	○	◎(痰熱)	×	△(気滞)	×	△
妊娠中の人	○	○	○	○	○	○

◎：よく見られる　○：ある　△：まれにある　×：ほとんど無い

医食同源とは

「医(薬)食同源」という言葉をよく使います。ところが、いざ問われると、はっきりと意味を説明できない人が多いのです。食べ物も漢方薬も同じくこの天と地の間に育ったもので、人類の先祖は代々生き残るために食べ物を探し、得られたものの中に、自然に適応して得られた「陰陽」の偏りがあることを発見しました。その中で、「陰陽」の偏りが強いものや毒性のあるものを薬として扱い、毒性の少ない、食べやすいものを食べ物として扱ってきました。

また、漢方薬を使う時、体の「陰陽」の偏りに配慮して、処方を作らなければよい効果が得られず、逆効果になる恐れもあります。

食べ物も「陰陽」の偏りがありますので、体の「陰陽」の偏りに合うか合わないかという問題が自然に生じます。体質に合わなければバランスが崩れやすく、健康を回復しにくくなります。漢方薬には、私たちの体を回復させる働きがあり、食べ物自体にも漢方薬のような自然属性があり、体の陰陽バランスに影響する働きがあります。これが「医（薬）食同源」の真の意味するところではないか、と考えます。

一例を挙げると、古代の医学書《傷寒論》の名処方「桂枝湯」は、初期のカゼなどの治療によく使われる処方ですが、その材料はショウガやシナモン、ナツメなどほとんど台所でよく使われる調味料で、昔の大陸では寒い時期によく食べられていた家庭的なスープです。このような薬の処方や料理は、私たちの祖先が長い時間をかけてその効能や安全性を確認した上で残っている貴重な知恵なのです。

近年、栄養学の分野に新しい潮流が生まれています。やはり食べ物には人間の健康を維持する働きがあることが、現代科学による研究からも分かってきたのです。最近よくいわれている「生活習慣病」も、食生活によるところが大きいのです。

古くからの知恵を見直し食と健康の関係を真摯に考えていくことこそが、「医食同源」の考え方なのです。

生薬の正しい応用のために欠かせない漢方薬の基礎知識

本書では臨床上よく使われる生薬、また薬膳によく使われている漢方薬を紹介しています。その正しい使い方を理解するために、中医学の様々な薬材の認識と使用にあたっての基礎知識を簡単に説明します。

漢方薬と中医学

漢方には鍼灸や気功、刮痧、按摩、ツボ、薬草などの治療法があります。その中でも、草や根、木の皮などの薬材を煎じた汁を薬として使う薬草療法は、一般に「中薬治療」と呼ばれ、中医学において非常に重要な位置を占めています。民間療法と似たようなものと誤解されやすいのですが、中医学では、漢方薬を使う時に厳然たる医学理論に従って用いるのであって、民間療法とは質的に異なります。そのため、中医学の漢方薬使用マニュアルを無視して、西洋医学風に乱用すると、漢方薬のパワーを発揮できず、薬材の資源の浪費だけでなく、誤用によって副作用の発現や死亡に至る例もありました。

例えば、小柴胡湯という漢方処方は肝炎の薬ではなく、「小柴胡湯証」（寒熱往来、胸脇が張って苦しい、食欲不振、むかつき・嘔吐、のどが渇く、口が苦い、めまい、脈は弦）の治療薬です。そのため、〝小柴胡湯証である肝炎〟に効果があります。

薬膳も同様に、漢方知識・漢方薬の正しい使い方を知らず、料理に少し漢方薬（例えば、枸杞の実）を入れて、「薬膳だ」と称するのは、あまりに無責任で、人を騙していると受け取られても仕方がありません。漢方薬を扱うには、その大前提として、漢方の基本知識や処方原則などを身につけることが極めて重要です。

現在日本の漢方薬の使用状況

日本の医師の八六％が、漢方薬を使ったことがあるという統計結果が存在します。しかしその内、中医学の教育を正式に受けた者の数は、ごく少数に過ぎません。教育不足から、漢方弁証（診断）の誤診、患者の死亡に至る漢方薬の乱用、資源の浪費、医療費の上昇などの問題を引き起こしてしまいます。十分な中医学教育があれば、その問題は解決されることでしょう。しかし残念ながら、いま日本では、大学レベルでの中医学の正式教育機構は大変限られているのが現状です。それに比べて、中国の中医薬大学では六年かけて一人の中医師を教育しています。

薬性理論について

薬物の古典《神農本草経》は、三六五種の漢方薬についてその有用性と毒性の観点から総合評価し、上薬（上品）・中薬（中品）・下薬（下品）に分類しています。それ以降もあまたの文献において、各々の漢方薬の固有の性質や働き、相性、適応症などが様々な観点から分類、総括されてきました。現代では、日本薬局方に二〇〇品目以上、中国薬典には数千品目以上が掲載されています。

漢方薬理論には、以下のような要素やテーマがあります。

- ❶四気（四性）：薬材の寒熱（陰陽）の偏りの性質のまとめ
- ❷五味：薬材の味の効能や適応症のまとめ
- ❸升降収散：服薬後、体の中での気血の巡り方や方向性の変化のまとめ
- ❹潤燥：薬材が体を潤すか乾燥させるかの効能のまとめ
- ❺帰経：薬材の五臓六腑への作用部位のまとめ
- ❻毒性
- ❼相性
- ❽漢方薬の処方ルール
- ❾漢方処方の臨床応用と現代薬理研究の盲点

❶「四気」（陰陽・寒熱）分類

「四気」は「四性」とも呼ばれ、体を冷やす漢方薬を「寒性の薬物」（寒涼薬）、体を温める漢方薬を「熱性の薬物」（温熱薬）として、大まかに分類するものです。このうち、より寒性が強い薬物を「寒」、弱いものを「涼」（あるいは「微寒」）、より熱性が強いものを「熱」、弱いものを「温」（あるいは「微温」）とし、場合によっては、非常に寒性が強い薬物を大寒、非常に熱性が強い薬物を大熱とすることもあります。

更に、寒性か熱性に偏らない薬物を平性としています。しかし、薬物には必ず寒性か熱性があり、絶対的な平性はないと考えられています。言い換えれば、平性薬には涼より弱い寒性薬と、温より弱い温性薬があることとなります。

つまり、寒熱の傾向をもつ薬物は寒・涼（微寒）・温・熱の四つの性質に分類され、これが五性ではなく、四気とされる理由です。ただし臨床においては、寒熱の偏りのないものがあり、こ

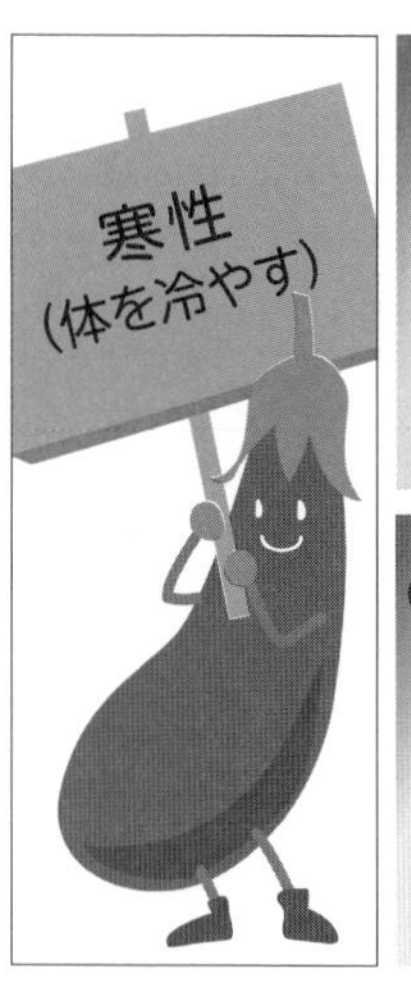
寒性
(体を冷やす)

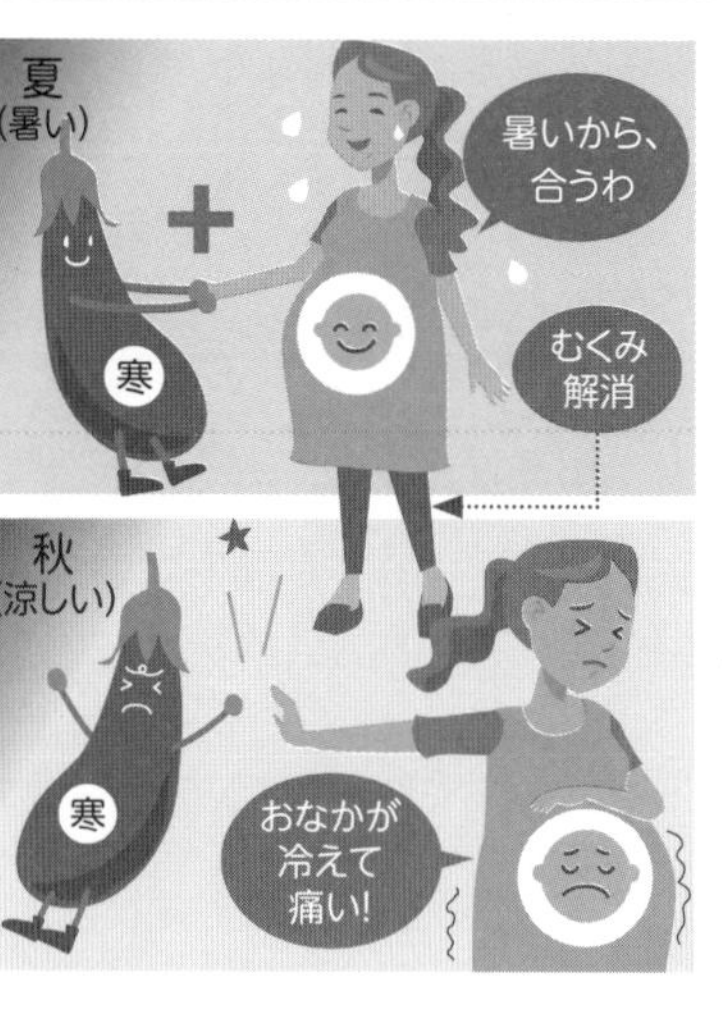
夏
(暑い)
暑いから、合うわ
寒
むくみ解消
秋
(涼しい)
寒
おなかが冷えて痛い!

食材には旬があり、その旬の美味しさに人を助ける効能がある

春 夏 冬 秋
シュンギク
タケノコ
ニラ
サクランボ
スイカ
ナス
キュウリ
ハクサイ
ミカン
ダイコン
クリ
カキ
キノコ
ナシ

れを「平性」と呼び、合わせて、寒涼・温熱・平性の三つに大きく分類します。

【寒涼薬】

「寒性」とは、これを摂ると、体を冷やす効果のあることを示します。「熱証(ネッショウ)」(熱っぽい特徴のある病症)に使用される薬物です。生体の熱を収める効能がある漢方薬を「寒涼性漢方薬」といい、省略して「寒涼薬」と呼びます。その他、寒涼感を与える、活動を沈静化するなどの作用を及ぼします。

「寒性薬物」は煎じ(温め)ると「寒性」が変わるという話がTVなどでも報じられています。しかしこれは、漢方の基本に乏しい見解にすぎません。なぜなら、加熱により「寒性薬」の「寒性」が消えるのなら、その熱を収める効能も失うことになります。実際、それを煎じてもその「寒性」は変わらず、よく効果を発揮します。誤解してはいけません。漢方薬の温かい煎じ汁を飲むと胃にやさしいというだけです。

【温熱薬】

体を温める性質を「(温)熱性」といいますが、その性質をもつ漢方薬を「(温)熱性漢方薬」といい、省略して「温熱薬」と呼びます。主に体の冷えている病症「寒証(カンショウ)」に使用される薬物で、体に温熱感を与え、活動的にさせるなどの作用もあります。この生薬の「温熱性」という属性は、長い年月にわたって、臨床検証されて明らかになったことです。

それぞれの人の体質からみて、常に冷えている者もいれば、熱い者もいます。中医学では、これらの体質を〝寒熱の偏りがある体質〟といいます。高血圧で怒りっぽいなどの人は、「熱」に偏りがあり、「熱性体質」といいます。体が冷えるなどの人は「寒」に偏りがあり、「寒性体質」といいます。未病の体質の「肝陽亢盛」「陰虚」「食積痰湿」は「熱性」に偏り、興奮しやすい傾向があります。逆に「陽虚」「気血両虚」は「冷え」に偏り、無力傾向があります。

老人・児童・妊娠中の人をやや「寒」ランクに位置付けるのは、老人・児童たちの体が冷えると様々な不調をきたすため、体を温めることが必要とされているから、そして妊娠中の人は体が熱っぽい傾向がありますが、胎児の成長発育のため、体が冷えないようにすることも大切です。また、「気滞うっ血」の人は、「寒」と「熱」の両方の傾向があり、怒りすぎると微熱が出る傾向があります。ところが冷えると血管が収縮してしまい、うっ血の改善にとって不利になります。

このように、体が「寒・熱」に偏ると、不調が起こります。そのバランスを回復するためには、正反対の「寒・熱」に偏る性質をもつ漢方薬・食材を使います。例えば、「熱」に偏っている場合は、「寒涼性漢方薬・食材」を利用して、体内にこもっている余分な「熱」を収めます。一方、冷えた体を「温熱性漢方薬・食材」で温めます。そうすることで体の「陰陽」バランスが戻ることになります。

こうした偏りのある漢方薬・食材は、偏りのある体質との相性が必ず問題となります。「寒性」や「熱性」の偏りをもつ漢方薬・食材は、偏りの程度が激しいほど、体質との相性のトラブルが激しく現われます。そのため、偏りのある漢方薬・食材は、体質との相性を配慮すべきです。一方、あまり偏りのないもの、例えば野菜のキャベツは、食べすぎないようにすればどんな体質にもよいものです。

「四気」とは、薬物が元来保有する基本的なパワーの一つです。「四気」を陰陽理論で分類すると、「寒」は「陰」であり、「熱」は「陽」です。万物は陰陽より成り立ち、この陰陽の変化が万物の変化を起こします。この原則を分かりやすくするため「陰陽」を「寒熱」として説明しています。

❷「五味」分類

「五味」とは元来、薬物の実際の味わいで判定した分類です。辛味・甘味・苦味・酸味・鹹味（カンミ）（塩辛い）の五種類の薬物味覚と効能の帰納です。五味の他に淡味と渋味がありますが、淡味は甘味と、渋味は酸味とそれぞれ類似するところから、淡味は甘味に、渋味は酸味に包括されています。

しかし、薬物の作用から逆に薬味が確定され、実際の味覚と符合しない薬物も存在します。例えば、皮のない葛根の実際の味覚は甘く、以て筋肉を潤して痛みを緩和する効能をもちます。しかし、発散という効能をもつことから「辛味」とされます。また、二種類以上の味を有する薬物も存在し、このような薬物の効能は広範囲なものとなります。

【体における「五味」の効能】

五味の陰陽を分類すると、ピリカラ味、甘味、（淡味）などは、「陽の味」とされ、それらの味をもつ漢方薬材・食材を摂ると、体に温熱を生じやすくなります。他に、酸味や渋味、苦味、塩味などは「陰の味」とされています。味にはそれぞれ効能があります。

①辛味の作用

(1) 発散（ハッサン）作用　発汗させるなどの効果で人体を侵す外来の邪（表邪）を追い払い、

取り除き、カゼなどを治癒させる作用をいいます。カゼ薬の多くは辛味です。

(2) 行気作用　気を巡らせる作用を促進する効能をいいます。気が巡れば血もまた巡ることとなり、したがって、気血をともに巡らせる作用をいいます。そのため、気血を巡らせる薬の多くは辛味です。更に一部の薬物は、強い芳香性があり、邪を除き心神を安定させる作用(開竅作用)があります。

注意:辛味の薬物は、気や血を消耗しやすい。そのため、「気虚」、「陰虚」、「津液不足」、特に「気虚」の多汗症状などには使用しないほうがよいでしょう。

また、ピリカラの「辛味」を摂りすぎると、血脈を損ない、出血しやすくなります。更に、めまいや頭痛を引き起こしやすく、胃の負担にもなります。高血圧や心臓病、糖尿病、前立腺炎などの病気を悪化させるリスクもあります。

②甘味の作用

(1) 滋補作用　気を補い、血を滋養します。甘味温性の薬材は補気・補血作用で、甘味寒性の薬材は陰を滋養する作用があり、多くの補益薬は甘味です。

(2) 緩和作用　ゆるめ(緩)、おだやかになごませる(和)作用をもち、以下の四つの作用があります。

- 心神を養い、安定させる作用
- けいれん・疼痛を緩める作用
- 方剤中の諸薬を協調させ全体を調和する作用
- 脾胃の調和:他薬による脾胃の損傷を防止・緩和し、脾胃の機能を調える作用

(3) 潤す作用　甘味寒性の薬材は陰を滋養する作用があり、乾燥状態を潤す作用をもちます。

注意:甘い物は、胃腸の滋養に欠かせないものですが、摂取しすぎると、逆に一番先に悪影響を受けるのが胃腸です。食欲不振になり、肥満しやすく、気分をいらつかせるほど神経を不安定にするなどの悪影響を及ぼす恐れがあります。また、甘味をもつ食材・薬材の多くは水分をもたらす性質があり、過度に使用すると、体内に余分な水分をもたらすこともあります。体内に余分な水分が溜まると、脾胃機能を障害しやすくなります。したがって、湿邪による胃腸機能障害がある場合やむくみの場合は用いないようにします。また、甘味を摂りすぎると、体内に熱がこもりやすく、高血圧や心臓病、糖尿病などの疾病を引き起こしやすくなります。

③苦味の作用

(1) 燥湿作用　余計な水分を取り除く作用があります。むくみなどの病症に使用されます。

(2) 瀉降作用　「瀉」とは排泄する、除去するなどの意味で、「下」とは昇った気や熱邪などを引き下ろし除く作用をいいます。以下の三つの作用があります。

- 瀉火作用:上昇性のある「火邪」や「熱邪」を引き下ろして、除去する作用。熱を収める薬の多くは苦味です。
- 降気作用:上逆した気を降ろす作用。胃気上逆の嘔吐、肺気上逆の咳嗽などを収める作用です。
- 降下作用:便秘などを解消する作用。

(3) 開胃作用　少量の苦味薬を用いることで、胃の機能を促進・調整します。

注意：苦味薬は陰液を消耗しやすいために「陰虚」や津液不足には使用しないようにします。また、苦味を摂りすぎると胃腸を損なう恐れがあります。

　また、素人は「苦味は清熱作用がある」とたびたび誤認しています。苦味は清熱作用はありません。三黄のような薬の清熱作用は①寒性薬で熱を収める。②苦味で上焦の熱を降下する作用。二つの理由です。

④酸味の作用

(1) 収斂固渋作用　発汗・下痢・頻尿・帯下・遺精・出血・創傷の浸出液などの病態的流失を止める作用。

(2) 生津作用　体内の津液を潤す作用があります。津液不足や「陰虚」などの証に使用されます。

(3) 体内の肝熱の収斂作用　肝熱を鎮める作用がある(クエン酸のサイクルで肝熱を少しずつ抑えます)。

注意：酸味薬は外来の邪を体内に留める恐れがあるので、カゼなどの病症がある場合には使用しないようにします。また、酸味の収渋作用により、「瘀血(血行が悪い)」の治療には逆効果で、血行の悪い場合には使わないようにします。酸味を摂りすぎると肝のパワーが低下し、更に胃腸の負担にもなります。

⑤鹹味(塩味)の作用

　鹹とは塩辛いという意味であり、海産物や鉱物薬・動物薬に多い。

(1) 軟堅作用(堅く結したものを軟らかくする)　腫瘍・瘰癧・痰核(皮下結節)・癰、更には大便などの堅く塊になったものを軟らかくします。

(2) 便通を促進する作用

(3) 補腎作用　**「腎陽」「腎精」を補強する作用**

注意：塩分を摂りすぎると血行を渋滞させ、余分の水分をもたらすため、血圧が高くなります。心臓の負担にもなり、ます。骨も損ない、腎の負担にもなり、高血圧、糖尿病の治療に悪影響があります。

⑥淡味の作用

　淡とはあっさりした味であり、淡白な味覚をいいます。淡味の作用は甘味とは異なりますが、甘味と味覚が類似し、かつ甘味と組み合わされることが多いです。そのため、慣例的に独立した味とはみなされません。

(1) 利水滲湿作用　胃腸の水分の排泄機能を回復させ、体内に溜まった水分を除く作用。高血圧、腎臓病、心臓病の治療に欠かせない飲食対策です。

⑦渋味の作用

　基本的な作用は酸味とほぼ同様であり、酸味と組み合わされる場合も多いです。多汗、下痢っぽい症状を改善する効能がありますが、栗、柿などを摂りすぎると便秘の一因にもなります。「気滞うっ血」の場合、その血行の改善には不利なので、使わないようにします。渋味飲食は体内結石の一因になります。

【寒熱と五味は漢方薬の効能の決め手】

四気(四性・寒熱)と五味は薬物の自然属性であり、基本効能を決める要素です。この二つの要素を組み合わせることにより、その薬物のもつ性質・効能がより明確となります。

(1) 気と味が同様の場合：その薬物の性質は類似するものとなります。例えば、ともに辛・温である麻黄と紫蘇は、ともに風寒の邪を発散する薬物です。

(2) 寒性・熱性が同じ漢方薬・食材でも、味が違うとその効能は異なります。その逆に、味が同じ漢方薬・食材であっても、寒・熱性が違うと効能が違ってきます。次に例を挙げてみましょう。

▼温性漢方薬で味が異なると効能も異なる

○「温性」で「苦味」をもつ代表薬は「厚朴」。その効能はお腹を温めて、異常に昇っている気を降ろして、回復させます。

○「温性」で「甘味」がある代表薬は「甘草」。胃腸を丈夫にして、痛みを止める効能があります。

○「温性」でピリカラの「辛味」がある代表薬は「桂枝」。これはシナモンと同じ植物で、シナモンは厚い皮の内皮ですが、「桂枝」はその細い枝。その効能は体表にある寒気や邪を汗で体外に追い払い、体の正常機能を回復させます。

○「温性」で「酸味」がある代表薬は「烏梅」。のどの乾きを解消し、回虫を弱らせ、腹痛を解消する効能があります。

○「温性」で「塩味」の代表薬は「蛤蚧(爬虫類漢方薬)」。老人の喘息の特効治療薬です。

▼味が同じだが、それらの「寒熱性」が異なると効能も異なる

○ピリカラ味(辛味)で「温性」の代表薬は「陳皮」。気の巡りをよくして、痰の出をよくする効能があります。

○ピリカラ味(辛味)で「大熱性」の代表薬は「乾生姜」。冷えたお腹を温めて痛みを止めます。生姜とは異なる効能をもちます。

○ピリカラ味(辛味)で「涼性」の代表薬は「薄荷」。頭や体表の熱っぽい症状を収める効能があります。

○ピリカラ味(辛味)で「寒性」の代表薬は、「石膏」。その効能により体の余分な熱を収め、その熱により引き起こされた症状(発熱、イライラ症状、のどの乾き)を解消します。

漢方薬の成分はその人の症状に合っていても、同時に合わない面も併せもっていることがあります。一つの成分だけで漢方薬を選んでしまうと、必ず体に負担となり副作用を引き起こします。例えば、「三七」は血脂の値を降下する作用があるという研究の結論から、すぐ「三七」は「血脂値降下の薬」であるという結論になり、あらゆる血脂値の高い患者に使用されましたが、貧血、傷気などの副作用が出現しました。しかし「三七」の他の成分には「うっ血」を通す作用があり、血虚とうっ血のない患者に使うと気血を損なうことになり要注意なのです。

これは西洋医学のピンポイントの研究方法の一例です。中医学の一つの成

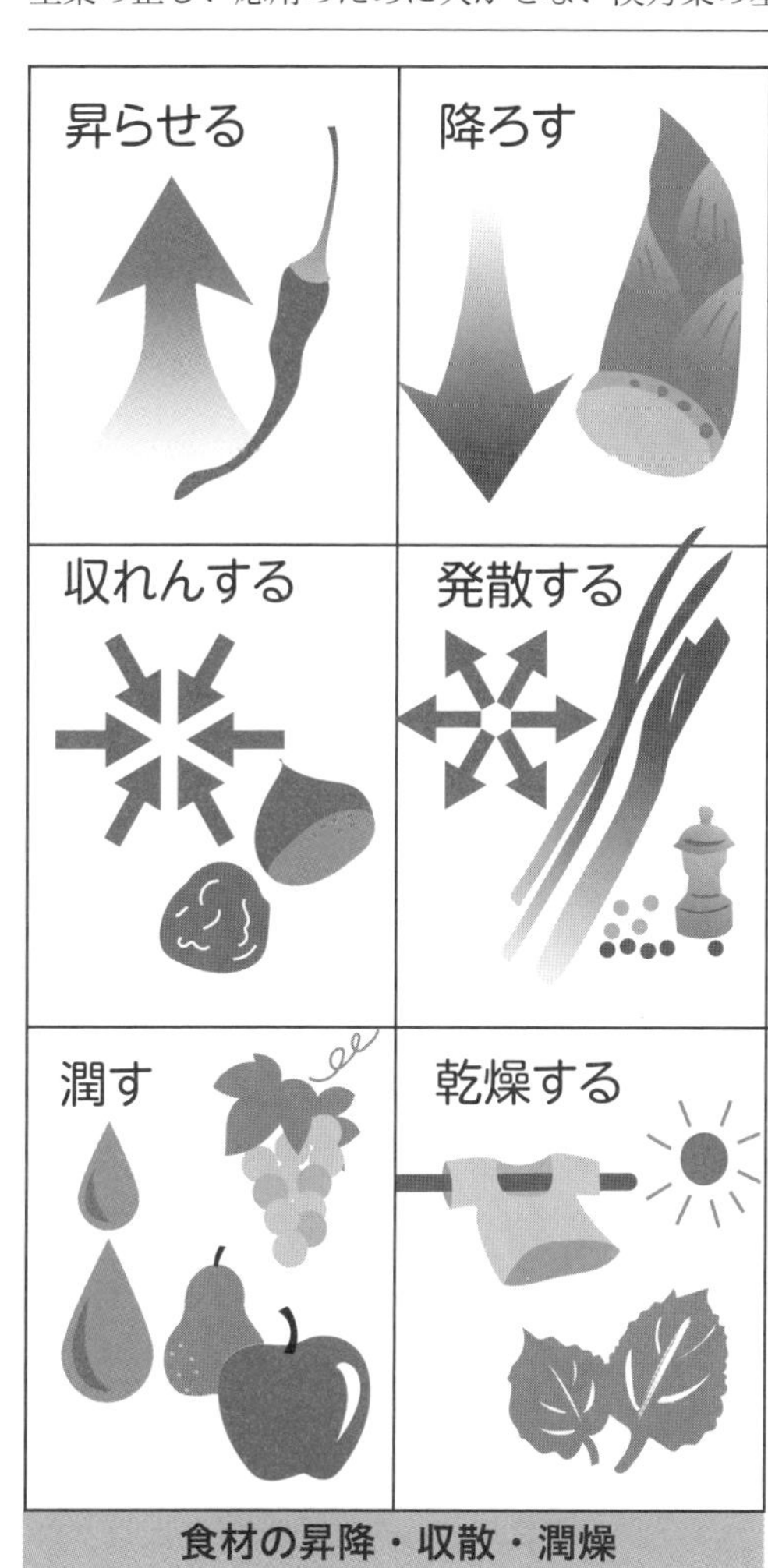

食材の昇降・収散・潤燥

分により、この漢方薬は西洋医学の病の治療薬と誤認して患者に負担（副作用・死亡）となった悲惨な現実です（例えば小柴胡湯で一人の患者の肝機能を正常化させたとの発表の後、日本の西洋医界が、小柴胡湯がすべての肝炎の治療薬と誤認し、長期にわたり広範囲で使用され悪い結果を招いた）。

大切なのは、五味のバランスを保ちながら味を付けることです。いくら体によいといっても、摂りすぎると、逆に害をもたらす恐れがあります。必要な味をほどほどに摂るのがコツです。

また、漢方薬は五臓への効能があり、代々伝えられてきました。歴代の文献には、少し食い違う意見もありますが、大部分は一致しているものです。面白いのは、五行説に述べられた五臓の色では、肺は白、腎は黒や黒紫、肝は青・緑、心は赤、脾は黄色とされています。そして、肺には白、腎には黒、肝には青、心には赤、脾に効く漢方薬は黄色のものが実際に多いという現象があるのです。全部当てはまるとはいえませんが、とても興味深い現象だと思います。

しかし、それを根拠に、心臓病の人には赤いものがよいという結論は出してはいけません。心臓病といっても、様々な原因により引き起こされた不調の総称ですので、複雑な病気を一つの色だけでケアすることはできません。

❸昇降（浮沈）・収散の分類

漢方薬には、体の気の巡りに影響する効能もあります。体の気を昇らせる、降ろす、収斂する、発散するパワーをもちます。昇降（浮沈）・収散とは、薬物が上下内外（表裏）のどの方向に働きかけるか、その結果どの部位に作用を及ぼすかなどを整理分類したものです。薬物の作用の方向性を示した分類です。

○「昇」とは、上昇させる、上部に持ち上げるなどの作用をいいます。昇性をもつ薬は、気の上昇力の減弱による下垂脱力感・内臓下垂・慢性下痢、息切れなどの降下的な病態を治療する薬となります。

○「降」とは、下降させる、下に降ろすなどの作用をいいます。降下性をもつ薬は、胃気が上逆した悪心・嘔吐・噯気、肺気が上逆した咳嗽・喘息、肝火が上逆したためまい・熱感など、気が昇った病態を治療する薬となります。

実際に臨床の例を挙げると、熱っぽくて、のぼせがある「肝陽亢盛」で高血圧の人は、「寒性」で、「気を降ろす」働きがある竹の子などの食材を摂ると、その熱を収め、昇った気も降ろすことができ、非常によいといえます。しかし、温性食材でピリカラのニンニクは「気を昇らせる」働きがあるので、逆効果となります。

○「収」とは、収斂作用をいいます。つまり、汗や気と血などを過度に発散させないようにする働きがある薬です。収斂性をもつ薬は、酸味・渋味が多くなっています。多汗、下痢が止まらない、末梢血管の出血、紫斑病などの病態に使用されます。

○「散」とは、気血を巡らせる作用や外に向かって邪を追い払う（発散）などの作用をいいます。「散性」をもつ薬物は、体表にある病原菌（外来の「邪」）を追い払います。風邪・寒邪・熱邪・湿熱邪などを追い払います。①「発散風寒」風熱（外来の邪）、②「温中散寒」（体内の寒気）、③「行気散瘀（血）」体内の瘀血を活血化瘀で「散結」する、などがあります。

実際に臨床の例を挙げると、「気滞うっ血」の人にとって、循環が悪くなる原因は、静脈系循環障害で、それを漢方では「瘀血」と呼びます。「悪い血」のことを、分りやすくするため『東方栄養新書』では「血瘀」と表記しました。その循環を改善するためには、滞った「気」を巡らせ、発散するパワーのある生姜が有効です。しかし、血液をサラサラにするとよくいわれる梅は、酸味で気を収斂する働きがあるため、高脂血症にはよいですが、高脂血症ではなく血行の悪い「血瘀」の人には逆効果となります。

また、昇（浮）、降（沈）の両作用を兼ねる薬物もあります。例えば、浮萍は、発汗解表（昇浮）と同時に利水（沈降）の作用があります。川芎は、頭部や眼部に上昇するとともに子宮にも作用するなどです。

【昇浮・沈降・収散効能の臨床的意義】

(1)　昇浮・沈降・収散の作用を利用して、病態的な臓腑機能の回復をはかります。例えば、胃気が上逆した悪心・嘔吐などの治療や「肝陽旺盛」と、肝陽が浮き上がった（「肝陽上亢」）ことによるめまいには、沈降性のある薬を使用します。

(2)　病症の部位に薬物を作用させます。昇浮性薬は上部や体表部の病症「表証」に、沈降性薬は下部や臓腑の病症「裏証」に使用します。

(3)　他の薬物の方向性を引導する働きがあります。例えば、昇浮性薬が多い処方中に、少数の沈降性薬を組み入れることによって、全体の昇浮性を緩和します。

❹潤燥の分類

潤燥とは、薬物が体内を潤すか、それとも乾燥させるかなどを整理分類したものです。

○「潤」とは、体内に水分を取り込む効能をもつ食材・薬材を利用して、乾燥した体（例えば、のどが渇く、乾燥肌、ドライアイ）を潤すことをいいます。甘酸っぱい食材・薬材や甘味寒性の薬材が多くなっています。陰を滋養する作用があり、乾燥状態を潤す作用がありますが、過度に用いると、体内に余分な水分をもたらす恐れがあります。

○「燥」とは、水分の排泄機能を促進したり、利尿効能がある薬材を利用して、むくみや水分の排泄能力の低下により、余分な水が体内に溜まった状態を解消することをいいます。ピリ辛味・苦味で温性の薬材は体内の余分の水分「湿邪」を発散・排泄して体の機能を回復させます。この作用を「燥湿」といい、過度に使用すると体の「陰分」を損ない、乾燥など様々な症状を引き起こします。

【潤・燥効能の臨床的意義】

潤・燥効能の作用を利用して、病態的な臓腑機能の回復をはかります。漢方薬には体の水分を調整する働きがあり、体を潤す、乾燥させるなどのパワーもあります。

正常と比べると、体内のあらゆる液体や分泌物などが不足していて、肌がカサカサ、目の乾燥などの不調がある「陰虚」体質には、潤す働きがある水やナシなどが、体を潤し、乾燥症状を改善するはずです。逆に利尿効果がある紫蘇の葉を摂ると、その利尿の働きにより、体の水分が一層不足し、体調が悪化する恐れがあるので、注意が必要となります。

❺臓腑「帰経」（主にどんな臓腑に働くか）の分類

食べ物や薬材が五臓六腑（心、肺、肝、脾、腎／小腸、大腸、胆、胃、膀胱、心包、三焦）のどの臓器に作用するかを、長年の観察の結果に基づいて整理分類したものです。食材や薬材は、一カ所の特定の臓腑に作用する場合もあれば、多数の臓腑に効果がある場合もあります。これらの現象から、食材や薬材が臓腑に関連があることは明らかです。それぞれの食材や薬材がどの臓腑に効果をもつかというルールを正式には「帰経」といいますが、本書では分かりやすいように「臓腑」として表記しています。

【漢方薬の臨床での選択方法】

以上のようなことを総合していえることは、漢方薬・食材には、多成分が含まれ、多方面の自然属性があり、それが様々な効能を現すことになります。漢方薬を選ぶ際は、多様な側面に配慮しながら選択していかなければなりません。

例えば、タンポポ。漢方薬名は「蒲公英」です。これは「寒性漢方薬」で、熱を収め、「甘味」をもち、痛みを緩和し、体を潤し、皮膚の化膿症によく用いられます。タンポポが「甘味」と「寒性」の要素だけであれば、皮膚の化膿したすべての患者に使えるはずですが、タンポポのもう一つの要素である強い「苦味」が下痢を引き起こす恐れがあり、胃腸の弱い下痢っぽい人には、皮膚化膿疹があっても、下痢させる素因を配慮して、タンポポを選びません。他の下痢を起こさない化膿疹に効く漢方薬を選ぶことになります。また、タンポポには利尿効果があり、「陰」を損なうため、皮膚化膿疹のある「陰不足」の人、「陰虚」体質の人にも使えません。これが、漢方薬の使い方のルールです。漢方薬・食材が多効能をもつにもかかわらず、一つの効能だけに注目し、あたかもどんな体質にも効くというような宣伝は、中医学の専門家からみれば、基本知識の不足に他なりません。

漢方薬のもつ成分や自然属性などのすべての効能に配慮しながら、判断し選択するのが、中医学の最も適切な処方の方法です。人命が何よりも大切であり、油断は禁物です。

❻漢方薬の毒性

漢方薬の中には毒性のあるものもあり、毒性の強弱によって、大毒薬・小毒薬と分かれます。大毒薬は、人体への強い作用によって中毒作用を起こすものなので、使用に際しては細心の注意が必要となります。一方の小毒薬は、多量や長期間の服用で中毒や有害作用を起こすものです。毒性を利用して治療する場合もありますが、小毒とされるものを少量、短期間服用しただけでも有害反応が起こる場合もあり、注意を要します。毒性のある薬の使用に際しては、各個人の状態に配慮し、慎重に使用すべきです。

❼漢方薬の相性

処方する際は、漢方薬の相性の知識も重要となります。

よい配合

相須（ソウス）：いわば漢方薬の名コンビで、似た効能のもの同士を一緒にすると、効果が高まります。例えば、知母（チモ）と黄柏（オウバク）は一緒に使うことが多いなどです。

相使（ソウシ）：主となる漢方薬と、その効能を高める脇役の漢方薬とのコンビです。例えば、黄耆（オウギ）は気を高め、水分の排泄を促進する主な漢方薬ですが、茯苓（ブクリョウ）と一緒にすれば効果が更に高まります。

悪い配合

相悪（ソウオ）：ある漢方薬は他の漢方薬と一緒に使うと、その漢方薬の効能を破壊してしまうことがあり、一緒に使うことを禁止されています。例えば、朝鮮人参（チョウセンニンジン）と萊菔子（ライフクシ）（大根の根）を一緒にしないのは、その一例です。

相反（ソウハン）：ある特定の二種類以上の漢方薬を一緒に使用すると体に有害作用を起こします。これを十八反（ジュウハチハン）といいます。十八反とは、十八種類の相反薬という意味で、甘草（カンゾウ）・藜蘆（リロ）・烏頭（ウズ）の三つの薬物と相反薬（禁忌薬）との配合のことです。宋代の《太平聖恵方（たいへいせいけいほう）》に初出した相反薬の組み合わせが、後世に歌訣（かけつ）となって流布したものです。ただ、歌訣では十九種類なのですが、伝統的に十八反と呼ばれています。

毒性のある薬を扱う場合

相畏（ソウイ）：毒性のある漢方薬と、その毒性を抑制するためのコンビを相畏と呼びます。その毒性を抑える働きのある漢方薬と合わせることで、使用可能になります。例えば、半夏（ハンゲ）の毒性が生姜（ショウキョウ）によって抑制されるなどです。

これを十九畏（ジュウキュウイ）と呼びます。十九種類の相畏薬の意味ですが、配合禁忌を意味する相反と意味は同じです。現在知られているものには、明代の《医経小学》の歌訣があります。これらの歌訣にみられる配合禁忌は、海藻玉壷湯中の甘草と海藻のように、歴代の方剤の中に含まれるものもあり、絶対的な禁忌とはいえません。

相殺：ある漢方薬が、別の漢方薬の毒性を抑制するのではなく、その毒性に対する生体の毒性反応を緩和することを指します。現代の言葉でいうと「解毒」のことです。例えば、緑豆は巴豆で中毒を起こした症状を解消します。

漢方薬の組み合わせにおいて、一般に十八反や十九畏に注意が多く払われています。また、症状による使用上の注意や、妊娠に使用する場合、服薬時の食事についての留意点もあります。漢方薬を扱う仕事をするなら、これらの点を知っておく必要があるということです。

【よく使われる、毒・副作用のある漢方薬】

麻黄：「麻黄」は効果が猛烈で発汗作用があり、「陰虚」「気血両虚」の体質の人には使えません。呼吸器粘膜の出血を引き起こしやすく、また心臓病の人にもよくないので、慎重に扱う必要があります。

細辛：「細辛」は、体内に内陥した邪気を体内から追い払う働きがありますが、毒、副作用が強く、「気血両虚」「陰虚」「腎虚」の体質の人には慎重に用いる必要があります。三g以上は使用禁止、あるいは慎重を期して扱うべきです。

朝鮮人参：「朝鮮人参」は無毒なので、体力を高めるためよく使われます。しかしそのメカニズムは、体の新陳代謝と神経系統を興奮させるものです。そのため発育途中の小児には、中枢神経への刺激が強すぎます。神経の麻痺に至り、心臓を弱らせ、死亡した例もあります。研究によると、赤ちゃんに一gを使用すると、神経麻痺の症状を起こすことがあるということです。夏に、夏バテの予防に使うのはよいですが、冬に使ってはいけません。

牽牛子：朝顔の種です。強い利尿作用がありますが、毒性をもち、体が弱った人や妊娠中の人には使用禁止です。

銀杏：ギンナンのことです。神経毒性があり、生食はもちろん禁止ですが、火を通した場合でも、一日の摂取量は、大きさにもよりますが、七〜一〇粒くらいに抑えたほうがよいでしょう。

硫黄：外用で多く使われますが、腎の弱いタイプの喘息の治療薬にも含まれ、内服の場合もあります。妊娠中の人は使用禁止、長期服用も禁止です。

❽漢方の処方における組み合わせのルール

副作用を起こさないために、バランスだけではなく、漢方薬の処方の仕方にも厳しいルールがあります。ルールを守ることによって、漢方薬の副作用を更に抑えることができます。

①正しい診断：「弁証論治」について

発病の原因の邪気の深さ（表、裏）、邪気の性質（寒、熱）、患者の体力の有無（虚、実）、患者の陰陽のバランス状態（陰、陽）などの症状から「証」を決めます。この過程を「弁証論治」といいます。

(1) 邪気の深さ　患者の症状のデータを

集め、その病気がどの部位の問題か、体の表面の問題か、それとも五臓六腑の問題か、経絡などの問題かを分析すると、病状が現れている部位、「表証」か「裏証」、どの程度の病かを明らかにすることができます。

(2) 患者の抵抗力　体の「正気」すなわち抵抗力が弱くなったかどうか、「実証」か「虚証」か、「虚実兼雑証(キョジツケンザツショウ)」かが見分けられます。診察の時に、主な症状に関わる臓器だけではなく、他の臓器にも悪影響を及ぼしているかどうかなどを考慮に入れます。

(3) 邪気の寒熱の性質　寒熱の有無:「寒性」に偏っているのか、それとも「熱性」に偏っているのか、「寒証」「熱証」が分けられます。

(4)「陰陽」バランス状態　「陰分」が消耗しているか、「陽気」が不足しているかという状態により、「陰証」「陽証」を把握できます。

最後にその「証」を決めると、治療方針も自然に定まります。

例えば、カゼから肺炎にまでこじれた症例で、咳が頻繁で、自然発汗、黄色い痰が多く、熱が高い、しかし、比較的体力がある人で、他の臓器への影響があまりみられない場合、総合的に判断して「熱証」「裏証」「実証」「陽証」となり、「麻杏甘石湯証(マキョウカンセキトウショウ)」と決まります。その処方は、当然のことながら、「麻杏甘石湯」となります。

②漢方処方における組み合わせの基本原則

一つの中医処方の中には、「君薬(クンヤク)」「臣薬(シンヤク)」「佐薬(サヤク)」、「使薬(シヤク)」という割り当てられた役目があります。「麻杏甘石湯」を例にとって説明してみましょう。

「君薬」すなわち主役の薬は麻黄(マオウ)です。主な効能は肺の機能を改善して咳や喘息を止めることです。しかし、麻黄は温性で猛烈な薬で、副作用として体の「陰」を損なう恐れがあるため、「陰虚」の人に使うことはできません。また、粘膜から出血させたり、動悸、不整脈を引き起こしたりしやすいので、心臓病などの人にも用いることができません。その副作用を抑えるために併用するのが、脇役で大臣のような働きをする「臣薬」です。

「臣薬」によって、主役の薬の治療効果を高め、きつい主薬の使用量を減らすこともできます。例えば、「麻杏甘石湯」では、杏仁(キョウニン)が「臣薬」に当たります。「君薬」麻黄の作用と同じく、咳や喘息を止める効能もあり、同時に肺の粘膜を潤します。麻黄の猛烈さを緩和しながら、麻黄の使用量を減らすことができます。

「佐薬」は、補佐官のように補佐する働きがある薬で、主薬の正反対の働きをもちます。主薬の副作用を抑えながら、体の他の症状も抑える薬です。この処方で「佐薬」に選ばれた「石膏(セッコウ)」は「寒性」で、麻黄の副作用を抑えながら、肺炎の高熱を収めます。

「使薬」は、案内人のような働きがある薬です。処方のあらゆる薬の力を主薬の治療部位へと導いてくれます。この処方で使薬に選ばれた「甘草(カンゾウ)」は、体のあらゆる部位へ誘導することができます。もちろん、肺にも導いてくれます。また甘草は、すべての薬を緩和し、調和させることができる漢方薬です。処方がチームとして働き、治療効果を発揮しながら、副作用を抑えるのに役立ちます。

【漢方処方は「証」で決められ、西洋医学の「病名」とは関係がない】

中医学の診断は「○○証」ですが、西洋医学の診断は「○○病」です。「証」で組み合わせた処方は、「証」に当てはまるあらゆる「病(名)」に適用できます。しかし、「証」に合わない「病(名)」に用いることは、漢方医学では誤診であり、ルール違反となり、けしてしてはいけないことです。

例えば、「小柴胡湯」ですが、これは《傷寒論》に載っている処方です。著者は張仲景です。彼が「小柴胡湯証」の治療をするために、この処方を考え抜いて作り上げました。「小柴胡湯証」は、寒かったり熱かったりする、胸や脇が張って苦しい、食欲不振、口が苦い、のどが渇く、めまいがする、脈が弦など、西洋医学的にみれば異なる系統の症状が関連して現れるもので、これらが現れることで「小柴胡湯証」と診断することができます。当然ながら「小柴胡湯」を使えば、効果も抜群となります。

ところが、「小柴胡湯証」をもった肝炎の患者に「小柴胡湯」を投与した後、肝機能などがよくなったという症例が公表されたため、〝あらゆる肝炎には「小柴胡湯」が効く〟という勘違いが起こりました。「関連して表れる症状があるかないか」というルールを無視し、「証」を問わず、肝炎患者に「小柴胡湯」を投与するというある種のブームが起きたのです。西洋薬では治療薬のあまりない肝炎患者に、いきなり広く使われてしまいました(ちなみに肝炎という病名には六種類の「証」があります。それを知らないまま、「小柴胡湯証」の処方で、あらゆる肝炎に対応するのは、漢方に対して極めて無知で、乱用としかいえません)。

しかも、漢方処方の素人である西洋医が、5カ月間にもわたり使った例も少なくなかったようです。漢方の常識では、5カ月もの長期間、同じ処方を使用し続けることなど考えられないことです。なぜなら、この「小柴胡湯」という処方は、どんな病名にでも、その「証」に当てはまれば使い、その「証」が回復すると中止します。一般的に、治療は二週間くらいにとどまります。これが中医学の基本ルールです。上記の例は、西洋医学の「病名」である肝炎だけを目標にして使った誤用といえるものです。

このブームでおきた小柴胡湯の〝副作用〟に対して、厚生労働省は、正しい漢方使用を広める方向には向かいませんでした。漢方の基本知識の学習が必要であることを指摘するどころか、単に漢方薬の副作用のせいだとし、「小柴胡湯」を要注意処方としてしまいました。非常に残念なことです。

❾漢方薬の開発における誤算と盲点

誤算の一つは、前述の「小柴胡湯」を西洋医学的に用いた例です。小柴胡湯は「小柴胡湯証」のために設定された処方で、その「証」と呼ばれる関連する症状があれば、どの病名にも使えます。例えば肝炎、日本脳炎、カゼにも使えるわけです。

しかし、その「証」がない肝炎や他の病気に使っても効果はなく、逆効果となるのは当然のことです。漢方処方を西洋風に使うのは、誤診・誤用に他なりません。死者を出すまでに至るのは、漢方医学の勉強不足以外のなにものでもありません。日本でも漢方医学の正式な資格を設けるべきだと考えます。

皆さんは、漢方薬の臨床治療効果のすばらしさと副作用の少なさの理由は、「陰陽バランス」の哲学が浸透した、中医学の指導理論にあるということに気づいていらっしゃることでしょう。すばらしい指導理論を捨て去って、西洋風に使うのは進むべき道ではありません。

誤算の二つ目は、臨床では有効な漢方薬なのに、西洋医学風の研究により、否定的な結論に至った例です。例えば、漢方の有名な処方「補中益気湯（ホチュウエッキトウ）」の研究がその一つです。「補中益気湯」は、約七五〇年前の中国の金・元代の名医、李東垣（りとうえん）の処方で、その適応症は、「胃腸の気（パワー）の虚弱による内臓下垂」、つまり、体の気のパワーがある程度以下に弱まると、西洋医学的には異なる体の系統の様々な不調が同時に起きます。例えば、直腸脱や内臓下垂、慢性下痢、更年期出血、息切れなどの症状が現れます。そこで、体の「気」の弱さを回復させる力のある「補中益気湯」を用いて、気のパワーを取り戻すことにより、関連する症状を治癒させるというわけです。

しかし、西洋風の研究者たちは、漢方の処方では、処方内のすべての薬に役割があり、一つも欠かせないという原則を知りません（治療中、「証」の変化に合わせて加減することも知らない）。ある研究者は、この漢方処方の「更年期出血」への効果を解明しようと、実験を行いました。彼は、もし子宮の収縮が正常であれば、その出血も回復できると考えて、動物から切り出した子宮に、「補中益気湯」全体とその構成要素である各生薬の投薬実験を試みました。結局、どの構成成分も、処方全体も、効果なしというおかしな結論を導き出しました。

そして、構成要素のどの漢方薬がなければ、薬は効果を現さないかという発想の下で実験を進め、升麻（ショウマ）と柴胡（サイコ）がなければ効かないという結果を得ました。ところが逆に、升麻と柴胡だけを人間に投与しても効果がないという結果となり、研究者たちは、困り果ててしまいました。

これらの研究の問題は、漢方処方の本来の発想を無視した結果です。もともと中医学では、更年期の出血は、「気」の極端な不足によるものだと考えます。そこで、全身の気を補強すれば、出血は自然によくなるはずだという認識によって、「補中益気湯」を使用します。要するに、体の「気」の回復が、治療の肝腎なところで臓器が生きている生体から切り離されては、パワーの源から力を得ることができず、効果を現さないのは当然のことです。

「補中益気湯」は、実験室内の切り取られた臓器の研究では、「効果がない」と結論づけられましたが、生きている患者に投与すると効くという、食い違う結論が生まれた研究例です。また、柴胡と升麻は「補中益気湯」の脇役でしかないので、君臣薬のない脇役のみの処方が効くはずもないのです。

漢方薬の使用におけるルール

漢方薬の乱用は慎まなければいけません。最低限、以下のルールを知り、守る必要があります。

・使いたい時は、必ず漢方の「証」に合わせて使用すること。
・体質別オーダーメードにするべき。今まで数千年間、中医がその方法を守り続けてきました。
・複数の漢方薬を正しく、「君臣佐使」という組み合わせで用いること。
・使用量の上限を知ること。
・最低、「中薬学」をマスターすること。乱用は不可。
・漢方薬から抽出して濃縮したものは立派な化学品で、「自然」「無害」とはいいきれない。

補薬(ホヤク)について

薬膳では、体を丈夫にする漢方薬を「補薬」といいます。「補薬」はだいたい「補気(ホキ)」「養血(ヨウケツ)」「滋陰(ジイン)」「温陽(オンヨウ)」に分かれています。

「補気」薬は、体の弱った「気」を補強します。具体的には「免疫力の増強」「自ら傷を治す力を発揮させる」「体力の回復」「血液中の栄養分のバランスの改善」などを目標とします。

「養血」薬は、血の不足を補います。これは補給、補充のイメージではなく、徐々に「血」を作ることのできる体質にして、回復することを目標にしています。「補気」のように効果が早くみられないため、バランスよく食養生を実践し、生活習慣を改善することが必要となります。例えば、十分な睡眠をとり、過労を避けるなどの養生も重要です。

「滋陰」薬は、「陰分(インブン)」の不足を改善することを目標とします。滋養というイメージで「陰分」を高める、「陽」とのバランスをとることで、症状も改善に向かいます。他の養生も並行したほうがよいことはいうまでもありません。

「温陽」薬は、「陽気」を助けます。「助陽(ジョヨウ)」薬ともいい、「陽気」不足から起こる全身の冷えや神経痛、難治性の痛みなどを緩和します。比較的即効性があるものです。陽気不足が回復し症状がよくなれば、摂取を止め、続ける必要はありません。

炮製(ホウセイ)と製剤

治療に使用するため、自然界より採取した薬材(生薬)を、目的に従って、加工処理を施すことを炮製といいます。現在の日本では、炮炙(ホウシャ)薬物は非常に少なくなっています。

薬の使い方

①薬の使用禁忌について

薬物は、生体に対して有害となる反

応を引き起こすこともあります。有害反応は薬物の効能、性質という薬物側の要因と、病状や体質、服薬方法という生体側の要因によって出現する場合があります。有害反応を起こさずに、薬物治療を行なうことが肝要です。

薬物には、固有の効能や性質があり、適応病態も明らかにされています。有害反応を防止するためには、薬物の効能や性質、毒性の有無などを把握し、更に薬物の適応病態、すなわち「証」を明確にする必要があります。有害反応は、「証」に合わない場合に出現することが多いからです。

最も重要な禁忌は、「証」に合わない薬物の投与です。例えば、「細辛」は熱性で、肺の「寒痰」を治療します。そのため肺が乾燥し、熱をもった病態には禁忌となります。また、「黄連」は熱性下痢には適応しますが、「脾虚」の寒性下痢には禁忌です。つまり、薬物の効能作用を知ることで、禁忌もまた明確となるわけです。

薬物によっては、禁忌状態が示されているものもありますが、これは特に重要な禁忌に限られています。

禁忌は、有害反応の程度によって、禁忌と、慎重に使用するものの二つに分けられています。ただし実際の運用では、一．禁忌、すなわち絶対に使用できないもの、二．使用しない、すなわち使用しないほうがよりよいもの、三．慎重に使用する、すなわち、やむをえず使用する場合には慎重さが必要なものの三つに分類されます。

また、薬物の投与による生体の変化にも注意を払う必要があります。例えば、熱性薬は津液を消耗しやすく、苦味寒性の薬材「苦寒薬」と陰分を潤す薬材は胃の障害を起こしやすい特徴があります。陽気を助長しやすい薬材は、陽気亢進の人には禁忌などです。その他、伝統的に配合が禁忌の薬物、毒性薬、妊娠中の人への禁忌などがあります。

②妊娠時の禁忌薬

催奇性や胎児発育不良、流産などの危険性があるために、妊娠期間中は禁忌とされる薬物が知られています。基本的には、水銀（朱砂）、蜈蚣などの毒性物質を含む薬物と、下剤や活血薬など強力な薬効をもつ薬材などです。「実証」に使用するものが多くなっています。主な禁忌薬は以下のとおりです。

(1) 強い有毒薬物　水銀など催奇性をもち流産しやすい薬物。

(2) 強い瀉下薬　甘遂・巴豆・牽牛子などで、強い排便作用のために流産しやすくなります。

(3) 「活血薬」　牛膝・三稜・莪蒁などで、血行を促進するため子宮の収縮力が増加し、流産しやすくなります。止血薬の蒲黄もこの可能性があるとされます。

(4) 辛香性の強い薬物　麝香などで、子宮筋を興奮させ流産しやすくなります。

(5) 体を温める薬　妊娠中の人は熱証であることが多いので、禁忌となる場合が多い。

(6) その他　気血を激しく巡らせる作用がある薬材「理気薬」や「化痰薬」の一部。

現在の保険適用エキス製剤には、

附子・肉桂・桃仁・牛膝など以外は配合されていません。ただし、漢方薬の催奇性や妊娠禁忌については、科学的研究は進んでおらず、妊娠初期などには特に慎重さが必要と思われます。

③配合禁忌

歴代の医書の中には、毒性反応や治療効果の減弱のために、配合禁忌の薬物の組み合わせが書かれています。これは、上述の相悪と相反に相当するものですが、医書によってその記載が異なるものも多く、それらの中で現在でも重視されているのが「十八反」と「十九畏」です。

しかしながら、これらに関して、現代の中国の研究でも結論は出ていません。薬物の作用と証を慎重に検討して対処すべきです。また、現在ではより多くの禁忌が知られるようになってきています。

④飲食物の禁忌

漢方薬の服薬期間中に食すべきではない飲食物が、伝統的に知られています。これを食忌・薬の服用禁忌と呼び、歴代医書もそれぞれの箇所に記載していますが、この問題については研究が少なく今後の検討課題といえます。薬膳に使われる漢方薬の禁忌は、薬膳の調理実習を行うたびに詳しく説明するようにしています。

煎薬方法

①一般的な煎薬方法

一煎法と二煎法があり、日本では主に前者が、中国では後者が行われています。

(1)一煎法　土器・ガラス器・陶器などの容器を使用します。これらのうち、土器が最良とされますが、これにこだわらなくともよいでしょう。鉄器・銅器は、薬物によっては変質する恐れがあり、伝統的に用いられません。

一．容器に約六〇〇～八〇〇ccの水を入れ、薬材を約三〇～六〇分間浸しておきます。これは有効成分の抽出効率を高めるためですが、時間的余裕がなければ省略してもよいです。花や葉などが多い方剤では、短めの二〇～三〇分、根・根茎・種子・果実などが多いものでは、六〇分くらい浸しておくのがよいとされます。

二．煎じる直前に更に水分を補います。これは水分が薬物に吸収され、少なくなっているためです。水分の補給量は、水面が薬物より一～二横指くらいの高さとします。

三．容器をまず強火で加熱し、沸騰したら弱火（文火：とろび）にして煮つめます。成分の蒸発防止のため、蓋をして煎じるとよいです。文火は、薬物がゆっくりと攪拌するくらい。煎じ時間は、一般的には三〇～四〇分ですが、以下の薬物では時間が異なります。解表薬・重量が軽い薬物・芳香性薬は、一〇～二〇分の短時間で煎じます。補虚薬（特に補陰薬）・重量が重い薬・附子など毒性薬では、四〇～八〇分くらいとします。これは、有効成分の抽出を高めたり、毒性を軽減するためです。

四．加熱中は、水分が少なくなるよう

であれば、適宜熱湯(冷水を使ってはいけない)を追加します。

五.煎じ終わったら、濾し器で残渣と薬液を分離した上で服用します。濾し器としては、茶濾し、ざる、ガーゼなどがあります。また、加熱終了後は、時間をおかず、すぐに漉すようにします。これは、放置すると煎じた液が薬物に吸収されるためです。この煎じ汁を二回に分けて朝晩服用します。

六.加熱途中で水分が少なく焦げてしまう場合もあります。焦げたら、服用せずに捨てます。

(2) 二煎法　一煎法で述べたように、薬物によっては、短時間あるいは長時間の煎じ時間がよい場合があります。また、一回の煎じでは有効成分を十分に抽出できません。そこで、二段階に分けて煎じる方法があります。本法は合理的な優れた方法ですが、繁雑なきらいがあります。

一.一煎法の一.と二.と同様に、薬物を浸し直前に水分を補給します。

二.一煎法と同様に加熱し、一〇~一五分煎じます。

三.一煎法と同様に、薬物と薬液を分離し、薬液を保存容器に移します。

四.残った薬物に、新たに水六〇〇~八〇〇ccを加え、三〇~四〇分間煎じます。少し長めに煎じてもよいです。

五.残渣と薬液を分離し、先に煎じ保存した薬液と混ぜて、二回分けて朝晩服用します。

②特殊な煎薬方法

薬物によっては、下記のような特殊な煎じ方をする場合があります。

(1) 溶解(烊化・溶化)　煎じ終え残渣を漉した後、すぐに熱い薬液中に、溶解させる薬材を入れ、掻き混ぜ、溶かして、服用するものです。阿膠・膠飴・鹿角膠などのゼラチン質のものなどが代表的です。これらの生薬は他薬と一緒に煎じると、他薬に付着したり、焦げてしまうためです。もしうまく溶けない時には、弱火で過熱しながら溶かす、事前にコーヒーミルなどで細かくしておく、別に少量の水で過熱し溶かしてから薬液に加える、などの方法を取るとよいでしょう。特に阿膠などの膠類は溶けにくく、事前に別の容器で過熱溶解してから一緒に混ぜたほうがよいでしょう。

(2) 後下　後煎・後入ともいいます。〝下〟とは入れるという意味であり、他薬が煎じ終わる直前(三~五分前)に投入し、短時間で煎じる方法です。長時間煎じると、有効成分が破壊される薬物で行われます。芳香性の薬(薄荷・木香・砂仁・沈香・肉桂・菖蒲・釣藤鈎など)や大黄などがあります。

芳香性薬は揮発成分に薬効があるため、長時間の加熱で揮発成分が飛んでしまうからです。大黄は、煎じ時間が短いほど排便作用が高まります。そのため、排便力を期待する場合には、本法が採られます。逆にいえば、排便作用が強すぎる時には長時間煎じるようにします。

(3) 先煎　一五~三〇分前から強火で先に煎じておき、これに他薬を入れて更に煎じるものです。鉱物薬(石膏・代赭石・竜骨・磁石・石決明など)や介殻薬(牡蛎・鼈甲など)、更に毒性薬

（烏頭・附子・天南星など）で使用されます。鉱物薬と介殻薬は質が固く、短時間では有効成分が抽出しにくいことから、毒性薬は長時間煎じることで毒性が弱まるところから行なわれます。

(4) 冲服　〝冲〟とは、水を注ぐという意味。冲服とは煎じないで、薬物を水分で流し込むことです。煎じ終わった薬液に混ぜたり、薬液を水代わりに服用したり、煎じ薬とは別に湯で服用したりする方法です。簡単にいえば、できあがった煎じ液とともに服用する薬です。冲服薬には、煎じ薬とは別に処方された丸剤や散剤、エキス剤のほか、単品の薬もあります。単品薬には、高価なため少量の粉末を服用する薬（羚羊角・犀角・鹿茸・麝香・全蠍・白花蛇など）や煎じる必要のないもの（芒硝・竹筎・三七など）などがあります。

(5) 包煎　ある薬物をガーゼや木綿などに包んで、他の薬物と一緒に煎じるものです。車前子・蒲黄・旋覆花などがあります。直接煎じると糊状となり、煎じ器具に付着する、繊毛などが濾しきれずに咽頭や消化管を刺激するなどの防止のために行われます。本法は、生薬を直接水に入れて煎じる場合に用いられます。あらかじめすべての薬物が、ティーバックなどで包装されている場合には必要ありません。

(6) 別煎　他薬とは別に長時間煎じておき、他薬の煎じた薬液に混ぜて服用するものです。人参・鹿茸などのいわゆる高貴薬で行われ、有効成分を十分に抽出させ、同時に煎じることによる、他薬の有効成分の作用低下を防止するなどの目的で行われます。

③薬量

より的確な治療効果をあげ、かつ有害反応を防止するためには、薬物の使用量もまた重要となります。より重症な病態に少量の使用では、治療効果はあがりません。

逆に軽症に対し多量に使用すると、正気を損傷しやすくなります。使用薬量は、薬物の効能・配合・剤型・病態・個人の素質・使用時期・使用地域などにより異なってくるものです。以下に一般的原則を示しますが、あくまで原則であり、例外もあるので、病態などを考慮して決めるべきだと考えます。

〈配合と剤型の要因〉

湯剤は多量に、丸剤は少量が使用され、その比率はだいたい五：一くらいです。

〈病態・個人の素質の要因〉

一般的に急性疾患・重篤な疾患・壮健な体質者には多量に、慢性疾患・軽症・虚弱体質者には少量で使用されます。年齢的には、小児・老人は少量とします。

小児の薬量については明確な規定はなく、西洋医学より厳密性は要求されていません。おおよその目安としては、一〇～一二歳以上は成人量、五～六歳以上は成人の半量、四歳以下は成人の四分の一、一歳未満は六分の一くらいです。

往々にして老人は壮年と同等量が使用される傾向にありますが、老人は虚証傾向が強く、非常にやせている者には少量にするなど、体重・病態などを考慮して薬量を決めるべきです。薬疹・アトピー性皮膚炎患者などの過敏性体質者は、有害作用を起こすことが多く、少量から始めるなどの注意が必要となります。月経時に虚証傾向となる女性もいるので、少量とすべきことも多くあります。また、妊娠時・哺乳時には少量とします。胃腸障害患者には、多量に使用しないほうがよいでしょう。

服薬法

①服用回数

原則として湯剤は一日一剤を二回に分けて服用します。外感病や重症の時などには、頻回の服用が必要な場合もあります。一回分が多量で服用が困難な場合には、三〜四回に分服してもよいでしょう。また、嘔吐がある時には少量ずつ服用します。

②服用時間

漢方薬の吸収を高めるため、慣例的に飲食物との同時服用は避けるべきとされます。一般的に食後二時間後くらいの空腹時、午前十時頃と午後三時頃の服用がよいといわれます。しかし空腹時服用は忘れやすく、また時に服用後に胃の不快症状が出現することもあります。したがって、長期に服用する場合には、無理に空腹時にこだわらず、食後三〇分〜一時間後の服用も考慮すべきでしょう。より効果を発揮するために、薬物によっては以下のような服用時間が望ましいといえます。

一．食前：食事の前三〇分くらいに服用するもの。補益薬・消食薬など。

二．空腹時：瀉下薬（特に攻下剤）や駆虫薬。特に瀉下薬は、空腹時の服用でないと効果が弱くなります。

三．食後：食後三〇分から一時間くらいに服用するもの。去風湿薬、補血薬などの胃腸に刺激となる方剤、また空腹時の服用で胃の不快症状が出現した時。

四．睡眠前：安神薬やいわゆる睡眠薬など。場合によっては、補益薬も効果がみられることも多いです。

五．解表薬は時間にこだわらず、煎じた後に直ちに服用したほうがよいです。

③服用温度

温かい状態で服用する温服と、冷めた状態で服用する冷服の二種類があります。

温服は「寒証」に対し「熱性薬」を使用する時、冷服は「熱証」に対し寒性薬を使用する時に使用されます。ただ通常は、やや熱めの、いわゆる人肌程度の温度で服用されることが多く、胃腸が弱い人は、煎じた薬汁を冷たい状態で服用するとむかつき、頭痛、嘔吐などの症状を引き起こしやすいため、できるだけ温かいうちに服用したほうがよいでしょう。エキス剤や丸剤・散剤を服用する時の水の温度も同様であり、人肌程度が一番服用しやすく、また副作用や胃腸への刺激が少ないといえます。

第2章

身近な薬草の驚異のパワー

道端の野草にはパワーが潜んでいる。
知って利用すればお得。

蒲公英（ほこうえい）

キク科
学名　*Taraxacum mongolicum* Hand.-Mazz.
英語名　Mongolian Dandelion
中国名　蒲公英（PuGongYin）
和名　タンポポ
処方用名　蒲公英、公英、黄花地丁
出典　《神農本草経》

体質との相性

体質	相性
気血両虚・胃腸弱い	△
食積痰湿・乳腺炎	◎
気滞うっ血・便秘	○
肝陽亢盛・高血圧	○
陰虚	×
陽虚	×

自然の属性

寒熱	寒
五味	苦・甘
昇降 収散 潤燥	降
臓腑	肝、胃
毒性	無毒

解説　蒲公英は甘味寒性で熱を収め、解毒、利尿作用が強く、緩和性の便を下す作用もあるため、「食積痰湿」の乳腺炎にはよいのですが、もともと水分の少ない「陰虚」の人には逆効果です。「陽虚」の人は腎が弱く、利尿効果のあるあらゆるものは腎を損ないやすいため避けたほうがよいでしょう。胃腸が弱い人は、他の薬と配合して使えばよいでしょう。

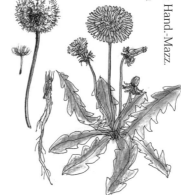

ルーツ

キク科の多年生草であるタンポポ、またはその他同属植物の根を付けた全草を薬として使います。アジア全域に野生し、長江南北、河北などによく見られますが、広東・広西地方には見られません。夏と秋の両季に採集し、洗い、日干しにして保存します。生の物はいつ採集してもよいとされます。

また、黄色の花が咲き、花が菊の形で、四、五月に採集します。この花柱は一本で丁字のようであるため、「黄花地丁」、「蒲公丁」とも呼ばれています。

名の由来

四川大足県で若い娘が乳腺炎にかかり、発赤、腫れ、痛みがあまりにひどく、しかし、誰にも言えずに首を吊ろうと考えました。ちょっと薬を採集しに通りかかった漢方医が彼女に自殺の理由を聞き、すぐに山の草花を粥にして毎日食べるとよくなると教えました。娘がその通りにすると、乳腺炎は全快しました。娘は「その草の名は？」と聞きましたが、名もない草なので、自分の名を付けました。それが「蒲公英」です。それから「蒲公英の粥」は乳瘡の薬だと広がり民間療法として定着しました。

日本での利用法

日本名タンポポというのは花後の姿が綿球を連想させ、タンポ穂の意味でこの名が付けられました。日本では二〇種ほどあり、全国各地で自生し、日本の春の代表的な里の花として親しまれています。誰でも知っているおなじみの野草花です

食べ方：春に伸びた若芽と花を採り、

ゆでて十分に水にさらして苦みを抜きます。おひたし、あえもの、酢の物、天ぷら、バター炒め、汁の実などに古くから使われています。

湿布薬：「イボ」に葉の白い乳液を塗る。生の葉をすり潰して乳腺炎、発赤、疼痛の患部に湿布する。

健胃、胃痛、消化促進に：タンポポの根一〇gをコップ一杯の水で煎じて服用する。

寝汗、乳腺炎、頸部リンパ結核、肝臓病に：乾燥した全草一〇gをコップ三杯の水で煎じて一日三回に分けて服用する。

中医学的効能と応用

①**「清熱解毒」「消腫散結」**▼熱を取り、解毒する作用があり、肝気うっ滞や胃熱による乳腺炎を治し、乳腺の腫れや硬い結節を消す。

○乳腺炎などの化膿性疾患に用いる。乳腺炎（乳癰）の初期の発赤、腫脹、硬結に、栝楼仁、牛蒡子、天花粉などと配合して使用する。新鮮なものをつき潰して外用してもよい。☆処方例「栝楼牛蒡湯」

○皮膚化膿症に、金銀花、野菊花、紫花地丁などと配合して用いる。☆処方例「五味消毒飲」

○熱毒が甚だしい急性虫垂炎などに、金銀花、大黄、桃仁などと配合して使用する。☆処方例「闌尾清化湯」

○肺化膿症（肺癰）で膿血性の痰を喀出する時は、魚腥草、芦根、桃仁などと配合して使用する。☆処方例「蒲公英湯」《医学衷中参西録》。

○目赤腫痛、急性熱病にも、蒲公英単味で、あるいは大青葉、板藍根、金銀花などと配合して用いる。

○蛇虫咬傷に、つき潰して外用する。

②**「利水通淋」「清熱利湿」**▼利尿をし、湿熱を解消する

○熱性の淋病の排尿困難・排尿痛に、黄柏、車前子、茅根などと配合して用いる。

○湿熱の邪による黄疸に、茵蔯、板藍根、柴胡、山梔子などと配合して使用する。

【用量】六〜三〇g、煎服。外用の場合は六〇gの新鮮な蒲公英を砕いて患部に塗布する。

【使用上の注意】細菌感染の原因による乳腺炎などの実熱火毒のみに用いる。過量に使用すると下痢をきたす恐れがある。

似た効能を持つ薬の比較

蒲公英と紫花地丁

蒲公英と紫花地丁は、ともに寒性の漢方薬でいろいろな化膿症「癰腫疔毒」の常用薬であるが、紫花地丁は苦辛味で血中の滞った熱を散じ、皮膚の化膿疹（疔毒）の重要な薬であるのに対し、蒲公英は苦甘味で熱性の乳の出が悪い場合に働き乳腺炎・化膿症「乳癰」の重要な薬となっている。疔毒には両薬を併用することが多い。

よく使われる薬膳

乳腺炎、熱による乏精子症に

1 タンポポの粥「蒲公英粥」

【材　料】

蒲公英……………………三〇g
蓮子………………………二〇g
粟米……………………一〇〇g
砂糖………………………少々

【作り方】

❶食材を洗う。
❷粟米、蓮子、蒲公英と一緒に八〇〇mlの水を加えて強火にかけ、沸騰したら弱火にして四〇分ぐらい煎じて砂糖で調味する。

【服用法】

毎日朝夕、二回に分けて食べる。

【解　説】

砂糖を少々入れると、蒲公英の苦味を緩和し、胃にやさしくなります。甘い粥に慣れてない人は塩少々でもよいでしょう。乳腺炎と乏精子症は一見全く違う病気のようですが、中医学では両者の発病の原因は同じ胃腸の湿熱の邪の阻害によるものと考えます。乳腺は湿熱により熱っぽく循環が悪くなって発病し、男性の場合は、その湿熱が下半身に流れることにより精子の生成を阻害するため、精子の数が少なくなります(乏精子症には他のタイプもあります)。熱を取り、利尿させる蒲公英を用いて湿熱の邪を除けば、乳腺も、精子の生成も正常になります。蓮子を加える理由は、漢方の処方は邪気を除くと同時に必ず軽く胃腸を補強する薬を配合して、行きすぎないように配慮しているというわけです。

胆のう炎、胆結石に

2 蒲公英とドクダミの茶「蒲公英魚腥草茶」

【材　料】

蒲公英……………………三〇g
魚腥草(ドクダミ)………三〇g
玉米須(トウモロコシのひげ)…三〇g
氷砂糖……………………少々

【作り方】

❶蒲公英、魚腥草、玉米須を洗う。
❷一ℓの水を加え、二〇分煎じてその汁を取って氷砂糖で調味する。

【服用法】一日三回に分けて飲む。一五日を一クールとし、一～二クール行う。

【解　説】

①蒲公英は利尿剤や軽度な下剤でもあり、玉米須も利尿する働きがあるため、体力がある湿熱の甚だしい「食積痰湿」の熱タイプの胆のう炎・胆石にはよいですが、胆石といっても、もともと水の不足している「陰虚」タイプの胆石で痛む患者には不向きです。

コラム

化膿性乳腺炎、歯茎腫痛などの原因の一つは「胃火」(胃の激しい熱)です。これを収めるには石膏が一番ですが、石膏は胃の負担になり、一時的にその激しい熱を収めるにはよいのですが、長期服用はできません。そのため「蒲公英」を用いて石膏の代用品とすると、「白虎湯」よりも効果的とされ、胃の火を収めながら胃を損ないません。アメリカの原住民インディアンは蒲公英の根を弱火で乾燥させ粉末にして飲料として用います。栄養が豊富で興奮作用がありますが、カフェインは含まれていません。アメリカの食品店ではこれを商品化して販売していますが、その根は寒性で、乳腺炎や熱がある妊婦であっても長期使用してはいけません。

家庭でできる利用法

難治性皮膚の瘡腫：生の蒲公英をすり潰して湿布する。他に生の蒲公英をすり、汁を取って酒に入れて煎じて飲んでもよい。

乳腺炎、発赤、腫れ：蒲公英三〇g、忍冬藤)六〇gをすり潰して、コップ三杯の水を加えて半分になるまで煎じて食前に服用する。飲むと眠いと感じ、そのまま眠って目が覚めるとかなりよくなる。

扁桃炎、咽頭炎：蒲公英一五g(生の場合三〇～六〇g)、生甘草六g、煎じて飲む。

胃・十二指腸潰瘍：蒲公英の根を弱火で乾燥させ粉末にして三g、一日三回に分けて白湯で飲む。十日間続ける。

化膿性中耳炎：蒲公英・紫花地丁各三〇g、水煎汁を三回に分けて飲む。その汁を耳に滴入するともっとよい。

現代の研究より

免疫力を高める作用：蒲公英(ホコウエイ)の煎じ汁には免疫のリンパ細胞の増生を促進する作用がある。

病原体への抗菌作用：蒲公英を水で浸す液やアルコール液には、ブドウ球菌の薬耐菌、溶血性レンサ球菌に対しては強い殺菌作用がある。

抗ガン作用：蒲公英の多糖には抗ガン作用がある。

利尿作用：蒲公英にはカリウムが豊富で利尿作用がある。

肝機能を回復する作用：蒲公英の水煎汁や注射液にはGTPの高値に著明な抑制作用がある。

古い症例の紹介

これは一〇二歳まで生きた有名な医薬家、養生開祖、隋・唐時代の薬王と尊敬された孫思邈自身の症例です。貞観五年七月十五日夜、孫思邈が左手中指の背側で庭の木をさわったところ、翌朝に痛くて我慢できず十日後には痛みが増して瘡も大きく、色は小豆色になりました。彼は先輩から蒲公英の効能をよく聞かされていたので、蒲公英を使ったところ、すぐに痛みが減り、瘡もよくなり、十日もたたずに全快しました。

古典の訓え

李東垣曰く「蒲公英は苦味、寒性で足少陰腎経の重要な薬で、腎経の痛みには必ず使う」。後世の李時珍は「《薩謙斎瑞竹堂方》に「擦牙烏須髪還少丹※」という処方を載せ、そこで李東垣の言葉を引用して蒲公英の効能を紹介し、「『蒲公英』は少陰腎経を通じさせることができるという」と説明しました。

※**擦牙烏須髪還少丹**：昔、越王が山で修行する仙人と出会い、この処方を手に入れたという。仙人はこの処方の効能は歯を丈夫にし、筋と骨を強壮させる腎経の重要な薬で、凡そ八十歳以下の人はこの丹を飲むとひげや髪の毛が黒くなり、落ちた歯も再生できる。少年が服用すれば老いるまで衰弱しない、この丹を大事にするようにと言われたとされる。

【作り方】蒲公英五〇〇gを、根葉ともに採取して洗い、天日に当たらないように乾かして、塩三〇g、香附子一五gとともに粉末にし、陶器に入れ混ぜて一晩置く。翌朝、その粉末で二十個の団子を作り、紙三、四層で包み固定する。更に六一泥(ミミズの糞：ミミズの穴の入口にある)で包む。弱火で乾燥させ、強火で赤くなるまで焼く。自然に冷やしてその蒲公英団子を取り出して粉末にし、その粉末を用いて朝晩歯を摩擦する。それを吐き出すか飲むかは自分で決める。長期的に使用すると効果が現れる。《薩謙斎瑞竹堂方》

注：強い利尿作用、通便作用のある蒲公英と塩を摂りすぎると、腎臓を損なうという点で、腎機能の弱い人やむくみがある人、下痢っぽい人などは飲まないほうがよい。

桔梗(ききょう)

キキョウ科
学名　*Platycodon grandiflorum* A. DC.
英語名　Balloonflower
中国名　桔梗（JiGeng）
和名　キキョウ
処方用名　桔梗・苦桔梗
出典　《神農本草経》

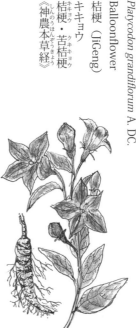

ルーツ

キキョウ科多年生草本植物であるキキョウの根です。中国の主産地は安徽、江蘇、山東などの地域です。春、秋に根を掘り、その根を洗い、外皮を取り除いて天日で乾燥させ、薄切りにして生で使います。日本では切り花として知られ、秋の七草の一つとしてもおなじみの花草で、鑑賞用、薬用に広く利用され、栽培されています。いろいろなタイプのものが生産販売されています。薬用では、夏から秋に野生のものを採取して「桔梗根」として利用されています。しかし、日本で流通しているものの大部分が中国、韓国からの輸入品で国産はほとんどなく、味には苦味があります。

薬名と別名

桔梗の別名は「薺尼桔梗」は、この草の根が丈夫で、かつ真っすぐに伸びるため名付けられた。桔梗と薺尼は同類の物で、甘い、苦いの二種があり、『神農本草経』では桔梗の別名が薺尼とされ、薺尼は甘い桔梗とされる。桔梗は山野地に自生し、二～三月に苗ができ、それを採取して煮て食べる。茎の高さは一尺（約三〇㎝）くらいで、夏に紫色の小さな花が咲き、秋の終わりに実る。八月にその根を採集し、その根に芯がないのは薺尼とされ、芯のあるのは桔梗とされる。

体質との相性

体質	相性
気血両虚、咳痰	○
食積痰湿、咳痰、寒タイプ	○
気滞うっ血	○
肝陽亢盛、咳、高血圧	×
陰虚、空咳	×
陽虚　咳痰	○

自然の属性

寒熱	平
五味	苦・辛
昇降収散潤燥	昇
臓腑	肺
毒性	小毒

解説　温性で気を上昇させる桔梗はもともと熱っぽい「陰虚」の人や「肝陽亢盛」の人には不向きですので、避けたほうがよいでしょう。他のタイプには、多量に使わないように注意すれば使用できます。

日本での利用法

桔梗一～二g、甘草三gをコップ二杯の水で煎じ、二回に分けてうがいをしてそのまま飲みます（去痰、咳止め、気管支炎、扁桃腺炎、ニキビ、おできなどによく使われています）。しかし、熱が出る急性発作の場合、桔梗だけでは力が足りず、他の薬と調合する必要があります。漢方専門医に相談のうえ、正しく利用するのが安全です。漢方薬には「桔梗湯」「防風通聖散」に桔梗が使われています。

中医学的効能と応用

①「宣肺去痰」「止咳」▼肺の機能を回復し、痰を除去して咳を止める。外来の邪による肺の咳痰などに使用する

○風寒の咳や稀薄な痰が多い、鼻づまり、鼻水などに、蘇葉、杏仁、半夏、生姜などと配合して用いる。☆処方例「杏蘇散」

○風熱の咳や粘い痰が出にくい時に、桑葉、枇杷葉、杏仁、薄荷などと配合して用いる。☆処方例「桑菊飲」「銀翹散」

○肺の機能が阻害されることによる、咽喉の腫脹疼痛、声が嗄れるなどに、牛蒡子、生甘草などと配合して用いる。☆処方例「桔梗湯」「加味甘桔湯」

②「除膿消腫」▼膿を除き、腫れを解消する

○肺癰（肺化膿症など）の胸痛・膿血痰などに、薏苡仁、魚腥草、冬瓜仁などと配合して用いる。☆処方例「桔梗湯」、「魚腥草桔梗湯」

○皮膚化膿症「癰疽疔癤」に、生甘草、枳実などと配合して用いる。☆処方例「排膿散及湯」

【用量】三～一〇g、煎服。

【使用上の注意】

①「陰虚」の慢性的な空咳や喀血には使用してはいけない。

②上半身は熱く、下半身は虚で冷えて汗が出やすく、怒りっぽい人に、また嘔吐、喀血、めまいなどの「肝陽亢盛」の人には不向きである。

③白芨、竜眼肉、竜胆草、豚肉との相性がよくないため、一緒に使わないように。

似た効能の漢方薬の比較

桔梗と杏仁

桔梗と杏仁はともに肺の気分薬であるが、杏仁は気を降ろし止咳止喘が主な働きで、桔梗は肺の気を巡らせ、のどの詰まりを解消し、去痰が主な働きである。一方は気を降ろし、一方は気を巡らせ散じるところから、外邪による気の発散、降ろす機能の失調による咳・喘や痰が多く、胸部が苦しくのどが痛い症状を呈する場合には、よく同時に配合される。

家庭でできる利用法

長期にわたり粘りの強い痰が止まらない：「桔梗湯」。桔梗三〇g、甘草六〇g、水二ℓを六〇〇㎖になるまで煮る。三回に分けて温かいうちに飲む。朝夕膿がよく出るとよい。《金匱玉函方》

口内炎、舌炎：桔梗三〇g、甘草六〇g、水一八〇〇㎖を六〇〇㎖になるまで煮る。二回に分けて飲む。

歯茎炎、口臭：桔梗と小茴香を同じ量で焼いて粉末にして、患部に塗る。《衛生易簡方》

妊娠、心腹痛、むかつき：桔梗三〇gを粉末にして、生姜三切と一緒に水一杯で六分くらい煮る。温めて飲む。《聖恵方》

誤飲による草薬中毒：桔梗六〇gを煎じて少しずつ飲む。

皮膚の化膿症：桔梗の茎葉と根をすり絞りその汁を飲む。その薬の絞りカスを患部に三回湿布する。特効あり。

現代の研究より

有効成分：サポニン、プラチコジニン、α－スピナステロール、イヌリンなどを含む。

桔梗のサポニンはのどの粘膜を刺激して気道の分泌液が多くなり痰を切りやすくなる。

血圧降下作用：桔梗の静脈注射剤をラットに注射すると血圧の降下、心拍数の減少がみられる。

抗炎症作用：桔梗のある成分には抗炎症作用がある。

免疫力を高める作用：桔梗の水煎液には貪食細胞マクロファージの貪食力を促進し、白血球の殺菌力を高める作用がある。

抗ガン作用：ラットの実験で桔梗の抗ガン作用が確認されている。

血糖値の降下作用：桔梗の水煎液とアルコール製剤には、血糖値の降下作用がある。

鎮痛作用、解熱作用：桔梗のサポニンには鎮痛作用、解熱作用がある。

よく使われる薬膳

ニガウリの桔梗だれ和え「白玉苦瓜（ハクギョクニガウリ）」

のどを潤し痰を除去する

【材　料】

ニガウリ……………二〇〇g
桔梗………………六g
玉竹（ギョクチク）………………六g
ピーナツ……………1さじ
わさび………………少々
醤油…………………少々

【作り方】

❶ニガウリを薄切りにし氷水に十分くらい漬け冷蔵する。
❷玉竹、桔梗を粉末にして、調味料と混ぜて苦瓜の上にかける。

【服用法】

前菜として食べる。

古典より

李時珍（りじちん）曰く「昔は、桔梗を採収して薬にするためには、根の頭の二～三分を取り除き、生のユリ根をすり潰して一緒に水に漬け（一五時間以上）、その桔梗を取り出して弱火で煮て乾燥して使っていた（桔梗二〇gに百合七五gの比率で製薬する）。ところが今（明代）はそのふわっとして浮いた皮を取り除き、米のとぎ汁に一晩漬けただけで薄切りにして炒めて使うという手抜きの製薬法となっている」

解説：桔梗は辛微温（シンビオン）で、小毒があります。古典の製薬法はユリ根の小毒で桔梗の小毒を解毒するというものです。明代の製薬法は、米泔（米のとぎ汁）には熱や血熱毒（ケツネツドク）を収め、更に利尿作用があることを考慮したものです。それも簡単でよい方法と思います（蒼耳子（ソウジシ）と米は相性がとても悪いので、一緒に使ってはいけません）。

古典の訓え

王好古（おうこうこ）曰く「桔梗は、気が微温で味は苦辛、その味が濃く、気が軽く、陽の中の陰の物で、昇らせる性質をもつ。甘草と一緒に使うとその薬の効能が向上する。諸薬に桔梗を加えると、気が上昇し胸中顔面咽喉の諸症状を治療できるため、「引薬」（諸薬の効能を上部に引導する薬）とされる」

慈姑（じこ）

オモダカ科

学名　*Sagittaria sagittifolia* L
Sagittaria trifolia var. edulis

英語名　Oldworld Arrow-head

中国名　慈菇（CiGu）

和名　くわい

処方用名　慈菇（ジコ）

出典　《本草拾遺（ほんぞうしゅうい）》

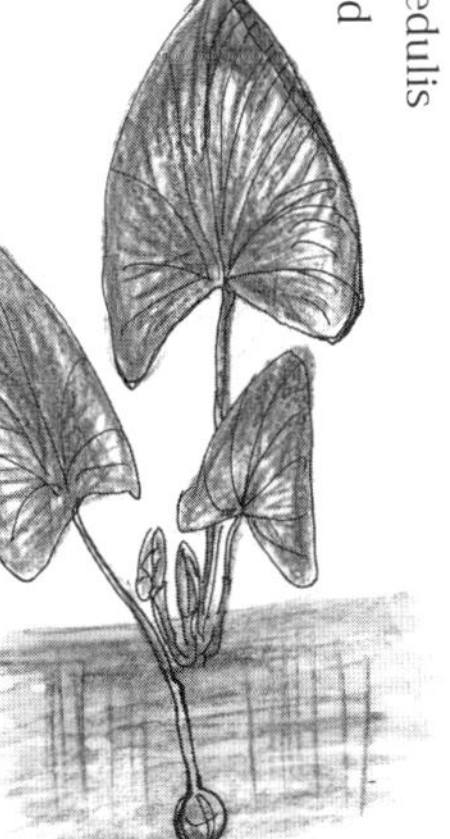

ルーツ

オモダカ科の水生多年草本植物であるくわいの鱗茎です。世界中の温、熱帯に広く分布しています。初めて食用とされたのは中国です。日本古来の伝統食材というイメージがありますが、室町時代までクワイと呼んでいたものは、現在のおせち料理のクワイとは全く別種のクログワイ（烏芋、中国名「荸荠（ビチ）」）だったと考えられます。年に一度おせち料理でお目にかかる食材ですが、もともと奈良時代に中国から伝来したといわれています。漢字は「慈姑」と書き、一つの根にたくさんの子が付き、その姿が子供を慈愛し哺乳する母（姑）のように見えることから付けられたといわれています。水稲の代（しろ）かき田に七月中旬に定植します。食用として普及したのは江戸時代になってからだそうです。

各地に自生あるいは水田栽培し、泥中に茎部から地中に枝を出し、その先に球形で先にくちばし状の芽をもち、青っぽい塊茎を生じ、夏秋に掘り出し、洗い、日干しして生で使います。

古くからの日本での利用法

年末に「芽が出る」縁起のよい物としてくわいはおせち料理に使われます。また、包丁で様々な形に加工して使われています。年間の消費量はほとんど年末の時期に集中しています。他に、湯通ししてアクを抜いて揚げます。アクが強いので米のとぎ汁で五～六分下ゆでしてから使うのが一般的。クワイチップスを作る時は薄く切った後で五時間水にさらすと、揚げた時に色が悪くなるのを防ぐことができます。黄色くしたい時にはクチナシで着色します。

体質との相性	
気血両虚、胃腸弱い	△
食積痰湿、熱タイプ	○
気滞うっ血	△
肝陽亢盛	○
陰虚	△
陽虚	×

自然の属性	
寒熱	微寒
味	苦・甘
昇降 収散 潤燥	潤
臓腑	肝・肺・胃
毒性	無毒 （大量に摂るとむかつき、胃痛が起こる）

解説　微寒性の慈姑は冷え症のある「陽虚」「気血両虚」の人には不向きなので、控え目に。体が熱っぽい「食積痰湿」「肝陽亢盛」の人には合います。いずれも多食は不向きです。

家庭でできる利用法

白血病、悪性リンパ腫：くわいにはユリ科のゆり根と同じくガン細胞の増殖を抑制する作用を示すコルヒチン(Colchicine)が含まれ、ガン特に血液ガンの人は少しずつ摂るとよい。

皮膚の炎症、発赤、腫れ、痛み：生鮮慈姑をすり潰して生姜の汁を少々入れて混ぜ、患部に湿布する。一日二回。

あせも、痒み：生鮮慈姑全草をすり潰して蛤粉（ゴウコ）でペースト状にして患部に塗る。

難産、胎盤が脱落できない：生鮮慈姑を洗い、すり潰してその汁を六〇mℓくらい温かい紹興酒半杯で飲む。

毒蛇の傷：生鮮慈姑をすり潰して傷口に湿布する。二時間に一回塗り替える。全草の汁六〇mℓを服用する。

百日咳、気管支炎：皮を削り除いた慈姑四個をすり潰して、干し柿半個、生姜三g、水一五〇mℓ、氷砂糖適量、弱火で煮て食べる。毎日一回、数日。

食道ガン、胃ガン、腸ガン、乳ガン、子宮頸ガン、肺ガン、鼻咽ガン：毎日十個くわいを煮て食べる。

中医学的効能と応用

①**「清熱解毒（セイネツゲドク）」「消癰散結（ショウヨウサンケツ）」**▼熱を取り、解毒することにより、皮膚の化膿疹を解消する

○皮膚化膿症、リンパ節腫やしこり、毒蛇咬傷、疫毒による腹痛下痢などに、雄黄（ユウオウ）、続随子（ゾクズイシ）などと配合して用いる。☆処方例「紫金錠（シキンジョウ）」《百一選方（ひゃくいちせんぽう）》

②ガン・腫瘤の治療に、夏枯草（カゴソウ）、急性子（キュウセイシ）、半枝蓮（ハンシレン）、莪朮（ガジュツ）などと配合して用いる。

【用量】〇・六～〇・九g

【使用上の注意】大量の長期服用には不向き。副作用として胃腸のむかつき、嘔吐下痢、多発性神経炎、白血球の減少症を引き起こす恐れがあります。おせち料理のようにほんの少し食べても何も問題はありません。人により中毒量は違いますが、クワイチップスのようにして常食すると、、副作用が起こりやすくなるので、摂りすぎないように注意しましょう。

古典より

微寒性で加熱後は無毒ですが、多食すると痔、下血、おりもの、ニキビを引き起す恐れがあり、生姜と一緒に煮るとよい。妊婦は食べてはいけません。

慈姑は水田に自生し、栽培されることもあります。三月に苗を生じ、霜後に葉が枯れると球根が充実します。冬や春、掘り出して灰の汁で煮て、その皮を取り除き食べますが、のどがしびれるので、米のとぎ汁で五～六分下ゆでしてから使うか、五時間水にさらすと渋味が取れ、美味しく食べられます。後述の山慈姑は同名ですが異なるものです。

附・山慈菇（さんじこ）

ラン科あるいはユリ科

学名　ラン科 *Asarum sagittarioides* C. E.Liang
　　　ユリ科 *Iphigenia indica* Kunth.

英語名　Arrowheadlike Wildginger
　　　　Indian Iphigenia

中国名　山慈菇（ShanCiGu）

和名　むぎくわい、アマナ

処方用名　山慈菇（サンジコ）、光慈菇（コウジコ）

出典　《全国中草薬滙編（ぜんこくちゅうそうやくかいへん）》

ルーツ

ユリ科あるいはラン科の多年生草本植物であるアマナの球根（鱗茎）です。中国の主な産地は西南部、四川（しせん）、西蔵（チベット）、華南（かなん）などの地域です。山の中の湿地に自生し、葉はランに似ています。李時珍（りじちん）曰く「冬月、葉を生じ、水仙のような細い葉、二月、中茎一本出て一尺くらいの高さ、茎端白色の花が咲く（赤、黄色もある）。三月、実る。三棱形。四月、苗枯れ、夏・秋、その根を掘る、慈姑のような根である。掘り遅れると苗が腐壊して見つけにくくなる」。日本では福島県以南に広く分布し、その球根は甘いので、甘菜（アマナ）と名付けられました。山で自生し別名は「ムギクワイ」といいます。グラニュー糖と焼酎に漬け込む「アマナ酒」の効能は滋養強壮といわれていますが、やはり、主成分はコルヒチンです。

中医学的効能と応用

「清熱解毒（セイネツゲドク）」「消癰散結（ショウヨウサンケツ）」▼熱を収め、解毒して、皮膚の化膿疹を解消する

○皮膚化膿症、リンパ節腫やしこり、毒蛇咬傷、疫毒による腹痛下痢などに、雄黄（ユウオウ）、続随子（ゾクズイシ）などと配合して用いる。☆処方例「紫金錠（シキンジョウ）」

【用量】一回〇・六～〇・九g、丸・散剤として内服。外用には適量。

【使用上の注意】

①外用には、粉末を酢で調製する。

②長期間大量に服用すると胃腸障害を起こしやすく、白血球数を低下させる恐れがある。むかつき、嘔吐、下痢などの反応は慈姑と同じだが、反応の程度が強い。

現代の研究より

肝臓の保護作用：山慈菇のコルヒチン（Colchicine）には肝臓の保護作用があり、五～八年の長期テストにより、急・慢性肝炎、黄疸の解消と肝機能の回復に効果があると判明した。

神経の興奮を抑制する作用：ラットの実験で神経の伝達系統の興奮を抑制する作用があると判明した。

抗炎症作用：コルヒチンにはウサギの椎間板ヘルニアを改善する作用があり、そのメカニズムは抗炎症にあるということが判明した。

肝硬化の治療作用：コルヒチン〇・五mgを毎日二回に分けて三カ月間服用する。肝硬化一五例、有効率九三・三三％という報告がある。

自然の属性

寒熱	微寒
五味	甘味、少しピリ辛味
昇降 収散 潤燥	散
臓腑	肝、胃
毒性	小毒

体質との相性

民間薬として利用する場合、一般には外用の使用がほとんどで、内服することはお薦めしません。皮膚の化膿症・黄疸と熱っぽいタイプの人は使用量を厳守すれば利用できます。

家庭でできる利用法

顔の黒色斑：山慈菇根を砕き漬して、夜患部に湿布して、朝洗い除く。

歯茎の腫れ、痛み：山慈菇の根を煎じて、その汁を用いて口内うがいしたあと吐き出す。

皮膚の化膿疹（癰疽疔腫（ヨウソチョウシュ））、黄疸：山慈菇の茎根と蒼耳子（ソウジシ）をともに日干しして、すって粉末にする。毎日九gを三回に分けて飲む。

魚腥草（ぎょせいそう）

ドクダミ科
学名 *Houttuynia cordata* Thunb.
英語名 Heartleaf Houttuynia
中国名 魚腥草（YuXingCao）、蕺菜（JiCai）
和名 ドクダミ
処方用名 魚腥草、蕺菜、十薬、
出典 《名医別録》

ルーツ

ドクダミ科の多年生草本植物ドクダミ（魚腥草・蕺菜）の花期から果実期にかけての全草です。揚子江流域の南の各省に自生しており、夏秋に採集して新鮮あるいは日陰干しして使います。貝原益軒の《大和本草》には、「蕺菜、すなわちドクダミまたは十薬ともいい、においは臭く、繁殖力は強い、いったん庭に生えると、除くのは難しいことで有名」と記載されています。ベトナムや雲南の西双版納では魚腥草はよく食べられた野菜で、また駿州山中の村民はその根を掘り出して蒸して食べます。味は甘く、野菜として料理もできます。民間の馬の医者は、それを馬に与え十種の薬効があるので、十薬と名付けられました。

中医学的効能と応用

①**「清熱解毒」「消癰」**▼熱を取り、解毒することにより肺の化膿症を解消する

○激しい痰熱による肺の化膿症「肺癰」で、胸痛を伴う咳、腐敗臭のある膿血を帯びた痰などを呈する時に、金銀花、甘草、芦根、浙貝母、桔梗、冬瓜仁などと配合して用いる。☆処方例「加味魚桔湯」

○皮膚化膿症（「癰瘡腫毒」）に、赤芍、黄連、蒲公英などと配合して用いる。あるいは単味を内服するか新鮮品をつき砕いて塗布する。

②**「利水通淋」**▼利尿を促し湿熱による「淋証」を解消する

○湿熱タイプの「淋証」で排尿痛、排尿困難、尿の混濁などを呈する時に、車前子、猪苓などと配合して用いる。

【用量】九～三〇g、煎服。外用は適量。

【使用上の注意】

体質との相性	
気血両虚：胃腸弱い	△
食積痰湿：化膿疹 熱タイプ 寒タイプ	 ○ △
気滞うっ血：化膿疹	○
肝陽亢盛：高血圧 化膿疹	◎
陰虚	×
陽虚	×

自然の属性	
寒熱	微寒
五味	辛
昇降 収散 潤燥	降
臓腑	肺、腎、膀胱
毒性	小毒

解説 寒性で利尿作用のあるドクダミには様々な病原菌を抑制する作用があり、熱っぽく、体が強い人には非常によいものです。しかし、もともと体に水分が不足している「陰虚」の人には、微熱が出やすいため、微熱を抑えるドクダミを使えるのではないか？というと、ドクダミは熱を抑えますが、利尿作用もあるので不向きです。他の熱を抑えると同時に利尿作用のない薬を選ぶべきです。また子供には使わないほうがよいでしょう。

①新鮮品は倍量を用いる。
②長時間煎じてはならない。

家庭でできる利用法

背部化膿疹、熱く痛い：新鮮なドクダミをすり潰し患部に貼る（貼った薬草の真ん中に熱を排出させる孔をあけ、冷たい感じがなくなったら再び新鮮なドクダミをすり潰し患部に貼る「経験方」

痔の痛みを伴う腫れ：ドクダミ一把を煎じて、座浴の容器に入れて、その蒸気を痔に当てる。後で座浴する。《救急方》

あせも：ドクダミと桃の葉を同量で混ぜて袋に入れ、入浴剤に使うとよく効く。

脳卒中の後遺症：一日ドクダミ一〇〜三〇gを水五〇〇〜七〇〇㎖で煎じてお茶代わりに飲むとよい。

肺の化膿症：ドクダミ三〇g、桔梗一二g、甘草六gを水で煎じ、飲む。

婦人外陰部掻痒、赤く腫れたもの：ドクダミ適量を水で煎じ、その湯気を当てる。後で座浴する。

日本での利用法

日本全土に分布します。茎の形はサツマイモに似ており、三〇㎝くらいになります。葉にはクエルチトリン、花と実にはイソクエルチトリンを含み、強心作用、利尿作用、毛細血管強化作用があり、特に高血圧、脳内出血の予防に効果があります。全草に精油を含み、においの成分はデカノイルアセトアルデヒド、ラウリンアルデヒドで、カビの増殖を阻止し、水虫、たむしの原因である白癬菌やブドウ球菌、淋菌などに有効です。近年ドクダミ茶ブームで知られています。

尿道炎、便秘、淋病、梅毒、動脈硬化予防、高血圧、整腸に：乾燥した全草一五gをコップ四杯の水で煎じて一日三回に分けて服用する。

利尿、便通「ドクダミ茶」：全草一〇〜三〇gをコップ四杯の水で煎じお茶代わりに。ハトムギの果実一〇gを一緒に混ぜると飲みやすく効果が増す。

やけど、切り傷、化膿疹に：生薬を火であぶり患部に貼る。

ニキビ、あせも、水虫に：生の葉の汁を患部に貼る。

あせも、湿疹、すり傷に：乾燥した葉を入浴剤として風呂に入れる。

古典より

春秋時代、越王勾践が呉王の捕虜になった時のかの有名な「臥薪嘗胆」の話は日本でもよく知られています。その越王は越国を強大にさせると誓いましたが、帰国してみると、天災で民は食糧がなく困っていました。越王は山で野菜を探して魚の臭みがある野草（魚腥草）を民の食糧にして、国全体で団結して災年を乗り越えました。

古い症例の紹介

金代の名医、劉完素自身の病例です。六十歳を越えた劉完素が山に薬の採集に行きましたが、暴風雨に遭遇して病になりました。高熱が出て寒くて震え、咳が頻繁に出て痰も濃く粘っこいなどの症状でした。自分で薬を処方しましたが治らず困っていたところ、草薬医、張元素が通りかかり、診察をしてもらいました。彼は生薬を劉完素に見せて、これを用いて何人も助けたといいました。その草薬は三白草（熱を収め解毒する、むくみ、脚気、黄疸の薬）に似ていました。劉完素は一般の解毒薬でこのような肺の化膿症にも使えるか迷いましたが、弟子らがすぐ煎じたところ、香辛料のにおいがするため、これは三白草ではないと判断して飲むことにしました。すると三日後に全快しました。「その薬は何か」と聞いたところ、彼がその草を取り出した瞬間、強い魚の生臭いにおいがし、「これは魚腥草で、乾燥するとこのにおいがなくなります」といいました。

現代の研究より

抗菌作用：ドクダミの煎じ汁には、ブドウ球菌、溶連菌（ヨウレンキン）、肺炎球菌、変形カン菌、各種の痢疾菌、腸炎菌、コレラ菌などに対する広い範囲の抗菌作用がある。

抗ウイルス作用：ドクダミの煎じ汁にはウイルスを抑制する作用があり、その薬効成分は非揮発成分にあると判明した。

抗アレルギー作用：ドクダミの揮発油には著明な抗アレルギー作用がある。

抗ガン作用：ドクダミの注射液には、マウスの腹膜ガンを抑制する作用がある。

利尿作用：ドクダミには利尿作用がある。

よく使われる薬膳

1 ドクダミ茶「魚腥草茶」

皮膚発疹、シミに

【材料】

干したドクダミ……五〇g

ナツメ……………一五粒

【作り方】

❶ドクダミを洗い、ナツメの種を除く。

❷先にナツメを水三〇〇〇mlに浸ける。二〇分煎じた後、ドクダミを入れて更に二〇分煎じてその汁を取り出す。

【服用法】

二日間六〇〇mlを六回に分けて飲む。発疹、シミには湿布もよい。

2 ドクダミと卵の炒め物「魚腥草炒鶏蛋」

舌が赤く、尿が赤色で外陰部が痒い湿疹、早漏に

【材料】

生のドクダミ……………一五〇g

卵…………………………四個

塩、コショウ、ネギ、サラダ油…各少々

【作り方】

❶ドクダミをざく切り、卵は溶いておく。

❷熱したフライパンにサラダ油を引いてネギ、ドクダミの順に炒め、溶いた卵を入れ、少し炒めたら塩で調味する。

【服用法】

二日間一日一回ご飯と一緒に食べる。

古典の訓え

李時珍曰く「蕺の葉はピリ辛味でやや温性をもち、小毒がある。その葉が魚のような生臭いにおいがあるので『魚腥草』と呼ばれた。谷の湿地に群れて生え、茎は紫赤色、江左の人（揚子江下流の南の人）は生食を好み、いのししの飼料にも使用する。子供が食べすぎると足が痛くなり、成人が多食すると息苦しくなり、長期間食べると陽気を損なう」

孫思邈曰く「もともと脚気病のある人が食べると一生治らない」

コラム

戦場の「救命草」ドクダミ

一九四五年八月、広島の原爆被爆後、民間療法で自救したエピソードです。人々は突然の原爆投下に対して治療経験がなく、爆心地から七〇〇～一五〇〇mの地点で被爆して生き残った十一人は重傷でしたが、畑の周りにあるドクダミを採集して煎じて飲み続けました。その結果、放射線による症状は回復し、みな健康となり子供も生まれました。一九九〇年、第九回核戦争防止国際医師会議で、当時の軍医の見習生が特別講演をした時、「これは医学の奇跡だ」と話していました。また、一九七九年のある戦争中、重傷を負った戦士の治療薬はなく、やむなく彼は野草を食べて過ごしていました。数日後に救出され、検査しましたが、健康で傷口も感染していません。その野草はドクダミでした。

馬歯莧（ばしけん）

スベリヒユ科
学名　*Portulaca oleracea L.*
英語名　Purslane
中国名　馬歯莧（MaChiXian）
和名　スベリヒユ
処方用名　馬歯莧
出典　《新修本草》

ルーツ

スベリヒユ科の一年生草本植物で、全草を薬として使います。各地で自生して夏・秋に採収して新鮮なものを使い、あるいは少し蒸して日干しして使います。馬歯莧の葉は互生して、六、七月に小さな黄色い花が咲き、種は小さな蓋のある被包に包まれています（蓋果）。苗を採取してゆでてサラダとして食すこともできます。日干しして保存食にもできます。日本では、畑の雑草として農家の人には嫌われている草で、日当たりのよい畑や土手などに群生して生え、葉は肉厚でつやがあり、地面をはうように伸び三〇㎝前後になり広がります。スベリヒユは「滑りヒユ」で、ゆでて食べると、ぬるっとしていることから名付けられています。日本での食べ方としては、初夏から秋にかけて茎葉を採り、ゆでて水にさらしてから調理し、炒め物、和え物、バター炒め、おひたしにします。

昔の人は、葉が小さい馬歯莧を好み、葉が大きいものは使えないと考えましたが、今ではどちらも使っています。

別名：長命莧、長寿草、五行草

馬歯莧は、葉の形が馬歯の形と似ているため、また口当たりが「鉄莧菜（エノキグサ）」のようなぬめりがあるため「馬歯莧」といいます。また、水が少ない時期に他の草が枯れてもなかなか枯れない耐久性から「長命莧」とも呼ばれます。また、葉が緑、茎が赤、花が黄、根が白、種が黒色であるため「五行草」とも呼ばれています。

中医学的効能と応用

①「涼血止痢」▼血分の熱を収め、下痢を解消する

○出血性下痢（出産後下痢、小児血痢）・渋り便、残便などに、単品を煎服するか、新鮮なものをつき砕いた汁を蜜とともに服用する。赤芍、黄連、車前草などと組み合わせてもよい。細菌性下痢の予防にもなる。

体質との相性	
気血両虚：下痢っぽい	△
食積痰湿：赤痢熱タイプ	◎
気滞うっ血	○
肝陽亢盛：高血圧	○
陰虚：熱っぽい	×
陽虚	×

自然の属性	
寒熱	寒
五味	酸
昇降収散潤燥	降
臓腑	心、大腸
毒性	無毒

解説　「食積痰湿」のタイプは体が熱っぽく、赤痢しやすく、赤痢を止める効能があるスベリヒユの寒性が非常に合うでしょう。寒性ですが、ノルアドレナリンは血中カリウムを上昇させる働きがあるため、「肝陽亢盛」・高血圧の人にはよいです。また、もともと体内水分が不足の「陰虚」の人には、利尿効果のあるカリウムが豊富なスベリヒユは合いません。もともと冷えタイプの「陽虚」「気血両虚」には寒性の性質は逆効果になるため、くれぐれも気を付けましょう。

②「解毒消腫」▼解毒し炎症を抑えてむくみを解消する
○熱毒による皮膚化膿症、湿疹、丹毒あるいは蛇傷、虫・ハチ刺されなどに、単品を煎服するか、煎液で湿布するか、新鮮なものをつき潰して塗布する。他の解毒薬を配合してもよい。
③その他
○単品の内服や注射薬で、不正性器出血や産後・流産などの出血に良好な止血効果が得られる。
【用量】一〇～一五g、鮮品は三〇～六〇g、煎服。

【使用上の注意】性質が寒滑であるため、寒邪による下痢、脾虚による軟便には使用しない。

伝説の中の真実

中国上古の堯帝の時代、東夷族の有窮氏部族には一人の有名な射手がいました。名は羿といい、彼は弓をよく作り、どんな狩りものも百発百中で仕留めることで有名でした。堯帝の時代、十個の太陽が一度に天空を照らし、植物、野菜が全部枯れてしまい、堯帝は羿に太陽を射るよう命じました。九個が的中しましたが一つはスベリヒユの下に隠れて残りました。その救命の恩に感謝をするために太陽は天候がいくら暑くてもスベリヒユは枯れないよう気配りしているといいます。この伝説から、スベリヒユには暑さや乾燥に耐える特性があることが分かります。

家庭でできる利用法

赤痢：馬歯莧二束、米九〇gを粥にして、空腹時に食べる。（注意：塩と酢など調味料は使用せず、味のない粥が効く）「馬歯莧粥」《太平聖恵方》
盲腸炎：新鮮な馬歯莧一束をすり潰して汁三〇㎖を絞り出す。冷えた白湯一〇〇㎖、砂糖少々の比率で三〇〇㎖を作り、三回に分けて飲む。《福建中医薬》
おりもの：馬歯莧汁六〇㎖に生の卵白一個を入れて少し温めて飲む（おりものが黄色、粘りがある場合には適するが、サラサラで量が多い、水っぽい場合は適さない）。《海上集験方》
産後赤痢、腹痛、尿少不通：新鮮な馬歯莧の汁六〇㎖を沸騰するまで煮る。ハチミツで少し調味する。《経効産宝》
黄疸：新鮮な馬歯莧汁六〇㎖を、毎日二回に分けて白湯三〇㎖と混ぜて飲む。
虫（ムカデ）刺され：新鮮な馬歯莧をすり潰して刺し口に塗る。
おたふくかぜ：新鮮な馬歯莧を適量すり潰して患部に湿布する。
夏バテ：顔が赤く口が渇く時、新鮮な馬歯莧六〇gを煎じて飲む。
痔：馬歯莧五〇g、蛇床子（日本産の和蛇床子：ヤブジラミの果実）三〇gを沸騰した熱湯に入れて、その湯気を痔に当て、そのまま座浴するとよい。

現代の研究より

有効成分：ノルアドレナリン（norepinephrine）、グルタミン酸、アスパラギン酸、アラニン、ビタミンB_1・B_2、ビタミンC、カロチン、糖類、リン、カルシウム、鉄分、クエン酸、シュウ酸、ナイアシンなどが含まれている。
抗菌作用：二五%濃度で赤痢菌、大腸桿菌、ジフテリア菌、ブドウ球菌の殺菌作用。そのメカニズムは、スベリヒユの酸にある。

胃腸の平滑筋けいれんの緩和作用：スベリヒユの水煎汁には、ハムスターの大腸のけいれんを緩和させる作用が認められるという報告がある。

心筋の収縮力の増強作用：スベリヒユの水煎汁には心筋の収縮力と収縮速度を増強する作用がある。

血中カリウムの増加作用：スベリヒユにはカリウムが豊富に含まれ、摂取すると血中カリウムを増加させる。

子宮収縮の増強作用：スベリヒユの水煎汁の濃縮液には著明な子宮収縮作用がある。出産後に生鮮なスベリヒユを潰した汁六～八mlを飲むと子宮収縮が増強することが確認された。

血液粘度の減少作用：スベリヒユの酸類には血液をサラサラにする作用がある。

血糖値の降下作用：スベリヒユのノルアドレナリンはインスリンの分泌を促進し、そのため血糖値が降下する。

著者の話

スベリヒユは日本人になじみのある野草で、下痢だけではなく、皮膚病や乳腺炎など外用にも使われています。現代の研究もよく進んでいます。葉が小さいほうがよく効くので、採取する時は注意しましょう。また葉が小さいものは大寒性があり、熱性の下痢にはよく効きますが、老人下痢などの冷えの下痢には殺菌ができても大腸を更に冷えさせ、下痢がこじれて治りにくくなる恐れがあり逆効果です。また、馬歯莧は子宮を収縮させるので妊婦には使ってはいけません。

コラム　スベリヒユ

スベリヒユには植物性オメガ3脂肪酸であるα-リノレン酸の含有量が植物界ナンバーワンであると知られています。また、カリウムを多く含み便通によく、高血圧にも効果があります。シュウ酸の含有量が多く熱湯に通さないと結石を引き起こしやすいです。シュウ酸は水に溶出しやすいため、加熱した後一〇分くらい冷水に浸けると無難です。

〈スベリヒユとコニシキソウ〉

たくましい雑草で農家さんを困らせる厄介者ですが、海外では普通に食用されています。しかし、スベリヒユは雑草のコニシキソウとよく似ています。コニシキソウは毒草で食べると嘔吐を引き起こす恐れがあるため注意が必要です。

【見分け方】　コニシキソウは

①茎が細く葉も小さい　②茎から白い液体が出る　③葉の中に赤い斑点がある　④茎に棘がある

よく使われる薬膳

スベリヒユのサラダ（からし醤油和えも）「涼拌馬歯莧（リョウハンバシケン）」

赤痢によいサラダ

【材　料】

スベリヒユ……………二〇〇g

ドレッシング（イタリアン）

【作り方】

❶鍋に湯を沸かす。沸騰したら洗ったスベリヒユを入れ、中火にしてしんなりしたらざるにあげる。冷たい水に一〇分くらい浸け、水を切って軽く絞る。❷ざく切りにしてドレッシングを加えて和えるとできあがり。

【服用法】

サラダとして一日に二回摂る。

【適応症】

赤痢によい。熱性の便秘にもよい。

【解　説】

「通因通用（ツウインツウヨウ）」、上述の赤痢と熱性の便秘の発病の原因が同じだと同じ薬を用いる、という中医の治療方法の一つ。この場合、下痢の症状にも、便秘の症状にも同じ薬を使用するという方法。下痢なのに、便通のよい馬歯莧を使用して粘っこく出にくい熱性の便を排出させる作用が、赤痢の菌を排出するのにも役立つ。

金銭草(きんせんそう)

学名　①サクラソウ科　②マメ科
Lysimachia christinae Hance …①
Desmodium styracifolium (Osbeck.) Merr. …②
英語名　Christina Loosestrife …①
Snowbell-leaf Tickclover …②
中国名　金銭草 (JinQanCao)
和名　キンセンソウ
処方用名　①大葉金銭草(ダイヨウキンセンソウ)、過路黄(カロオウ)
②広金銭草(コウキンセンソウ)、金銭草(キンセンソウ)
出典　《本草綱目拾遺(ほんぞうこうもくしゅうい)》

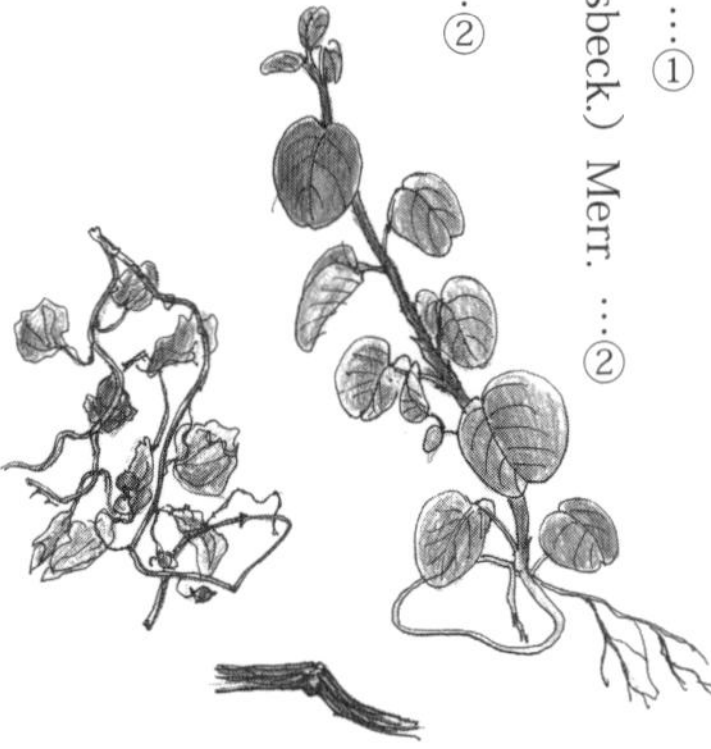

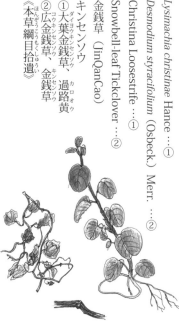

ルーツ

サクラソウ科の多年生草本植物・過路黄(カロオウ)(大葉金銭草)の全草であり、マメ科の広金銭草(コウキンセンソウ)の全草も使用されており、こちらも正品であると考えられますが、日本のものは、香港から輸入されたマメ科の広金銭草(コウキンセンソウ)です。中国の主な産地は四川(しせん)省、揚子江流域、山西(さんせい)、陝西(せんせい)、雲南などの地域です。処方としては①の過路黄(カロオウ)という大金銭草と②の広金銭草(コウキンセンソウ)があり、胆石、膀胱結石などの特効薬とされています。

名の由来　伝説中の真実

三国時代、安徽(あんき)省の亳州(こうしゅう)に夫婦がいました。主人は体力があり、持病もありませんでしたが、ある日突然、右脇下に激しい痛みがでました。漢方医らは原因がわからず、治療法もなく、その主人は亡くなりました。婦人が夫を毒殺したのではないかという噂が立ったため、遺体の右脇下を解剖してみると、鳩の卵くらいの石があり、婦人の疑いが晴れました。その後、婦人はその石を首からさげて日々を送っていましたが、ある日、山で草を刈っていると、その石が小さくなりました。翌日、同じ草を刈っていたら更に小さくなったので、医者にこの現象を説明しました。漢方医もびっくりして各種の草を用いて調査した結果、葉が円形で金銭に似ている草にこの作用があることがわかり、またこの婦人の夫を死亡させた原因不明の病の治療薬になることから「金銭草」と名付けられました。金銭草の石を小さくする効能の発見は、日常生活の中で得られる民の知恵から生まれたことがこの伝説からわかります。また、金銭草が初めて明記されるのは、紀元七三九年の《本草綱目拾遺(ほんぞうこうもくしゅうい)》ですが、その効能が知られたのは三国時代(紀元三世紀)のことでした。

体質との相性	
気血両虚:尿もれ	×
食積痰湿:胆結石	◎
気滞うっ血:胆結石	○
肝陽亢盛:膀胱結石	○
陰虚	×
陽虚:尿もれ	×

自然の属性	
寒熱	微寒
五味	甘・鹹・淡
昇降 収散 潤燥	降
臓腑	肝、胆、腎、膀胱
毒性	無毒

解説　微寒性で、利尿作用のある金銭草(キンセンソウ)は結石の特効薬です。普段食べすぎの「食積痰湿」のタイプは胆結石になりやすく、「気滞うっ血」「肝陽亢盛」のタイプは膀胱結石になりやすく、いずれも熱っぽいタイプなので、金銭草は非常に合い、単独でも使います。ところが利尿の働きが「陰虚」のタイプには不利で、石があってもほかの薬を使うか、あるいは「陰分(インブン)」を滋養する薬と一緒に処方すれば「陰虚」の人にも使えます。

中医学的効能と応用

①**「利水通淋」「排石止痛」**▼利尿を促し、尿石を排除して痛みを止める

○湿熱の邪による尿路感染症・尿路結石による排尿痛・排尿困難に、金銭草単味を煎じてお茶代わりに服用するか、海金砂、滑石、冬葵子、鶏内金などと配合して用いる。あるいは二五〇gを濃く煎じてお茶のように常に飲む

○胆石にも、柴胡、赤芍、赤茯苓、丹参、黄芩、茵蔯、鬱金、山梔子、枳実などと使用する。☆処方例「胆石方」

②**「清熱去湿」「退黄」**▼熱を取り、湿邪を除いて黄疸を解消する

○湿熱の黄疸に、山梔子、半辺蓮、茵蔯などと配合して用いる。

③**「清熱消腫」**▼熱を取り、皮膚の腫れを解消する

○皮膚化膿症、虫蛇の傷口、やけどなどに、新鮮なものをつき砕いて外用する。

【用量】一五～六〇g、鮮品は一五〇～三〇〇g、煎服。外用には適量。

【使用上の注意】長期間継続して服用しなければ有効ではなく、一般に一カ月以上を要する。

似た効能の漢方薬の比較

金銭草と萹蓄、瞿麦、石葦、海金砂

ともに「清熱利水通淋」（熱を収め利尿して排尿をよくし、尿石を排除して痛みを止める）に働き、熱性で尿量が少なく痛いタイプに有効である。萹蓄は苦味・寒性で気を降ろし、膀胱湿熱のみを収め、そのほか殺虫に働く。瞿麦は苦味・寒性で利尿の力が猛烈で、主に心と小腸の火を収め、熱淋・血淋に常用し、血の巡りをよくし閉経にも働く。石葦は肺の熱を収め排尿困難を解消するとともによく止血し、血淋に最も適し、血熱による吐血・鼻血、肺の熱による喘咳にも使える。海金砂は主に膀胱・小腸経の湿熱を収め、尿道の疼痛をよく止めるので、淋病の痛みを解消する重要な薬であり、いろいろな淋病の渋い痛みに用いる。金銭草は排石に働き、泌尿系結石に対する重要な薬であり、黄疸治療の効能ももつので、湿熱黄疸にも有効である。

現代の研究より

利胆作用：金銭草の煎じ汁には、利胆作用が確認されている。

抗菌作用：金銭草には、ブドウ球菌、肺炎球菌を抑制する作用がある。

抗ウイルス作用：B型肝炎のウイルスを抑制する作用がある。

鎮痛作用：鎮痛作用がある。

利尿作用：金銭草の煎じ汁には、著明な利尿作用がある。

古い症例の紹介

一九六二年、六〇歳を超えたスカルノは泌尿系結石により腹部痛があり、尿の出が悪く、腎の造影では左腎機能がほとんどないことが示されました。西洋医は左腎摘出を主張しましたが、大統領は拒絶し、中医の診断治療を求めていました。そこで周恩来総理は、名医・岳美中先生を派遣しました。岳老中医は終始、熱を収め湿邪を除く大量の金銭草を投与しました。通常六〇gのところ、二二〇gまで増量しました。服薬期間中、数個の石を排出し、その後、左腎の再検査をすると、腎石はなくなり、腎機能が基本的に回復していました。大統領は「これは中医学の奇跡だ」といいました。

茵蔯（いんちん）

キク科
学名 *Artemisia capillaris* Thunb.
英語名 Capillary Wormwood
中国名 茵蔯（YiChen）
和名 カワラヨモギ
処方用名 茵蔯、茵蔯蒿、綿茵蔯、インチンコウ
出典 《神農本草経》

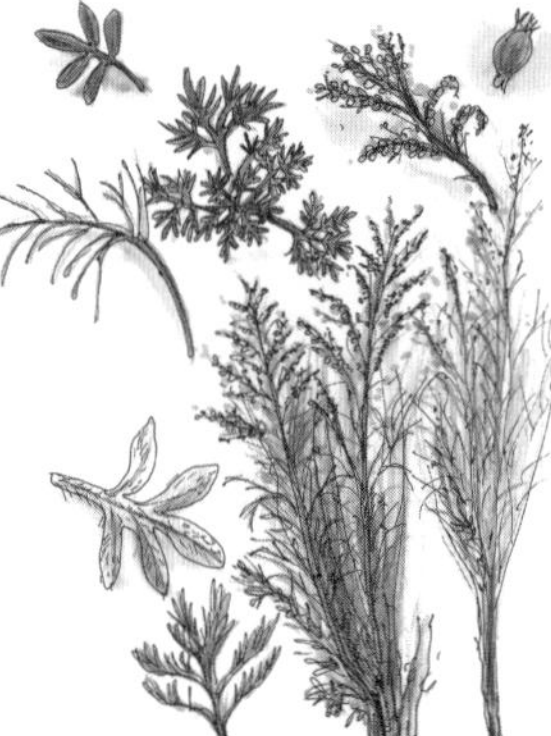

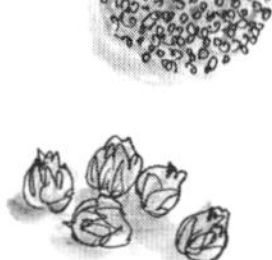

ルーツ

キク科の多年生草本カワラヨモギの幼苗を乾燥したものを薬として使います。中国の主産地は陝西、山西、安徽省などの地域です。春季、苗三寸の時採取。日干しして、柔らかい灰緑色、香りが濃いものを生で使います。初め《神農本草経》には「因陳」という名で記載されていました。陳臓器曰く、「これは蒿類物で冬を越し、古い根に新しい苗を生じるため『茵蔯』と名付けられ、それ以降、草冠が付けられた」

日本の事情

茵蔯蒿は日本でカワラヨモギといわれ、その幼苗を日干ししたものを「綿茵蔯」という。日本で市販されているものは、中国のものと同じだが、中国では春の葉を大事にするのに対して、日本では秋の穂を付ける頃に採って乾燥したものを大事にします。カワラヨモギは日本の河原や砂地によくみられる多年草で、春の葉と夏季の頃には全く草の様相が違って見えます。民間では穂の煎じ液を〝ぜにたむし〟や〝しらくも〟などに、また、虫刺されに温湿布したり塗布したりします。

古典より

李時珍曰く、「今、淮揚の人は、二月三月の茵蔯苗を採取して小麦粉と一緒に茵蔯餅を作り食べる習慣がある。薬用も食用も採取時期が重要で〝柴〟のように固くなると、薬用にも食用にもできない」

体質との相性	
気血両虚	△
食積痰湿：湿熱タイプ 寒湿タイプ	◎ ○
気滞うっ血：化膿疹	○
肝陽亢盛	○
陰虚	×
陽虚	○

自然の属性	
寒熱	微寒
五味	苦
昇降収散潤燥	降、燥
臓腑	胃、肝、胆、膀胱
毒性	無毒

解説 茵蔯は微寒性で、体内の余分な水分を排泄して湿熱を除去する働きがあるため、各タイプの人に使えますが、胃腸が弱い「気血両虚」の人にはきついので、控え目にしましょう。もともと体内に水分が不足している「陰虚」の人には逆効果です。

中医学的効能と応用

①**「去湿熱」「利黄疸」**▼湿熱邪を除き、黄疸を解消する

○湿熱による黄疸は橘の黄色(陽黄)のようで、尿は黄色で少なく、腹満などの症候に、山梔子、大黄と組み合わせて用いる。☆処方例「茵蔯蒿湯」

○寒湿により、黄疸の色は青灰で暗く黄色(陰黄)、冷え、元気がない、脈が沈遅などを呈する場合、附子、干姜と合わせて使う。☆処方例:「茵蔯四逆湯」

②**「治湿疹痒瘡」**▼湿疹、痒疹を治す

○湿熱がこもっていることによる湿疹で、滲出液があり痒い場合、黄柏、土茯苓と合わせて使う。または、茵蔯の煎じ汁で外洗したり、患部に湿布したりする。

【用量】一〇～三〇g、煎服。外用には適量。

【使用上の注意】

①茵蔯は、習慣的に中国と日本では使用部分が異なっており、外見も全く異なる。中国では、春の幼苗を採取して使用しており、嫩・綿軟・灰緑で香気の強いものがよいとされ、「綿茵蔯」という。綿茵蔯のほうが効果的で(特に黄疸)、煎出時間も短くてよい。煎じる時間を長くすると、有効精油成分が揮発するため、できるだけ短時間にしましょう。

②寒性であるため、胃腸が冷えている人には使わないようにしましょう。

④身体が黄色になるといっても、黄疸の黄色、溶血性疾患による黄色、貧血による微黄色などいろいろあるので、注意深く見極めること。分からない場合は漢方医に相談してください。

家庭でできる利用法

○**黄疸、伝染性肝炎**:茵蔯三〇gを水で煎じ、その液を三回に分けて飲む。児童の場合は半量。(治療八二例、七日飲むと全例平熱になり、黄疸消失、脾臓の大きさも回復)

コラム 茵蔯と華陀

"三月茵蔯、四月蒿"という諺があり、これは、かの名医・華陀と関わりがあります。

東漢の末期、戦争、天災で疫病が大流行し、その時ある婦人が「黄疸病」で白目から全身にかけて黄色になって腹部が脹れ、むかつきなどの症状があり、華陀は治療しましたが、数カ月たってもよくならず重篤になるばかりでさじを投げてしまいました。

一年後、彼女に会うと、黄疸病が全快していました。訳を聞いてみたところ、「神医華陀にも方法がないなら、ほかの医者に診てもらってもしょうがないと思い、薬は飲まず、災年で食糧もないので、山の野蒿を採取してそれを食べて空腹をしのいでいた結果、病がよくなりました」ということでした。そこで華陀は黄疸の病人に野蒿を薦めましたが、よくなる患者もあれば全然効かない患者もいました。

詳しく調べてみたところ、翠緑色葉の裏に灰白毛がないものは黄疸には効ず、それはマラリアの即効薬「青蒿」であることが解り、灰緑色の葉の裏に灰白色の毛があるものは黄疸に効くと判りました。また、灰緑色の初春の苗には強い効果がありますが、四月以後はまるで別の植物のようで、形も異なり、効果も弱くなります。

そのため、華陀は患者が間違わないように「三月茵蔯、四月蒿、三月茵蔯治黄疸、四月青蒿当柴焼」(三月以前の蒿は茵蔯で、四月以降のは「青蒿」に似ていて、三月のものは黄疸に効くが四月のものは効果が弱く、柴くらいにしか値しない)という諺を民に教えて流行させました。

黄疸、発熱、便秘：茵蔯蒿三〇g、山梔子（サンシシ）一五g、生大黄（ショウダイオウ）六gを、水で煎じて日に二回に分けて服用する。

胆のう炎、胆結石：茵蔯蒿三〇g、玉米須（ギョクベイス）三〇gを、水で煎じて日に二回に分けて服用する。

蕁麻疹（じんましん）、皮膚痒、神経性皮膚炎：茵蔯蒿一五g、地膚子（ジフシ）一二gを、水で煎じて日に二回に分けて服用する。

高血圧（腎型）：茵蔯蒿一五g、大薊（タイケイ）一五gを、水で煎じて日に二回に分けて飲む。

湿熱「黄疸」（陽黄：鮮やかな黄色。黄疸性肝炎）「茵蔯蒿餅（インチンコウモチ）」。茵蔯蒿、面粉適量：春三月茵蔯の苗を採取して、麦粉と混ぜて餅の形にして蒸して食べる。

著者の話

薬理研究によると、茵蔯には胆汁分泌を促進する作用はありません。医聖張仲景（ちょうちゅうけい）の「茵蔯蒿湯（インチンコウトウ）」は茵蔯、梔子（シシ）、大黄（ダイオウ）の三種の生薬からなり、薬理研究では茵蔯蒿は弱い利尿効能があり、大黄は更に弱く、梔子のそれは全くありません。三者それぞれ利胆（リタン）作用は弱いが、一緒に煎じると著明な利胆作用が生まれるという結果でした。この研究は、薬の純化を強調することよりも、中医学の複合的な成分の「処方」の総合的な効果を示すもので、最大の治療効果を引き出し、副作用を最小限にします。これは、新薬の開発に対して重要な意味があると思います。

現代の研究より

抗ガン作用：マウスの腹水ガン細胞を抑制する作用がある。

胆汁分泌の促進作用：茵蔯のアルコール抽出物質に利胆作用がある。

肝臓の保護作用：マウスの肝臓の化学物質中毒による死亡率を減少させる作用がある。

解熱作用：水に浸した液は、煎じ液より解熱作用が強いという報告がある。

抗菌作用：ブドウ球菌に対して著明な抗菌作用があり、赤痢菌、溶血性レンサ球菌、肺炎球菌、結核菌に対しては抑制作用がある。インフルエンザウイルス（PRS株）に対し強力な抑制作用がある。

血圧降下作用、利尿作用：利尿、降血圧の作用がある。

血中コレステロール値の降下作用：作用が確認されている。

古代の症例紹介

医聖張仲景（ちょうちゅうけい）は、傷寒病（ショウカンビョウ）で熱が著しく黄疸になる症例には、茵蔯を用いて治療すると極めて効果があると《傷寒論（しょうかんろん）》に記しています。

昔、一人の僧は、「傷寒病」で発汗したが、まだ熱があり、全身黄疸になり、一年たっても治りませんでした。他医は飲食により黄疸になる症例として治療したがよくならないため、茵蔯蒿を使い、五日間服用すると1／3軽減し、十日間服用すると2／3になり、二十日間服用すると全快しました。

処方は、山茵蔯※一g、山梔子（サンシシ）一g、秦艽（ジンギョウ）一二g、升麻（ショウマ）一二gをともに粉末にして毎日九gを使い、二〇〇㎖の水で半量になるまで煎じてその汁を取り、食後に飲むものです。

※**山茵蔯：**茵蔯の種類は多く、山茵蔯にも数種類あり、中国の明（みん）代、南方の医者はよくこれを使った。その山茵蔯の葉は細く裏が白く、そのにおいは艾（ヨモギ）に似ている。味は苦く、乾燥すると黒くなる。明代の汴京（地名）の北の地方で使われたのは山茵蔯である。頭痛、傷寒（ショウカン）、発汗などによく使われる。

よく使われる薬膳

1 茵蔯とハマグリの炒め物「茵蔯炒蛤蜊（インチンソウコウリ）」

慢性肝炎と胆のう炎に

【材　料】
ハマグリ……………三〇〇g
茵蔯…………………三〇g
生姜……………少々

【作り方】
❶ハマグリを清潔な水に入れて、塩少々を入れ、二四時間置く。二、三回水を換える。
❷フライパンを熱して適量の油を入れ、加熱する。ネギ、生姜を入れて香りがしたらハマグリを入れ、少し炒める。
❸茵蔯を入れて適量の水をかけ、ハマグリが開いたら塩を少し入れて再び炒めてできあがり。

【服用法】
ご飯と一緒に食べる。

【効　能】
利胆（リタン）、黄疸を解消

【注　意】
作り方の❸の水の量は、茵蔯三〇gがわりと水を吸い込むので、水が少ないと焦げつく。多いと水っぽく美味しく仕上がらない。できれば少しずつ白湯をかけて様子を見ながら入れるとうまくできる。

2 茵蔯と生姜の茶「茵蔯姜茶（インチンキョウチャ）」

胆のう炎、黄疸に

【材　料】
茵蔯……………………一五g
黒砂糖…………………二〇g
生姜……………………一二g

【作り方】
材料を洗い、生姜を千切りにして鍋に入れて一〇分間煮る。その後、黒砂糖で調味する。

【服用法】
お茶のように飲む。

【注　意】
煎じる時間が長くなりすぎないようにする。

老中医の話（三月の茵蔯）

なぜ中医が黄疸に三月の茵蔯を使うのか。《金匱要略（きんきようりゃく）》によると「湿阻中焦（シツソチュウショウ）」（湿邪が肝胆胃腸にこもって熱を生じる）だと黄疸の恐れがある。中医は茵蔯を利用して「利湿退黄（リシツタイオウ）」させ、下焦（ゲショウ）（下部）から湿黄の出口を開かせることができる。

葛根を使い表にある邪気を追い払い、気機を回復させる藿香（カッコウ）で脾胃を和にして、茵蔯で下から湿黄を排泄する。このように上中下から湿濁の気を解消すると黄疸を解消できる。

初春、老中医とその弟子が茵蔯を採集しに出かけた。茵蔯がまだ小さかったので、「もう少し待って大きくなってから採ればもっとたくさんの量の薬を入手できるのではないか」と老中医に訊ねた。老中医は、「冬季に枯れた茵蔯の下から、春の大地の昇発のエネルギーを受けて出た新鮮な芽を使い、その勢いで黄疸を治療し、疏肝理気（ソカンリキ）でうつを解消することもできる」と答えた。また、「五月には茵蔯は『柴』のようになりそのパワーは減少する。うつに対しては柴胡（サイコ）、香附（コウブ）が使える。長期にわたりうつと湿熱が体内にこもってしまい、口が渇き、尿が赤黄色になると『理気解郁（リキゲウツ）』だけでは治らないため『清熱利湿（セイネツリシツ）』の方法が必要となる。茵蔯だけでなく柴胡と黄芩（オウゴン）には『疏肝胆解郁（ソカンタンゲウツ）』と『清肝胆熱去湿（セイカンタンネツキョシツ）』の効能がある。『疏肝理気（ソカンリキ）』といっても柴胡類は上に気を昇らせ、茵蔯は肝気を下に引導し尿や便から排除する。『肝陽亢盛』には茵蔯を使うべきである」。老中医はさらに続けて語った。「両脇など上部の気機のうつ滞の時、柴胡、香附、郁金（ウコン）を使い「疏肝理気」、腹部以下の気滞や小腹部痛には川楝子（センレンシ）、小茴香（ショウウイキョウ）、荔枝核（レイシカク）などを用いて「疏肝理気」を行う。薬を学ぶということは、見る、採る、試食する、薬の本を読むことをすべきである。

青蒿（せいこう）

キク科
学名　*Artemisia apiacea* Hance.
英語名　Celery Wormwood
中国名　青蒿（QingHao）
和名　カワラニンジン
処方用名　青蒿、嫩青蒿
出典　《神農本草経》

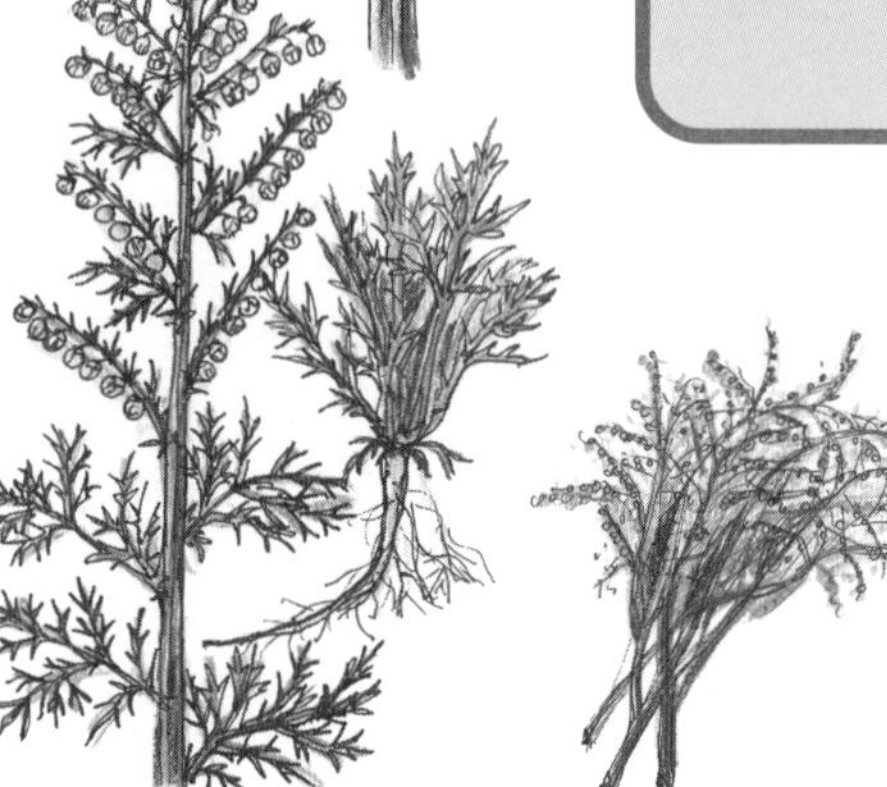

自然の属性

自然の属性	
寒熱	寒
五味	苦
昇降収散潤燥	燥
臓腑	肝・胆
毒性	無毒

体質との相性

体質との相性	
気血両虚	×
食積痰湿：湿熱	○
寒湿タイプ	×
気滞うっ血	○
肝陽亢盛	◎
陰虚：虚熱	○
陽虚	×

解説　寒性で苦味の青蒿は冷え性のタイプ「気血両虚」「陽虚」「食積痰湿」の寒性タイプの人には逆効果なので使わないようにしましょう。

ルーツ

キク科の一年生草本植物カワラニンジンなどの地上部分の乾燥した全草です、中国では各地に生えており、夏秋、花が盛んに咲いている時に採取して、根の近くの硬い部分を除いて日陰干しにします。

日本では、青蒿はカワラニンジンやクソニンジンといいます。日本でいうカワラヨモギは、中国では茵蔯蒿といいます。よく似ているので混乱しますが、区別のポイントは、茵蔯の葉の裏には軟らかい白毛が付いていることです。青蒿は、葉が茵蔯蒿と似ていますが、葉の裏に軟らかい白毛は付いていません。春、苗が生え、柔らかい苗を採って酢に漬けると自然な香りがします。夏秋に採取した青蒿は、根茎種子葉ともに薬になります。

「蒿」は、背の高い草で、大部分の蒿は葉の裏は白色です。この種類の蒿の葉の裏は青いので「青蒿」と名付けられました。

中医学的効能と応用

①**「清熱解暑」**▼熱を取り、暑気あたりを解消する

○暑熱により、発熱、寒けがあり、汗をかく、口渇、頭痛、むかつき、下痢がある場合、藿香、佩蘭、滑石などと合わせて使用する。

②**「清胆退瘧」**▼胆の熱を取り、マラリア「瘧疾」を解消する

○マラリア、腎盂炎など、「湿熱」の邪による往来寒熱に、黄芩、竹茹、半夏と合わせて使う。☆処方例「蒿芩清胆湯」

注：古文献・葛洪の「肘後備急方」巻三治寒熱諸瘧方第十六には「青蒿を水に浸し、絞る。その汁を使う」とある。

③**「清熱涼血」**▼熱を取り、血分の熱を解消する

○温熱病後期の邪伏陰分による、夜間

発熱があり、朝になると平熱になり、熱が退いても汗が出ないなどの症候に、生地黄、知母、鼈甲などと合わせて使う。☆処方例「青蒿鼈甲湯」

○鼻出血には、新鮮なものをすり潰して湯で冲服する。

④**「清退虚熱」**▼陰虚による微熱を抑える

○陰分の不足による寝汗(骨蒸潮熱)などの症候に、銀柴胡、胡黄連、地骨皮と合わせて使う。☆処方例「清骨散」

⑤**「清熱止痒」**▼熱を取り、痒みを解消する

○止痒の効能をもつ。血分に熱があることによる蕁麻疹の瘙痒に有効である。

【用量】六～一五g、大量で一八～三〇g、煎服。

【使用上の注意】虚寒により下痢っぽい人、また汗が多い人にも不向き。使わないようにしましょう。

家庭でできる利用法

赤痢：五月五日(旧暦)青蒿を採取し、艾葉と同じ量で淡豆豉と混ぜて潰して餅にする。日干しして「蒿豉円」という。毎日一餅に水一碗、半量になるまで煎じて飲む。《聖済総録》

鼻血：青蒿を採取して、すり潰してその汁を服用する。残りの「カス」を用いて鼻に詰める。非常によい。《衛生簡易方》

痔の便血：酒の多飲により、痔疾で下血する場合、青蒿の葉を採取して、日干しして粉末にし、便前出血には冷たい水で服用する。便後下血には水と酒を混ぜて服用する。《永類鈐方》

刀傷口・打撲傷：青蒿をすり潰して傷口に詰め、血が止まったら癒える。

歯が腫れて痛い：青蒿一把を煎じて口に含む。《済急方》

毒蜂刺され：青蒿を採取して口に入れてよく噛む。患部に湿布するとよくなる。《肘後方》

耳から膿（化膿性中耳炎、耳道炎）：青蒿の粉末を綿に包み、耳に入れる。《太平聖恵方》

青蒿の効能の実証

初めて青蒿の煎じの抽出物を動物実験したところ、効果が出なかったので、漢方薬は効果がないのではないかと疑いました。しかし、中国の現代研究者は、千年にわたって臨床効果があるのに、なぜか？古い書籍を調べていたところ、東晋代の葛洪の《肘後備急方》の中に、「青蒿一把、水二升で漬け、潰してその汁を取り、飲むとマラリアの実熱を治す」という記載がありました。煎じると何かを破壊してしまい、効果が失われる原因になる可能性を考えました。煎じずに抽出した薬は、治癒率が一〇〇%であることが判明し、マラリアの新薬が誕生しました。

現代の研究より

非特異性免疫機能の抑制作用：青蒿の抽出物質には、非特異性免疫機能を抑制する作用がある。

抗菌作用：ブドウ球菌、炭疽杆菌、インフルエンザウイルスを抑制する作用がある。

マラリアの治療作用：青蒿の成分には、マラリア原虫の殺虫作用がある。

住血吸虫の殺虫作用：住血吸虫に著明な殺虫作用がある。

咳、喘息を解消する作用：著明な鎮咳、止喘の作用がある。

解熱作用：動物実験で解熱作用が確認された。

蕪菁（ぶせい）

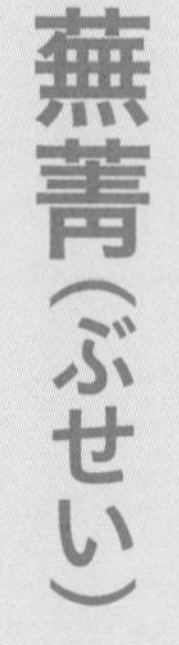

アブラナ科
学名　*Brassica rapa* L.
英語名　Turnip
中国名　蕪菁（WuJing）、蔓菁子（ManJingZi）
和名　かぶら（蕪）
処方用名　蕪菁
出典　《名医別録》

ルーツ

アブラナ科二年生草本植物かぶらの塊根、葉、種子を薬として使います。中国では各地に生えています。北方では「蔓菁」といい、長江の南北でも栽培されますが、北方のほうが多くなっています。春はその苗を食べ、「鶏毛菜」といい、夏はその芯（傘状の花）を食べ、秋は茎を食べ、冬は根を食べます。夏・秋季、蕪菁の種子「蕪菁子」を収穫し、その種子を植えます。あらゆる野菜の中でも、よいことはあっても合わないことはない野菜（薬）です。庶民は蕪菁の生命力を知り、悪天候でも育つため、天災で食料品が不足した時、これを食べて生きのびます。

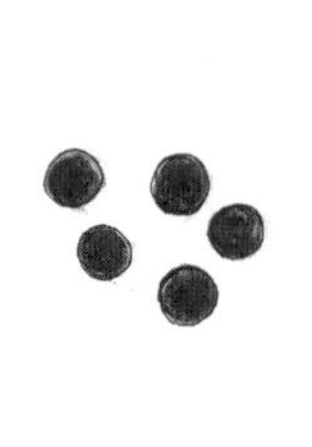

中医学的効能と応用

①**「開胃下気」**▼胃の降下機能を回復し、食欲を回復させる。
○消化不良などの症状に適量を使用する。

②**「利湿解毒」**▼体内に溜まっている余分な水を除去し、解毒する
○黄疸、糖尿病、蕁麻疹、化膿疹、化膿性乳腺炎などの疾病に使う。

【用量】常用、適量。
【使用上の注意】摂りすぎると腹満の恐れがある。

古くからよく使われる民間療法

流行性疾病の予防：立春後の庚子日（暦を調べると分かる）、蔓菁の汁を温めて、家族全員飲むと、一年中の流行病を予防するという古くからの伝承がある。《神仙教子法》

体質との相性	
気血両虚：下痢しやすい	○
食積痰湿：便秘	○
気滞うっ血	○
肝陽亢盛	○
陰虚：便秘	△
陽虚：下痢	△

自然の属性	
寒熱	平
五味	苦、辛、甘
昇降 収散 潤燥	降
臓腑	胃・肝・腎
毒性	無毒

解説　平性で降性があり、利尿作用のある蕪菁は「陽虚」「陰虚」には不利なので控え目に。他は摂りすぎない限りどんな体質にもよいでしょう。

鼻血：生の蔓菁をすり潰し、その汁を絞り出して飲む。《十便良方（じゅうびんりょうほう）》

皮膚の腫れ、炎症：生の蔓菁の根をすり潰して塩少々を加え、患部に湿布して三日に一回貼り替える。《孫真人食忌（そんしんじんしょくき）》

犬に咬まれた傷口：蔓菁の根をすり潰して絞り汁を飲む。《肘後方（ちゅうごほう）》

胃痛：蔓菁のおろし汁を大さじ2／5杯飲むと胃の痛みが和らぐ**二日酔いや腹痛にもよい。**

吹き出物：蔓菁の葉と根を加えたリンゴジュースは吹き出物によい。

古典の訓え

明代以前は、蕪と大根は同じものかという議論がありました。これに対して、李時珍（りじちん）曰く「今、二物の根、葉、花、子を比べてみれば、みな異なるため決して同種ではない。『蔓菁』は『芥（カイ）』と同種で、根が白く、味がピリ辛く苦く、茎が太く、この紫赤色の種子は芥の如く。大根は白菜と同種で、味がピリ辛く甘く、実ると虫状、種子は黄赤色真ん丸ではない」。李時珍は盲目的に世論に流される人では決してなく、一つ一つを自分で確かめて、己の主張をし、まじめに《本草綱目》を仕上げたということです。

日本の蕪

赤かぶらは漬物に、白いものは漬物やかぶら蒸し、碗だねなどに用いる。米のとぎ汁でゆでるとアクが抜けて白く仕上がり甘みも増す。

「かぶら」ともいう。古くは「すずな」ともいい、春の七草の一つに数えられる。生のものは、でん粉分解酵素のアミラーゼを含む。産地が名前になっているものが多い。代表的なものは、大かぶらでは京都の聖護院かぶら（直径一五～三〇㎝ほど）、中かぶらは大阪の天王寺かぶら、小かぶらは東京の金町小かぶ。旬は十一～十二月。市場には一年中出回っている。

日本のかぶは多種多彩で、東の西洋型は寒さに強い品種が多く、西の日本型は気温に敏感で凍りやすい品種が多いです。日本人のカルシウム不足を補充することに役立ちます。一種の食品のみからたくさん摂るのは、多様な栄養素の摂取を妨げます。

古典より

「蕪菁」と諸葛孔明（しょかつこうめい）

中国の南方の人々は蕪菁を「諸葛菜（ショカツサイ）」という。三国時代の戦乱中、蜀の軍師諸葛孔明は戦士らにこの菜を植えさせました。その理由は①苗が出ると生で食べられる。②葉が伸びると煮て食べられる。③駐屯地に生え、生長が早いので、野菜として利用できる。④軍隊が出発して放置しても惜しくはない。⑤軍隊が戻るとまたすぐ利用できる。⑥冬になると万物が枯れるが、蕪の根は食べられる。ということで、民間では蕪菁は「諸葛菜」と呼ばれるようになった。

現代の研究より

抗酸化作用、抗老化作用、美肌作用：かぶらにはビタミンCが豊富で、特にかぶの葉は一〇〇g中八二㎎のビタミンCを含み、抗酸化作用がある。

ストレス解消作用、精神安定作用：カリウムの含有量は一〇〇g中二五〇㎎。これは野菜の中ではトップクラスで、ビタミンCとともに抵抗力を高め、精神を安定させる働きがあり、苛立ちやストレスを解消する作用が認められる。

消化促進作用：かぶらの根にはでん粉の消化を助ける酵素ジアスターゼ（アミラーゼ）が含まれ、でん粉の消化を促進する。

附・蔓菁子（まんせいいし）（蕪菁子（ぶせいいし））

自然の属性

寒熱	平
五味	苦、ピリ辛
昇降 収散 潤燥	昇、降、散
臓腑	肝・脾胃・肺
毒性	無毒

体質との相性

気血両虚：下痢しやすい	△
食積痰湿：便秘	◎
気滞うっ血	○
肝陽亢盛	○
陰虚：便秘	×
陽虚：下痢	△

解説　利尿作用があり、通便しやすい蔓菁子は、もともと下痢しやすい「気血両虚」「陽虚」の人には不向きなので、使わないようにしましょう。また、もともと体内水分の不足の「陰虚」の人にも不向きで、避けたほうがよいでしょう。「食積痰湿」タイプで便秘の人には、水の排泄を促進して便通がよくなるのでお薦めします。

家庭でできる利用法

大小便が出ず腹が張る：蔓菁子六〇gを粉末にし、沸騰した湯を入れて布でその汁を取り出す。空腹時に飲む。まもなく便が通じるとよくなる。

黄疸、便秘、尿赤黄、肌が鮮やかな黄色：蔓菁子九gを白湯で飲む。便が通じるとよくなる。

美肌：蕪菁子を粉末にしてクリームに混ぜ、ほくろ、シミ、色素斑に塗る。毎晩するとしわにもよい。

コラム

蕪菁子を蒸して日干しします。これを九回行うと、「仙人食」となります。蔓菁の畑には蜘蛛はいません。そのため、蜘蛛の傷の薬として、酒で蔓菁子の粉末を飲むか蔓菁子の粉末を油で練り、傷口に塗ります。

李時珍（りじちん）は「蕪菁子は昇らせ降ろすともにできるので、発汗作用、催吐もできる。便通・利尿作用もある。視力を増進し、解毒に効果がある。このような調節ができるバランスのよいものはないと思う」と述べています。

よく使われる薬膳

蕪菁子の粥「蔓菁子粥（マンセイシガユ）」

胆のう炎、痰の多い人に

【材　料】

蕪菁子……………………三〇g
米……………………一〇〇g
生姜……………………七g

【作り方】

❶粉末にした蕪菁子を水に浸してその汁を除く（九回）。

❷米を加えて粥にして、最後に生姜のみじん切り（あるいは汁）を入れて沸騰するとできあがり。

【服用法】

空腹時、毎日一回。常食する。

【解　説】

原処方は宋代の《聖済総録（せいさいそうろく）》に記載された薬膳です。もとは熱を収め湿邪を除き、視力を改善する膳で、原方に生姜を加えることにより去痰（きょたん）の効能が増えますが、皮膚病の人には不向きなので、生姜は使わないように。

車前子（しゃぜんし）

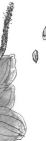

学名　オオバコ科
Plantago depressa Wild.
Plantago asiatica L.
英語名　Depressed Plantain
中国名　車前子（CheQianZi）
和名　オオバコ
処方用名　車前子（シャゼンシ）、車前実（シャゼンジツ）、炒車前子（ショウシャゼンシ）、シャゼンシ
出典　《神農本草経（しんのうほんぞうきょう）》

体質との相性	
気血両虚：下痢	△
食積痰湿：熱タイプ：下痢	◎
気滞うっ血：下痢	○
肝陽亢盛：高血圧、便秘	×
陰虚	×
陽虚：下痢	○

自然の属性	
寒熱	寒
味	甘・淡
昇降収散潤燥	降
臓腑	肝、腎、肺、小腸
毒性	無毒

解説　車前子は利尿、熱を収める効果があるため、湿熱のある「食積痰湿（ショクセキタンシツ）」の熱タイプの水のような下痢には非常によいですが、もともと水分不足の「陰虚（インキョ）」の人には不向きですので、使わないようにしましょう。また、妊娠中は胎児のためにも不可で、便秘の人には逆効果なので注意しましょう。高血圧によいのですが、便秘を伴う高血圧の人には不向きです。

ルーツ

オオバコ科の多年草でオオバコ、ムジナオオバコなどの成熟種子です。全草も薬になります。春には全草を利用し、秋になるとその種実を採集して日干しにして、その種子を取り、生あるいは適量の食塩を加えて炒めて薬として使います。日本名はオオバコで、その名は葉が大きいので「大葉子」をあてたといいます。踏みつけられても丈夫に繁殖する元気な草です。全国各地にごく普通に生えています。

日本での利用法

膀胱炎、淋病に：葉あるいは種子八gに甘草一gを加え、コップ四杯の水で煎じ、一日三回に分けて服用。

咳、下痢、眼病、視力増進に：種子一〇gをコップ四杯の水で煎じて一日三回に分けて服用。

名の由来・古名

古名：当道（トウドウ）、馬舃（バセキ）、牛遺（ギュウイ）、蛤蟆衣（ハマイ）（カエルの衣服）、車前

この草はよく人や車、牛、馬の踏み通る道端に生えるため牛遺、当道、馬舃（舃はくつの意味）、車前と名付けられました。また、カエル（蛤蟆）がよくその葉の下にかくれるため、地域により「カエルの衣服」ともいわれました。

東漢の光武帝の時代、勇敢で戦争経験豊富な馬武将軍ですが、ある夏、戦争中に敵を追いかけて水源がない無人の地域に着きましたが、戦士と馬が食も水も不足して血尿が出て、戦力が弱くなり馬武将軍が困っていたところ、

将軍の馬係が、馬がみな、戦車の前の草を食べて血尿もよくなったことを発見し、そこでその草を採集して煮て戦士にも飲ませてみると、戦士の血尿も回復して元気になったため、勝利することができました。それでこの草を「車前草」と名付けました。

中医学的効能と応用

①「清熱利水」▼熱を収め、利尿する

○湿熱の邪が体内に溜ることによる、むくみ、尿量減少、排尿痛、排尿困難、尿が濃いなどの症候に、滑石、木通、山梔子などと配合して用いる。☆処方例「八正散」

②「利湿止痢」▼体内の余分な水分「湿邪」を排泄して下痢を止める。

○暑熱を伴う湿邪による、嘔吐、下痢、尿量減少などの症候に、香薷、茯苓、猪苓などと配合して使用する。☆処方例「車前子散」

③「清肝明目」▼肝の熱を取り、視力を改善する

○肝熱による、目の充血、腫脹、疼痛に、菊花、密蒙花、竜胆草、黄芩などと配合して用いる。☆処方例「車前散」

○肝腎不足の視力減退、飛蚊症、角膜混濁、流涙などの症候に、熟地黄、菟絲子などと配合して使用する。☆処方例「駐景丸」

④「化痰止咳」▼痰を除去して咳を止める

○肺の熱による、咳嗽、多痰に、杏仁、桔梗、紫苑などと配合して用いる。「経験方」

【用量】一〇～一五g、煎服。

【使用上の注意】

①布に包んで煎じる。

②湿熱がない人、妊婦には禁忌。

似た効能の漢方薬の比較

車前子と沢瀉

車前子と沢瀉はともに利尿と湿熱邪を除く働きがあり、むくみ、排尿困難、めまいなどの症状に使う。車前子は肝の熱を収めて視力の改善、痰を除いて咳を止める効能も備えている。沢瀉は肝の熱を収めて視力の改善、痰を除いて咳を止める効能はない

古くからよく使われる民間療法

高齢で尿の出が悪い、尿少、尿痛：「車前子粥方」。車前子九〇g、米一二〇g、粥にして食べる。《寿親養老新書》

高齢で、体弱、目がチカチカ、視力低下：「駐景丸」。車前子、熟地黄、菟絲子。《千金要方》

赤目、よく涙が出る、目やに：「車前明目散」。車前子、決明子、密蒙花、白蒺藜。《証治准縄》

著者の話

車前は庶民の災難を乗り越えるため、餅料理として利用でき、また、中医の病を治す有効な薬草でもあります。古典の訓えを読めば、漢方薬は数千年の歴史の中、世々代々民間から医者の試行により臨床経験で生まれています。著名な医薬学者たちは経典を学び、更に地域、天候、実際の臨床応用などから新しい知見を生み出して、漢方医学を発展させてきたという事実が分かりました。しかし、現代人は逆に「経典」を守りすぎ、処方は一つの薬の加減も許さない流派も存在しており、これでは「学問」のための「学問」になってしまいます。経典には従いますが、ケースバイケースで加減するのは、治療効果を高めるためであり、本当の臨床医学ではないでしょうか。

車前子は他の薬と一緒にして仙人食として使われますが、車前子だけ単品で長期に使用すると、体の陰分を損ない、便秘の恐れがあるため、常に服用することはできないのではないかと思います。

よく使われる薬膳

1　茯苓と車前子の粥「茯苓車前子粥」

おりものに

【材　料】
茯苓粉……………三〇g
車前子……………三〇g
米…………………三〇g

【作り方】
❶車前子を布に包み、水八〇〇㎖で三〇分煎じてその汁を取る。
❷❶の汁に茯苓粉と米を入れて粥にする。

【服用法】
適度に調味して朝夕二回に分けて食べる。

【解　説】
これは《中国薬膳大観》に記載された薬膳ですが、車前子は小さく、軽く煎じると上に浮いて沸騰時に鍋の外にあふれる場合もあり、また飲む時に咽部に絡むこともあるため、布で包んでください。

2　車前子粉、おもゆ、「車前子米飲」

水様下痢に

【材　料】
炒車前子粉末
おもゆ

【服用法】
車前子粉九gを三回に分けておもゆで飲む。七日連続服用。

【解　説】
この膳は唐代の孫思邈の《海上方》に載せられた処方です。慢性の水様下痢に民間でよく使われる方法ですが、急性の水様下痢には不向きです。

豆知識

「車前草」は、葉の筋が五本あり、非常に硬いため芯の若葉だけを使います。「蛤蟆草」は葉の筋は三本で効果はよくありません。

現代の臨床より

高血圧症：車前子九g、水で煎じて朝夕二回に分けてその汁を飲む。（四カ月、四八例／五〇例有効）《中薬大辞典》

小児下痢：車前子一五g、焦白朮（白朮を芯が残る程度に焦げるまで炒める）一〇g（三歳児の一日量）。水煎、少しずつ常温で飲む。三日連続飲用。（便が形になり、大便が毎日一～二回出る例を全快として統計し、有効率九三・七％）

新生児臍の感染症：車前子粉を無菌ガーゼで包み患部に塗る。隔日一回。（二五例一日で全快、一八例二日で全快）

現代の研究より

止咳作用：車前子の水煎汁には咳止めの作用がある。

利尿・腎結石予防：車前子は利尿作用があり、また腎臓のシュウ酸カルシウム結晶を抑制する作用がある。

血中コレステロール値の降下作用：総合コレステロールの高いウサギには紅花より著明な降下作用があり、正常のウサギにはこのような作用はない。

古代の症例紹介

「車前子」と「欧陽修」

欧陽修は北宋代の大文豪。宋の仁宗帝に抜擢され、高官(総理大臣に相当)になった時のことです。彼は国のことに没頭しすぎて不養生で、ある時から下痢が止まらない状態に陥りました。仁宗帝はすぐに最高レベルの御殿医に診せて、治療させ、様々な方法を使い尽くしましたが、よくならず、毎日続けて数回水様下痢が続き、体が衰弱して極度にやせてしまいました。その妻は非常に心配して、市販の小さな薬店に三文銭で一剤の下痢を止める薬があることを知り、欧陽修に知らせて試してみればと薦めましたが、欧陽修は「わしの臓腑は庶民と異なるので、そんな安い薬は服用できない」と拒否しました。しかし妻は三剤を購入して、こっそりおもゆに混ぜて食べさせると、すぐに下痢が止まりました。後で欧陽修がその庶民の薬の名を問うと、「車前子だけを粉末にしたもの」と答えました。その時の欧陽修の「国医不如草澤医」(御殿医は民間医にいたらない)という言葉が現代でも残っています。

附・車前草(しゃぜんそう)

自然の属性	
寒熱	寒
味	甘
昇降収散潤燥	降
臓腑	肝、胃、小腸
毒性	無毒

体質との相性	
気血両虚：下痢	△
食積痰湿：熱タイプ：下痢	◎
気滞うっ血：下痢	○
肝陽亢盛：高血圧、便秘	×
陰虚	×
陽虚：下痢	○

日本での利用法

食べ方：若葉を摘み、塩ひとつまみを入れた熱湯で柔らか目にゆで、炒め物、和え物などに。生のまま天ぷらに。

腫物、膿を排除する：生の葉を火であぶって柔らかくしたものを患部に貼る。

むくみ、利尿に：全草五～一〇gをコップ二杯の水で半量まで煎じ、一日三回食後に服用する。

古くからよく使われる民間療法

湿熱による肝臓病：「炒車前草」。若草の芯適量、あぶら菜の油少々、生姜の薄切り三切を一緒に炒め塩少々で調味する。ご飯と一緒に食べる。

現代の臨床より

急慢性腎炎：鮮車前草三〇g、冬瓜皮・玉米須各一五g(血尿著明な場合は鮮茅根を追加)。毎日水煎、三回に分けて飲む。(急性腎糸球体腎炎三〇例全快六例、有効二四例、無効0例)

蒼耳子（そうじし）

キク科
学名　*Xanthium sibiricum* Patrin
英語名　Siberian Cockle
中国名　蒼耳子（CangErZi）
和名　オナモミ
処方用名　蒼耳子
出典　《神農本草経》

体質との相性

種子と草ともに毒性があり、使用量を厳守。妊婦、小児には禁服。

体質	相性
気血両虚：花粉症	◎
食積痰湿：皮膚痒疹　熱タイプ	×
食積痰湿：皮膚痒疹　寒タイプ	○
気滞うっ血	○
肝陽亢盛：高血圧	×
陰虚	×
陽虚：鼻づまり	○

自然の属性

寒熱	温
味	甘・苦
昇降収散潤燥	散
臓腑	肺
毒性	小毒

解説　蒼耳子は甘味で発散する働きがあり、湿気を除去する働きもありますが、体にそれほどきつくないので、体虚の人にも使えます。「気血両虚」「陽虚」で風寒のカゼを引きやすい人、鼻づまりにはよいです。温性で熱っぽい人には不向きです。

ルーツ

キク科の一年草本植物オナモミなどの成熟した乾燥種子です。《神農本草経》に載せられた古名は枲耳、あるいは地葵で、《爾雅》には「蒼耳」、《本草綱目》には「野茄」という名も記載されていました。李時珍は「その葉の形はナス（茄子）と似ているので「野茄」といい、その味が滑り葵と似ているので「地葵」ともいう」と記しています。

家庭でできる利用法

注意：小毒があるため食用量を厳守。また米を洗った汁、豚肉、馬肉と一緒に蒼耳子を使わないように注意しましょう。

四肢がつる、しびれ：蒼耳子九〇gを炒めて粉末にし、水一ℓに入れて煎じて（七〇〇㎖くらいまで）、薬カスを除き、三日に分けて少しずつ飲む。四肢のつり、しびれが緩和する。《食医心鏡》

蓄膿症：蒼耳子を炒めて皮を剥い、粉末にして六gを二回に分けて白湯で飲む。《証治要訣》

視力が弱い：蒼耳子2：米1の比率で適量をお粥にして毎日少しずつ食べる。《普済方》

動脈硬化予防：「蒼耳油」：果実を絞った油にはリノール酸が六五%も含まれ、動脈硬化の予防に役立つ。果実はフライパンで焼いて食べる。

慢性鼻炎：粉末にした果実一〜三gにお湯を注いで服用する。

中医学的効能と応用

①**「発汗散風去湿」**▼発汗して風の邪を追い払い湿邪を除去する

○風寒タイプのカゼによる、悪寒、頭痛、鼻づまり、鼻水、食欲低下、のどが渇かない症状に、白芷、薄荷、辛夷など配合して使う。☆処方例「蒼耳散」

○痒い皮膚疹・化膿疹に、白蒺藜、蟬退、地膚子、荊芥、白鮮皮などを配合して使う。

○風湿による、痛み、けいれんに防風、羌活、独活、威霊仙、秦艽、当帰、川芎などを配合して使用する。

【用量】五～一〇g

【使用上の注意】毒性があるので使用量を厳守。

現代の研究より

有効成分：リノール酸、ブドウ糖、果糖、ロイシン、フェニルアラニン、グリココル、アスパラギン酸、lecithin、リンゴ酸、琥珀酸、酒石酸。

アレルギー反応抑制作用：過剰反応した免疫系統を収め正常化する。

抗菌作用：ブドウ球菌、肺炎球菌、連鎖球菌を抑制する作用がある。

鎮咳作用：鎮咳作用がある。

血糖値の降下作用：生体で血糖値を降下する作用がある。

抗ガン作用：蒼耳子の煎じ汁は、体外の子宮頸ガン細胞に対して著明な抑制作用がある。

毒性作用：

軽い場合…めまい、頭痛、むかつき、嘔吐、腹痛、下痢。

重度の場合…肝細胞壊死、腎機能衰弱で死亡。

よく使われる薬膳

1 蒼耳の粥「蒼耳粥」

耳鳴りを伴った弱視の人に

【材 料】

鮮蒼耳子……二g

米……一五g

【作り方】

❶新鮮な蒼耳子二gを砕き潰して二〇mlの水を入れておく。一時間後、その汁を取る。

❷米一五gを粥にして、その蒼耳汁を入れて再沸騰させるとできあがり。

【服用法】

朝に食べる。

【解 説】

《太平聖恵方》が出典です。

2 蒼耳子、薄荷の茶「蒼耳茶」

慢性鼻炎に

【材 料】

蒼耳子……九g

辛夷……四g

薄荷……六g

白芷……一〇g

葱白……六g

緑茶……三g

【作り方】

蒼耳、辛夷、白芷、緑茶を一〇分くらい煎じて、ミントと白ネギを入れて二分煎じ、その汁を取る。

【服用法】

三〇〇mlくらいを三回に分けて飲む。

【使用上の注意】

①ミント、葱白、蒼耳、辛夷ともに有効な精油成分があり、このお茶は煎じすぎないように注意しましょう。

②血分不足の人の頭痛、体の痛みには不向き。

現代の臨床より

鼻炎：蒼耳子四〇粒を砕いて、ゴマ油で弱火で煎じると蒼耳油になる。毎日二～三回点鼻。（慢性鼻炎二〇七例中、一九二例治癒）

歯痛：蒼耳子六gを芯が残る程度に焦げるまで弱火で焼いて、皮を除き粉末にし、鶏卵一個と混ぜて炒めて食べる。毎日一回、三日連続服用すると、頑固な歯痛五〇例中、四八例が一回で痛みが止まる。

イボ：蒼耳子一〇gを七五％アルコール五〇㎖に入れて密封して七日間。綿棒で患部に塗る。（一日数回。有効率九三％）

附・蒼耳草（そうじそう）

自然の属性

寒熱	微寒
五味	苦・辛
昇降 収散 潤燥	散、降
臓腑	肺
毒性	有毒

中医学的効能と応用

蒼耳子とほぼ同じであるが、解毒の力が強いので、癰疽疔癤（皮膚化膿症）、湿毒掻痒、虫咬、蜂刺などに外用したり、細菌性下痢などに内服する。

【用量】乾燥品は六～九g、鮮品は九～一五g、煎服。外用には適量。小児には使用禁止。

【使用上の注意】オナモミは全株に毒があり、果実（蒼耳子）の毒性が最も強く、鮮葉は乾燥葉より、若い葉は古い葉より毒性が強い。過量に服用すると、中毒により死亡することがある。

日本での利用法

和名は「オナモミ」で、「雄生揉」と書きます。夏に花が咲き、秋に実ります。その若苗を天ぷらや、湯通しして調理します。実は炒めて、皮を剥いて粉末にし餅にして、主食の代わりに食料不足の時によく利用されていました。蒼耳油を燃やして照明用としても昔は使われていました。顔面黒斑に蒼耳の葉を干して粉末にし、食後おもゆで三gを服用すると一カ月でよくなります。

毒蛇に咬まれた時の解毒薬として、生の葉を採んで傷口に付けることからこの名が付けられました。虫刺されには、生の葉の絞り汁を塗布するとよく、あせもや皮膚の炎症には、日陰干しした葉を入浴剤として使います。

古い症例の紹介

《蘇沈良方》には一つの病例と「蒼耳霜」という処方があります。宋代の宜州の昌従諫は十年くらい飲み続け、年が七、八十歳になっても顔色がよく、つやがあることは、この漢方薬の力だとされています。

「蒼耳霜」の作り方は、蒼耳の根、苗、葉、種実を一緒に採取して、洗い、日陰で乾かして、灰になるまで焼いてお湯をかけて濃い汁を取ります。二つの土鍋を用意し、一つの土鍋にその濃い灰汁を入れて弱火で加温し続けます。さきの濃い汁を少量取ってもう一つの土鍋に入れて弱火で水分を蒸発させます。このような操作を繰り返して、最後に全部の汁を蒸発させます。その後に第二の土鍋に残った灰を「蒼耳霜」といいます。清潔な陶瓶に保存します。毎日、二gを二回に分けて酒で飲みます。効能はアレルギーを抑制して、顔色をよくし、皮膚の痒みを解消します。美肌には入浴時に少し入れるとよいでしょう。

第3章

美容のために利用される薬草

○顔に何か塗るより、
　薬草を利用して体が健康になると自然美に戻る。
○シミ、シワを取るために、薬草は使いやすく効果的。

栝楼(かろう)

ウリ科
学名　*Trichosanthes kirilowii* Maxim.,*T. uniflora* Hao
英語名　Mongolian Snakegourd
中国名　栝楼 (GuaLou)
和名　キカラスウリ
処方用名　栝楼、栝楼仁、栝楼皮、全栝楼、栝楼霜
出典　《神農本草経》

ルーツ

ウリ科の蔓性の多年草シナカラスウリなどの果実全体が「全栝楼」で、果実の皮殻は「栝楼皮」、種子は「栝楼仁」、種子を圧搾し油分を除いたものは「栝楼霜」といいます。秋末に根を掘ったものを「栝楼根」といい、これは「天花粉」とも呼ばれます。ともに漢方薬として使われています。カラスが好んで食べたことから「烏瓜」の名があります。夏、レース飾りのような美しい花が咲きます。

別名は果贏です。木の上のものを「果」といい、木の下のものを「蓏」といいます。これらは、蔓で木に附着して生長しているので「果贏(中国語でゴロウ)」と名付けられ、時代が流れるにつれて発音が変わり、今の「栝楼」になりました。

日本の事情

日本各地に生え、繁殖力が旺盛で、山林などの大きな木に絡み付いて伸びあがります。栝楼は太陽が当たらない所でよく生長し、根が深く伸び、大きく成長すると数尺にもなり、品質もよいとされています。三月に芽を出し、七月に花が咲き、実が結び、初めの色は青色で瓜に似ていますが、九月に黄色になり熟した柿のようになります。山に住む子供たちはよくこれを食べます。秋の末に根を掘ると、その根は白色で粉が多く、これは品質がよいとされ、夏に掘ったものは繊維は豊富ですが白粉が少なく使えません。日本では赤いカラスウリが多く、これには薬効がありません。高野山には唐の時代に中国から弘法大師が持ち帰ったため、多く自生しています。

体質との相性

体質	相性
気血両虚・胃腸弱い	△
食積痰湿・熱タイプ	◎
寒タイプ	×
気滞うっ血	○
肝陽亢盛・高血圧	○
陰虚:熱っぽい	○
陽虚:むくみ	×

自然の属性

寒熱	寒
五味	甘
昇降 収散 潤燥	降、潤
臓腑	肺、胃、大腸
毒性	無毒

解説　栝楼は寒性で「食積痰湿」の黄色い痰のある人(熱痰タイプ)には非常によい。しかし、白い痰あるいは咳、痰がサラサラで量が多い人には不向き。また、もともと冷え症の「陽虚(ヨウキョ)」の人にも不向きなので、使用は避けましょう。胃腸が冷えると調子が悪くなる「気血両虚」タイプは控え目にしましょう。

日本での利用法

しもやけ、肌荒れに：果汁、果肉を擦り込むように患部に塗る。

汗疹に：根から精製したでん粉（天花粉）を塗る。

催乳に：種子三gをコップ一杯の水で煎じて食後一回飲む。

中医学的効能と応用

①「清熱化痰」▼熱を取り、痰を除去する

○痰熱による、咳痰が粘っこくて出しにくく、痰により胸苦しいなどの症候に、貝母、杏仁、枳実、黄芩、胆南星などと配合して用いる。☆処方例「清気化痰丸」

○小児の喘息・痰多、呼吸困難には、単品の煎湯を使用してもよい。

②「利気寛胸降濁」▼痰を除き気の巡りを回復して胸の痛みを解消し、痰により詰まっているものを解消する

○痰の阻滞による胸痛に、半夏、薤白などと配合して用いる。☆処方例「栝楼薤白半夏湯」

○症状がこじれることで、痰と熱が結びつくことで起こる胸痛、胸苦しさ、咳痰などに、黄連、半夏などと配合して用いる。☆処方例「小陥胸湯」

③「消腫散結」▼痰と熱による、肺化膿症や腫れ、痛みを解消する

○肺癰（肺化膿症など）の咳、膿血痰、胸痛、盲腸炎などの症候に、生甘草、当帰、乳香、没薬などと配合して用いる。☆処方例「神効瓜楼散」

○乳癰（乳腺炎）、癰疽（皮膚化膿症）の初期の発赤、腫脹、発熱、疼痛に、蒲公英、天花粉（栝楼根）、山梔子、黄芩、青陳皮、連翹、金銀花などと配合して使用する。☆処方例「栝楼牛蒡湯」

④「潤腸通便」▼腸を潤し便通をよくする

○腸の乾燥による便秘に、葛根、蜂蜜、麻子仁などと配合して用いる。

【用量】全栝楼は一五～三〇g、栝楼皮は六～一二g、栝楼仁は一〇～一五g、煎服。

【使用上の注意】

①栝楼は寒性で便通によいが、胃腸が弱く冷えて、よく下痢をする人や寒性の痰飲（痰の量が多く透明あるいは白色、泡がある、痰がサラサラしている人）には禁忌である。

②烏頭（川烏、草烏）との相性が悪いので一緒に使わない。また、乾生姜、牛膝、附子などの漢方薬との併用は避ける。

豆知識

果が円形で黄色、皮が厚く、へたが小さいのを「栝」といい。形が楕円形でへたが粗いのを「楼」といいます。昔は女性は「栝」を、男性は「楼」を食べたそうです。

コラム

「栝楼」の各部分には以下のような効能上の相違があります。「栝楼皮」は「清化熱痰・利気寛胸」に、「栝楼仁」は「潤肺化痰」・「潤腸通便」に、それぞれ優れています。「栝楼霜」は栝楼仁とほぼ同じですが、潤し便通の効能が栝楼仁より弱くなっています。「全栝楼」は皮・仁の両方の効能を兼ね備えています。古い処方には全栝楼がよく使われていますが、現代ではその種実「栝楼仁」を使います。効能が異なるので注意しましょう。

よく使われる薬膳

1 ジャム「清熱止咳膏（セイネツシガイコウ）」

咳が頻繁、熱を収めても空咳が出、痰が出にくい人に

【材　料】
赤黄色栝楼……………数個
白いハチミツ…………栝楼汁と同量
砂糖……………………少々

【作り方】
❶栝楼をすり潰して汁をとる。
❷❶と同量のハチミツを混ぜてジャムのようになるまで土鍋で煮る。

【服用法】
毎日少しずつ口に含み、暫く唾液で溶かしてから呑み込む。

2 「去痰茶（キョタンチャ）」

熱性の咳痰（ガイタン）に（黄色く、粘って出しにくい痰）に

【材　料】
青色で柔らかい栝楼…………十数個
竹瀝（チクレキ）…………………………一五ml
白色ハチミツ…………………二〇〇ml

【作り方】
❶青色の栝楼を薄く切ってすり潰し布で汁を絞り出す（約四〇〇ml）
❷❶に竹瀝、ハチミツを加えて混ぜ三〇秒くらい沸騰させ陶器（またはガラス瓶）に入れ保存する。

【服用法】
毎日一五〇mlを三回に分けて薄めて飲む。

【注　意】
このお茶は美味しいものです。熱っぽく黄色い痰のある人によく合います。しかし痰がなくなったら飲むのを中止します。下痢する人には不向きです。

著者の話

栝楼は蔓（つる）で物に附着して生え、上へ高く伸びるため、たくさんの土地を必要としません。昔住んでいた、北京の四合院（しごういん）の庭内、住宅の周りにも植えられていました。北京は乾燥した気候で、特に秋冬には市民は飽食してよく咳痰の症状を引き起こし、老人はなかなか（黄色の）痰が切れないことが多く、そんな時のために自家製無農薬の栝楼が日頃から薬膳として使われています。栝楼の生果実は完熟すると中がねばねばで甘くて食べやすく、しかし、私は子供の頃から胃腸が弱いので、食べるとよく下痢、食欲不振になったため、祖父に禁じられていました。

附・栝楼仁（かろうにん）

自然の属性

寒熱	寒
五味	甘、苦
昇降 収散 潤燥	降、潤
臓腑	肺、胃、大腸
毒性	無毒

現代の研究より

話題の有効成分：栝楼サポニンという栝楼の活性成分。この成分は、酸化しやすい不飽和脂肪酸の過酸化を抑制することができる（抗酸化作用）。また臨床上実際に中性脂肪を降下させる働きがある。更にブドウ糖が脂肪に変化することを抑制することが解明されてい

る。冠状動脈を拡張して心臓の血行を改善する作用があるほか、胃潰瘍の予防、抗菌作用、抗老化作用がある。また化粧品によく使われ、肌を滑らかにして、肌の潤いに役立つ。

抗腫瘤作用：二〇％の栝楼の煎じ汁にはマウスの腹水のガン細胞を殺す働きがある。その効能の最も強い成分が含まれるのは皮の部分である。六〇％の栝楼アルコール抽出液は肉腫によく効くが、その効能はねばねばの甘い液にあり、種皮、種仁には含まれていない。

抗菌作用：栝楼の煎じ汁は大腸杆菌をはじめ、チフス菌、グラム陰性性杆菌を抑制する作用がある。

去痰作用：栝楼の皮のアミノ酸には著明な去痰作用がみられる。

便通の改善作用：その作用は栝楼の皮ではなく栝楼仁に多くある。

血管の拡張作用：冠状動脈を拡張する作用がある。栝楼の皮に効能が多い。血小板の凝集を抑制する作用もみられる。

抗不整脈作用：栝楼の煎じ汁には不整脈を抑制する作用がある。

附・栝楼根（かろうこん）

別名：天花粉（てんかふん）

自然の属性

寒熱	微寒
五味	甘、微苦
昇降 収散 潤燥	降、潤
臟腑	肺、胃
毒性	無毒
相性	乾生姜（カンショウキョウ）と相性が悪く、牛膝（ゴシツ）、干漆（カンシツ）、烏頭（ウズ）と一緒の服用は禁止。

体質との相性

気血両虚：寒がり	△
食積痰湿・熱タイプ 寒タイプ	◎ ×
気滞うっ血	○
肝陽亢盛	○
陰虚：熱っぽい	◎
陽虚	×
妊婦	×

解説　天花粉には天花粉タンパク質、サポニン、でん粉を含んでいます。天花粉タンパク質は、直接に胎盤の滋養層の細胞を損ない変性、壊死（エシ）させ、流産させる恐れがあるため、子供の欲しい人、妊娠中の人は使わないように。寒がりの「陽虚（ヨウキョ）」の人には逆効果なので、避けたほうがよいでしょう。天花粉は寒性で潤いの働きがあるため、熱っぽい「陰虚（インキョ）」の人にはよいでしょう。

現代の研究より

免疫調節に重要な作用：天花粉タンパクは免疫調節に重要な働きがあり、リンパ球の回復、抗ガン機能の増強作用がある。

抗菌作用：天花粉タンパクには広範囲の抗菌作用がある（ウイルスには効果なし）。

抗エイズウイルス作用：アメリカで天花粉タンパクを用いてエイズを治療していた。そのタンパクは強い免疫抑制作用があり、それは、CD８細胞を通じて効果が発揮されることが解明されている。

抗ガン作用：マウスの肝ガン（腹水のタイプ）に対し著明な抑制効果がある。生存期を六〇％～七〇％延長できるという報告がある。

血糖値の降下作用：天花粉の煎じ液にはインシュリンのような活性成分「天花粉凝集素」（Variolus　Lectin）、天花粉タンパク(trichosanthin)があり、血糖値の降下作用がある。しかし、天花粉の四〇％アルコール剤は血糖に影響はない。

昔の製薬法

冬に掘り出して皮を除き一寸の長さに切り、水に漬ける(毎日水を替えて四～五日)。後日、すり潰してシルクの袋で汁を取り出して、暫く静かに置いておくと粉が沈殿する。その粉を日干しして、保存する。

よく使われる薬膳

1 「天花粉粥(テンカフンガユ)」

免疫力を発揮する天花粉の粥

【材料】

天花粉……二〇g
米……一〇〇g

【作り方】

❶乾燥天花粉を一五分くらい水に浸す。
❷水八〇〇㎖を加えて弱火で二〇分煮る。
❸米を入れて更に四〇分くらい煮て粥にする。

【服用法】

朝夕に各一碗食べる。

【効能】

清熱生津(セイネツショウシン)(熱を収め、のどの渇きを解消する)、体の抵抗力、免疫力を増強する。

2 杏仁(キョウニン)と栝楼仁と豚肉のスープ「二仁湯(ニジントウ)」

のどを潤し痰を除去する

【材料】

北杏仁……一〇g
栝楼仁……一五g
豚の赤身……一〇〇g

【作り方】

❶豚肉を薄切りにする。
❷杏仁と栝楼仁と❶の肉を一緒に二〇分くらい煮る。火が通ったら調味して完成。

【服用法】

スープを飲み、杏仁、肉は食べる。

【効能】

清熱化痰(セイネツケタン)(熱を収めて熱痰を解消する)。

知っていてお得

薬の服用法

《本草綱目(ほんぞうこうもく)序列第一巻　神農本経名例》

「病は胸膈上部にある場合、先に食事をしてから薬を飲み、病が心腹の下にある場合、先に薬を飲んでから食事をする。病が四肢にある場合、朝の空腹時に薬を飲み、病が骨髄にある場合、食事の後、夜間に薬を飲む」

陶弘景(とうこうけい)曰く「現在の処方の指示は、食事の先か後かだいたい同じ指示がある。また、酒で薬を飲むものもあり、飲み物で薬をのむものもあり、冷えてから飲むものもあれば、温かいうちに飲むものもある。煎じ薬を服用する回数は毎日一回や数回があり、薬を煎じる時間も長短がある。それぞれの用途で決めていて、詳しく理解した上で使うべきである」

李東垣(りとうえん)曰く「古代の人々は薬を服用する場合、いろいろな方法を用いた。病が上にある場合は回数が多く、飲用量は少なくするとよい。病が下にある場合、回数を少なく飲用量を多くするほうがよい。少ない量は上を滋養し、大量の場合は下部を補う。およそ一日に二回、三回と服用するのはその薬の力を増加させるためである。また、人の強弱と病の軽重により薬を増減すべきであり、先人の法を頑なに守る必要はない」

絲瓜絡（しからく）

ウリ科
学名　*Luffa cylindrical* Roem
英語名　Suakwa Vegetablesponge
中国名　絲瓜　(SiGua)
和名　ヘチマ
処方用名　絲瓜絡（シカラク）
出典　《本草綱目（ほんぞうこうもく）》

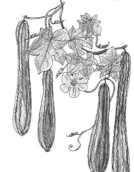

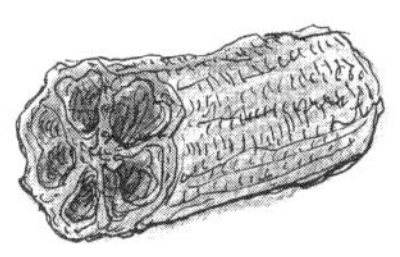

ルーツ

ウリ科の一年生草本植物の果実で、中国各地で栽培されており、瓜が老いると筋が織物のようになるため、「絲瓜（シカ）」「天蘿（テンラ）」「布瓜（フカ）」の名が付けられました。別名は蛮瓜（バンカ）。「絲瓜（シカ）」は南方由来で、明の時代、南の地方の人に対する蔑称が「蛮」であったため、「蛮瓜」と呼ばれるようになりました。

李時珍（りじちん）の《本草綱目（ほんぞうこうもく）》において、「唐宋以前にはあまり有名ではなく、今(明)全国に広まり、庶民の日常的野菜になった」と記し、《采薬書》には「適応症は婦人のおりもの、血尿、腹満（フクマン）、食滞、またあらゆる筋骨の痛みに効く」と記載があります。

日本での利用法

二月に種をまきます。その苗は蔓性で、他の植物や縄にからみつきながら繁殖します。葉が大きく、先に細かい棘が多くあり、汁は緑の染料になります。六、七月に黄色い花が咲き、キュウリの花と似ており、花蕾（からい）、柔らかい葉、巻き蔓はどれも食べられます。果実の径は一寸くらいで長さは一～三尺、深い緑色が食べ頃。軟らかいうちにその皮を剥き、炒めるかスープにするなど、野菜として使います。輪切りにした生の瓜を煎じて飲んでもよいです。この時期を過ぎて九～十月に収穫すると、棒のように硬く大きくな筋が多くなります。それを〝蘿瓜（ラカ）〟と呼び、鍋を洗う道具ヘチマとして使われます。また、浴用品としてもよく知られています。

体質との相性	
気血両虚・胃腸弱い	○
食積痰湿・下肢むくみ	◎
気滞うっ血	○
肝陽亢盛・痰の出悪い	◎
陰虚・口渇	△
陽虚	○

自然の属性	
寒熱	平
五味	甘
昇降 収散 潤燥	潤
臓腑	肺、胃、肝
毒性	無毒

解説　甘味で平性なヘチマは、利尿、むくみを解消、熱痰（ネッタン）を除去する働きがあり、いろいろなタイプに使えます。しかし、利尿作用があるので、もともと体内水分の不足の「陰虚」タイプには不向きなので、避けたほうがよいでしょう。

中医学的効能と応用

①「行血通絡(コウケツツウラク)」▼血の巡りをよくして経絡(ケイラク)を通じさせる

○血の巡りが悪いことによる、胸脇部の疼痛、乳腺炎の腫脹疼痛などに用いる。

②「化痰止咳(カタンシガイ)」▼痰を除去して咳を止める

○乾燥したヘチマの芯を残存する程度に焼いて粉末とし、熟したナツメの肉の粉末と混ぜて一cm大の丸剤を作る。一回一丸、一日二回、温かい酒で服用する。

【用量】一〇〜一五g、煎服。

【使用上の注意】

薬として使うのは黄色くなった老いたヘチマのみ。

古くからの利用法

性欲亢進で困る(男女)：ヘチマ(老)六〇gを乾燥するまで炒め、粉末にして三回に分けて服用する。

リンパ炎、おたふくかぜ：干しヘチマを芯が残る程度に焼いて、粉末にして水で溶き、患部を湿布する。《厳月軒方(けんげつけんほう)》

男性陰部潰瘍：新鮮なヘチマ(種子も含む)を砕き潰す、その汁を取り、五倍子(ゴバイシ)粉末と混ぜて、日に数回潰瘍の所に塗る。《丹渓方(たんけいほう)》

手足の凍傷：ヘチマ(老)を焼いて(少し黄色を残す)炭にして、豚の油と混ぜ、日に数回凍傷の所に塗る。《海上方(かいじょうほう)》

尿血、下血(痔)：霜降の後に、採集したヘチマを乾かしたものを芯が残る程度に焼いて、粉末にし、その半量の干し「槐花(カイカ)」の粉末に混ぜ、空腹時におもゆで一二gを二回に分けて服用する。《普済局方(ふさいきょくほう)》

咽部腫痛：鮮ヘチマの汁を適量飲む。《普済局方(ふさいきょくほう)》

虫歯の痛み：霜降の後採集したヘチマを芯が残る程度に炭になるまで焼き、粉末にして、痛い所に塗る。

尿が濁る：「ヘチマの粥」。新鮮な若いヘチマを薄切りにして粥に入れて再び煮て塩で調味して服用する。

皮膚癬：朝、露のある葉を七枚採集して、皮膚の瘡癬に一枚につき七回こすりつける。痒みによい。(注意：治療期間中に、鶏、ウナギ、魚など発物(ハツモツ)※を

コラム

多用途の「天蘿水(テンラスイ)」

「天蘿水」というのは新鮮なヘチマの蔓の中の汁で、肌の美容(炎症、できもの、ニキビ、脂漏性(シロウセイ)皮膚炎、白癬の予防)、糖尿病、慢性気管支炎、肺膿瘍(ハイノウヨウ)、咳血(ガイケツ)によく使われ、家庭でも作れますので、紹介します。

【作り方】

採取する時期：夏秋の間、汁が最も多い時期。

採取にあたり用意するもの：小口の瓶、はさみ。昼間に粗い元気そうなヘチマの蔓を選び印を付けておきます。

採取時間：古くから「子丑之交(ネウシノコウ)」の説があり、子時(ネドキ)と丑時(ウシドキ)(子時…二三時〜一時、丑時…一時〜三時)の間、二三時前までは汁が少なく、その時間を超えると味が濃くなり、水汁も少なくなるいわば夜中の一時頃というコツがあります。深夜一時、ヘチマの藤(とう)の根部を手の中指でさわり、根部の粗い皮と藤部のなめらかな皮の接点(およそ土の根部二、三寸の場所、見なくても手の感覚で分かる)をはさみで切り、上部の藤を小口の瓶に挿入して瓶を土で固定しておきます。朝の八、九時に、瓶を回収します。その瓶を密封して土に埋めます(古いほどよいとされている)。

採取の注意点：①小口の瓶は藤の脱落に注意し、小虫も入りにくいよう周囲に虫取りなどの方法で虫を防ぐ。②冷蔵保存可。

摂ってはいけない）

消渇（糖尿病の古い呼称）《摂生家妙方（せっせいかみょうほう）》：病状が軽い人、天蘿水一五〇mlを二回に分けて飲む。飲みすぎないように。重篤の人：毎日天蘿水二二〇mlを五回に分けて飲む（注意：この方法は糖尿病の補助療法で、食事制限と治療を平行で行うこと）。

家庭でできる利用法

肌荒れ、ニキビ、できもの、白癬：天蘿水で患部を洗い、湿布する。

咽頭炎、扁桃腺炎：天蘿水を毎日一杯一五〇ml飲む。効能：炎症を収め、熱を収め解毒する。

帯状疱疹：干しヘチマを炭になるまで焼き、粉末にし五〇％アルコールを入れて練り泥状にして、患部に塗る。痛みの激しい場合、繰り返して塗ると痛みが解消する。六症例に使い、六例とも著効を示した。

急性乳腺炎：乾燥したヘチマ一五cmを焼いて灰にし大碗に入れ、六〇％アルコール三〇～五〇mlを入れてガーゼで濾過して飲む。そのガーゼを患部に湿布する。二四時間ごとに交換する。三〇例中九〇％有効。

咳：天蘿水一八〇mlを三回に分けて飲む。

夏バテ、排毒：柔らかいヘチマ長さ一～二尺くらい（径一寸ほど）を炒め、苦瓜（ニガウリ）と配合すると絶妙の相性。苦瓜の苦みを緩和し、熱を収める働きが増す。

現代の研究より

有効成分：多糖、mannosen、galactan、植物繊維、lignin などがある。

抗菌作用：干しヘチマの煎じ汁あるいはアルコール剤の連鎖球菌、肺炎球菌の抑制作用が認められている。

鎮咳、去痰作用：干しヘチマや新鮮な葉にはともに鎮咳作用があるという報告がある。

アレルギー抑制作用：干しヘチマの煎じ汁には喘息を予防する作用がある（アルコールの抽出液にはその作用はない）。

抗酸化作用、抗老化・美肌作用：新鮮なヘチマには、ビタミンC、B_1が豊富で、脳を活性化し、美肌の働きもあるという報告がある。

豆知識

発物

外来の「邪」（ウイルス、菌類）などによるカゼ、各種炎症（肺炎、扁桃腺炎、急性牙周炎など）の場合、高いカロリー食を摂ると、それぞれの菌やウイルスにとってのエサのような働きをすることになり、炎症がひどくなり難治性になる。これら高カロリー食材を「発物」という。臨床でよく指摘された「発物」は魚介類、特に背が青い魚、黒魚、卵黄、ウナギ、とうがらし、ニンニク、ニラなどが挙げられる。

著者の話

日本では、ヘチマといえば、入浴用、掃除用の硬い織物のようなものを思い浮かべ、食べることとは無縁と思う人が多いようです。しかし実はとても美味しくて多くの体質のタイプで簡単に利用でき、広い効能があるので、ぜひ日本の方も食べるように紹介したいと思いました。台湾へ研修の旅に行った際、新鮮な苦瓜とヘチマの炒め物を試食してもらうと、みな美味しいと賞賛していました。苦瓜は輪切り、ヘチマは直径二寸未満で長さは一～二尺くらい、皮は筋がなく、滑らかなもののほうが皮が薄くそのまま食べられます。筋のある種類のものはその硬い外皮を剥いて、中身の柔らかい所を炒めるかスープに入れると香りがよいです。

沙苑子(しゃえんし)

マメ科
学名　*Astragalus complanatus* R.Br., *A chinensis* L.
英語名　Flatstem Milkvetch
中国名　沙苑子 (ShaYuanZi)
和名　ゲンゲ属のトウシツリの種子
処方用名　沙苑子、沙苑蒺藜、潼蒺藜、潼沙苑
出典　《本草衍義》

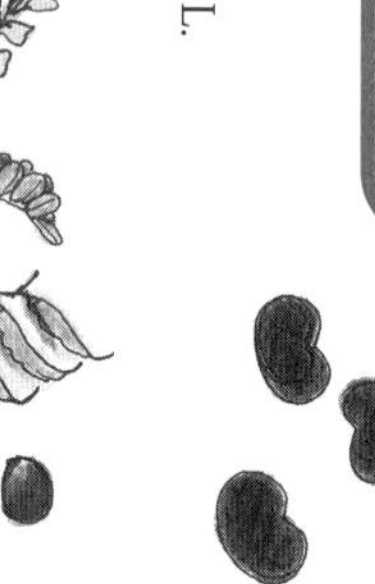

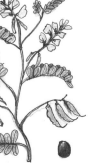

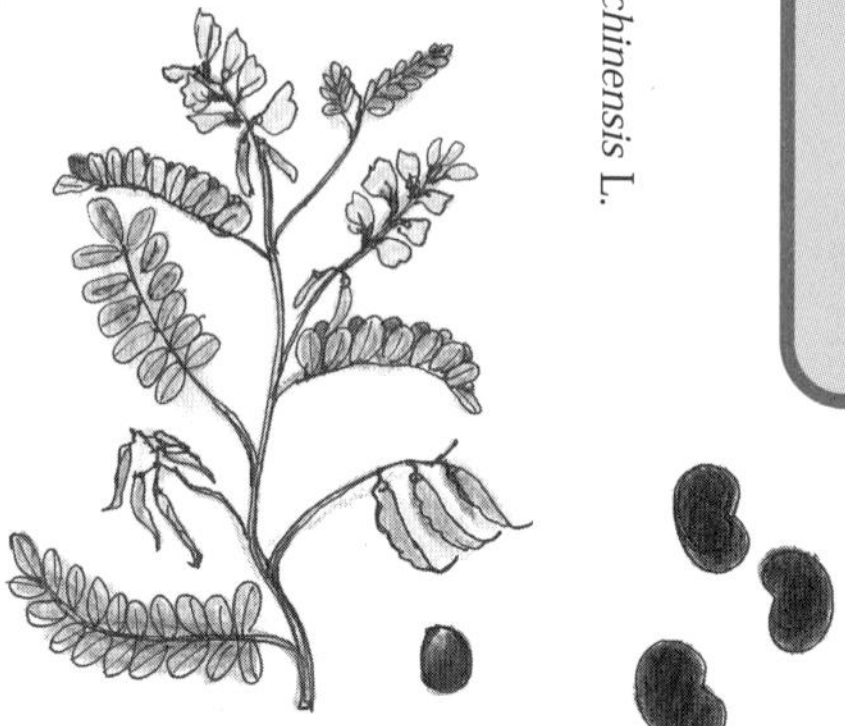

ルーツ

マメ科の一年草「扁茎黄耆」に属するトウシツリの乾燥種子です。主な産地は中国の内蒙古、東北、西北。晩秋～初冬、採取して日干しし、その種を取ります。生で使うか、炒めて、または酒に漬けて蒸すなど用途により製薬法が異なります。

中医学的効能と応用

①「補益肝腎」▼肝腎を補強する
○腎虚による、腰痛、おりものが多いなどの症状に、沙苑子三〇gを煎じて毎日二回服用する。

②「固精縮尿」▼肝腎を補い、精子の漏出を防ぐ。遺精、早漏、頻尿を改善する。
○腎虚による、遺精、早漏、頻尿に、煅竜骨、煅牡蛎、蓮須、芡実などと配合して使う。☆処方例「金鎖固精丸」

③「養肝明目」▼肝血を養い視力をよくする
○肝腎不足による、目がかすむ、めまい、視力減退、角膜混濁などの症候に、沙苑子単味で、あるいは枸杞子、熟地黄、女貞子、菊花などと配合して使用する。

【用量】一〇～二〇g、煎服。

【使用上の注意】
沙苑子は温性の補強剤であり、収斂する働きが強いため、特に「陰虚」で熱っぽい人、尿の出が悪い人には不向きなので、使わないようにしましょう。

体質との相性	
気血両虚・早漏	○
食積痰湿・熱タイプ 寒タイプ	× △
気滞うっ血	○
肝陽亢盛・熱っぽい	×
陰虚・熱っぽい	×
陽虚	○

自然の属性	
寒熱	温
五味	甘
昇降 収散 潤燥	収
臓腑	肝、腎
毒性	無毒

解説　温性の薬である沙苑子は肝腎を補うため「気血両虚」「陽虚」タイプにはよいですが、「陰虚」で熱っぽく興奮しやすい人は避けましょう。尿の出にくい人も合わないので控えましょう。

似た効能の漢方薬の比較

沙苑子と菟糸子

沙苑子と菟絲子は肝腎を補強する効能がよく似ているが、腎陽虚に温補と収斂の効能は沙苑子が勝り、菟絲子は補脾止瀉にも働く。《金鎖固精丸》に他の薬を配合して使う。

古くからの利用法

健康美人に：沙苑子粉末九gを日に三回に分けてお茶のようにして飲む。《本経逢原》

腎虚による、腰痛、おりものが多い時：沙苑子三〇gを煎じた汁を一日二回に分けて飲む。

腎虚による、遺精、早漏、頻尿：①竜骨、牡蛎を焼いて、芡実と蓮須をすべて粉末にし、蓮子の粉で丸剤「金鎖固精丸」にする。

②腎虚による遺精：沙苑子一二g、蓮の実一二gを水から煎じてそのスープを飲む。蓮の実も食べる。「沙苑蓮子湯」《中国薬膳学》

目がかすむ、めまい、視力減退、角膜混濁などの症候：単品であるいは沙苑子九g、茺蔚子六g、青箱子九gを粉末にして、六gを一日二回に分けて飲む。

現代の研究より

有効成分：Complanatuside、多くの種類のアミノ酸、ミネラルを含む。

免疫機能促進作用：細胞免疫を高める作用がある。

肝臓の保護作用：ラットの肝機能のGTP値を降下させる作用がある。

血圧降下作用：著明な血圧降下作用がある。

鎮痛作用：沙苑子の煎じ液には鎮痛作用がある。

血液中の脂質を除く作用：血液中の脂質を除く作用とともに、総コレステロール値を下げる作用がある。

抗疲労作用：抗疲労作用がある。

仙人食の紹介

清代の《養生須知》《長生神仙秘旨》には、潼蒺藜を食べる処方が記されている。沙苑子を粉末にして毎日一八gを三回に分けて食べる。常用すると健康になる。

古代の症例紹介

沙苑子と唐の玄宗帝の永楽公主

沙苑子は砂地の野草ですが、有名な薬品になったのにはエピソードがあります。玄宗帝に一人の姫が誕生し、「永楽公主」の名を賜りました。ところが姫は、一四歳になるまでやせて、背が低く、多病、顔色も悪く髪の毛は黄色っぽくつやもありません。名医、名薬を使ってもよくなりませんでした。

そんな折、安禄山と史思明の乱があり、玄宗帝の皇族は宮廷を離れ、陝西の鳳翔地方の沙苑村に宿泊しました。村の女の子はみな健康で肌につやがあり、訳を聞いたところ村民はよく「沙苑子茶」を飲むということが分りました。永楽公主も村の娘たちと一緒に沙苑子を採取しながら野原で遊びました。すると日に日に元気になり、極度のやせ顔もふっくらつやのある美肌美人になりました。それから沙苑子は有名になりました（永楽公主の兄も飲み調子がよくなりました）。

沙苑子茶：清代の《養生須知》にこの処方が記載されている。河南省、同州の沙苑牧馬草場の沙苑子は色が黒く、形は腎の形、大きさは穀物の一種の高粱くらい。これを採取して日干しし、香りが出るまで軽く炒め、お茶のようにして飲む。

白蒺藜・杜蒺藜・刺蒺藜

文献上は「沙苑子」を「白蒺藜（ビャクシツリ）」と称していた時期もあり、《本草衍義（ほんぞうえんぎ）》には「蒺藜（シツリ）に二種類あり。一つは杜蒺藜（トシツリ）、すなわち今の道傍に布地して生じるもの、小黄花を開き、芒刺（ボウシ）があるため、刺蒺藜ともいう。一つは白蒺藜、同州の沙苑牧場の処に出で、子は羊内腎の如く、大きさ黍（きび）粒の如し、補腎（ホジン）薬に今人よく用いる。蕁麻疹の人はただ刺蒺藜（シシツリ）を用うなり」とあります。ここでの白蒺藜は沙苑子です。宋代や明代の文献にみられる補腎薬の白蒺藜は沙苑子なので、注意が必要です。

円形脱毛症と沙苑子

円形脱毛にはステロイド剤がよく効きますが、薬をやめるとまた脱毛するという難問があります。中医では腎が丈夫になると髪の毛が「華」になるという教えがあり、その難問を解決するために、臨床治療時に肝腎を補う効能がある沙苑子の粉末を一〇g／日煎じて、その汁で漢方薬を飲ませます。

よく使われる薬膳

1 ヨモギ葉と沙苑子、鶏卵のスープ「沙苑蛋湯（シャエンタントウ）」

子宮の冷え、不妊に

【材　料】

ヨモギ葉……………………一〇g
沙苑子………………………二〇g
干した生姜…………………一〇g
鶏卵…………………………二個

【作り方】

❶沙苑子を砕いて先に土鍋で二〇分煎じる。
❷後からヨモギ葉、干し生姜、鶏卵を入れて十分くらい煮る。卵を取り出して冷たい水で冷やし、殻を取り除き、再び鍋で煮る。

【服用法】

毎日卵を朝夕二回食べ、スープを温めて飲む。一週間続けて服用する。

2 沙苑子の茶「沙苑茶（シャエンチャ）」

精神緊張、早漏、足腰無力に

【材　料】

蓮子（レンシ）………………………一〇g
沙苑子……………………………一〇g
菟絲子（トシシ）……………………一〇g

【作り方】

蓮子、沙苑子、菟絲子を洗い乾燥して砕く。消毒した袋に入れて閉じ、お湯を注ぐ。

【服用法】

お茶のようにして飲む。

妊娠中の禁忌薬剤

烏頭、附子、天雄、野葛、羊躑躅、桂、南星、半夏、巴豆、大戟、芫花、藜芦、薏苡仁、牛膝、皂角、牽牛、厚朴、槐実、桃仁、牡丹皮、茜根、茅根、干漆、瞿麦、三稜、鬼箭羽、通草、紅花、蘇木、葵子、代赭石、常山、水銀、硇砂、砒石、芒硝、硫黄、雄黄、水蛭、虻虫、芫青、斑蝥、地胆、蜈蚣、蛇蛻、羊肝、鯉魚、泥鰌（どじょう）、鰻（うなぎ）、スッポン、カニ、生姜、ニンニク、䗪虫、牛黄、麝香、雌黄、兎肉、犬肉、馬肉、騙肉

杏仁(きょうにん)

バラ科
学名　*Armeniaca vulgaris* Lam.　*Prunus armeniaca* L.
英語名　Common Apricot
中国名　杏仁（XingRen）
和名　アンニン
処方用名　杏仁、苦杏仁、光杏仁、北杏仁
出典　《神農本草経》

ルーツ

バラ科の落葉小高木の乾燥した種実で、中国が原産地とされますが、日本原産の説もあります。中国は内モンゴル、東北、吉林、遼寧、河北、山西、陝西省に分布し、日本でも広く栽培されていますが、長野県で最も多く栽培されます。種をまいておくとよく発芽し、三～四年目には花が咲き、実がなります。種子を砕くとベンズアルデヒドの香りが漂います。

漢方薬としての最初の文献は《名医別禄》で、「下品」とされています。古代の様々な文献では杏は家の敷地周囲に植えられた「家杏」でその種は苦くないとされ、山杏は薬にならず苦いと記載されています。ところが、現代では「杏仁」は苦味が主な薬味となっています。

別名と品種

杏には数種類あり、分類はだいたいその種が甘いか苦いかで分けられています。黄色で円形のものは、「金杏」といいます。伝説によると、その種は漢武帝の庭に植えられたもので、「漢武杏」とも呼ばれ、大きいものは梨ぐらいになり、一番早く成熟する品種です。また「白杏」というものもあり、成熟しても白色やや黄色で、甘味があり酸味は少ないです。この種はよく日干しにして乾物として保存されます。

「山杏」の味はよくなく、杏仁(種)だけは使えます。杏の花は二月に咲き、色は赤が多く、実の水分が少ないのは「沙杏」と呼ばれ、黄色で酸味があるのは「梅杏」、青色でやや黄色がかっているのは「柰杏」（柰はリンゴの意味で色も味も青いリンゴと似ているため）といわれます。古代より杏が熟した時、汁を絞り出して皿に塗って日干しにしたあと、粉を手で収集して保存します。使う時は、少し取って水に溶かして飲みます。

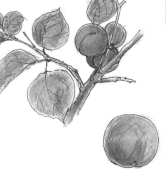

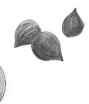

体質との相性	
気血両虚・胃腸弱い	△
食積痰湿・痰が多い寒タイプ	◎
気滞うっ血	○
肝陽亢盛・高血圧	×
陰虚・空咳	×
陽虚・下痢っぽい	×

自然の属性	
寒熱	温
五味	苦・辛
昇降収散潤燥	降、潤、散
臓腑	肺、大腸
毒性	小毒

解説　杏仁は温性で、「宣肺」（肺の気を発散する）の効能があり、痰がサラサラで量が多い「食積痰湿」の寒タイプには適応していますが、陰分不足、空咳の人にはそのままでは逆効果ですので、必ず熱を収める薬と配合して使い、アンニンだけを摂るのは避けたほうがよいでしょう。

中医学的効能と応用

①「止咳平喘」▼咳痰、喘息を解消する
○風寒による、咳痰、喘息に、麻黄、蘇葉、半夏、細辛などと組み合わせて使う。☆処方例「杏蘇散」
○肺熱の喘咳に、麻黄、甘草、石膏などと組み合わせて使う。☆処方例「麻杏甘石湯」
○肺燥の喘咳に、沙参、麦門冬などと組み合わせて使う。☆処方例「桑杏湯」

②「潤腸通便」▼腸の粘膜を潤し、便通をよくする
○老人や産後の血虚による腸の乾燥便秘に、郁李仁、柏子仁、松子仁、桃仁、などと配合して用いる。☆処方例「五仁丸」

③その他
○杏仁は肺気を巡らせ、水の代謝を促進するので、湿熱証(頭痛、身重い。胸苦しさ)などに使用される。☆処方例「三仁湯」

【用量】五～一〇g、煎服。

【使用上の注意】
①有毒(シアンを含有する)なので多量に用いてはならない。
②陰虚咳嗽や泥状～水様便には用いない。

伝説中の真実

伝説によると、翰林学士、韓国人の辛士遜が、青城山の道観で修行している時、皇姑という道人が「汝、杏仁を摂ると聡明になり、年寄りになっても力がある。これは申天師の処方である」と授けました。その処方は、皮付き杏仁を七粒、毎日口を清潔にしたあと口に入れ、皮が柔らかくなったらそれを除いてよく噛んで、唾液と混ぜて飲むというものでした。辛士遜は毎日それを食べて、一年後には体が軽くなったといいます。現代風にいえば、杏仁には痰を除く働きがあるので、肥満を解消したということでしょう。痰湿を除けば、視力も改善、脳の血液の供給も改善でき、脳の働きもよくなったということでしょう。

古典より

杏を五月に採集し、その種(杏仁)を取り出してお湯に浸けて、その皮と尖端(先)を取り除き、黄色になるまで炒めて(あるいは小麦粉で炒めて)保存します。李時珍曰く「もし風寒肺疾に使うなら、皮と尖が付いたままで使用したほうが発散作用は増す」。一つの杏仁に二つの仁(種)があるものは毒があり、古代よく犬にそれを食べさせて殺したといいます。李時珍はよく観察し「花びらが五つのものは普通だが、六つのものは突然変異によるもので毒がある」といっています。また、黄芩、黄耆、葛根と一緒に使用しないように注意しましょう。杏仁には痰を降ろす働きがあり、これは「降」の性質とされます。

李東垣曰く「桃仁と杏仁は下剤として使うが、下痢しているのに、脈が浮いているものには、気分に働く杏仁、陳皮を用いる。下痢しているのに脈が沈下しているものには、血分に働く桃仁、陳皮を用いる」

李時珍曰く「杏仁には発散する効能があるので、体表にある『邪気』を発散することができる。気を降ろす働きがあり、食積痰湿を除去することができる。また殺虫の効能は、その小毒性を用いる。杏仁を摂りすぎると毛細血管から出血する恐れがある」

なぜ中国で名医は「杏林高手」と呼ばれるのか?

「高手」は腕がよいという意味で、「杏林」は医療界の褒め言葉です。名医を「杏林高手」と賛美する由来は、三国時代に遡ります。その時代の名医董奉は、江西廬山に隠居の期間、お金のない庶民を治療する時、記念として一本の杏の木を植えてくれればよい、といってお金を取りませんでした。数年間、治療に訪れた患者は数知れず、杏林は十万株以上になり、杏が熟した時には買いたい人が米と交換することにしました。その米は生活が苦しい人々にただで配りました。董奉が亡くなると、人々は彼を記念するため、上手な医者を「杏林高手」と呼ぶことにしました。

董奉は実在の人物です。《南海府誌》には、彼は福建省人で一〇〇歳になる頃、永嘉・晋懐帝(紀元三〇七～三一二年)時代は戦争ばかりの三国時代にあたり、平均寿命は三〇歳とされているので、その時代ではかなりの長寿になります。伝説のその「杏林」の場所は、江西省星子県廬山南麓虎爪岩の近くに残っています。

家庭でできる利用法

慢性気管支炎：皮の付いたままの杏仁と、同量の氷砂糖を砕いて「杏仁飴」を作り、毎日一八gを二回に分けて朝夕食べる。《中薬大辞典》

急性気管支炎(熱タイプ)：杏仁一〇g、ナシ一個、氷砂糖少々。先に杏仁とナシを一緒に煮る。ナシに火が通ったら氷砂糖少々で調味して食べる。(杏梨飲)《中国薬膳大観》

肺病咳出血：杏仁四〇粒(炒めて粉末にしたもの)と青黛三gを混ぜて干し柿の中に入れ、ぬれた紙で包んで弱火でゆっくり加熱してから食べる。《朱丹渓方》

現代の研究より

有効成分：

杏：レモン酸、リンゴ酸、βカロチン、食物繊維、鉄分、カルシウム、ビタミンC

杏仁：アミグダリン(amy g dalin)三%で、杏仁の油の五〇%を占める。杏仁の油にはリノール酸とオレイン酸(oleicacid)の含有量が多い。その他にはエムルジンや脂肪酸を含む。

鎮咳、喘息を解消する作用：少量の杏仁を服用すると鎮咳作用や喘息を解消する作用がある。

血圧降下作用：一mg／kgの苦杏仁の煎じ液をネコに静脈注射すると、著明かつ持続的に血圧降下を引き起こすという報告がある。

抗ガン作用：苦杏仁からの抽出物質を、肝ガンを移植したマウスに一〇日間飲ませると、そのガンに著明な抑制作用が認められた。

殺菌作用：苦杏仁の油にはチフスなどの菌を殺菌する作用がある。

抗ウイルス作用：精製された杏仁には、ウイルスの活性を抑制する作用が証明された。

毒性作用：苦杏仁を大量に服用すると、中枢神経が興奮し、すぐに昏睡状態に陥ってけいれん、麻痺、呼吸不全で死亡する。

著者の話

北京の万里の長城の地域は春になると漫山遍野の杏花が咲き香りが漂って観光客を誘い、実は白くまた赤く染まり特別な香りがします。

長城の地域は「八達嶺」とも呼ばれ、その杏は「八達杏」として有名です。

子供の頃の大好物でしたが、摂りすぎると足の筋肉に力が入らなくなり、視力も低下してしまい、祖父に「杏を摂りすぎたためだ」と叱られ、暫く摂らずにいると、それらの症状はよくなりました。杏は熱性で、子供が食べすぎると皮膚の「できもの」などの疾患を引き起こしやすいので注意が必要です。また、眉が脱落するなどの恐れがあります。頻繁に摂ると、粘っこい黄色の痰が生じやすくなり、集中しにくくなります。出産前後の女性には禁忌とされています。

「現代の研究より」の血圧降下作用で記載していますが、その作用機序は臨床上、お腹に痰湿邪があり、足が冷たく頭が熱いタイプの人の痰湿邪が除かれると、上下の気が巡り、高血圧は自然に治っていくということです。他のタイプ、例えば怒りっぽく過労により体が熱っぽい高血圧のタイプには、「温性」の杏仁は逆効果です。

杏と長寿

世界では二つの地域の人々が杏を常食品としてよく摂ります。一つは、ヒマラヤ山麓の洪札族（五、六万人）で、この人々は病にあまりかからず平均寿命は百歳以上といわれており、その食生活と関係があると考えられます。この部族の人々は杏を乾燥させ、糸でつないで、どこへ行ってもそれを食べるそうです。

もう一つは、太平洋のフィジーの人々（人口約六〇万人）。ガンの発病はありません。彼らの食生活は一日三食、杏仁を食べていて、寿命も長いのです。

古くからよく使われる薬膳

杏の丸剤「李八伯杏金丹」

美白のための「丹薬」
（道人李八伯の処方による「杏金丹」）

【材　料】

杏仁……………………五斗
（一斗＝六六六四一㎖、約三三キロ）
粟……………………少々
小麦…………………少々
大麦…………………少々

【作り方】

布袋に杏仁を入れて井戸水に三日間浸し、潰して容器に入れ、綿でおおってその上に五寸くらいの深さになるように黄砂を入れ、丸一日弱火で温め、その砂を取り除く。

粟を入れてまた丸一日弱火で温めて、その粟を取り出した後、小麦、そのあと大麦を入れる。それぞれ全部を丸一日ずつ弱火で火を通して、そのあとその油を押し出して、五升＝三．三ℓくらいの油を取り出す。銀でつく作った瓶に取り出した油を入れて（七分くらい）口を封じて、銀で封じたあと、大きい鍋に入れて再び七時間煮る。銀瓶の中の油が加熱により沸騰して動くが、その油が動かなくなった時、瓶ごと取り出して冷却する。冷却したあと油を取り出すと、金色になっている。臼に入れて砕き潰して、〇．五㎝の丸粒にする。

【服用法】

空腹時に朝夕酒で二〇粒を飲む。

【効　能】

よく服用すると寿命を延ばす。肌が美白になり、病気は取り除かれる。

出典：《聖済総録》巻一九八

沙棘(サジー)

グミ科
学名　*Hippophac rhamnoides* L.
英語名　Seabuckthorn
中国名　沙棘　(Shaji)
和名　サジー
処方用名　沙棘、サジー
出典　《蔵薬標準(ぞうやくひょうじゅん)》

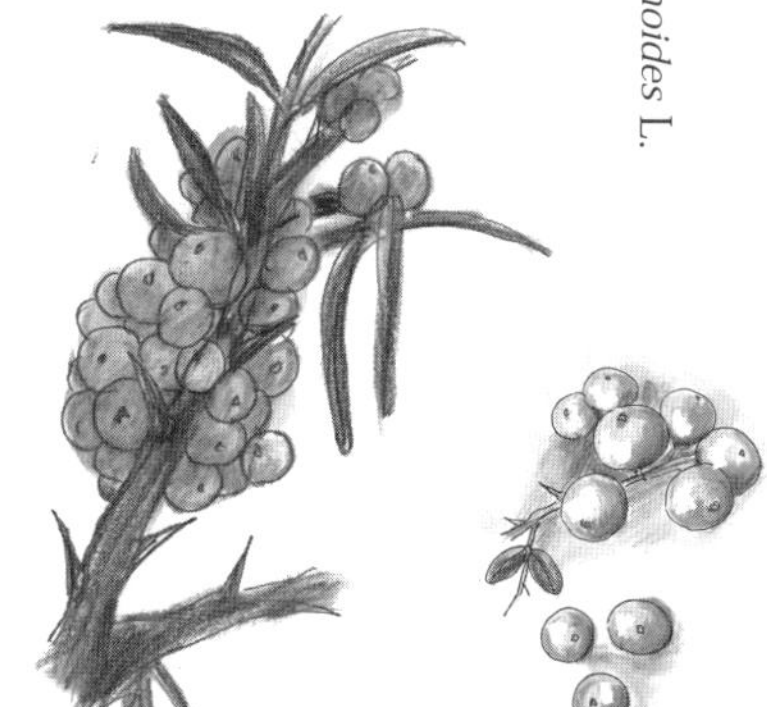

体質との相性

体質	相性
気血両虚・胃腸弱い、消化不良	◎
食積痰湿・消化不良 寒タイプ	◎
食積痰湿・消化不良 熱タイプ	△
気滞うっ血・血行悪い	○
肝陽亢盛・高血圧	×
陰虚	△
陽虚・裏弱、冷え	◎

自然の属性

寒熱	温
五味	酸・甘・渋味
昇降 収散 潤燥	潤、収
臓腑	心、肝、脾胃、肺
毒性	無毒

解説　沙棘は、酸甘渋味温性な果実で、補強する食薬品であり、消化不良や血行不良にも効果がある。
ところが「湿熱」がひどい時、すなわち「食積痰湿」の熱タイプには逆効果です。「高血圧」によいといっても熱っぽい高血圧の人には不向きなので控え目に。「陰虚」タイプはその「陰陽」のアンバランスにより熱が生じやすいのですが、酸甘味で「陰」を潤す働きがあるサジーには、温性であっても適量であれば、たいしたことはありません。

ルーツ

グミ科の多年生低木植物のサジー(沙棘)の果実で、モンゴル族・西蔵(チベット)族の伝統的な薬です。中国の二〇〇〇m以上の高山地、砂漠地帯などは、冬は氷点下三〇℃、夏は三六℃にもなりますが、そんな過酷な環境下で育つ強い生命力をもつ野生の低木の小さな黄色の果実は、かつてはあまり注目されていませんでしたが、今は生態学、栄養学、医薬学、経済学など様々な分野の研究課題になっています。

中医学的効能と応用

①「**止咳化痰**(シガイカタン)」▼痰を除去して咳を解消する
○サラサラで痰が多い人に使う。

②「**消食化滞**(ショウショクカタイ)」▼食滞(ショクタイ)を解消する
○消化不良、食滞による腹痛に、麦芽(バクガ)、神曲(シンキョク)、山楂(サンザ)などと配合して使う。

③「**生津止渇**(ショウシンシカツ)」▼唾液の分泌を促進してのどの渇きを解消する

【用量】三～九g

【使用上の注意】
①沙棘(サジー)にはビタミンCが極めて豊富で、そのため沙棘の飲料、食品を摂る時、野菜のニンジン、キュウリ、レバー、かぼちゃなど、ビタミンCを破壊する酵素をもつ食材と一緒に使わないように。
②沙棘は血行をよくするので、出血性

疾患、ビタミンKを服薬中の人や尿路結石のある人、胃・十二指腸潰瘍の人には不向き。

ビタミンの宝庫

沙棘には、生物機能を活性化させる成分が二〇〇種類以上確認されています。また、その含有量は、他の果物、野菜に類をみないほど多いものです。そのため栄養学者らは、沙棘を「ビタミンの宝庫」と呼び、二一世紀に期待される医薬品の源と考えられています。ロシアはその油を宇宙飛行士の食品としました。

家庭でできる利用法

高血圧・高脂血症：毎日少し沙棘（あるいは沙棘の食品）を摂る。

美容・つや：沙棘の液を顔に塗って寝る（パックする）。

おりもの：沙棘の木の皮一五gを水で煎じて飲む。

外傷・出血：沙棘の木の皮をすり潰して粉末にして貼る。

消化不良・胃痛・大腸炎の下痢：沙棘一五gを水で煎じて飲む。

やけど：沙棘の木の皮一三〇g、黄柏三〇g、水一五〇〇mlを三〇〇mlまで煎じて、その薬汁をガーゼに漬けて患部に湿布する。

蜀を救った沙棘

三国時代、蜀の軍隊は、冬の戦争中、四川・雲南の境では山路が極めて歩きにくく、食糧もなかったため、飢えに陥って病気が広まっていった。そんな折、山の薮に野生の果実を発見。しかし、毒があるかどうか心配していると、馬がこの葉と果実を食べて速やかに体力が回復した姿を見て、兵士たちもこれを食べて元気を回復させ、ピンチを乗り越えたという。

現代の研究より

有効成分：約二〇〇種類もの有効成分が含まれている。

ビタミン類：ビタミンC、E、A、K、B_1、B_2、B_6葉酸などの各種自然のビタミンが含まれている。

ビタミンC：ビタミンに対して、人体の二十四時間必要量の一／二以上ある。その中でビタミンC八六八・三〜一二五二mg／一〇〇g（レモンのビタミンC含有量の二〇〜四〇倍）を含む。

ビタミンA：沙棘の種子の油には、β-カロチン四・八四五mg、果汁油には、六七・二mgを含む。

ビタミンE：ガン、心筋梗塞、脳卒中の予防に働くα-トコフェロール二〇六・九mg／一〇〇gを含む。

ミネラル：鉄分、カルシウム、カリウム、亜鉛などのミネラルを含む。

アミノ酸：一八種のアミノ酸、その中で八種の必須アミノ酸を含む。

脂肪酸：オレイン、リノール酸などを含む。その中で、αリノレン酸（n-3）とリノール酸（n-6）が一：一の比率で含まれており、脂肪酸の摂取バランスに合致する。

活性成分：サジーフラボノイドは果実の主な機能性成分で、心・脳循環障害を解消する機能が立証され、今は、循環障害の改善や老化の防止、認知症などの予防に有効と認識されている。

抗心不全作用：沙棘には抗心不全の作

用がある。

血液粘度を減らす作用：沙棘には著明な血液粘度を減少させる作用がある。

抗血栓作用：沙棘子の油には、血栓の形成を抑制する作用がある。

抗アレルギー作用：沙棘にはアレルギーを抑制する作用がある。

抗酸化、抗疲労、老化の抑制作用：沙棘には、セロトニン、クマリンなどの抗酸化作用、抗疲労作用、老化の抑制成分がある。

抗ガン作用：マウスのガンと戦うキラー細胞（ＮＫ細胞）の活性を高める作用がある。

放射性物質から人体を保護する作用：沙棘の果汁、種子の油はともに鎮痛、鎮静作用、骨髄造血を促進する作用がある。放射性物質から人体を保護する作用がある。

薬の昇降浮沈の効能と応用

李東垣（りとうえん）曰く「薬には昇らせる性質のものがあれば降下させる性質のものがある。浮上させるもの、沈下させるもの、巡らせてこじれた邪を化して除く（化痰、化湿、化食積）ものもある。四季それぞれに生まれ、成長し、収斂し、収蔵するという変化に合わせて用いる。例えば、春は気を昇らせ、夏は気が盛んになり浮上させ、秋は気を収斂させ、冬は収蔵する。基本は味が薄いものは昇らせて生発させる。気（におい）が薄いものは降下と収斂。気（におい）が強いものは浮いて成長させ、味が濃いものは沈下かつ収斂する。気と味がともに平であれば変化して成長させる。そのため辛甘の味を補うと温熱の効能があることとなり、塩味、酸味、淡味、苦味を使うと、瀉す、降下、収斂の効能があることとなり、気味の薄いものは春夏の陽気を養い昇浮させる。気味の強いものは秋冬の収蔵、瀉す効能がある薬となる」

李時珍（りじちん）曰く「酸味と塩味のものは昇らせることはせず、甘味辛味の薬は降下の力がない。寒性のものは浮上ができない。熱性のものは降下の力がない。それは薬の本来の性質により決まっているものである。昇らせる性質の薬に塩味で寒性を配合すれば沈のものになり、下焦へ直接到達できる。もともと沈下の性質のものに酒を配合すれば浮になり、頭部へ昇らせる。一つの薬でも根のものは昇らせ、枝や末梢のものは降下する。生だと昇らせ、熟（加熱）すると降下する。昇降の性質は生まれつきのものもあるが、人間が製薬することでその性質を変化させる場合もある」

コラム

古代ギリシアでは、捨てられた馬、病のある馬、やせた馬が、どこにでもある数の多い砂地に沙棘の葉と実を食べに行くと、元気になり、毛につやも出て回復するという現象が発見され、そのため「沙棘（サジー）」はギリシアでは「キラキラ光る馬」と名付けられました。沙棘を薬として初めて使った記録は、八世紀後半のチベット医、ユトク・ユンテングンボがまとめた《四部医典（しぶいてん）》で、沙棘の不思議な効能を記載しており、「去痰（キョタン）」「五臓を調節する」「バランスをとる」パワーと、「外傷の鎮痛」「再生回復する効能」について紹介しています。一七世紀の《藏医学選編（チベットいがくせんぺん）》という本では、沙棘には更に胃、肝、肺、婦人疾患に対する効能についても紹介しています。

酸棗仁（さんそうにん）

クロウメモドキ科
学名　*Zizyphus spinosa* Hu
英語名　Spine Date
中国名　酸棗仁（SuanZaoRen）
和名　サネブトナツメ
処方用名　酸棗仁、棗仁、生棗仁、炒棗仁
出典　《神農本草経》

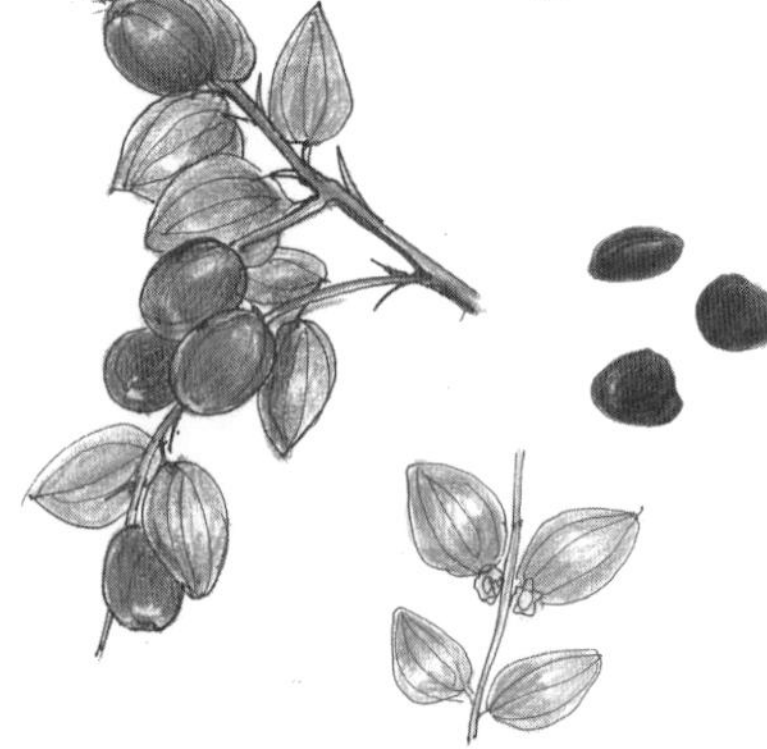

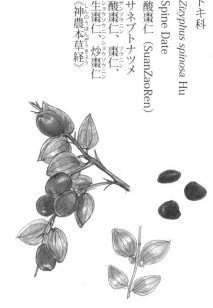

ルーツ

クロウメモドキ科の落葉低木サネブトナツメの種子で、主な産地は中国の華北、陝西、遼寧などの地域です。「酸棗」は「棘」（ナツメを参照）とも書き、「朿」に「刀」が付くと「刺」という字で、「棘」は刺がたくさんあるという意味になります。酸棗の実の形はナツメに似ていますが、味は甘酸っぱく、酸味が強いため、「酸棗」と名付けられました。

中医学的効能と応用

①**「補肝寧神」**▼肝を補養して心神安定する

○肝の血分不足で生じた虚火が心神を不安定にさせ、イライラ、熱感、不眠、動悸などが起こる症候に、川芎、知母、甘草、茯苓などと組み合わせて使う。☆

処方例「酸棗仁湯」

②**「収斂止汗」**▼収斂の性質で汗を止める

○虚弱で多汗な人に、漢方薬の人参、麦門冬、五味子などと組み合わせて使う。

【用量】一〇～二〇g、煎服。粉末は一回一・八gを呑服する。

【使用上の注意】

①不眠には就寝前に服用させるとよい。

②実邪、体内に熱がこもっている不眠のタイプには合わないので用いない。

古くからの使い方

心動悸不眠：酸棗仁三〇g、香りが出るまですり潰して粉末にする。毎回六gを

体質との相性	
気血両虚・下痢っぽい	△
食積痰湿・消化不良	△
気滞うっ血・熱タイプ 寒タイプ	× ○
肝陽亢盛・高血圧	◎
陰虚・不眠	◎
陽虚	△

自然の属性	
寒熱	平
五味	甘・酸
昇降 収散 潤燥	降、収、潤
臓腑	心、肝、胆、脾
毒性	無毒

解説　酸棗仁は「降」の作用により血圧降下作用があるので、「肝陽亢盛」の高血圧タイプの人には非常によく、また「陰虚」による不眠にも非常によいです。そのメカニズムは、寝汗を収斂して止めることにより「陰分」を保ちます。「気滞うっ血」「食積痰湿」の人は、虚弱ではなく、体内に老廃物が詰まり、熱くなり、不眠となるので、不向きです。また、油脂が多いため、摂りすぎると下痢の恐れがあるので控え目にしましょう。

晩に竹葉のスープで呑む。《和剤局方》

骨蒸※不眠：虚弱で、寝ると虚熱が出て汗をかきイライラして眠れない。酸棗仁六〇gを水三〇〇mlで研ぐ。その汁を取り洗った米一二〇mgを入れて粥になったら、六六mlの地黄の汁を入れて再び煮て、適量食べる。《太平聖恵方》

※骨蒸：「骨」は深い所を意味し、「蒸」は熱気が発散する様子。「骨蒸」はその熱が深い所から発して寝汗を伴う状態を指す。

寝汗：酸棗仁、人参、茯苓を同じ量で混ぜて粉末にし、毎晩三gおもゆで飲む。《簡便方》

発作性上室性頻拍：米一〇〇gを粥にして酸棗仁一五gをすり潰して少し煮る。日常的に食べる。

現代の研究より

有効成分：三二%脂肪油、一七種のアミノ酸、その中にはメチオニン、アルギニン、ロイシン、グルタミン、アラニン、セリン、アスパラギンなどがあるす。ミネラルの鉄分、マンガン、亜鉛、セレン、銅なども含まれる。豊富なビタミンC、サポニンなども含まれる。

免疫機能を高める作用：マウスに〇・一g／kgを一六日間投与すると、体液の免疫機能と細胞免疫機能がともに強化され、放射性物質からの保護作用も認められている。

心拍数の抑制作用：マウスの心拍数を抑制する作用がある。その有効成分は「黄酮」と解明されている。また心脈損傷の保護作用もある。

安定・催眠作用：酸棗仁には多種類の動物に対する安定・催眠作用がある。また、安定作用の主成分はサポニンと判明している。

鎮痛作用：マウスの研究により、酸棗仁には著明な鎮痛作用がある。

体温降下作用：ラットの実験で酸棗仁の体温降下作用が認められた。

降圧作用：ラットの研究により、酸棗仁には著明な（七六・三%）血圧の降下作用がある。

子宮の興奮作用：子宮の興奮作用があるため、妊娠初期は酸棗仁を避けたほうがよい。

高脂血症の改善作用：酸棗仁には血中脂質を低下させる働きがある。そのため動脈の粥状硬化症の形成を抑制する作用がある。

豆知識

漢方薬は同じ植物でも、異なる部分が正反対の働きをする場合があります。例えば、「酸棗仁」は不眠に使いますが、「酸棗肉」は眠い時に使います。また、「麻黄」は発汗、「麻黄根」は止汗ということで、注意が必要です。

コラム

サネブトナツメ（以下「酸棗」と表記）の木が三尺くらいになると花が咲いて、実をみのらせます。秋に成熟した果実を採取して果肉を除き、すり鉢を用いて種の殻を丁寧に砕き（注意：種を砕く時、種皮を破らないようにすると保存しやすい）、種子を取り乾燥させ、生であるいは炒めて使用します。

「防已」という生薬と相性が悪いので、注意しましょう。《神農本草経》には、主に酸棗の果実の効能が記載されています。研究が進み、酸棗の種（仁）の効能が発見されました。それは、気を補強して肝を保護する「補中益肝」、骨や筋を補強する「堅筋骨」、陰分によい「益陰」という効能です。

古くからよく使われる薬膳

酸棗仁（サンソウニン）と柏子仁（ハクシニン）とレバーのスープ「双仁菠菜猪肝湯（ソウニンハッサイツウカントウ）」

月経期間に体力を増強するスープ

【材　料】

豚肝……………………二〇〇g
ほうれん草……………二株
酸棗仁…………………一〇g
柏子仁…………………一〇g
塩………………………適量

【作り方】

❶酸棗仁と柏子仁をすり潰して布袋に入れて口を締める。
❷レバーを洗い薄切りにして牛乳に十五分漬ける。ほうれん草を洗い根部を切る。
❸六〇〇㎖の水に❶の布袋を入れて二十分間煮る。四〇〇㎖汁を取る。
❹レバーを沸騰したお湯に入れて表面が白くなるまで少し煮て取り出し、❸の汁に入れてほうれん草を加え、再び沸騰したら塩で調味する。

【効　能】

「鎮心安神（チンシンアンシン）」「補肝調経（ホカンチョウケイ）」（精神を安定させ、肝経を補養し、月経の正常化を助ける）

酸棗仁の副作用について

①**消化器への副作用**：食欲不振や胃の違和感、むかつき、腹痛、下痢などの副作用がある程度の頻度でみられる。

②**重大な副作用**

(1)偽アルドステロン症：低カリウム血症、血圧上昇、ナトリウム体液の貯留（むくみ）、体重増加などの症状が現れる。

(2)ミオパチー：低カリウム血症により横紋筋の筋力低下（ミオパチー）を引き起こす。脱力感、無力感、筋肉痛、四肢けいれん、しびれ、血中及び尿中ミオグロビン上昇などの症状が現れる。

著者説明：酸棗仁湯は酸棗仁、茯苓（ブクリョウ）、川芎（センキュウ）、知母（チモ）、甘草（カンゾウ）から成り、中でも上記の副作用が疑われる薬は甘草です。甘草が血中カリウム値を低下させ、低カリウム血症を引き起こし、筋肉痛、けいれんなどの症状を誘発します。しかし、甘草の量は一日量二二gのうちの五％であり、日に七・五gの中添加剤もあり、実際に使用量はほんの少しです。

また、知母、酸棗仁には大量のカリウムを含み、甘草と一緒に処方するため、複合的な投薬で甘草の欠点を軽減しています。しかし、他の甘草を含有する生薬やエキス剤の数種を同時に、あるいは長期に服用する場合、副作用の恐れがないとはいえないので気を付けましょう。

著者の話

酸棗仁の催眠・安定作用は認められていますが、合歓皮（ゴウカンヒ）（ネムノキ）・花よりも弱く、西洋催眠剤よりも即効性はありません。推奨する理由は副作用が少ないだけでなく、酸棗仁の催眠作用は一旦効くと、服用量を少しずつ減らすことができ、最後は摂らなくても眠れるようになります。多くの不眠の患者が長期間西洋の催眠剤を服用し、中止すると眠れなくなることと比べて、はるかに人体にやさしいのです。

「酸棗仁湯」を使っても効かない理由の一つは弁証が誤っていること。二つ目は夕飯を食べすぎて寝苦しくなっているからです。三つ目はその「酸棗仁湯」の飲み方のコツを知らないことです。

「酸棗仁湯」の飲み方：
①晩ご飯は少な目とし、流動食、消化しにくいものを摂らないこと。
②眠る三十分前に「酸棗仁湯」五g（一袋）を飲み、寝具の準備をして三十分後には必ず横になること。
③即効性がないため、うまく眠れなくても、あせらず毎日飲み続けると効果が出る。

また、「酸棗仁湯」を飲む場合、毎朝散歩（六〇〇〇～八〇〇〇歩）するとよく効きます。

川芎（せんきゅう）

セリ科
学名　*Ligusticum chuanxiong* Hort.
英語名　Chuanxiong Rhizome
中国名　川芎（ChuanXong）
和名　マルバトウキ属センキュウ
処方用名　川芎、芎藭、大川芎、センキュウ
出典　《神農本草経》

体質との相性	
気血両虚・風邪頭痛	△
食積痰湿・前額部痛	○
気滞うっ血・側頭部痛	○
肝陽亢盛・高血圧	×
陰虚・熱っぽい	×
陽虚・ボーッとする	○

自然の属性	
寒熱	温
五味	辛
昇降 収散 潤燥	昇、散
臓腑	肝、胆、心包
毒性	無毒

解説　温性で気を発散上昇させる川芎は頭痛に効果がありますが、熱性のもともと気がのぼせる傾向にある「肝陽亢盛」の人、「陰虚」で熱っぽい人には不向きです。「食積痰湿」には○にしましたが、患者の舌を診て、舌上に真っ白の痰湿による苔があり、ボーッとして帽子をかぶったような頭痛なら、川芎より「藿香正気散」のほうが「証」と合います。効果も抜群です。

ルーツ

セリ科の多年性草本センキュウの乾燥した根茎で、原名は「芎藭」。主生産地は中国の四川の灌県、崇慶、雲南、湖北、貴州など各地で栽培されています。

夏に茎の下の節盤に著明な突起があり、それがやや紫色になった時に根を採取し日干しし、あるいは弱火で乾燥させ、ヒゲ根を除き、生で使用します。酒で炒めたり、小麦の殻で炒める場合もあります。

日本では、日本産の同科のマルバトウキ属センキュウ Cnidium officinale Mak. の根茎を通常湯通しして乾燥させたものを使います。

中医学的効能と応用

①**「活血行気」**▼気血を巡らせ血行をよくする

○寒気の侵襲による、血液うっ滞の月経不順、無月経、月経痛などに、当帰、白芍、熟地黄などと配合して用いる。

☆処方例「四物湯」

○肝気うっ滞・血行の悪いことによる胸脇痛に、柴胡、香附子、白芍などと配合して使用する。☆処方例「柴胡疏肝散」

○瘀血が心の脈を阻害することによって起こる狭心痛に、紅花、丹参、赤芍などと配合して使用する。☆処方例「冠心Ⅱ号」

②**「去風止痛」**▼外来の風邪を追い払い、痛みを止める

○風寒の邪による頭痛に、白芷、細辛、防風などと配合して用いる。☆処方例

「川芎茶調散」
○風熱の邪による頭痛に、菊花、白僵蚕、石膏などと配合して用いる。☆処方例「川芎散」
○風湿の邪による頭痛に、羌活、独活、防風などと配合して用いる。☆処方例「羌活勝湿湯」
○血分の不足による頭痛に、養血の当帰、白芍、熟地黄や、散風の蔓荊子、菊花などと配合して使用する。☆処方例「加味四物湯」

【用量】三～九g、煎服。

【使用上の注意】

①ピリ辛味で温性である川芎は気を昇らせ発散するので、過量に用いると「気」を消耗させる弊害があるので、陰不足で虚弱、なおかつ多汗を呈する時は禁忌である。また、気が逆上して起こる嘔吐、肝の熱による頭痛、月経量過多などの人にも使わないこと。

②川芎は頭痛の薬として有名で、どんな頭痛でも、それぞれの原因に対して的確に他薬と配合すればよく効く。

家庭でできる利用法

熱っぽいカゼで頭痛：川芎三g、緑茶六gを水で5分間煎じて食前に温かいうちに飲む。《簡便方》

偏頭痛：川芎を粉末にして酒に浸して飲む。《斗門方》

酒の飲みすぎで脇部が張り、時に嘔吐する。胸中水の音がする：川芎三〇g、三稜三〇gをともに粉末にして六gを、適量の輪切りにしたネギの白い部分のスープで飲む《聖済総録》

日本での利用法

日本では主に北海道、東北地方、長野、静岡、三重の各県で栽培されています。中国の良品川芎と似た日本産の類似植物（ミヤマセンキュウ）がありますが、効能はありません。

川芎の名の由来の伝説

川芎は最も古い薬の一つです。中国の戦国時代に出版された《山海経》の《北山経》に収載されています。その効能については、こんな伝説があります。唐朝初年、薬王と呼ばれた孫思邈は弟子と一緒に終南山から四川の青城山

古典より

李時珍曰く「人の頭は穹窿という最高の所で、天の象である。この薬は気を上昇させ頭の様々な病を治すため『芎藭』と名付けられた」。四川で採れたものが「川芎藭」で、簡単に「川芎」といいます。「四川は寒い日が少なく、この薬を栽培して秋の末でもその茎、葉は枯れず、清明節後その根からまた新しい苗を生じて、その枝を横に埋めると節々から根を伸ばす。八月は根の下にできた芎藭を採取する時期である。川芎は気厚く、味薄く、体の気を昇らせやすく、陽薬である。白芷と合うが、黄連、雌黄とは相性が悪いとされる」

古代の症例紹介

北宋の沈括の著書「夢渓筆談」に記載された症例です。沈括の親戚の息子が、昔からよく川芎を服用していました。医者の鄭叔熊が「川芎を久しく服用するのはいけません。多く服用すれば突然死の恐れがある」と勧告しましたが、その息子は守らず無病で突然亡くなりました。また張子通の妻は、頭痛の病があり、長期に川芎を服用して突然死したことも多くの人々が目撃しました。

に辿りついた時、林の中で休息中に病で苦しんでいる一羽の鶴を見つけました。すると、何羽かの鶴が飛んで来て、口からある草を投げ出し、それを病のある鶴が食べ始めました。翌日、その鶴がよくなったので、鶴の群れを追いかけて、ある洞窟の前で薬を採集する場所を突き止めました。孫思邈はその草を弟子に採取させました。孫恩邈は自分の長い経験からこの薬が血瘀によいと判断し、患者に投薬したところ、よく効きました。そこで「青城山幽、川西第一、薬由鶴遞、来自天穹」という詩を残し、四川産の芎窮を「川芎」と命名しました。今もその山は薬王山と呼ばれ、その地域の観光地になりました。この伝説から示されるのは、川芎の薬としての効能の発見は孫恩邈の長い臨床経験の結晶だったということです。

現代の研究より

冠状動脈の血流量を増加させる作用：下肢の血流量を増加させ、血圧を降下する作用がある。

脳の血流量を増加させる作用：脳の酸欠を改善する。

抗菌作用：大腸桿菌、痢疾菌、ジフテリア菌、コレラ菌、真菌を抑制する作用がある。

古典の訓え

李東垣曰く「頭痛の病は必ず川芎を使う。単品で効果がよくなければ、各経に引く薬と配合すればよい。例えば太陽経に羌活、陽明経に白芷、少陽経に柴胡、太陰経に蒼朮、厥陰経に呉茱萸、少陰経に細辛というようなことである」

李時珍曰く「川芎は血の中の気の薬、肝の過労で消耗された場合、ピリ辛味をもって補う。そのため血虚にも宜しい。気の巡りの働きがあるため気滞の人にもよい」

《左傳》には、「川芎は湿邪による病症にも使える。川の魚による腹部の違和感、下痢（湿邪によるもの）にはいつも川芎を加える。血痢が出て痛みが止まらない人は「気滞」なので、川芎を処方に加えると下痢がすぐ止まる。これは中医学の絶妙なところである」とある。

著者の話

単品の川芎を長期あるいは大量に飲むと、「気」が消耗されます。長期服用でなく、あるいはほかの薬と配合して飲んで、症状がよくなったら、服用を中止すれば突然死にはならなかったでしょう。

李時珍曰く「薬や食が胃に入ると、それぞれの臓腑に働く。一種類の薬ばかり長期服用すると必ずバランスを崩す。例えば川芎は肝経薬、その辛味が肺に働き肺気（金）が盛んになってばかりの状態になると、今度は肝（木）が害を受け長期間患って死にいたる」。ですから医者は加療しすぎてはいけません。

アメリカ・カルフォニア州の統計によりますと、医者がストライキをした地域は死亡率が半減したという報告があります。この現象から何か啓示を得ませんか。

川芎の制薬の効果

生川芎：辛香温散、去風の力が強く、止痛に速効性があり、カゼによる頭痛、身体痛によく使われています。

炒川芎：炒めると川芎の辛香温散のパワーを緩和させ、気血が通じて巡りがよくなり、補して気血のうっ滞を改善します。気血虚弱の人の胸脇部に針を刺すような痛みを緩解します。

酒で川芎を炒める：活血理気の効果を高め、瘀血を化し、新血の生成を促進します。月経不調や瘀血腫痛によく使います。

桑枝(そうし)

クワ科
学名 *Morus alba L.*
英語名 White Mulberry
中国名 桑枝(SangZhi)
和名 クワの枝
処方用名 桑枝、嫩桑枝、炒桑枝
出典 《本草図経》

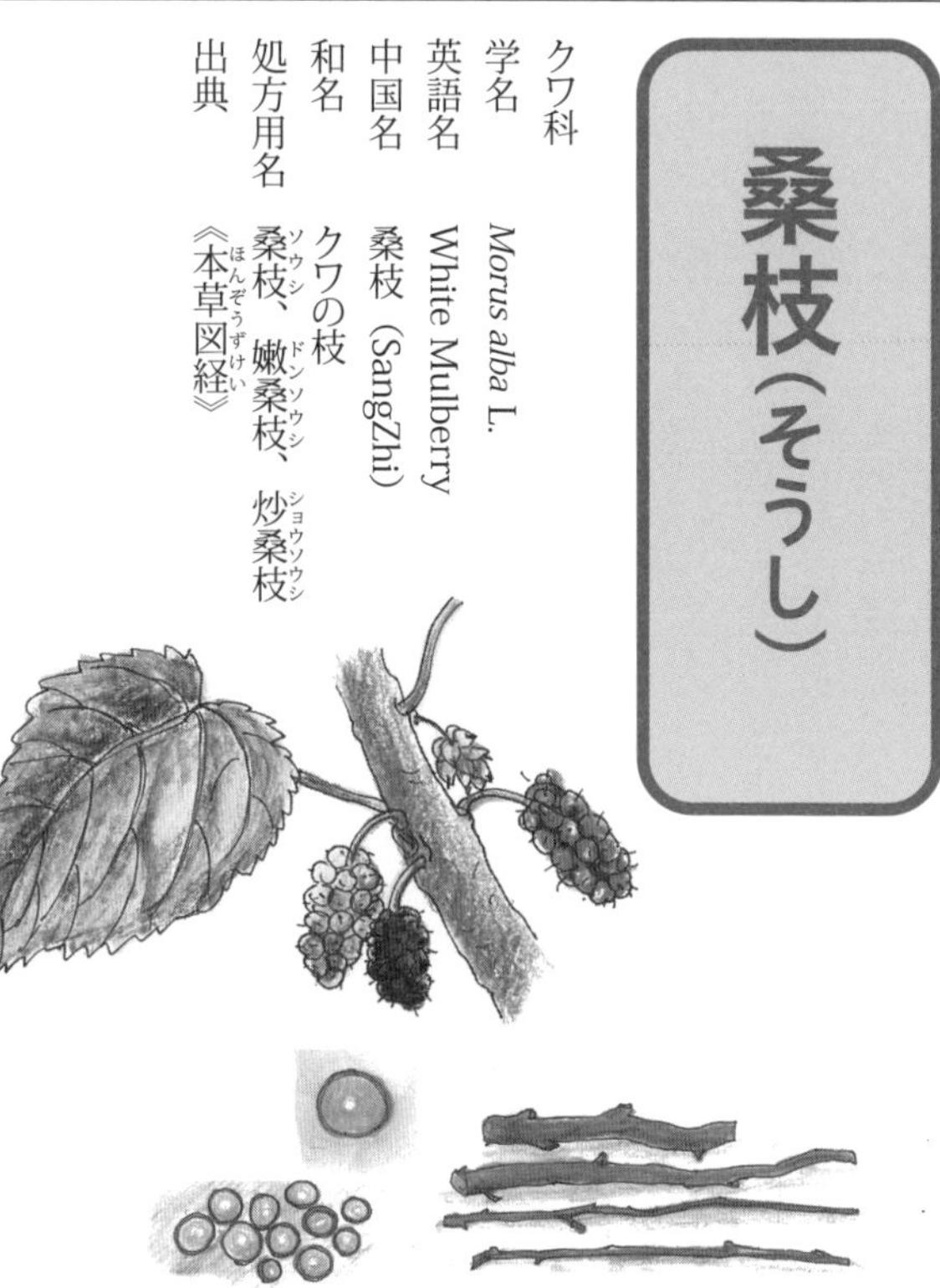

ルーツ

クワ科カラグワの若枝で、中国各地に自生し栽培され、秋～冬に採取します。日本でも山地に広く生えており、蚕を養うため畑に植えられています。雌雄異株で、時に同株のものもあります。

中医学的効能と応用

①「去風行水」「通経絡」「利関節」▼風湿の邪を除去して、経絡を通じさせ、関節の動きをよくする

○風湿の邪による、関節痛やひきつり、運動障害などの症候に、防風、秦艽、海風藤、独活、羌活などと配合して用いる。☆処方例「蠲痺湯」

②「行水消腫」▼経絡を通じさせ、むくみを解消する

○むくみ、脚気(下腿むくみ)に、単品六〇gを炒めて水煎服用する。

【用量】一五～三〇g、煎服。

体質との相性

体質	相性
気血両虚	○
食積痰湿	○
気滞うっ血	○
肝陽亢盛	◎
陰虚	×
陽虚	○

自然の属性

寒熱	平
五味	苦
昇降収散潤燥	散
臓腑	肝
毒性	無毒

解説 桑枝は風湿の邪を除き、四肢の重だるい痛みを解消する働きがあり、利尿作用があるので、痰の多い咳には効果がありますが、もともと水分不足の「陰虚」の人には不向きです。寒熱に偏らないため、症状に応じて、ほかの薬と配合すると、熱痰、寒痰どちらにも使えます。

古代の症例紹介

宋代の趙溍の《養疴漫笔》に一つの症例が紹介されています。越州の少年がいろいろな薬を飲んでも咳が止まりませんでした。南向みに伸びていた柔らかいクワの枝を一束採取し、一寸の長さに折り土鍋に入れ、五碗分の水が一碗になるまで煎じ、その汁を陶器に入れておきます。少年はのどが渇くとこれを少し飲みました。一カ月服用すると咳が治りました。

ワンポイント　郭沫若と桑枝酒

一九五九年、中国社会科学院院長である郭沫若は、右側の運動障害と診断されました。その郭沫若を漢方の名老中医鄭卓人(ていたくじん)が治療した時の話です。鄭卓人は郭沫若が忙しく中薬を煎じる暇がないことを知り、桑枝酒を推薦しました。

【材料】炒桑枝一〇〇g、当帰一〇〇g、菊花六〇g、五加皮六〇g、蒼朮三〇g、地竜三〇g、絲瓜絡一五g、炮附子一〇g、川牛膝二五g、夜交藤三〇g、宣木瓜一二g、木通一〇g、黄酒二・五キロ。

【作り方】これらをグラスの容器に封じて十日後に酒を取り出し、残った薬材を弱火で乾燥した後、粉末にして〇・三gをカプセルに入れる。六粒を一日三回に分けて「桑枝酒」二〇㎖と一緒に飲む。

上半身の病は食後に飲む。下半身の病は食前に飲む。郭沫若は三カ月後に四肢の運動障害が治った。

古典より　美肌延寿の酒(仙人飲食の桑薬酒)

【材料】もち米三斗(一斗は約六六四一g)、酒適量、酒麹適量、桑枝一斤八両(一斤は五〇〇g、八両は二五〇g)、ハチミツ適量

【作り方】

❶旧暦三月、東に向かって伸びる柔らかい桑の枝を、三分の長さのブツ切りにしてハチミツと混ぜ、一本のお香が燃えるくらいの時間で蒸す。取り出して日陰干ししてハチミツを入れて攪拌して蒸す。これを三回繰り返して、日陰干しして乾燥したものを粉末にして陶器に入れ密封する(気味が漏出しないように)。

❷飲用することのできる水で一晩もち米を漬け、きれいに洗い蒸して、陶器に入れて酒の麹を入れ。❶の粉末と混ぜて圧して真ん中に孔を作る。

❸❷に酒を加えて蓋をして温かい所に置く。七日後に酒ができるが、更に三日待つ。その後、酒を絞り、残りの酒かすを焼酎四〇斤と一緒に大きな陶器に入れて七日後に酒を絞り、前の酒と混ぜて大きな陶器に入れて密封する。その陶器を三本の香の時間で加熱する。置いて冷ます。冷めたものを、毎日三回飲む。

【解説】この処方は、清代の汪希夷の《養生須知》に記載されている。別名は「神農延寿丹酒」で、彼はこの酒をこう紹介している。「上部の熱を収め下部の虚損を補強し、血行も調和できる。相火を収め、肝腎を補い、耳や視力もよくなり、肌を潤し、美顔の効果があり、長期服用では、若返り、髪も黒く戻り、延命効果がみられる」

この処方は量が多く困るという意見もありますが、これは古典からの引用を、忠実に紹介したものなので、家庭で作る場合は比例して量を減らしてください。

豆知識

《説文解字》によると、叒は東方「自然神」の木の名で、桑は「神」の木を意味します。桑には数種があり、「白桑」は葉が手のひらの大きさで厚い。「鶏桑」は葉が薄い。「子桑」は先に実り、後に葉が出る。「山桑」は葉が細長く先端が鋭い。、などがあります。また、桑の木の下に亀甲を埋めれば虫がこないといわれます。

家庭でできる利用法

中風の予防:昔から桑の枝の箸で食事をすると中風にならないと伝えられている。

高血圧:桑枝一〇gを煎じて飲む。

四肢痛:風湿痛、血管硬化:新しい桑枝一〇g、蚕砂一五gを水で煎じてその汁を飲む。

現代の研究より

解痙作用:桑の色素にはマウスの腸けいれんを抑制する作用がある。

血圧降下作用:桑枝には血圧の降下作用がある。

抗菌作用:桑枝の色素にはブドウ球菌、赤痢菌、ジフテリア菌に対する強い抑

制効果がみられた。

抗ガン作用：桑枝の色素は、腺ガン、リンパ白血病に対し強い抗ガン活性をもつ。

利尿作用：桑枝には利尿作用がある。

古典の訓え

李時珍曰く「煎じ薬を飲む時に桑枝を使う理由は、桑枝は風湿を除き関節をよくするからだとある」

一般に、皮膚の瘡の傷口が内陥し、色が蒼白で、なかなか口がふさがらない症状を「陰疽」といい、「桑木炙法」を用います。潰口がない場合は、その毒を抜き出して痛みを止めます。潰した場合は早く癒合されます。

「桑木炙法」

乾燥した桑の枝を適度の長さで爪楊枝のように細く薄切りにし、束のようにします。使う時は、その束に火をつけ燃やします。束の火を消して、二十分くらいその煙と熱気で患部をあぶります。同時に瘡の口が内陥することを防止する薬、「陽和湯（熟地黄三〇g、白芥子六g、鹿角膠九g、肉桂三g、炮姜炭二g、麻黄一g、生甘草三g）」を飲むと更によくなります。桑枝の性質は、寒、熱どちらにも偏ることがないので、日常の服用に問題はありません。そのため、昔から「仙薬」を飲む時は桑枝の煎じ汁で飲むそうです。

よく使われる薬膳

1 桑枝と烏骨鶏のスープ「桑枝烏鶏湯」

関節の腫れ、痛みに

【材料】
桑枝……………一〇g
烏骨鶏…………二〇〇g
コショウ………少々
塩は使わない

【作り方】
桑枝を三杯の水が一杯になるまで煎じて、その汁で烏骨鶏（本当の烏骨鶏は舌、骨まで黒色）をコショウと煮る。後その汁を取る。

【服用法】
毎日、朝その汁を飲む。

【解　説】
この処方は補肝腎、去風湿、利尿で、むくみを解消し、関節の痛みによい。

2 春筍、桑枝、鶏のスープ「玉笋桑枝鶏湯」

骨粗鬆症を伴うめまいに

【材料】
黄耆……………五g
枸杞子…………五g
桑枝……………五g
杜仲……………三g
鶏の手羽………五〇g
竹の子（細長い筍）……七〇g
生姜……………五切れ
ネギ……………四g
醤油・米酒・砂糖……少々

【作り方】
❶薬材を洗い、三杯の水を沸騰させ、そこに薬材を入れ、水が一杯になるまで煎じて汁を取り出す。
❷竹の子を洗い五㎝に段切り。沸騰した湯で三分煮て取り出す。冷水で洗い、布でふく。鶏肉を一口大に切る。
❸熱したフライパンに油を引いてネギを入れ、香りが立ったら鶏肉と薬汁を入れる。沸騰した後弱火で肉が柔らかくなったら竹の子、醤油、砂糖、米酒を入れて混ぜて完成。

白芍（びゃくしゃく）

ボタン科
学名　*Paeonia lactiflora* Pall
英語名　Common Peony
中国名　白芍（BaiShao）
和名　シャクヤク
処方用名　白芍、白芍薬、杭白芍、生白芍、酒芍、シャクヤク
出典　《本草経集注》

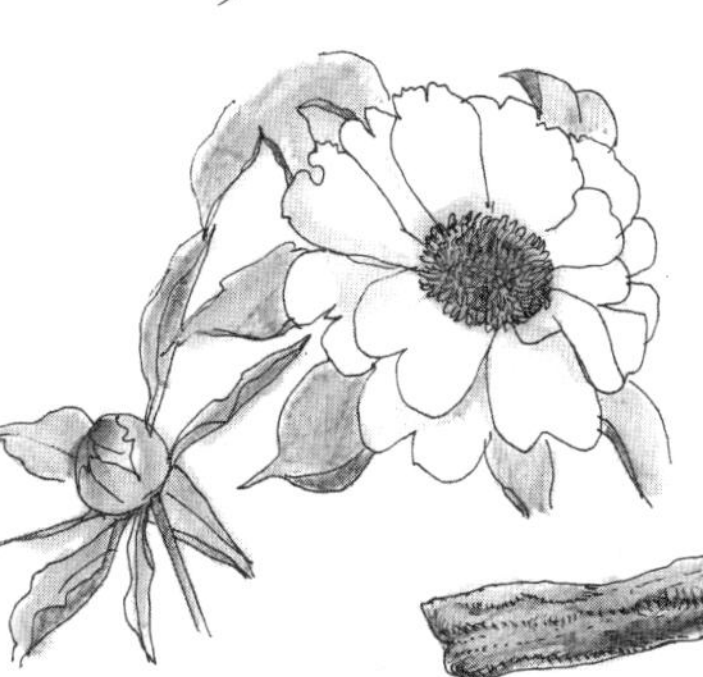

ルーツ

ボタン科の多年生草本でシャクヤクのコルク皮を除去し、そのままあるいは湯通しして乾燥した根です。原産地は東南アジア、シベリア。中国では主な産地は浙江、安徽、山東などで、かなり古くから日本に渡来し、現在では各地でボタンとともに観賞用として栽培されています。薬用としては根を使いますが、褐色から赤褐色の紡錘形で、咬むと甘く、そのあとに渋味と苦味が残ります。

現在では夏・秋の二季、三～四年生の根を掘り出して洗い、掘り出した根のコルク皮をはぎ、更に熱湯に五分くらい浸けてから、日干しにして酒、あるいは酢で炒めます。

古い栽培方法では、秋に苗を植えてから毎年春秋に肥料を与え、四～五年目の秋に根を収穫していました。芍薬は花が開くと、根の出来が悪くなるので、薬用にするものは蕾のうちに摘み取ります。

中医学的効能と応用

①「柔肝平肝」▼養血して肝の興奮状態を正常に戻す

○血虚の肝気旺盛によるめまい、胸脇が苦しく痛む、手足けいれんなどの症候に、生地黄、山薬、牛膝、竜骨、牡蛎、柏子仁、代赭石などと配合して用いる。☆処方例「建瓴湯」

○血虚とともに肝鬱、胸肋の痛み、不安がある、などの症候に、柴胡、当帰、白朮、茯苓、炙甘草などと配合して用いる。☆処方例：「逍遙散」

○血虚肝鬱、四肢けいれん、特に小腿部（ふくらはぎ）の痛みなどの症候

体質との相性

体質	相性
気血両虚・足がつる	○
食積痰湿・熱タイプ	○
寒タイプ	×
気滞うっ血・肩こり	◎
肝陽亢盛・肩こり	○
陰虚・微熱	○
陽虚・下痢	×

自然の属性

寒熱	微寒
五味	苦・酸
昇降収散潤燥	昇、降、収、潤
臓腑	肝、脾
毒性	小毒

解説　芍薬は気を巡らせることで止痛し、けいれんを解消する働きがあります。そのため「気滞うっ血」の肩こりに「芍薬甘草湯」を使うとよく効きます。熱性体質の「肝陽亢盛」「陰虚」にはよいのですが、寒性のタイプ、下痢っぽい人には不向きなので、使わないほうが無難です。

に、甘草を配合して用いる。☆処方例「芍薬甘草湯」。腹筋の〝つれ〟の場合や寒の場合は肉桂を加え、熱の場合は黄芩を加える。

○肝気旺盛脾虚による、下痢（朝から昼まで繰り返す下痢、午後からマシ）、腸鳴、腹部の痛みなどの症候に、白朮、防風、陳皮などと配合して用いる。☆処方例「痛瀉要方」

②「補血調経」▼血分を補養して月経を回復させる

○血分の不足による顔色につやがない、ふらつき、めまい、目がかすむ、肢体のしびれ、月経不順などの症候に、熟地黄、当帰、川芎などと配合して用いる。☆処方例「四物湯」

③「斂陰止汗」▼陰分不足による自汗・盗汗を収斂して陰分を守る。

○陰不足により熱を生じたため引き起こる自汗、盗汗などの症候に、牡蛎、五味子、柏子仁、浮小麦などと配合して（陰虚盗汗に）使用する。桂枝、生姜、甘草、ナツメなどと配合して陽虚自汗に用いる。

【用量】六～一二g、大量で一五～三〇g、煎服。

【使用上の注意】

①微寒なので陽気虚寒には単独では用いない

②藜芦と相性が悪い。

③注意：白芍には小毒があり、漢方医の指示に従って使用したほうがよい。

似た効能の漢方薬の比較

白芍と当帰

白芍と当帰はともに血を補う効能がある。当帰は温性、血虚で寒のある人に合うのに対し、白芍はやや寒性で血不足で体が熱っぽい人に適用する。両薬はともに痛みを止める。ただし、当帰は血を補養して血行をよくし、気血の巡りを改善する。それによって痛みを解消する。白芍は血を補養しながら陰分を収斂することにより肝気を回復して、肝熱による痛みを止める。いずれも「養血、止痛」だが、メカニズムが異なる。

コラム

昔、《爾雅》・羅愿曰く「制食之毒、莫良于芍（食毒を抑制するものは芍薬よりよいものはない）」。その働きがあるため、「薬」の名を得られました。芍薬の別名は「将離」といい、別れの時に贈られる花です。李時珍曰く「古人は『洛陽の牡丹、揚州の芍薬は天下一』といい、いま（明の時代）使用されている芍薬は、揚州のものが多い。十月（旧暦）に芽が出て、春まで伸びない。三月（旧暦）に花が咲く。品種は三十種類以上で、薬として使えるのは単葉のある株の根で、気味は濃く、根は白く、花の色と同じである。今の人々は生で使用する。その寒性を避けたい場合、酒で炒める」

古典より

もともとシャクヤクの漢字は、この花の美しさを形容する言葉である「綽約」で、のちに「芍薬」に入れ替わりました。白芍の名は、初めて芍薬として《神農本草経》に載り、陶弘景の《神農本草集注》からは赤芍、白芍に分けられましたが、その効能は同じとされていました。その後、成無己の《注解傷寒論》では、「白（芍）は補い、赤（芍）は瀉剤で、白芍は収斂する働きがあり、赤芍は瘀血を発散する」と記し、以後の医者は効能別に分けて用いるようになりました。

「杭白芍」は、杭州の白芍で、品質は最上です。「酒白芍」は酒で炒めた「白芍薬」のことで、「酢白芍」は酢で炒めたものです。

よく使われる薬膳

痛み止め粥「養血止痛粥」

月経痛に

【材　料】

白芍……………………一五g
黄耆……………………一五g
当帰……………………一五g
米………………………一〇〇g
黒糖あるいは塩…………少々

【作り方】

薬材（白芍、黄耆、当帰）を十五分煎じて、その汁で粥にする。粥ができれば、塩か黒糖を入れて調味する。

【服用法】

朝夕、二回に分けて食べる。

【効　能】

気血を補い、胃腸を丈夫にする。月経の痛みを改善する。

現代の研究より

免疫の双向調節作用：白芍のある成分には免疫の双向調節作用がある。T細胞と関わると判明した。

抗菌作用：ブドウ球菌、真菌を抑制する作用があるという報告がある。

鎮痛作用、安定作用：白芍には鎮痛作用、安定作用がある。

鎮痙作用、解熱作用：マウスの研究で鎮痙、解熱の作用が確認された。

古代の症例紹介

一代名医巨匠であった東漢の華佗はどんな薬も自ら食べて、その薬性を確認する習慣がありました。ある人が芍薬を華佗に送ったところ、華佗は自家の庭に植え、芍薬の葉、茎、花を食べたが、それらはあまり薬にならないと思い、重要視していませんでした。ある日、華佗の夫人が腹痛を伴った不正出血があって、いろいろな薬を試しましたが効きませんでした。そこで、夫人は華佗が外出した時に、芍薬の根を掘って煎じその汁を飲んだところ、腹痛が徐々に治まりました。彼女はそれを華佗に知らせ、芍薬の薬用部分は根にあると分かりました。（注意：不正出血があっても、虚弱、冷えを伴った下痢の人には不向きで、避けたほうがよい）

当代の臨床応用例について

新型コロナが全世界で暴発する中、山東省通許県人民医院の医師・看護師一二〇名には感染ゼロでした。その成績をもたらした漢方処方は「甘草干姜湯」でした。それを用いて、その陽を回復させた後、足が温かくなってもけいれんが治癒しない場合は「芍薬甘草湯」を使うと、足のけいれんは解消するといいます。芍薬はお腹のけいれんにもよい効果があります。

古典の訓え

白芍は、酸味、平性、小毒があり、昇らせる・降ろす両方の調節ができる。白朮と配合すると脾を補う。川芎と配合すると肝をよくする。漢方薬の人参と配合すると気を補強する。当帰と配合すると血を補養する。酒で炒めると「陰分」を補養する。甘草と配合すると腹痛を止める。黄連と配合すると下痢を止める。防風と配合すると発疹を治す。生姜（生姜）とナツメと配合すると湿邪を除き、下腹を温める。石斛、芒硝、消石、鱉甲、小薊、藜芦との相性は悪い。張仲景が傷寒を治す時に、よく芍薬を使い、利尿作用を使ってけいれんを解消した。ここでの利尿は直接的な利尿作用ではなく、「陰」不足により尿が少ない症例で、陰分を助け尿が自然に出るようになったという意味である。

益母草（やくもそう）

シソ科
学名　*Leonurus artimisia*（*Lour.*）*S.Y.Hu*
英語名　Wormwoodlike Motherwort
中国名　益母草（YiMuCao）
和名　メハジキ
処方用名　益母草、茺蔚草、坤草
出典　《神農本草経》

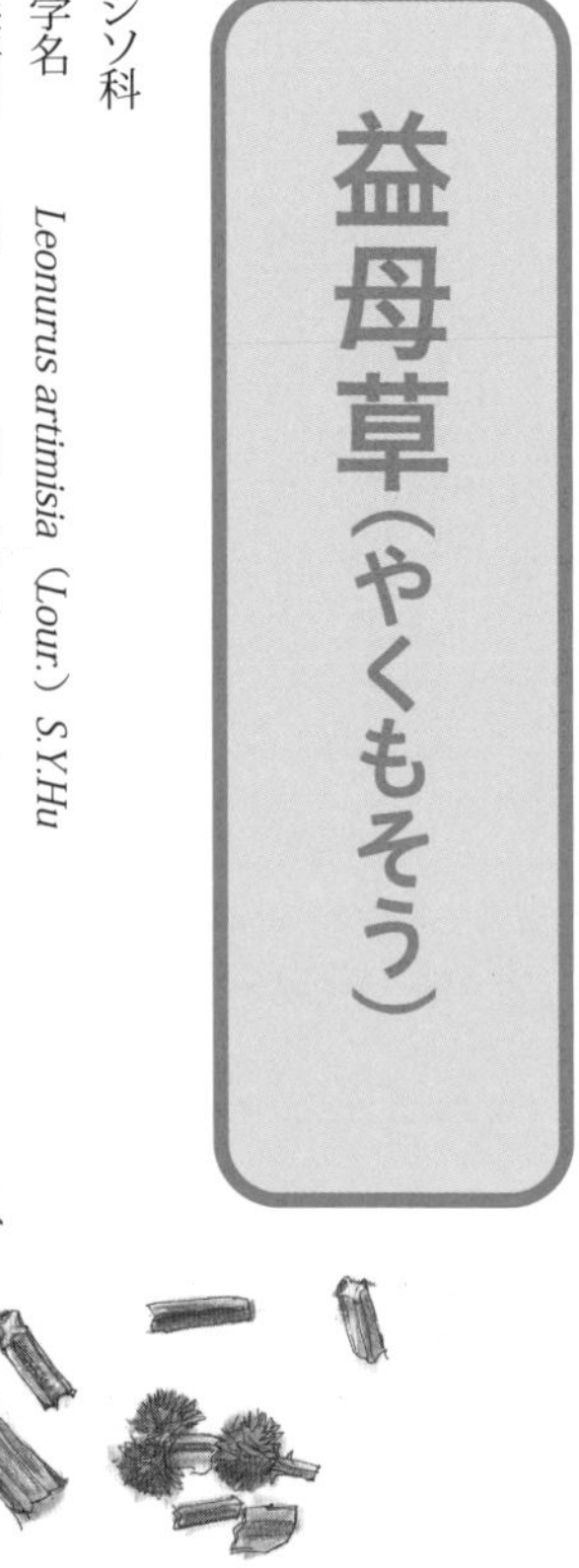

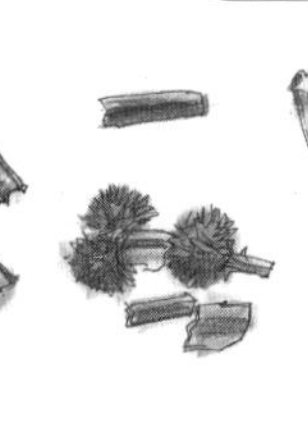

体質との相性	
気血両虚	△
食積痰湿	○
気滞うっ血	◎
肝陽亢盛	○
陰虚	×
陽虚	△

自然の属性	
寒熱	微寒
五味	ピリ辛、苦
昇降 収散 潤燥	降、散
臓腑	肝、心包
毒性	無毒

解説　寒性の益母草は瘀血改善、利尿機能があるため、「陰虚」「陽虚」「気血両虚」のタイプに不向きなので控え目にしましょう。瘀血のタイプには非常に効果的な薬です。

ルーツ

シソ科の二年生草本植物である益母草の全草で、中国各地で自生して夏季の花が咲く時期に地上部を採取して日干しして生で使います。《神農本草経》に「茺蔚」の名で上品の薬として最初に記載され、《本草綱目》では「『益母草』は密集して生い茂る様子から、『茺蔚』（繁盛密集）と名付けられました。また、「婦人に役立つため「益母」ともいう」とも記載されています。

日本での利用法

日本各地の野原などに自生する草で、茎が四角で細い毛があります。日本名はメハジキで、七～九月に花を咲かせます。メハジキの全草（夏季）や種子（十～十一月）を天日乾燥して使います。

産後の止血、浄血、月経不順、腹痛に：益母草五～一〇gを煎じてその汁約三〇〇mℓを取り、一日三回に分けて飲む。

むくみ、利尿、眼疾患に：益母草六gを煎じてその汁三〇〇mℓを取り、一日二回に分けて飲む。

③皮膚の炎症を予防する入浴剤：干した全草六〇gを切って布袋に入れ煎じて、その汁と袋を一緒に風呂に入れて入浴する。

④おりものに：日干しにした茎葉一〇gを煎じて、一日数回に分けて飲む。

中医学的効能と応用

①「活血化瘀（カッケツカオ）」▼血行をよくして瘀血（オケツ）を解消する

○婦人の熱っぽい瘀血による月経不順、月経痛、産後悪露の出が悪い人に、当帰（トウキ）、白芍（ビャクシャク）などと配合して「益母丸（ヤクモガン）」として使う。また、益母草一〇：黒砂糖四の比率でペースト状にした「益母草膏（ヤクモソウコウ）」もよく利用される。

②「利水退腫（リスイタイシュ）」▼利尿の働きで、むくみを解消する

○むくみ、尿の出が悪いなどの症候に、白茅根（ハクボウコン）、車前子（シャゼンシ）、桑白皮（ソウハクヒ）、白朮（ビャクジュツ）、茯苓（ブクリョウ）などと配合して用いる。

③「消腫解毒（ショウシュゲドク）」▼腫れを解消し解毒する

○化膿性乳腺炎や皮膚の化膿疹に新鮮な全草をすり潰して、その汁を飲む。残った部分を患部に湿布する。

【用量】一〇～三〇g。外用の場合は適量。

【使用上の注意】

①血分（ケツブン）不足の人、あるいは瘀血（オケツ）のない人には不向きなので使わないようにする。

②鉄の容器や包丁を使わないこと。

③炎症がひどく腫れている場合には、新鮮なものでは一二〇～二四〇gくらいを使用しないと効果はない。

附・茺蔚子（じゅういし）

益母草の種子である。「小胡麻」ともいう。自然の属性は益母草と同じで、また、肝の熱を収め視力を回復する「涼肝明目（リョウカンメイモク）」の効能もある。

適応症

○肝熱による頭痛、赤目などに漢方薬である青葙子（セイソウシ）、決明子（ケツメイシ）、竜胆草（リュウタンソウ）と組み合わせて使う。

○腎不足により視力が弱くなった人に、生地黄（ショウジオウ）、枸杞子（クコシ）、石決明（セキケツメイ）と組み合わせて使う。

【使用上の注意】

①瞳が散大している人には不向きなので、使わないようにする。

②益母草と茺蔚子ともに、鉄の道具を使ってはいけない

家庭でできる利用法

産後のめまい：益母草（新鮮なもの）を絞り、その汁を飲む。《子母秘録（しぼひろく）》

産後悪露の出が悪い：益母草汁六〇mlと紹興酒六〇mlを温めて飲む。《太平聖恵方（たいへいせいけいほう）》

おりもの（血を帯びたもの）：花を咲かせる期間に採取した花穂を日干しして潰して粉末にし、一日一八gを三回に分けて食前に白湯で飲む。《集験方（しゅうけんほう）》

血尿：益母草（新鮮なもの）を潰して汁六〇mlを数回に分けて飲む。

痔疾便血：益母草の葉を砕いて汁を飲む。《食医心鏡（しょくいしんきょう）》

化膿性皮膚感染（乳腺炎、小児の頭瘡）：益母草五〇〇g、水一五〇〇mlを一〇〇〇mlまで煎じて、その汁で患部を洗うと痒みが止まる。《千金方（せんきんほう）》

新生児の皮膚感染予防：益母草一五〇gを煎じて新生児を入浴させる。

よく使われる薬膳

1 赤芍、セリ、益母草のスープ「芍薬益母草湯（シャクヤクヤクモソウトウ）」

月経不順に

【材　料】

赤芍……………………一〇g
セリ……………………二五〇g
益母草…………………五〇g
鶏卵……………………二個
塩………………………少々
ゴマ油…………………少々

【作り方】

❶セリは荒く刻んで洗った益母草、別包にした赤芍とともに土鍋で二十分煎じて、赤芍を取り出し、最後に卵を割り入れる。

❷卵黄が半熟になったら塩とゴマ油で調味する。

【服用法】

その汁を飲み、セリと卵を食べる。

【効　能】

月経不順を解消する。

【注　意】

血分不足と、陰虚の人には不向き。

2 益母草の粥「益母草汁粥（ヤクモソウシルガユ）」

月経多量、産後悪露がとまらない人に

【材　料】

益母草汁………………一〇ml
生地黄（ショウジオウ）の汁……………四〇ml
蓮根の汁………………四〇ml
生姜汁…………………二ml
米………………………一〇〇g
ハチミツ………………適量

【作り方】

米を粥にしてそれぞれの汁を入れ、再び沸騰させてできあがり。

【服用法】

朝夕二回、粥を食べる。

【効　能】

陰分を滋養して血行をよくし、月経を正常にして悪露を解消する。

【解　説】

益母草は新鮮なものを使うほうがよいですが、手に入らない場合、干物二〇gを煎じても使えます。新鮮な生地黄は売っていないので、乾地黄一五gを煎じて汁を取ります。

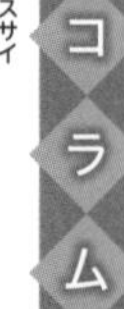

益母草と竜須菜（リュウスサイ）

益母草の知名度の高まりには中国の皇帝にかかわるエピソードがあります。皇帝は五穀の豊作のため、北京に「天壇」という天の神にお祈りをする祭壇を作りました。ところが空地にはたくさん草が茂っていて、皇帝はそれが邪魔だとして抜き除くよう大臣に命じました。大臣はこの「益母草」という草は、母親の疾病の治療には必要不可欠だということを知っていました。

そこで、「この草は一般の野草ではなく、「竜須菜（リュウスサイ）」（竜のひげ）という名で、もし全部抜き除けば、何か災いが起こるかもしれない」と皇帝を説得しました。皇帝はそれを信じ天壇でこの「真竜天子」（皇帝）に関わる草のために祈りを捧げました。それがきっかけで、「益母草」の苗が血尿によい野菜で「竜須菜」として有名になりました。成熟した植物の株は痔の便血・化膿性皮膚炎・産後悪露によい「益母草」「坤草」といい、種子は視力の回復によい「茺蔚子」と呼ばれ、すべて使えます。

古代の利用法

五月（旧暦）、その苗を摘み、七月と八月、その種子を採集する。昔、人々はその苗を切り、次にまた出る若苗を野菜として利用していた。種子を酒で一夜漬けて蒸してすり潰し、餅の形にして日干しにして使う。

現代の研究より

○益母草の有効成分にはセレン、マンガンなどのミネラルを含み、セレンは免疫細胞を活性化させ、動脈硬化を防止する働きがある。マンガンは抗酸化、抗老化などの効能がある。

抗菌作用：益母草をアルカリ水に浸けて取った液には、真菌などを抑制する作用がある。

急性腎機能不全を治療する作用：益母草の注射液には、虚血型の急性腎不全に著明な治療効果がある。

利尿作用：益母草のアルカリ性液は尿量を増加させる作用がある。

血圧降下作用：益母草には短時間で血圧を降下させる作用がある。

子宮を興奮させる作用：益母草には子宮筋の興奮作用がある。妊婦には不向きだが、産後悪露の出が悪い場合、これを排除することができる。

抗血栓作用：血栓形成を抑制する作用がある。

古典より

古薬名は益明、野天麻（ヤテンマ）、猪麻（チョマ）。益母草は水の多い環境でよく育ち、夏至になるとすぐ枯れます。目によいので「益明」と呼び、猪の大好物なので「猪麻」ともいいます。益母草の春の苗は水にさらして苦味を減じ、春の野菜として使います。

古代の症例紹介

益母草（ヤクモソウ）と則天武后（そくてんぶこう）

中国の歴史の中で唯一の女帝は「武則天」という美女です。彼女は六八歳の時（公元六九二年）、年号を「長寿」と改めました。彼女は生涯美貌を保ち、周りの人々はその衰えを見ることがないことが《新唐書（しんとうじょ）》に記載されましたが、美の秘密については記載されませんでした。彼女が亡くなった四〇年後、著名な漢方医学家である王燾（おうとう）が《外台秘要（げだいひよう）》に、武則天（ぶそくてん）が長期使用した外用美容薬方を記載しており、その主な薬は益母草でした。毎日朝夕、武則天はその薬を顔面、また両手に塗り、古い皮を取り除き、シミとしわを減少させたそうです。塗るほどよくなると記載されています。

武則天の美容処方　神仙玉女粉（シンセンギョクジョフン）

作り方

旧暦の五月五日、益母草の地上部分を採取してきれいに洗って日干しして粉末にし、更にふるいを用いて細かい粉末を集める。適量の小麦粉と水と混ぜて生地を作り、鶏卵の大きさに分けて、日干しにしたものを、炭と炭の間に挟んで燻製にする。

燻製方法

上部に穴のある焼き道具に炭を敷き、前述の乾燥した面の生地を炭の上にならべ、生地の上にもう一層炭をおおうように載せる。下に火を付けて二四時間焼いたあと、その生地（薬）を取り出し、冷めたら砕いて細かい粉にし、一割の「滑石粉（カッセキフン）（漢方薬）」を加えて一％の胭脂（えんじ）（古代の化粧品である赤色粉）を加えて混ぜる。入浴時、顔や手に付けてこすり、古い角質層を取り除く。この方法でいつも皮膚が玉のようにつやが出て、滑らかになる。

鉄莧菜（てっけんさい）

トウダイグサ科
学名　*Acalypha australis* L.
Amaranthus tricolor L.
英語名　Threecoloured Amaranth
中国名　莧菜（XianCai）
和名　エノキグサ
処方用名　鉄莧菜（テッケンサイ）、血見愁（ケッケンシュウ）
出典　《滇南本草（てんなんほんぞう）》

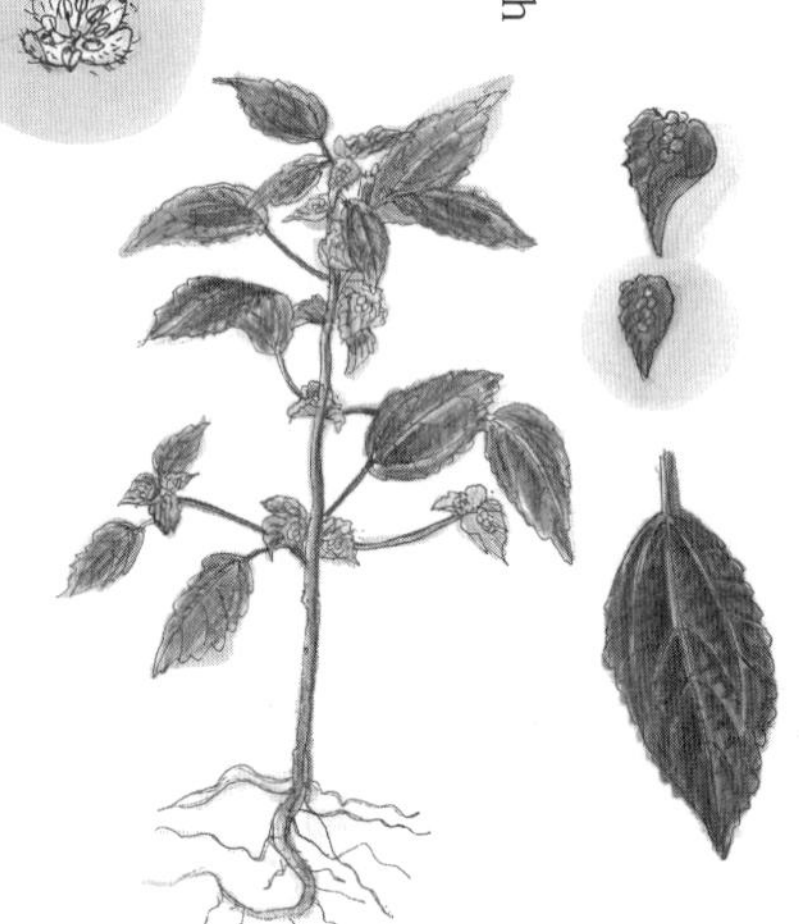

ルーツ

アジア各地に自生する一年草で、茎葉が高く、すぐに見つけられるため、「見」に草かんむりを付け、「莧」といいます。別名には「紅莧（コウケン）」「細莧（サイケン）」、「猪莧（チョケン）」があります。「紅莧」は薬用にされ、煮るとそのスープが真っ赤になります。「細莧」は「野莧（ヤケン）」ともいい、人工栽培の莧よりも美味です。豚（中国語で猪という）が好んでよく食べるため、「猪莧（チョケン）」ともいいます。栽培する場合、三月に種をまいて六カ月後（九月）に、莧菜の部分は食べないで、種を収集します。

中医学的効能と応用

①「**涼血止血（リョウケツシケツ）**」▼血分（ケツブン）の熱を取り、出血を止める
○血熱（ケツネツ）の吐血、鼻出血、外傷出血に、鮮品をつき潰して外用する。
②「**清熱解毒止痢（セイネツゲドクシリ）**」▼体の熱邪（余分な熱）を取り、解毒し、下痢を止める
○細菌性下痢、アメーバ赤痢の下痢などに、赤色莧を馬歯莧（バシケン）、地錦草（ジニシキソウ）などと配

著者の話

莧菜は中国では人気があります。特に「気血不足」の貧血の恐れがある婦人が日常的に摂ると、鉄分などの成分が鉄欠性貧血にはよいでしょう。

しかし、莧菜にいくら鉄分があっても、吸収のよいヘム鉄ではなく、非ヘム鉄と呼ばれるイオンの形なので消化吸収しにくく、吸収率は五％くらいで、多量に摂ると胃の負担になります。ほうれん草も同様です。

体質との相性	
気血両虚・胃腸弱い	△
食積痰湿・熱タイプ	○
気滞うっ血	○
肝陽亢盛・高血圧	○
陰虚	○
陽虚・下痢っぽい	×

自然の属性	
寒熱	涼
五味	微苦・渋
昇降 収散 潤燥	降、潤
臓腑	肝、脾、大腸、膀胱
毒性	無毒

解説　莧菜は涼性で、もともと冷え症の「陽虚」、胃腸が弱い「気血両虚」の人には不向きです。他は特別下痢っぽくない人は摂りすぎない限り問題はありません。

合して使用する。皮膚化膿疹に、鮮品をつき潰して外用する。

【用量】一五～三〇g、鮮品は倍量、煎服。外用には適量。

【使用上の注意】

寒性(カンセイ)なので、虚弱で下痢の人には不向き。

家庭でできる利用法

赤痢：紫莧菜葉一束、米二〇〇㎖。先に莧菜葉を二十分煮て、その汁を取って米を入れて粥にし空腹時に食べる。「紫莧粥(シケンガユ)」《寿親養老新書(じゅしんようろうしんしょ)》

下痢：莧菜の葉六〇gを煎じて飲む。

赤目：莧菜一〇〇g煎じてスープにして食べる。

膝から下の皮膚潰瘍：新鮮な莧菜の葉をすり潰してハチミツと一緒に混ぜて患部に湿布する。毎日一回。

子宮ガン：紫莧菜二〇〇gを水煮で常に食べる。「莧菜湯(ケンサイトウ)」《中国薬膳学(ちゅうごくやくぜんがく)》

現代の研究より

有効成分：gallicacid、australism、β－シトステロール、カルシウム(二〇〇㎎／一〇〇g)、鉄分、ビタミンC

抗菌作用：一：二五六で希釈された莧菜の水溶液に抗菌作用があることが判明した。

止血作用：ウサギの実験で莧菜の抽出したものをエサとして食べさせると、血小板の数が増加し、また血小板の機能も高まるという報告がある。

利尿作用：莧菜はカリウムの含有量が豊富で利尿作用がある。

小児の発育の促進作用：莧菜にはカルシウムの含有量が多く、小児の成長を促進する作用がある。

減肥効果：莧菜には通便作用があり、常服すると徐々に減肥の効果が現れてくる。

造血作用：赤莧菜には造血を促す作用がある。

止痢作用：赤莧菜には止痢作用がある。

栄養素と有効成分

カルシウム：日本人のカルシウム不足は深刻で、摂取量が不足しがちである以外にも、吸収を邪魔する食習慣があります。主な原因はタンニンの多い緑茶が日本で好まれることです。お茶に含まれるタンニンは、カルシウムの豊富な食事と一緒に摂ると、そのタンニンがカルシウムと結合しやすいので便から排泄されてしまいます。カルシウムの豊富な食事をする時は、食物繊維、シュウ酸、タンニンなどが豊富に含まれる食べ物と一緒に摂ることは控えましょう。

古典より

莧は涼性のため、摂りすぎると気を損ない、お腹を冷やします。スッポンと一緒に摂ると、皮膚病になる恐れがあるため禁忌です。

経験により、五月五日(旧暦)に莧菜を採取して、馬歯莧(バシケン)(スベリヒユ)と同量ずつ混ぜたものを少しずつ妊婦に食べさせると出産しやすくなるといわれます。また、ハチや蜈蚣(ムカデ)に咬まれた傷口に莧の葉を潰して塗るとよくなります。蛇毒の場合は紫莧葉の汁六〇〇㎖を飲み、そのカスを傷口に湿布します。

薏苡仁（よくいにん）

イネ科
学名　*Coix lachrymal-jobi* L.
　　　Coix lachrymal-jobi L. var. *ma-yuen* Stapf
英語名　Lobstears
中国名　薏苡仁（YiYiRen）、薏米（YiMi）
和名　ハトムギ
処方用名　薏苡仁、生薏仁、炒薏仁、ヨクイニン
出典　《神農本草経》

ルーツ

イネ科の一年草本植物ハトムギの成熟した種子の種皮を除いたものです。中国各地に自生していますが、一般には栽培のものが多く主な産地は、福建、河北などです。秋に果実が成熟したあと、日干ししてその実を打ち、皮を取り除き種子を採取し、再び日干しして生用あるいは炒めたあとで使います。

茎の長さは一・五mくらい、葉は細長く互生して夏の頃に穂状花を出し、雄花は葉鞘の上に、雌花はその中に隠れています。果実は熟すと色が褐色で楕円形をしています。川原の野生のジュズダマによく似ていますが、両者の見分け方はジュズダマの果実は大きく灰白色の球形で琺瑯質で非常に硬いのに対し、ハトムギは褐色の楕円形で小さく、指で押せば潰れる程度の硬さで見分けやすいのです。ハトムギのでん粉は、餅様で噛むと歯にくっつきます。

中医学的効能と応用

①**「清利湿熱」「健脾補肺」**▼熱を取り、湿邪を除去する。胃腸を丈夫にして肺気を補う

○湿温の初期の頭重、悪寒、発熱、身体が重い、胸苦しい、下痢などの症候に、杏仁、滑石、通草などと配合して使用する。☆処方例「三仁湯」

②**「去湿除痺」**▼湿邪を排泄して関節痛やしびれ、痛みを解消する

○湿熱による、関節痛、こわばりなど

体質との相性	
気血両虚・むくみやすい	○
食積痰湿・むくみ 熱タイプ 寒タイプ	 ◎ ○
気滞うっ血・むくみ	○
肝陽亢盛・高血圧	◎
陰虚・微熱	×
陽虚・むくみ	△

自然の属性	
寒熱	微寒
五味	甘・淡
昇降 収散 潤燥	降
臓腑	脾、胃、肺
毒性	無毒

解説　薏苡仁は微寒性で、熱を取り、微熱の人によいですが、去湿利尿作用があるため、もともと体の水分不足のある「陰虚」の人の微熱を悪化させ、めまいを引き起こす恐れがあるため不向きです。「陽虚」の人の服用は利尿効果があっても、薏苡仁は微寒性で体が一層冷え、機能低下が起こる恐れがあるため使わないようにしましょう。他のタイプは適量に使用するとよいでしょう。

に、防已、滑石、黄柏などと配合して使用する。☆処方例「四妙丸」

○湿邪による、腰膝のしびれや痛み、むくみに、麻黄、蒼朮などと配合して用いる。☆処方例「薏苡仁湯」

③**「排膿消腫」**▼膿を排除し肺の化膿性炎症を解消する

○肺化膿症「肺癰」に、芦根、桃仁、冬瓜仁などと配合して使用する。☆処方例「葦茎湯」

④**「健脾止瀉」**▼胃腸など消化器の機能を回復して下痢を止める

○脾虚と湿邪による泥状～水様便に、白朮、茯苓、山薬などと配合して用いる。☆処方例「参苓白朮散」

【用量】九～三〇g、煎服。

【使用上の注意】

①薬力が緩やかなので、大量に用いる必要がある。

②生用すると清利湿熱に、炒用すると健脾止瀉に働く。

③津液不足の人と妊婦には不向きなので使わない。

似た効能の漢方薬の比較

薏苡仁と茯苓・猪苓

薏苡仁と茯苓・猪苓はともに薄味「淡味」で利尿の薬物であり、湿邪が内臓の機能を阻害することによる排尿のトラブルやむくみ、腫れ、お腹が張って痛むなどに用いる。利尿の力は猪苓が優れているが、補益には働かない。茯苓・薏苡仁はともに「健脾」（消化機能を丈夫にする）の効能をもっている。消化機能が弱い「脾虚」で湿邪が盛んで、むくみ、腫れ、下痢のある人に使用できる。薏苡仁は涼に偏り、清熱排膿に、茯苓は平性で寧心安神に働く。

古典の訓え

李時珍曰く「薏苡仁は土に属し、陽明経の薬であるため、その効能は『健脾益胃』（胃：陽土・脾：陰土）を丈夫にする）。肺（金）気虚の場合、金の母（土）を補う、すなわち脾（土）を補う。筋骨の病も陽明胃経の治療を中心にする。土は水に勝つ。そのため、むくみには薏苡仁を使用する」

豆知識

薏苡仁は筋のひきつれ、けいれんに効果があります。けいれんにはだいたい二種類あり、一つは熱タイプ（熱により陰分を損ない、あるいは湿熱で血分を損ない、筋の栄養が失調し筋肉が伸縮できなくなる）で、これには薏苡仁がよく効きます。もう一つは寒タイプ（寒気により筋肉が冷えてけいれんを起こす）で、こちらには、薏苡仁は微寒性のため使えません。温めれば効きます。寒湿邪による病態は、頭が帽子を被っているように痛い、足腰の筋がだるく無力（伸びて力がでない）などの場合、「千金薏苡仁湯」で温めればよいです。

古代の症例紹介

《倦游録》の中に、薏苡仁を用いた「疝」（ヘルニア）の治療例が紹介されています。南宋代の有名な詩人・辛稼軒が急に疝疾になり、隆起（ヘルニア）はコップ一杯くらいの大きさで、痛みのため歩くこともできませんでした。ある道を修行する人が薏苡仁を「東壁土※」で炒めて煎じ、ペースト状にして食べることを教え、数回服用後、疝が消えました。程沙という友人も同じ病でしたが、この方法を教わり治りました。

知っていてお得

中医学と陰陽五行説

「陰陽五行」学説は宇宙の万物のルールについての洗練された哲学理論です。宇宙の万物は「陰」と「陽」という二つの正反対の特徴をもつ要素からなり、物質は「木」「火」「土」「金」「水」という五つの特徴のある要素からなり、この五つの要素がお互いに生み出し（「相生」という）同時に抑制すること（「相克」という）によってバランスよく宇宙を営んでいます。

人体の中の五臓も自然の五つの要素のようにお互いに相関関係があることを、古代の人たちは観察により発見し、医学に応用しました。これは「肝は木の如く、心は火の如く、脾は土の如く肺は金の如く、腎は水の如く」と当てはめ、「肝木生心火、心火生脾土、脾土生肺金（脾土は肺金の母）、肺金生腎水、腎水生肝木」とし、母子関係のようだと比喩します。

「相克」は「脾土克腎水（脾土は腎水に勝ち）、腎水克心火、心火克肺金、肺金克肝木、肝木克脾土」と比喩します。（詳しくは第一章の00ページ参照）

正常な時も、病気になって五臓六腑のバランスが悪くなっても、お互いに促進しあい、抑制しあうことで自律的に協力しあい、バランスを回復させる「自然治癒力」という働きにより生命を維持します。この考え方のおかげで、中医学では一つの生命体を臓器や機能ごとに分けず、生命状態のバランスを重視しながらケアすることができ、身体の負担を最小限にして副作用を抑えながら治療効果をあげることができるのです。これが中医学は体にやさしく人間性のある医学であるという所以です。

これを医学に応用する場合、例えば肺（金）のエネルギーが不足する場合、肺＝金を直接補うより、エネルギーを生み出す元（母）である脾（土）を補うことが根本治療になる場合があります。また、むくみは「水」の病で、水を抑制するには土が必要です（土克水）。薏苡仁は土に属し、むくみ（水の病）の治療薬として使います。

家庭でできる利用法

湿邪によるお腹の冷え：「薏苡仁飯（ヨクイニンハン）」ハトムギご飯、また粥にしても効果がある。食事として食べやすい。

風湿（フウシツ）による身痛（午後にひどくなる体の痛み）：「麻黄杏仁薏苡仁湯（マオウキョウニンヨクイニントウ）」麻黄六g、杏仁一五粒、薏苡仁三〇g、水四杯が二杯になるまで煮る。朝夕に分けて飲む。

糖尿病・多飲：薏苡仁粥を食べる。《本草綱目（ほんぞうこうもく）》

湿熱の筋けいれん：薏苡仁末三〇gを粥に入れて少し煮た後食べる（毎日食べるとけいれんが解消する）。

皮膚のイボ（扁平疣贅）：生薏苡仁三〇gの煎じ汁を一日二回に分けて飲む。十日続ける。

風湿性関節炎（ふうしつせいかんせつえん）：薏苡仁の根六〇gの煎じ汁を飲む。

伝染性の軟らかいイボ：一日二〇gのハトムギを水二〇〇㎖で煎じて、毎日それを十日～一カ月飲む。

現代の研究より

鎮痛作用：薏苡仁からの抽出物質にはマウスに対しての鎮痛作用がある。

解熱作用：薏苡仁からの抽出物質にはラットに対しての解熱作用がある。

解痙作用：薏苡仁の油にはカエルの筋けいれんを抑制する作用がある。
免疫機能促進作用：薏苡仁の多糖には免疫細胞の免疫機能を促進する作用がある。
抗ガン作用：薏苡仁からの抽出物質にはマウスの腹水ガンを抑制する作用がある。

コラム

薏苡仁と馬援

東漢の有名な将軍である馬援という人物がいました。その軍隊が南方の交趾という湿気が多い所に駐在していた時、疫病の予防薬として薏苡仁を全員に服用させました。戦争に勝った後、馬援は薏苡仁を自宅に持ち帰り植えようと考え、車に載せていました。その白色の形が真珠に似ていたため、貢ぎ品と間違えられ、京城の官僚に貢ぎ品を献上せず車に隠していると勘違いされました。その後、馬援は戦争中に病死しました。死後、馬援を嫌う人々は次々に馬援がベトナムから持ち帰った真珠を献上しなかった罪を漢光武帝に報告しました。この罪により、正式な葬式も許されず、家族も同罪になる恐れがありました。そこで夫人は薏苡仁を献上し、これは薬で真珠ではないと数回にわたり説明すると、やっと真意が伝わり馬援の葬儀が執り行われました。

よく使われる薬膳

1 薏苡仁と冬瓜、老鴨のスープ「薏苡仁冬瓜老鴨湯」

むくみ、脚気、尿少に

【材料】
薏苡仁……………三〇g
冬瓜………………一〇〇g
老鴨………………二五〇g
生姜………………二切れ
塩…………………少々

【作り方】
❶冬瓜を洗い乱切りにし、薏苡仁は洗い水に三時間ほど漬ける。
❷老鴨を洗い一口大に切って五分くらい生姜と炒める。
❸二五〇〇㎖の鶏がらスープを土鍋に入れ沸騰したら、❶❷の食材を入れ強火で煮る。沸騰したら弱火にして更に三時間煮つめる。塩で調味して完成。

2 薏苡仁の粥「薏苡仁粥」

湿熱の邪によるEDタイプの人に

【材料】
薏苡仁……………一〇〇g
粟…………………二〇g

【作り方】
❶薏苡仁を洗い水に二時間漬ける。
❷粟と薏苡仁を一緒に土鍋に入れ粥になるまで煮る。

【服用法】
粥を食べる。

【効能】
湿と熱の邪を取り除く。腎機能を回復させ、EDを解消する。

ワンポイント「東壁土」

漢方薬の一つ。昔、土で家の壁を作りましたが、東の壁は朝の光を受け、数年たつと西の壁よりパワーが生じるという現象を知り、その土で薏苡仁を炒めるとパワーが加わり、効果がさらに上がります。他にも東向きでパワーが増す薬があり、「桑枝」は桑の木の東に向けて伸ばした枝を指します。「桑白皮」は桑の東に伸びた根を採取します。「東壁土」と同じ理由です。

赤小豆（せきしょうず）

マメ科
学名　*Phaseolus calcaratus* Roxb.
英語名　Rice Bean
中国名　赤小豆（ChiXiaoDou）
和名　アズキ
処方用名　赤小豆、紅小豆
出典　《神農本草経》

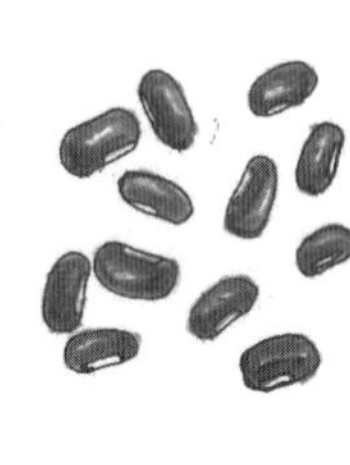

体質との相性	
気血両虚・むくみ	○
食積痰湿・むくみ	△
気滞うっ血	○
肝陽亢盛	○
陰虚・微熱	×
陽虚・むくみ	△

自然の属性	
寒熱	微寒
五味	甘・酸
昇降 収散 潤燥	降
臓腑	心、小腸
毒性	無毒

解説　利尿してむくみを解消する働きがある小豆は、長期に使いすぎない限り、広いタイプに使えますが、もともと水が不足している「陰虚」の人には不向きなので、使わないほうがよいでしょう。また、もともと腎が弱い「陽虚」の人は、利尿作用のある薬は控え目に使いましょう。

ルーツ

マメ科の一年生半蔓性草本植物ツルアズキの成熟した種子です。中国地域が起源とされますが、日本でも古い農耕の時代からの作物です。中国の主な産地は広東、広西、江西、湖南で、秋の末に採取し、日干しにして、その種子を打ち取り出し、生で使用します。日本では、近代は一年中あんことしてあんパンなどが人気で、その実は種類が多く、大納言、中納言、少納言、白アズキなどが代表的なものです。北海道、東北地方が主な産地です。しかし、あんの原材料はアズキで、漢方薬でいう赤小豆とは異なるものです。

中医学的効能と応用

①**「利水消腫」**▼利尿してむくみを解消する

○むくみ、尿量減少に、鯉魚、桑白皮、茅根などと配合して用いる。☆処方例「赤小豆湯」

②**「清熱利湿」「退黄」**▼熱を取り、湿の邪を排泄して黄疸を解消する

○湿熱の邪による、黄疸、発熱、無汗に、桑白皮、連翹、麻黄などと配合して使用する。☆処方例「麻黄連翹赤小豆湯」

③**「清熱解毒排膿」**▼熱を取り、解毒して膿を排泄する

○湿熱の邪による、腸の化膿症、痔出血などに、甘草、薏苡仁、当帰などと配合して使用する。☆処方例「赤小豆薏苡湯」

【用量】九～三〇g、煎服。外用には適量。

【使用上の注意】

①赤小豆には強い利尿作用があるの

で、「陰虚」の人や多尿、多汗、痩せている人には使わないように。
②胃腸が虚弱でよく下痢をする人、冷え症の人にはよくないので控える。
③補薬を服用中の人には、補薬の治療効果に悪影響をもたらす恐れがあるので不向き。
④もともと肌が荒れやすい人も悪化する恐れがある。
⑤月経期に足にむくみがあっても利尿作用の強い赤小豆と薏苡仁のスープは禁忌。

家庭でできる利用法

熱っぽい下痢：赤小豆三gを水で飲む。《梅師方》

痔、下血：小豆一kgを紹興酒二・五キロで煮つめたあと、日干しして、酒に漬け、最後に乾燥して粉末にする。一日に九gを三回に分けて酒で飲む。《肘後方》

尿血、尿病：赤小豆一kgを弱火で炒めて粉末にし、ネギ一本をすり潰して混ぜる。一日六gを温かい酒で飲む。《修真秘旨》

酒酔、嘔吐：赤小豆を煎じて、その汁を徐々に飲むと嘔吐を止める。《食鑑本草》

習慣性流産：赤小豆を粉末にして、一日六gを二回に分けて酒で飲む。

各種皮膚化膿疹：赤小豆の粉末を水で練り、患部に貼る。

おたふくかぜ：赤小豆の粉末をハチミツで練り、患部に貼る。一晩でよくなる。三日で全快する。

古代の症例紹介

北宋の仁宗帝趙禎は、おたふくかぜ(流行性耳下腺炎)にかかり、御殿医は外用に「如意金黄散」を湿布して、「普済消毒飲」を内服するという治療を施しましたが、三日後に病状は悪化、寒熱して、だるく、嘔吐、両あごが硬く、口を開くのも困難になりました。御殿医たちの意見が一致しないため、仁宗帝は立腹し、民間医を招請しました。都には百人以上の医者がいましたが、誰も失敗を恐れて冒険する勇気がありませんでした。道士贊寧が、皇帝はただのおたふくかぜで民間によく見られる病であると申し出て、小豆を粉末にして水でとろみが出るまで練ったものを宮殿に持参しました。自分のこの薬の名は「万応鮮凝膏」であるといい、仁宗帝に貼り、三日後、おたふくかぜはよくなりました。

現代の研究より

抗菌作用：二〇％赤小豆の煎じ汁にはブドウ球菌、痢疾桿菌、ジフテリア菌を抑制する作用がある。

流行性リンパ炎：赤小豆と大黄、青黛の粉末を患部に貼るとよく効く。

注意：やせている人、慢性病の人、体の弱い人には赤小豆は不向きである。

抗酸化・細胞免疫の増強作用：赤小豆のポリフェノールには抗酸化作用、細胞免疫を増強する作用がある。

催乳作用：赤小豆の葉酸には催乳作用があり、乳汁分泌不足の出産婦に使うと乳量が増加する。

古典より

李時珍曰く「赤小豆は色が赤黒(あずき色)のものは薬として使い、より大きく鮮やかな赤色のものは薬として使えない」。夏至後、種子を植え、苗が一尺くらいの高さになり、枝と葉は「豇豆(中国でよく食用される野菜)」と似ています。秋に花が咲き、豆醤(まめびしお)を作ります。ご飯と一緒に食べると口内炎ができやすいですが、小麦の毒を解消します。

なぜ市販の小豆(アズキ)に効果がないのか

去湿(キョシツ)の薬膳で有名なのはアズキと薏苡仁(ヨクイニン)のスープですが、実は湿邪(シツジャ)を除去する効果はあまりありません。なぜなら市販のものは口当たりの良い種類の小豆を使っているためです。本来の赤小豆は細長くややや扁平でやや赤褐色ですが、市販のものは大きく丸く鮮やかな紅色の小豆(アズキ)を使用しています。夏季は湿度が高く去湿のために薏苡仁とアズキのスープを薦める本などもありますが、特に夏季は腎が弱る季節で、アズキは腎を傷つけ負担になります。夏季の去湿には冬瓜や薏苡仁を推奨します。

著者の話

赤小豆は日本国民の「アイドル」といってもいいぐらい愛用している人が多いです。体内に湿邪のある人やむくみやすい肥満の人は使ってもよいですが、肌荒れの恐れがあるため、自分の体質に合うか検討した上で適量を使いましょう。また、強い利尿作用のため、漢方では四季養生のルールとして「夏は緑豆を使い、赤小豆は秋末と冬の時期に使う」とあり、自然の摂理に応じて腎のシステムの一番強くなる冬の季節には、赤小豆の強い利尿作用にも腎が耐えられます。肌荒れの人、特に乾燥肌の人は、使わないように注意しましょう。

コラム

陳自明(ちんじめい)の《婦人良方(ふじんりょうほう)》で、ある婦人は素食で出産後七日が経過しても乳汁が通じない。いろいろ通乳の薬を服用しても効果がありませんでしたが、偶然、小豆の粥を食べたその晩に乳汁が出ました。

また、ある僧人は背中に化膿疹を患い、となりの家の人が小豆の粉を水で練り患部に貼ると、すぐによくなりました。(注意：小豆の粉は粘りがあり、乾燥すると取りにくい)

古典の訓え

陶弘景(とうこうけい)曰く「小豆の効能は利尿であるが、水気、脚気の特効薬である。長く服用すると乾燥肌になりやすい」

王好古(おうこうこ)曰く「水の病を治す時、水を治すことばかり考えてはいけない。胃腸の機能状態を考慮しなければいけない。赤小豆は、利水と胃の機能を促進する働きがある薬である」

李時珍(りじちん)曰く「赤小豆は赤色で心の穀であり、気を降下させ、小腸と通じ、陰分に効果があり、利尿しむくみを解消して、嘔吐を止め、下痢を止め、酒による病を治す。膿を排除して、乳汁を通じる様々な利点があるが、服用しすぎると、乾燥肌、体が重くだるくなる」

よく使われる薬膳

赤小豆とフナ(鮒)のスープ
「赤小豆鯽魚湯(セキショウズセキギョトウ)」

湿熱水腫、肥満、乳汁不足に

【材　料】

赤小豆……………一〇〇g

鮒……………………一匹

【作り方】

❶赤小豆を洗い一晩冷水に浸ける。

❷鮒の鱗、内臓を取り除きよく洗い、酒と生姜汁に浸けて生臭みを取る。両面に斜めに切れ目を入れる。

❸熱したフライパンに油を引いて❷の鮒を淡黄色になるまで加熱する。適量の湯を加え、❶の赤小豆をざるにあけ、水を切ったものを加えて弱火で赤小豆が柔らかくなるまで煮込んで完成。塩は使わない。

【服用法】

朝夕二回に分けて服用する。

莱菔子（らいふくし）

アブラナ科
学名　*Raphanus sativus* L.
英語名　Radish
中国名　蘿蔔子（LoBeZi）
和名　ダイコンの種子
処方用名　莱菔子、蘿蔔子、炒莱菔子
出典　《大明本草》

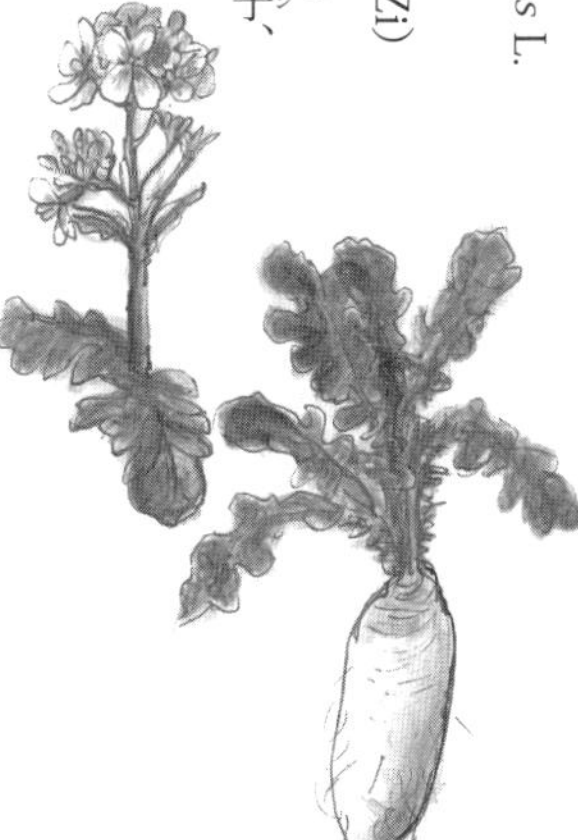

ルーツ

アブラナ科の一年生草本ダイコンの成熟乾燥した種子です。初夏に採取して日干しして生で使います。紅色白色の両種を薬として使いますが、近年は山東省の青色種子も使います。炒めて使用することもあります。

漢方薬・莱菔子の由来

唐の太和年間（紀元八二七～八三六）、皋定慧寺の僧が、砂の多い土壌で栽培していた。それは莱菔と呼ばれ、その種子は莱菔子といい、初めて薬として使われた。莱菔は甘く食べやすく、硬い土壌で栽培されたものは硬く辛い。

中医学的効能と応用

①**「消食除脹」**▼食滞を除き、腹の張りを解消する

○食べすぎによる胃もたれ、腹部が張って苦しい、げっぷ、胃酸が多い、腹痛、残便感のある下痢に、半夏、神麹、麦芽、山楂子、陳皮と組み合わせて使う。

②**「降気化痰」**▼気の巡りを促進して痰を除去する

○息苦しく、咳・痰が多い人に、白芥子、蘇子と組み合わせて使う。☆処方例「三子養親湯」

【用量】九～一五g、煎服。

【使用上の注意】

①気を消耗するので、虚弱な人の喘息・咳には禁忌。

体質との相性	
気血両虚・胃腸弱い	△
食積痰湿・便秘	◎
気滞うっ血	○
肝陽亢盛・便秘	○
甲状腺機能亢進症	×
陰虚	△
陽虚	×

自然の属性	
寒熱	平
五味	辛・甘
昇降収散潤燥	（生で）昇、（炒めると）降
臓腑	肺、脾、胃
毒性	無毒

解説　ダイコンは涼性（平性の説もある）。便通にはよく気滞を解消する働きがあるため、気を損う恐れがあり、お腹が詰まるタイプ、例えば、「食積痰湿」の便秘や「気滞うっ血」で胸が張って苦しい人、「肝陽亢盛」で便秘の人には非常によいのですが、気虚や、「気血両虚」「陽虚」などのタイプには不向きなので、控え目に。

②気の不足、食滞のない人には不向き。補薬の薬力を減弱させるため、漢方薬の人参、熟地黄、何首烏、生地黄などと一緒に使用しない。

家庭でできる利用法

痰が多い喘息：莱菔子を炒め、同量の皂莢を焦げるまで焼いてともに粉末にして生の莱菔の汁で練り、ハチミツで〇・五cm大の丸剤を作る。一日三回、毎回十丸を白湯で飲む。

脳卒中、言語障害：莱菔子六g、皂莢六gを水で煎じて飲む。服用後、多量の痰が出るようになると回復しやすい。《朱丹渓方》

歯痛：莱菔子一四粒を、粉末にして母乳で練り、左側の歯が痛い場合、その汁を右側の鼻に点鼻する。右側の歯が痛い場合、その汁を左の鼻に点鼻する。

小児発疹不良：生の莱菔子を粉末にしておもゆで六g服用する。《衛生簡易方》

インフルエンザ予防：新鮮な大根を薄く輪切りにして二、三枚を毎日食べる（少しずつゆっくり三〇回噛んでとろみになってから飲み込む。抗インフルエンザの成分を生じる）。

タバコをやめたい：新鮮な大根をすりおろし、汁を除き、残った大根のカスに適量の砂糖を加え、毎朝六〇～一〇〇g食べるとタバコが美味しくなくなる。

現代の研究より

抗菌作用：莱菔子にはブドウ球菌、大腸杆菌、赤痢菌、ジフテリア菌に著明な抑制作用がある。

鎮咳・去痰作用：莱菔子には熱性の咳痰を除去し、喘息を抑制する作用がある。

胃腸の蠕動の促進作用：莱菔子は胃腸の平滑筋の蠕動を促進する作用がある。

血圧降下作用：莱菔子には高血圧のマウスの血圧を著明に降下する作用がある。

古い症例の紹介

かの西太后が暴飲暴食のあと倒れ、体力がみるみるうちに衰弱してしまい、御殿医が朝鮮人参のスープを作り飲ませたが、胸苦しく腹部が張り、食欲不振になり、鼻血まで出てお手上げとなり、民間医を招請したところ、その医者は九gの莱菔子を粉末にして丸薬を作り、一日三回飲むよう指示しました。御殿医たちはこれでよくなるとは誰も信じませんでしたが、西太后が一回飲むと鼻血が止まり、一日飲むと症状が大部分よくなったので、西太后は非常に喜び、その民間医に「紅頂子」（最高官僚の職を識別する帽子）を与えました。この逸話は「三銭の莱菔子で「紅頂子」を手に入れた」というエピソードとして民間に広まりました。

豆知識

麺食と大根

昔、インドの僧が長安に来た時、長安の人々が毎日麺を食べているのを見て、熱病にならないことを不思議に思いました。インドでは、常識として小麦粉を大量に食べると熱を生じやすいということが知られていたのです。僧は長安の人々が麺と一緒に大根を食べていることに気付き、「小麦で作られたものを食べる時に熱病を防ぐためには、大根も食べることが必要だ」と中国見聞として記録しました。

よく使われる薬膳

1 莱菔子と大根のスープ「莱菔子蘿蔔湯（ライフクシラフトウ）」

食べすぎ、消化不良、胃もたれに

【材　料】
豚の背骨……………一五〇g
大根…………………半本
莱菔子………………一五g
トウモロコシ………半根
塩……………………少々
コショウ……………少々

【作り方】
❶骨を沸騰した湯に湯通しして、土鍋に莱菔子と一緒に入れ十五分煮る。
❷大根、トウモロコシを一口大に切り、❶の鍋に入れて肉が軟らかくなったら、塩、コショウで調味してできあがり。

【服用法】
二日に分けて食べる。

【効　能】
食欲を促進し、痰を除去する。

【使用上の注意】
摂りすぎると大根は甲状腺腫を誘発する恐れがある。ミカンと一緒に摂ると更に甲状腺腫を誘発する恐れがあるため注意。

2 大根汁「蘿蔔糖水（ラフトウスイ）」

急性・慢性気管支炎に

【材　料】
紅皮蘿蔔（ない場合は普通の大根）
麦芽糖（飴）

【作り方】
❶大根を皮のまま薄切りにして、その上に飴糖を二〜三さじに分けて載せ、冷蔵庫に一晩置くと汁が滲出する。

【服用法】
毎日少しずつその汁を飲む。

【効　能】
痰を出やすくし、咳血を止める。

古典の訓え

李時珍（りじちん）曰く「莱菔子の効能は、気の巡りを促進することにある。炒めると気を降ろす。生で気を昇らせる。昇らせて痰を吐き、風寒を発散し、痘疹を順調に出るよう促進する。降ろすと、咳喘息を解消し、腹痛を解消し、下痢の残便感を解消する。以上の効果は千年にわたって臨床経験から解ったことだ」

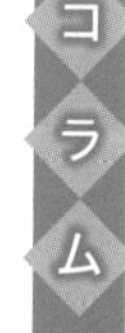

コラム

宋代の《山家清供（さんかせいきょう）》に「玉糝羹（ギョクサンカン）」という薬膳が記載されています。これは大根（別名：玉糝（ギョクサン））と米で作られたもので、宋代の大文豪蘇東坡（そとうば）の大好物で「もしかしてこれは天竺（インド）から来た酥酡（ソタ）ではないか、人間にはこのような美味しいものはない」という詩を作りました（今は、大根もち：もち米に移り変わった）。

また大根は別名〝燕菜（エンサイ）〟といい、洛陽の名物です。伝説によると、女帝・則天武后（そくてんぶこう）が洛陽（らくよう）に住んでいた時代、数十斤の大根が自生しました。農民はこの大根を武則天に献上しました。御膳房はその大根を千切りにして小麦粉と混ぜて、蒸して鶏スープと一緒に供すと非常に美味しく、武則天は〝燕菜〟というきれいな名を下賜されました。

一九七三年十月、周恩来総理がカナダの総理と一緒に洛陽を訪問した時、赤・白二種類の〝燕菜〟を注文しました。白色の「燕菜」料理の真ん中に、紅色の燕菜料理を牡丹の花の形に置いたものを見て、周恩来は「これは〝牡丹燕菜〟ですね」といったというエピソードもあります。

麦芽(ばくが)

イネ科
学名　*Hordeum vulgare* Linn.
英語名　Barley
中国名　麦芽 (MaiYia)
和名　発芽したオオムギ
処方用名　麦芽、生麦芽、炒麦芽
焦麦芽
出典　《名医別録》

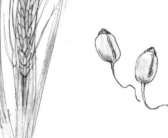

ルーツ

イネ科の一年または越年生草本植物のオオムギの熟成した果実を、発芽させ干して乾燥させたものです。成熟大麦を一日水に漬け、取り出して布で包みます。〇・五㎝ほど少し発芽するまで布巾の上によく水をかけ、発芽した後、天日で干し生で使います。あるいは濃い茶色になるまで炒めて使います。

オオムギは最も早く人類が栽培した作物の一つでする。約九千年前のジャルモ(イラク)の遺跡からオオムギの種が発見されました。原産地としては西アジア地域に自生するとされており、野生のものは「二条種※」ではないかと考えられています。

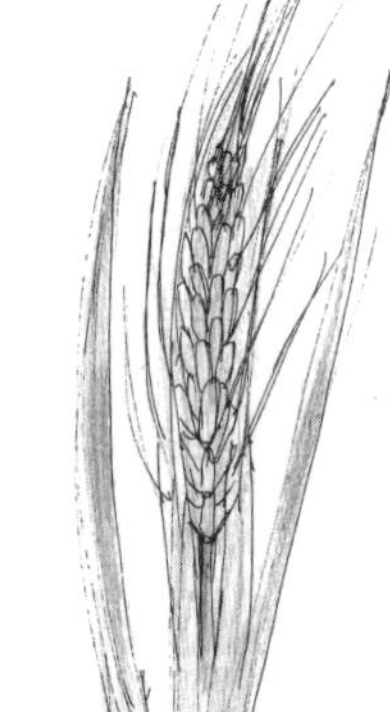

体質との相性	
気血両虚	○
気血両虚・胃腸弱い	△
食積痰湿	○
気滞うっ血	○
肝陽亢盛	△
陰虚・胃腸弱い	△
陽虚	×

自然の属性	
寒熱	平(微温説も)
五味	甘
昇降 収散 潤燥	降
臓腑	脾、胃
毒性	無毒

解説　一般に広く使えますが、胃腸が弱い人は控え目にしましょう。漢方エキス製剤「小建中湯」には麦芽の飴の量が不足していて効果が弱いですが、更に飴を追加して飲むと効果が現れます。

※二条種・大麦は結実する穂の数により、小さい花が六条に並んで付くのは六条種、二条に並列に付くのは二条種と分類され、更に子実に密着して離れにくい「皮麦」と、離れやすい「裸麦」に分けられる。日本では二条大麦は四国、九州などの地域での栽培が多い。

中医学的効能と応用

①「健胃開胃」「行気消食」▼消化を助け、気の巡りをよくする

○食滞による腹部が張り食欲不振の時に使う。神麹、山査子と一緒に焦げるまで(芯が焦げないように)炒めて使う。

処方例:「焦三仙」

②離乳時によく使う。

○乳房が張って痛みがある場合、あるいは離乳の時に使う。焦麦芽を煎じて飲む。

【用量】九~一五g、大量三〇~一二〇

g、煎服。

【使用上の注意】

①離乳に働くので、授乳時に使う場合は慎重に用いる。

②生麦芽(ショウバクガ)は胃腸を丈夫にし、母乳の出が悪い時に使う。食滞(しょくたい)には、気を巡らせるため、炒めて使う。

似た効能の漢方薬の比較

麦芽(バクガ)と萊菔子(ライフクシ)

麦芽と萊菔子(ライフクシ)(大根の種子)はともに小麦粉で作られる食べ物の摂りすぎによる食滞(食もたれ)を解消する効能がある。同じといっても萊菔子は、気を巡らせる効能が強く、化痰(カタン)の効能があり、残便感を解消する働きもある。麦芽は気を巡らせる効能は弱い。胃腸など消化機能を丈夫にするので離乳の場合にも使いやすい。

家庭でできる利用法

胃潰瘍：大麦飲食を日常とする。

やけど：大麦を黒くなるまで炒め粉末にして植物油で練り、患部に塗る。

小麦の穂が目に刺さった時：大麦の煮汁で目を洗うと穂が取れる。

尿少、頻尿、尿痛：大麦一〇〇g、水五〇〇mℓを半量になるまで煎じてその汁を取る。そこに生姜汁三〇mℓ、ハチミツ三〇mℓを混ぜて、一日三回に分けて空腹時に飲む。

産後の発熱で母乳の出が悪い：麦芽六〇gを炒めて粉末にし一日四回に分けて白湯で飲む。

暑気を解消する：大麦を焦げるまで炒めて、白湯を入れてお茶代わりに飲む。

現代の研究より

傷口を締めることを促進する作用：大麦芽には化膿性傷口や、頑固な潰瘍(かいよう)の傷口を締める作用がある。胃潰瘍の回復にも効果がある。

消化を促進する作用：麦芽の煎じ汁には胃の消化液の分泌を促進する作用がある。

血糖値の降下作用：麦芽の五%注射液でウサギの血糖値が四〇%降下し、かつ持久性(約七時間持続)が確認された。

真菌の抑制作用：大麦には真菌を抑制する成分がある。

催乳作用：生の麦芽にはマウスの乳の分泌を増加させる作用がある。

毒性：動物実験中、大量使用の場合、中毒を引き起こしたという報告がある。

よく使われる薬膳

麦芽と山楂の点心「麦芽山楂糕(バクガサンザコウ)」

小児の食欲不振によい点心(テンシン)

【材料】

麦芽……………一〇〇g
山楂(サンザ)……………五〇g
もち米…………一五〇g
白糖……………七五g
ハチミツ………少々

【作り方】

❶麦芽、山楂、もち米を一緒に炒める。

❷白糖とともに粉末にして撹拌し、少しハチミツを入れて子供が食べやすい形にする。

【服用法】

少しずつ摂る。

【注意】

授乳期の人には不向き。

《中国薬膳大観(ちゅうごくやくぜんだいかん)》

鶏内金（けいないきん）

鶏肝（鶏レバー）、鳳凰衣（ほうおうい）

キジ科
学名　*Gallus gallus domesticus* Braisson.
英語名　Chicken's gizzard-membrane
中国名　鶏内金（JiNeiJin）
和名　ニワトリの砂のう内の膜
処方用名　鶏内金、炙内金
出典　《神農本草経》

ルーツ

キジ科のニワトリの砂のうの内側の膜です。薬としては初めて《神農本草経》の「丹雄鶏」の中に砂のうの機能が記載されており、その主な効能は「下痢を治す」とされています。鶏の原産地としては朝鮮説と南洋説（インドネシア、マレーシア）があります。《名医別録》には「鶏なら、朝鮮の平澤のものは最良である」と記載されています。ニワトリの起源としては南洋説が有力で、約七千年前に養殖されており、その目的は「鶏の相撲」（闘鶏）で、食用にしたのはその後のようです。二三〇〇年前には中国で養殖され、食用以外に薬用も盛んでした。

自然の属性

寒熱	微寒
五味	甘・渋
昇降 収散 潤燥	降
臓腑	脾、胃、 小腸、膀胱
毒性	無毒

体質との相性

気血両虚・食欲不振	×
食積痰湿・胃もたれ	◎
気滞うっ血・むかつき	△
肝陽亢盛・ 胃酸過多、胃もたれ	○
陰虚・食欲不振、やせ	×
陽虚・食欲不振	×

解説　微寒性の鶏内金の消化促進の効能は非常に強く、食べすぎによる食積には非常によいものです。しかし「気血両虚」タイプの食欲不振の原因は、気が弱いために消化機能が弱っているので、気を補強すると回復します。強い鶏内金は不向きですので、使わないように。

中医学的効能と応用

①**「消食」**▼消化機能を助け消化不良を解消する

○食積による、腹満、食欲不振、げっぷなどの症候に、山楂子、神麹、麦芽などと配合して用いる。

○脾虚の食欲不振、下痢などには、白朮、ナツメ、山薬などと用いる。☆処方例「益脾餅」

②**「止遺尿」**▼排尿機能を回復し、尿失禁を防止する

○小児の尿失禁、頻尿などに使用する。乾燥した鶏内金を洗い、焼いて粉末にし、三gを三回分けて温水で飲む。

【用量】三～九g、煎服。散剤を呑服する場合は一回一．五～三gでよい。

似た効能の漢方薬の比較

山楂子と鶏内金

山楂子と鶏内金はともにかなり強い消食の効能をもつ。山楂子は肉食の食滞に。また気滞、瘀血にも効果がある。鶏内金はあらゆる食滞に。また遺精、尿もれ、尿路結石を解消する効果がある。

家庭でできる利用法

尿もれ：鶏の砂のう一個と鶏の腸を洗い、日干しして、一緒に焼いて酒で飲む(男性は雌鶏、女性は雄鶏)。

※この方法はよく効きますが、鶏内金が付いた砂のうや腸を入手しにくく、更に、鶏肉もオスかメスかわからず、判断は不可能だと思われる人が多いと思います。尿もれはお年寄りの共通した悩みで、チャレンジするなら、日本のあちこちの村で養殖される地鶏を購入すれば、雄と雌の問題は解決できるのではないでしょうか。

尿もれ、尿を出しにくい：乾燥した鶏内金一五gを少し黄色が残る程度に焼いて白湯で飲むと効果がある。《医林集要》

下痢が止まらない：鶏内金を弱火で焼いて粉末にして乳汁で飲む。

口内炎：鶏内金を灰になるまで焼いてその灰を患部に貼ると効果がある。《活幼新書》

痔・化膿疹：鶏の砂肝を焼いて粉末にし、それを肛門の患部に貼るとよくなる。《聖済総論》

傷口が閉じない：鶏内金を傷口に貼る。干したものは水で戻して傷口に貼る。三から五個の内膜で癒える。《楊氏経験方》

尿路結石：鶏内金一〇g、金銭草三〇g、海金砂二〇g、鬱金一〇g煎じて朝夕分けて飲む。

ワンポイント

鶏の各部分にはそれぞれ薬効があり、鶏肉、胆、心、血、脂肪、肝、冠、鶏内金、卵、卵黄、鳳凰衣(卵白の白膜)、鶏屎白などに効能があります。なぜか日本では鶏内金はほとんど使われていません。それは、昔から日本料理はバランスよく、消化によい料理ばかりで、鶏内金を使うほどの消化不良や下痢を起こさせなかったためでしょう。近年は飲食の欧米化が進み、「メタボ」に悩む時代には鶏内金は使われます。

古典より

李時珍曰く「鶏の砂肝でその中の黄色いかわを『鶏内金』という。男は雌鶏を、女は雄鶏を、消化不良、嘔吐、下痢に使う」「鳳凰衣」は、孵化した卵の内側の白い膜を乾燥させて使うものです。その適応症は、咳、めまい、目の翳状片です。

著者の話

漢方の消化剤は非常に豊富で、漢方では食べすぎといっても、食べすぎた食べ物により対処方法が異なります。例えば、肉を食べすぎた場合には山楂肉・鶏内金・八角を使い、小麦粉で作られた麺食が過ぎた場合は焦麦芽を使い、飲酒しすぎた場合は神曲・麦芽を使います。臨床上、いろいろ食べすぎてわからない場合によく使われるのは「焦三仙」で、すなわち焦麦芽・焦神曲・焦山楂の三種の消化促進薬を配合した処方です。小麦の製品の食べすぎも、肉の食べすぎも、酒の飲みすぎにも役立ちます。

昔、私が消化不良の患者に即効性のある鶏内金を使うのを見て、祖父は「鶏は消化を助けるために、よく石を食べます。そのため鶏の胃の内皮は、石の硬さに耐えるほど丈夫で強い薬だ」「体力は胃腸の丈夫さの『証』で、体弱な人に処方する時は、その胃の弱さに配慮して慎重にしなさい」と訓えていただきました。

よく使われる薬膳

1 鶏レバーの粥「鶏肝粥(けいかんがゆ)」

ED、腰痛に

【材　料】

雄鶏肝……………一羽分

鶏の砂肝の内側の皮を細く切り一〇g

を粉末に

菟絲子(トシシ)末……………一五g

粟……………一二〇g

塩……………少々

コショウ……………少々

ネギ……………少々

生姜……………少々

【作り方】

❶水五碗半で材料すべてを粥にする。

❷調味料で調味してできあがり。

【効　能】

腎精を補い、強陽する。

【解　説】

この処方は宋代の《太平聖恵方(たいへいせいけいほう)》に記載されています。鶏の肝は肝を補い、肝と腎は密接な関係で「乙(肝)癸(腎)同源」とされているので、肝を補強するものも腎を補強するというわけです。現代の研究により、きも(肝)には性機能を高めるミネラル・亜鉛の含有量は腎より多いことがわかっていますが、コレステロール含有量が多いため、血中コレステロール値が高くないEDの人に推奨します。

2 砂肝の煮つめ「五香砂肝(ゴコウサカン)」

消化不良、食欲不振に

【材　料】

砂肝、「煮つめ汁」

【作り方】

❶「煮つめ汁」を作る。

❷砂肝を洗って❶の汁に入れ、弱火で柔らかくなるまで煮つめる。

【服用法】

酒のつまみや、ご飯のおかずに。

【煮つめ汁の作り方】

醤油一〇〇〇㎖、塩一五〇g、花椒(カショウ)三〇g、コショウ三〇g、八角(ハッカク)三〇g、肉桂(ニッケイ)三〇g、生甘草(ショウカンゾウ)三〇g、黒砂糖三〇g、丁子(チョウジ)一五g、ゴマ油六〇g、鶏の油六〇g

以上を用意して、先に香辛料を弱火で香りがよく出るまで煮て、香辛料のカスを除いて、ゴマ油、鶏の油を入れて少し沸騰させて瓶に貯蔵する。

〈多用途の鶏の卵黄油〉

①不整脈(高血圧や甲状腺機能亢進症によらないもの)、老人や「気」の弱い人によく起こる心拍リズムの乱れ：卵黄油一㎖を二回に分けて飲む。

②やけど・凍傷：卵黄油を患部に塗る。

③百日咳：熟した鶏卵の黄身三個を弱火で黒くなるまで焼いて油を滲出させる。その油を一日二回、三～五日連続服用する。

現代の研究より

胃腸けいれん抑制作用：鶏内金には胃腸の蠕動(ぜんどう)を抑制する作用があり、けいれんを緩和させる。

放射性物質の排除促進作用：鶏内金には放射性物質の排除促進作用がある。

消化促進作用：鶏内金には胃タンパク酵素の活性を高め、胃腺の分泌を増加させる作用があり、消化を促進させることが確認された。

尿失禁治療：紅参(コウジン)三g、鶏内金の粉末三gを白湯で飲む。三日間飲んで全快した症例がある。

琥珀(こはく)

英語名　Amber
中国名　琥珀（HuBo）
和名　コーパル
処方用名　琥珀、血珀、琥珀屑
出典　《名医別録》

ルーツ

古代のカエデやマツなどの樹脂が長期間地層中に埋没し化石化したものです。コハクについて最初に記述したのは、紀元一世紀、ローマのプリニウスの《博物誌》で、石化した樹脂であると説明しました。薬として初記載されたのは三〜四世紀の書《名医別録》ですが、五世紀の南北朝時代の名医陶弘景がその書を校定し、その主な効能について記載しました。ところが北海道の「湯の里四遺跡」「柏台一遺跡」から出土、加工されていたものは、いずれも二万年前のもので、アジアで最も古い出土品とされています。主な産地は　ポーランド・グダンス沿岸で、カリーニングラードの産量は、世界の八五%を占めています。中国では雲南、広西、河南などの地域が主産地とされています。

中医学的効能と応用

①**「鎮驚安神」**▼精神を安定させる

○肝の陽気旺盛による、精神不安の動悸、不眠、不安感などに、人参、甘草、夜交藤、酸棗仁、茯神、遠志などと配合して用いる。☆処方例「琥珀多寐丸」

○てんかんあるいは驚き、恐れなどによる小児のけいれんに、胆南星、天竺黄、金箔などと配合して使用する。☆処方例「琥珀抱竜丸」

②**「行血散瘀」**▼気血を巡らせ、血行をよくする

○血瘀・気滞による、無月経、腹腔内腫瘤などに、没薬、延胡索、大黄、三棱などと配合して使用する。☆処方例「琥珀散」

③**「利水通淋」**▼利尿して淋病などの膀胱の炎症を取る

○膀胱の湿熱による、排尿痛、排尿困

体質との相性

体質	相性
気血両虚・尿少ない、むくみ	△
食積痰湿・排尿困難	◎
気滞うっ血	○
肝陽亢盛・高血圧	△
陰虚・尿少	×
陽虚・尿の出が悪い	×

自然の属性

寒熱	平
五味	甘
昇降 収散 潤燥	降、散
臓腑	心、肝、肺、膀胱
毒性	無毒

解説　琥珀は気を降下させて水道を通す（利尿）作用があるため、「気滞うっ血」タイプの排尿障害には非常によいのですが、もともと体内の水分不足「陰虚」による尿少の人には逆効果なので使ってはいけません。また虚弱で瘀滞のない「気血両虚」や「陽虚」の人には不向きです。熱っぽい「肝陽亢盛」の高血圧の人にはあまり血圧に効果がないため、期待できません。

難、血尿、尿閉に蒲黄、没薬、海金沙、通草などと配合して用いる。☆処方例「琥珀散」

【用量】一・五～三g、丸薬・エキスとして用いる。

【使用上の注意】
①粉末にして白湯で呑服する。
②血流が滞る(瘀血)ことがない時や「陰虚」タイプで熱っぽくて尿不利の場合には用いない。
③煎じることは禁止。火で焼くことも不可。

似た効能の漢方薬の比較

琥珀と茯苓

琥珀と茯苓はともに松の凝結したもので、動悸に適する。茯苓は気分に入り、補に偏り、琥珀は血分に入り、気血を巡らせ血流の滞りの解消に偏ります。また、茯苓は気虚の水湿に、琥珀は膀胱における湿熱の障害による排尿のトラブルに有効である。

豆知識

「瑿珀」
琥珀の最高品質のものは西戎産の「瑿珀」で、焼くと松のにおいがする。色が赤く光り透明のものは品質がよいとされる。

古代の利用法

血尿：琥珀の粉末六gを、燈芯の煎じ液で呑服する。《直指方》

打撲傷（一般に打撲傷は外傷だけでなく多くは内部に瘀血がある）：琥珀末二gを酒で飲む。《外台秘要》

古代の症例紹介

三国時代、呉国の孫権の息子が、鄧夫人の顔を刀で傷付けました。御殿医は琥珀末、朱砂、白獺の脊髄などの中薬で外用薬を作り、傷口に貼りました。間もなく刀キズも残らず、よくなりました。更に肌もより一層柔らかくなったため、琥珀は中国古代の婦人化粧品になりました。

古典の訓えより

朱震亨曰く「古い処方には、琥珀の利尿作用は琥珀の燥の性質からのものゆえ、血少(体の液体が不足)による尿少の人に対しては逆効果になり、利尿より血液を滋養するのが正解である」

コラム

琥珀は樹脂の化石で産量が少なく貴重とされています。古代ギリシア人は「北部の黄金」と呼び、古代ローマ貴族は装飾品としていました。ロシア皇帝の宮殿には琥珀の間があり、第二次大戦時に破壊されたましが、現在は世界遺産として修復されています。中国では古くから皇帝専用の装飾品と限定され、宋代の「皇帝」の服装と王冠の装飾品に利用され、酒杯も琥珀製でした。

古典より

《杜陽雑編》には、唐代の徳宗皇帝が戦闘中、貴重な琥珀の箱を砕き、刀傷を負った戦士の治療薬としました。側近たちは貴重な宝を砕くことに反対しましたが、徳宗は「敵が目の前にいるのは、国の危機。戦士の怪我は王の傷、一つの箱は戦士の命より貴重ではない」といわれた、とあります。

南北朝時代の宋武帝も戦士の傷の治療のため、琥珀の枕を砕き使用したといわれています。琥珀は外傷の傷薬だけでなく、婦人の閉経や産後の腹痛、精神不安のけいれんを解消し、尿の出が悪い時に使われていました。

山楂(さんざ)

バラ科
学名　*Crataegus pinnatifida* Bge. var. *malor* N.E. Br.
英語名　hawthorn fruit
中国名　山楂（ShanZha）
和名　サンザシ（山査子）
処方用名　山楂子、炒山楂、焦山楂、北山楂
出典　《本草衍義》

ルーツ

バラ科の落葉低木の成熟した果実で、中国原産とされています。紀元前二世紀の《爾雅》に山楂は載せられていますが、薬としての最初の記述は《唐本草》という文献にあります。古薬名は「赤爪子」といい、《図経本草》には「棠棣子」とあり、明代の《本草綱目》で「山楂」と名付けられ、現代に至ります。

日本にも古くに伝わりました。万葉以来「にわうめ」の古名とされました。サンザシ「山査子」と「山樝」とも書きます。熟すると赤くなる果実は生薬、果実酒、ドライフルーツなどの用途があり、また盆栽の素材としても好まれます。

中医学的効能と応用

① **「消食化積」**▼消化を促進し、食滞を解消する

○脂っぽい物を食べすぎたための食滞（食積ともいう）などの症候に、神曲、麦芽、大根の種子（莱菔子）と一緒に処方する。

② **「止痢」**▼下痢を止める

○過食による下痢に山楂を焦がしたもの（「焦山楂」）を粉末にして呑服。

③ **「破気散瘀」**▼薬力の猛烈な薬物に配合し、血瘀を改善する

○産後の悪露の阻害による腹痛、気滞血瘀による月経痛にも効果がある。当帰、川芎、益母草とよく処方される。

【用量】九～一五g

【使用上の注意】

体力がある老人や子供にはよいが、食化不良の人に「大掃除」として使うとよい。虚弱の人には控え目に。子宮の収縮

体質との相性

体質	相性
気血両虚・息切れ、だるい	△
食積痰湿・老廃物の詰まり	◎
気滞うっ血・血行悪い	×
肝陽亢盛・高血圧・急性肝炎	○
陰虚・尿少	×
陽虚・尿の出が悪い	×

自然の属性

寒熱	微温
五味	酸・甘
昇降収散潤燥	収、降
臓腑	脾、胃、肝
毒性	無毒

解説　山楂は微温性で、気を補強する作用がないため、虚証「気血両虚」で弱い人、「陰虚内熱」・便秘の人にも不向きです。また、「気滞うっ血」の人には逆効果で、妊娠中の人は避けたほうがよいでしょう。しかし、山楂が消化を助けるので、「食積痰湿」タイプの人やいつも消化不良で高脂血症の人は、適量に摂ると非常によいでしょう。

を促進する作用があるため、妊娠中の人には避けたほうがよい。中国には山楂で作った食品が多いが、いずれも大量の砂糖を使っている。子供が適量を摂ると消化によいが、摂りすぎると、血糖値が高くなり逆に食欲不振になりやすいので、注意が必要。

家庭でできる利用法

肉料理に数粒を入れる。肉が柔らかくなりやすい。

高血圧、高脂血症：野山楂九～一二g（花の場合三～九g）を水で煎じて飲む。

小腸ヘルニア：野山楂一五～三〇gを水煎し、黒砂糖で調味して毎日三回に分けて飲む。

消化不良：（特に胃酸不足の人）山楂を一五g水煎して飲む。

食べすぎの下痢：焦山楂（山楂を焦げるまで炒める）一〇gを粉末にして白湯で服用する。

肝機能不全：（特にGPTが高値）山楂を乾燥してから粉末にして、毎日九gを三回に分けて飲む。十日が一つの療程。

月経痛：（特に月経前痛）山楂肉一〇g、澤蘭六g、桃仁一〇g、丹参一〇gを水で煎じて、朝夕に分けて飲む。

豆知識

「山楂」には様々な種類がありますが、漢方薬としては主に「北山楂」と「南山楂」、「野山楂」の三つの品種があります。製薬により「炒山楂」、「焦山楂」となります。

「北山楂」：「山里紅」ともいいます。色が赤色あるいは赤紫で、果肉は厚く、香りは強く甘酸っぱい。肉食を煮込む際、スープに少し入れると肉が柔らかくなります。痔の下血や消化不良によく使います。

「南山楂」：「棠棣子」ともいい、茶色で、果肉は薄く、香りも少なく、酸っぱく、渋い。老人の足腰の痛みや、腸ヘルニアに使われます。

「野山楂」：「山楂」ともいい、色は濃い赤色で、果の茎は長く、果実は硬く、香りは強く、甘酸っぱい。効能はだいたい同じですが、薬材としては、あまり好まれないようです。

「炒山楂」：乾燥した「山楂」の果実を軽く炒めたもの。その酸味を緩和して、胃にやさしい。

「焦山楂」：芯に茶色と酸味が少し残るように焦げるまで炒めたもの。水のような下痢によい（「焦山楂」でなければ下痢には効かない）。

コラム

毎年、旧暦お正月、北京で最も有名な祭りは「廠甸廟会」です。人々は様々な北京風味の軽食（小吃）を楽しみにしています。その中で、最も人気のあるものは、「氷糖葫芦」で、数百年来、千変万化の「小吃」の中、終始一席を占めており、見ただけて嬉しい雰囲気を感じます。しかし、それは「葫芦（ひょうたん）」ではなく、串にした山楂と氷砂糖で作られた「小吃」で、日本の祭りで観られる「リンゴ飴」と非常に似ています。

この風俗は南宋の光宗帝に関わっています。ある日、光宗帝の愛妃・黄貴妃が病にかかり、食欲がなく、力がなく、日々やせてしまい、御殿医は貴重な薬でも効かないため、民間医を招くことになりました。民間医は診察したあと、「棠棣子（山楂）と黒砂糖を一緒に煮て、毎日食前五～十粒を食べると、半月くらいでよくなる」と説明しました。黄貴妃が指示どおり服用すると、全快しました。この処方は、食べすぎの治療薬として後世に残り、お正月は食べすぎることが多いため、「氷糖葫芦」が定番になったのは健康のため、一理あります。

古典の訓え

「凡そ、漢方薬の人参を服用したあと、体調が悪くなった人は、山楂を摂るとすぐに回復する」

岳美中老中医の訓え：老年性の不眠に

老年で体調が衰弱して不眠になる者は多く、疲れても多夢、早く目が覚めて、そのあと入眠しようにも困難という症状が多い。中医には「不得臥」「不得眠」の二種類がある。「不得臥」の老人は飲食過多、胃には食積があり、よく寝返りするのは「胃不和則臥不安」という。この場合は山査子を処方した「焦三仙（ショウサンセン）」を使うとよい。沈氏尊生書（ちんしそんせいしょ）の「和胃湯（ワイトウ）」もよい。肺気が盛んで脈が大の者は、銭乙の「瀉白散（シャハクサン）」もよい。もし食積や食滞がなく胃気が不和で寝つきが悪い場合は「不得眠」という。「半夏秫米湯（ハンゲスウベイトウ）」にて胃を和にする。胃気が和になれば、すぐに効果が出る。もし「心下停水（シンカテイスイ）」で寝つきが悪い場合は《傷寒論（ショウカンロン）》の「茯苓甘草湯（ブクリョウカンゾウトウ）」がよい。

現代の研究より

炎症を収め、消化を促進し、肥満を解消する作用：山楂にはサンザ酸が豊富で、炎症を収め消化を促進し、肥満を解消する作用がある。

ガン細胞増生の抑制：山楂にはバイテクシン(vitexin)が豊富で、ガン細胞の増生を抑制する作用がある。

放射性物質の排泄を促進：山楂のペクチンの含有量は六．四%。ペクチンには放射性物質の排除を促進する作用がある。

血中コレステロール値の降下作用：サンザにはビタミンCが豊富で、コレステロール値を降下させる作用がある。

○肝臓・脾臓の腫大に用いると縮小させる効能がある。

○子宮収縮作用があり、産後の腹痛によい。

山査の郷

河北省（かほく）承徳興隆県は石質山区で、早くも山査は明朝・嘉靖年間から珍品・貢品とされ、中国における「山査の郷」と称賛されていました。

清朝・順治一八年、王朝の東陵を修造する時、興隆県は禁区となり二五四年に封山され、山地が自然のままで豊かに残りました。その後の嘉慶年間に解禁され、その山査の全国への販売を始めました。興隆山区境内には百年以上の古い山査の樹木が千株以上もあり、独特の品質はそのために形成されました。最も有名な品種は野生の「霧霊紅」「大旺」などです。

古代の症例紹介

名医陳存仁（ちんそんじん）と山楂

ある国民党高官は薬を飲まないのを自慢していました。ある日、急性腸炎にかかり、下痢を繰り返し、めまい、息苦しい、腹痛などの症状があっても、薬を飲もうとはしませんでした。陳存仁（ちんそんじん）は「薬を飲まないのは分かりましたが、果物だったら食べられますか？」と尋ねると、高官は「薬でなければなんでも食べる」との返事。それを聞いた陳存仁は、山楂炭一五g、ザクロ(石榴)皮二四gを弱火でスープにして飲ませました。一時間後、腹痛が解消したため、続けて二回飲みました。翌日、陳存仁は高官宅へ見に行くと、高官は「下痢は全快した」と感謝しました。陳存仁は、まさに食養生の開祖の孫思邈（そんしばく）のいう「善用食平疴（食べ物を用いて病を解消することができる医者は、よい医者である）」に当てはまります。

楊貴妃（ようきひ）と棠棣子（トウレイシ）

ある晩秋に、かの「楊貴妃」が、お腹が張って痛く、下痢は止まらず、食欲不振になりました。様々な高名な御殿医が治療しましたが、病気はどんどん重くなりました。やむを得ず、民間医を招請すると、一人の道人が診察に来ました。処方は「棠棣子」一〇個、黒砂糖一〇g（煎じて、その汁を取って三回に分けて食前に飲むように）とのこと。夫である玄宗帝は、こんな安い処方では治らないではないかと信じなかったが、ほかの方法がないため、少しずつ飲ませてみました。そうすると、まさに半月後に全快しました。

よく使われる薬膳

1 山楂と豚肉煮「山楂肉丁湯」

食滞（食べすぎ）、高血圧、高脂血症に

【材料】

山楂……一五g
豚肉赤身……一〇〇g
ゴマ油……一〇㎖、
生姜……五g
ネギ……五g
料理酒……少々
砂糖……少々
八角……少々
花山椒……少々

【作り方】

❶豚肉赤身の筋を除く。生姜を薄切りに、ネギを輪切りにしておく
❷沸騰したお湯に豚肉を湯通しする。
❸二〇〇〇㎖の水に、湯通しした豚肉と山楂、八角、生姜、料理酒を入れて煮る。六割くらい熱した時点で肉を一口大に切り、再び一〇分ほど煮て、ネギを入れ砂糖で調味して、ゴマ油をかけるとできあがり。

【服用法】

朝夕二回に分けて、肉を食べ、スープを飲む。

2 菊花と山楂の紅茶「菊花山楂飲」

瘦身減肥、消化によい

【材料】

菊花……一〇g
山楂……一五g
紅茶……一袋

【作り方】

❶菊花、山楂、紅茶を六〇〇㎖の水で煎じる。
❷沸騰したら弱火にして一〇分くらい煎じ、その汁を取る。

【服用法】

毎日二回に分けて飲む。

【注意】

寒性体質※の人は控えめに。

※**寒性体質**：「陽虚」「気血両虚」「食積痰湿」の寒タイプをいう。上半身が熱い高血圧の人は寒性体質ではなく、「気滞血瘀」のタイプで、緊張や激しく怒ったあと、手足が冷えて舌が赤いのも寒性体質ではない。

3 山楂と黒砂糖のスープ「山楂湯」

月経が遅れがちの人に

【材料】

生山楂肉……三〇g
（干したものなら一五g）
黒砂糖……二〇g

【作り方】

❶山楂を六〇〇㎖の水で三〇〇㎖まで煎じて、薬のカスを除く。
❷黒砂糖を入れて、撹拌する。

【服用法】

毎日二回に分けて、熱いうちに飲む。月経が一～二カ月止まって、妊娠ではない人に与える。数回で月経が来ることが多い。

【使用上の注意】

①黒砂糖を使う理由はカルシウムなどのミネラルの含有量が多く、また温性で体を温める効果があるため。
②黒砂糖に慣れていない場合は体を温めない白砂糖も可。黒砂糖の製法より発ガン物質があるか否か異なる説がある。

枳実（きじつ）

ミカン科
学名　*Citrus aurantium* L.
　　　Citrus aurantium var. Amara Engl.
英語名　Seville Orange　DaiDai
中国名　枳実（ZhiShi）、枳殻（ZhiQiao）
和名　ダイダイ
処方用名　枳実、枳殻、生枳実、炒枳殻
出典　《神農本草経》

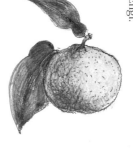

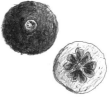

ルーツ

ミカン科の常年低木のダイダイあるいはカラタチ、イチャインレモンの未熟な果実です。中国の主な産地は江西、四川、湖南、浙江などの地域で、七〜八月の間に採取して、半分割のものを日干しにして、更に輪切りにして生で、あるいは麸で炒めて使います。大きく中が空っぽのものは「枳殻」といい、小さく中が充実したものは「枳実」といいます。

中医学的効能と応用

①**「破気消積」**▼気滞を解消して食滞を解消する

○脾胃の機能低下による、食欲不振、腹部の張りに、白朮と組み合わせて使う。☆処方例「枳朮丸」

○体内の湿熱の邪で胃腸の機能が阻害されたことによる、上腹部のもたれ、むかつき、嘔吐、残便感を伴う下痢あるいは便秘に、大黄、沢瀉、神曲などと組み合わせて使う。☆処方例「枳実導滞丸」

○熱による、ひどい便秘、腹痛、腹脹、便が硬いなどに、大黄、沢瀉、厚朴と組み合わせて使う。☆処方例「大承気湯」

②**「化痰消痞」**▼痰の排除を促進して胸部の詰まった感じを解消する

○寒気により胸に痰が溜まることによる息切れ、胸が冷たく胸苦しい場合

体質との相性

体質	相性
気血両虚	△
食積痰湿	○
気滞うっ血	◎
肝陽亢盛	◎
陰虚	×
陽虚	×

自然の属性

寒熱	微寒
五味	苦
昇降 収散 潤燥	降、収
臓腑	脾、胃、大腸
毒性	無毒

解説　苦味、微寒性で、気を降下する属性をもつ枳実、枳殻は「肝陽亢盛」タイプや「気滞うっ血」タイプの人には非常によいですが、いつも気が上昇しにくい「気血両虚」「陽虚」には逆効果で使ってはいけません。また、「去痰湿」の効果があるため、もともと体に水分が不足している「陰虚」のタイプにも不利なので使わないほうがよいでしょう。

に、橘皮、生姜と組み合わせて使う。☆処方例「橘枳生姜湯」
○寒邪により痰が多く、胸部の機能が阻害されることにより気が逆上(気逆)して降りず、息苦しいなどの症状に、厚朴、薤白、桂皮と組み合わせて使う。☆処方例「枳実薤白桂枝湯」

【用量】三~九g、大量で三〇gまで。煎じ薬、丸剤。

【使用上の注意】
体の弱い人、妊婦には不向きである。

家庭でできる利用法

産後の腹痛(横になると痛みがひどくなる):枳実(麩で焦げるまで炒める)六g、白芍(酒で炒める)六gを水一碗で煎じて飲む。《太平聖恵方》

便秘(便が硬く体は弱くない):枳実と同じ量の皂莢をともに粉末にして一二gを一日二回に分けて、おもゆで飲む。《危氏得效方(きしとくこうほう)》

小児虚弱で下痢が止まらない(三歳以上):枳実を粉末にして三gを一日に三回に分けておもゆで飲む。《廣利方》

痔が脱出、便血:枳実(小麦の殻で炒める)六〇g、黄耆六〇gをもに粉末にして、一二gを一日二回に分けておもゆで飲む。「経験方」

小児の頭の瘡疹:枳実を灰になるまで焼いて、猪の脂で練り患部に塗る。《太平聖恵方》

怒りによる胸痛:枳実の粉末四gを一日三回、夜一回の計四回に分けて飲む。

産後子宮脱:枳殻六〇gを煎じて、脱出した子宮にその汁が温かいうちに座浴させる。

歯痛:枳殻を七日酒に浸け、その酒でうがいをし、口に含む。

古典より

枳実の別名を「代代」といいます。その名は果実が木の上に残って黄色になり、冬を超え、翌年実る時、その皮が黄色から緑に戻るので、両代の果実が同時にみられるため名付けられました。蘇州の虎丘には、「代代」が盛んに生えます。その地の人々はそれを利用して「代代茶」を作っています。近年「代代茶」の減肥効果が人気です(一般に痰を除去する漢方薬にはみな減肥効果がある)。

古典の訓え

李時珍曰く「枳は木の名で、その実を『枳実』という。後世の医家は小さいものは効能も強く、それに比べて、大きいものは皮が薄く、真ん中が空虚である。昔は同じものが長江の南に生えていて、それは『橘』という甘い果物として食べられていた。長江の北の『枳』は、酸っぱく苦く薬として使われている。実際に長江の北には『枳』しかない。長江の南にも『枳』があるが、それは『橘』の変異ではなく、異なる種類の植物である。
また『枳実』は、七、八月に採取するが、『枳殻』は九、十月に採取するという説もある。いずれも皮が厚く小さく中が詰まっているのは『枳実』、大きく皮が薄いのは『枳殻』という」
王好古曰く「補気として使う時は、人参、白朮、乾生姜と一緒に使う。気滞を解消するために使う時は、大黄、芒硝と一緒に使う。そうすると、補気と除邪の両方の効能があるという。『白朮』がなければ湿邪を除くことができず、『枳実』がなければ気滞・食滞の詰まりの解消はできないという」

現代の研究より

腸けいれんの緩和作用：ウサギの実験により、枳殻には腸のけいれんを解消する作用があることが判明した。腸の痛みも解消できる。

胃腸の蠕動の促進作用：生と炒めた枳殻にはマウスの胃腸の蠕動を促進する作用がある。胃下垂二十一例に、枳実の六六％濃縮液六〇㎖を一日三回食前に飲ませる。一五～四五日間服用した場合、有効例二〇／二一であった。

子宮を興奮させる作用：生と炒めた枳殻には、ウサギの子宮の収縮を促進する作用がある。

抗潰瘍作用：枳殻の揮発油には胃酸を著しく減少させる作用があり、胃潰瘍を改善することが判った。

ショックの改善作用：枳実の注射液を各種のショック九四例に使い、血圧の上昇が顕著にみられたものは七四・五％、軽い効果があったものは二二・三％であった。

中薬の使用常識

李東垣曰く「湯者蕩也、去大病用之。散者散也、去急病用之。丸者緩也、舒緩而治之也」（煎じ薬は大病を一掃するのに用いる。散剤は急病の場合に使う。丸薬は穏やかなもので、慢性病に使うとよい。）

李東垣曰く「凡そ頭部の病を治すために、酒を加えて煎じる。湿邪を除去するためには生姜を加えるとよい。元気を補うためには大棗（ナツメ）を使う。発散風寒を以てネギの白い部分を使う。横隔膜より上の痰を除去するには蜂蜜を加えるとよい。気味（味とにおい）が強烈な薬は白湯で服用し、気味が薄い薬は水で煎じて薬のカスも食べる」

張元素曰く「病が頭、顔、皮膚にある時、薬は酒で炒める。病が咽の下、臍より上の場合、薬を酒で洗うのがよい。病が下にある場合は生で使う。寒薬は酒で浸してから日にさらす。これは胃が傷つく恐れがあるため。当帰を酒に浸すのは発散の力を助けるためである」

著者の話

李時珍の「枳実、枳殻の性味効能は同じで、昔は分けられていなかったが、魏・晋の時代から初めて分けて使った」という訓えがあります。

枳実、枳殻はともに苦味、微寒性で、降下の効能が強く、気滞食積を解消すると同時に気を傷付けるため、詰まっている症状、いわば、「実証」ではない症例には使わない。しかし臨床上、重症に枳実、軽症に枳殻を使うことは体験済みです。どちらも虚証には使わないのが常識ですが、現代の臨床では、よく気を上昇させる党参、黄耆などの補薬と、正反対の「降下」の効能のある枳実、枳殻とを一緒に組み合わせて、子宮下垂、脱肛の治療薬として使用しています。気を上昇させるばかりではなく薬とのバランス（副作用を抑える）をとるために使います。麸とともに炒めるのは、降下の強さを緩和させるためです。

よく使われる薬膳

1 枳実とキンシン菜(金針菜)のうどん「枳実金針饂飩」

排毒、美肌に

【材料】

生のキンシン菜……二〇g
緑豆もやし……五g
ニンジン……一五g
うどん……一人前
鶏がらスープ……四〇〇㎖
枳実……一〇g
厚朴……一〇g
塩……少々
コショウ……少々

【作り方】

❶鶏がらスープに洗った枳実(キジツ)、厚朴を入れて弱火で沸騰したら五分煎じてその汁を取る。
❷沸騰した湯に千切りにしたニンジン、緑豆もやしを入れて再び沸騰させ、ニンジンともやしを取り出しておく。
❸❶の汁にニンジン、もやし、うどんを入れて沸騰したら塩とコショウで調味してできあがり。

【服用法】
一日一回食べる。

【効能】
排毒、便通によい。美肌効果。

2 代代と月季花のスープ「代代月季花飲」

気の巡りを促進して月経を回復させる

【材料】

代代の花……一〇g
枳実……三g
月季花……五輪
紹興酒……一〇㎖
氷砂糖……少々

【作り方】

❶代代の花、枳実、月季花を一五〇㎖の水で弱火で煎じて一〇〇㎖にする。
❷紹興酒を加えて、氷砂糖で調味する。

【服用法】
一日に一回温かいうちに飲む。

【効能】
血行をよくして気の巡りを促進し、月経を回復する。

【解説】
この膳は、気滞うっ血による月経不順のみに使います。服用期間中は、気が滞りやすい怒りや悩み、憂い、考えすぎなどをしないように注意しましょう。さもなければ効果が薄くなります。

枳殻
ダイダイ・イチャンレモンの成熟果実。枳実と同じで、作用が穏やかであり、気の巡りを促進して胸苦しさを解消する。また、お腹が張って苦しいのを解消することに優れており、胸腹部の気滞による脹った痛みに適する。

【用量】
二～九g

【使用上の注意】
①大量の場合三〇g。煎じ薬あるいは丸・散剤に使う。
②麩と混ぜて黄色になるまで炒めたものを「炒枳売」といい、薬性は生で使うより穏やかになる。

番瀉葉（ばんしゃよう）

マメ科
学名　*Cassia angustifolia* Vahl
英語名　Senna Leafi
中国名　番瀉葉（FanSieYe）
和名　センナ
処方用名　番瀉葉（バンシャヨウ）、センナ
出典　《飲片新参（いんぺんしんざん）》

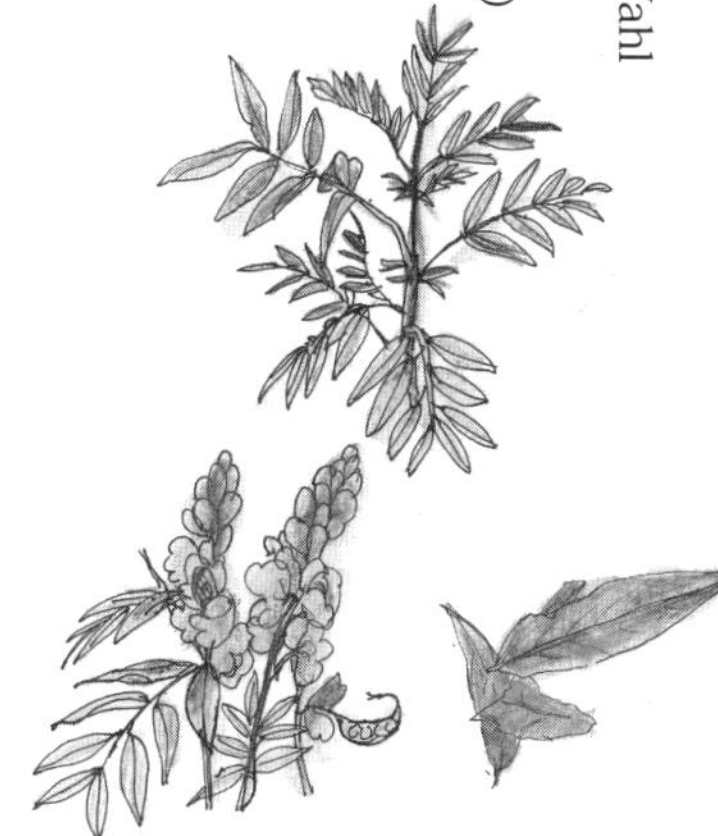

ルーツ

マメ科の草本低木狭葉、チンネベリー・センナ またはアレキサンドリア・センナの小葉で、主な産地はエジプトなどです。

番瀉葉（バンシャヨウ）が最初に記載されたのは、《エーベルス・パピルス》で、芦薈（ロカイ）（アロエ）などと一緒に下剤として紹介されました。十一世紀には、イスラム教の医者が番瀉葉（バンシャヨウ）を芦薈（ロカイ）の代用品として紹介したため、ヨーロッパ各国では緩い下剤として定着しました。

日本では、《日本薬局方》に初めて記載されました。二種類記載されており、主なものはインドからの輸入品でした。

中国で最初に記載されたのは一九三五年の《飲片新参（いんぺんしんざん）》でした。中国名「番瀉葉（バンシャヨウ）」の「番（バン）」は外国からのもので、「瀉（シャ）」は下痢させるものの意味。ヨーロッパより広がるのがかなり遅かったのは、中国にはセンナより効果のある、体質に合わせる優れた下剤が既にあったためと考えられます。

体質との相性

センナの長期服用による体への負担：副作用の出方が強い（×）、ある（○）、少ない（◎）

体質	相性
気血両虚・胃腸弱い	×
食積痰湿・熱タイプ	○
食積痰湿・寒タイプ	×
気滞うっ血・イライラ、便秘	△
肝陽亢盛・便秘	◎
陰虚・便乾燥	×
陽虚・腸の蠕動が鈍い	×

自然の属性

寒熱	寒
五味	甘・苦
昇降 収散 潤燥	降
臓腑	大腸
毒性	無毒

解説　漢方薬では、心配性で「気滞うっ血」タイプの腸がけいれんして便秘になる人は、茵蔯蒿湯（インチンコウトウ）を使う。

「肝陽亢盛」で体力があり、食べすぎによる便秘には「防風通聖散（ボウフウツウショウサン）」

「食積痰湿」で体内に湿熱（シツネツ）があり、粘る便、残便感がある人には「桂枝加芍薬大黄湯（ケイシカシャクヤクダイオウトウ）」

「陰虚」でやせていて便が乾燥して出にくい人には「潤腸湯（ジュンチョウトウ）」。

老人の「陽虚」で気が弱くて便が出ない人には「麻子仁丸（マシニンガン）」。

熱性（ネッセイ）の便秘には緑豆もやしを食べると便がすらすらと出ます。薬の効果も上がります。

「大黄甘草湯（ダイオウカンゾウトウ）」は、胃腸に激しい熱があり、便秘で食後すぐに嘔吐、口が臭い、舌の苔が黄色で厚く粘っこいなどの人に向けた薬です。しかしある説明によると、誰が使用してもいい薬であると書かれていますが、それはこの処方に対しての臨床経験が不足しているといわざるを得ません。顔がやせて真っ白で、胃腸が弱い老人には胃腸の負担になり、長期的に使わないほうがよいでしょう。

中医学的効能と応用

①**「瀉熱通便」**▼熱を収め、便通をよくする

○強い熱による便秘に、単味であるいは枳実、厚朴などと配合して用いる。

○食積による、腹満、腹痛、便秘に、橘皮、大黄、丁香などと配合して使用する。

○習慣性便秘、老人あるいは虚弱体質の便秘にも応用されるが、老人・虚弱体質の便秘には後で副作用が出るため控え目に使う。この場合は麻子仁丸のほうがよい。

②**「行水消脹」**▼利尿して腹部の張りを解消する

腹水による腹部の張りに、単味であるいは牽牛子、大腹皮などと配合して用いる。

【用量】軽い下剤として使う場合一～二g、強い下剤として使う場合には三～六g、お茶代わりにお湯に入れて飲む。粉末を呑飲する時は一・五～三g。

【使用上の注意】

①一般にお湯を注いで飲む。煎じ薬にする時は、できあがる前に入れ3～5分煎じる。粉末をハチミツで丸剤にすると作用が緩和する。

②刺激性があり、悪心・嘔吐などの副作用が生じる場合は中止する。

③妊婦・授乳中・月経期には禁忌。虚弱者には慎重を要する。

④番瀉葉の瀉下の効力は大黄よりも強い。一～二gの内服で、五～六時間のちに腹痛を伴わずに希薄な排便があり、習慣性便秘などに応用できるが、効果が出たらすぐ中止すべきである。

⑤瀉下による水湿排除の力は甘遂よりも緩和で、陽気が充実している人のむくみに使用すべきである。

現代の研究より

瀉下作用：番瀉葉の抽出物質には、マウスに対する瀉下させる作用がある。

抗菌作用：番瀉葉には大腸桿菌、痢疾菌、レンサ球菌などの抑制作用がある。

止血作用：番瀉葉の粉末を摂ると血小板の増加を促進し、止血に役立つ。

毒性：毒性があるが、マウスの致死量は一・四一四g／kg。これは一般内服量では問題ないことを示唆している。

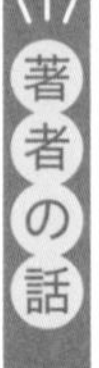

番瀉の葉は寒性苦味で便通をよくし、食滞を解消する作用がある。しかし、その瀉下の効果は大黄よりもきつく、むかつき、嘔吐、腹痛などの副作用を起こします。

便秘症でも熱がこもっている「肝陽亢盛」の便秘、あるいは「食積痰湿」の熱タイプには合いますが、他の便秘には使えません。

前述の熱タイプの人でも漢方では大黄や承気湯、調胃承気湯など副作用の少ない処方がたくさんあります。安易に副作用のきつい番瀉葉（センナ）を使うことはあまりお薦めできません。

なぜならセンナはマグネシウムと同じメカニズムで腸壁を激しく刺激することにより便を出します。便秘は生活習慣の改善が根本の治療法なのですが、このような薬を安易に飲み続けると、薬の量を増やさなければ腸が反応しなくなり、更に習慣性便秘がひどくなり、センナの副作用で体に負担がかかってしまいます。

第4章

強精作用のある薬草

○クスリの強精作用は一時的で、副作用が強い。
○伝統的な薬草を利用すれば、
体の弱さは補強され、自然のパワーが湧いてくる。
やり過ぎなければ副作用はほとんどない。

淫羊藿（いんようかく）

メギ科
学名　*Epimedinm brevicornum* Maxim.
Epimedium macranthum Morr. et Decne.,
Epimedinm sagittatum Maxim.
英語名　Short-horned Epimedinm
中国名　淫羊藿（YinYianaHo）
仙霊脾（XianLingPi）
和名　イカリソウ
処方用名　淫羊藿（インヨウカク）、仙霊脾（センレイヒ）
出典　《神農本草経（しんのうほんぞうきょう）》

ルーツ

メギ科の多年生草本植物であるイカリソウなどの全草、葉です。中国の主な生産地は貴州（きしゅう）、四川（しせん）、広東（かんとん）などの地域で、春・秋に採取し、日干しして千切りにして保存し、生で使います。もともと「仙霊脾（センレイヒ）」といい、羊がその草を食べて精力を付けたという由来から「淫羊藿（インヨウカク）」と呼ばれるようになりました。

日本での利用法

東北から四国までの広い地域、特に太平洋側に多く生えます。春、根茎から芽を出し、葉は三枚三枝に分かれ、九枚の葉があります。赤紫色の花が咲き（日本海側では淡黄色の花）、高さは一五～三〇cmで、花の形が船の錨（いかり）に似ているのでイカリソウと名付けられました。

食べ方：若い苗を摘み、塩を少し入れた熱湯でゆで、アク抜きしてから和え物や炒め物にします。花は熱湯にくぐらせ三杯酢に、生のまま衣を着けて天ぷらにします。

不妊に：全草一〇gをコップ三杯の水で煎じ、その汁を一日三回に分けて服用する。

陰萎（インイ）、強精、神経衰弱、物忘れに：干し茎・葉二〇gを、コップ四杯の水で煎じ、一日三回に分けて服用する。

体質との相性	
気血両虚・性欲低い	○
食積痰湿・早漏、ED 熱タイプ 寒タイプ	 × ○
気滞うっ血・ED	○
肝陽亢盛・熱っぽい	×
陰虚・微熱	×
陽虚・ED	◎

自然の属性	
寒熱	温
五味	辛・甘
昇降 収散 潤燥	昇、燥
臓腑	肝・腎
毒性	無毒

解説　温性の淫羊藿（インヨウカク）は性機能を高める効果がありますが、誰でも使えるとはいえません。熱っぽい体質の「肝陽亢盛」「陰虚」のタイプには合わないため使ってはいけません。「食積痰湿」のタイプのEDは、腎虚（ジンキョ）が原因ではなく老廃物の阻害によるものなので、補強するより体の「大掃除」をするほうが正解です。

中医学的効能と応用

①「補腎壮陽」「強筋骨」▼腎陽を補強して、靭帯と骨を丈夫にする

○腎陽虚のインポテンツ、ED、腰や膝がだるく、無力などの症候に、淫羊藿を酒に浸けて服用するか、熟地黄、枸杞子、蛇床子、韮子、肉蓯蓉、仙茅などと配合して用いる。

○陰陽両虚の月経不調、更年期症候群などの症候に、仙茅、巴戟天、当帰、知母、黄柏などと配合して用いる。☆処方例「二仙湯」。

②「去風除湿」▼風・寒・湿などの「邪」を除く

○風寒湿の邪による関節痛、しびれ、運動障害などに、蒼耳子、肉桂、川芎、威霊仙などと配合して使用する。☆処方例「仙霊脾散」

【用量】九～一五g、煎服。

【使用上の注意】その性質がやや燥烈で、「陰分」を消耗する恐れがあり、「陰虚」を悪化させるので、陰虚で熱っぽい人には禁忌である。

似た効能の漢方薬の比較

淫羊藿と仙茅

ともに強精の効能をもつが、仙茅は薬力が猛烈であり、淫羊藿は少し緩やかである。

淫羊藿と巴戟天、肉蓯蓉

ともに温性で強壮の効能がある。巴戟天、肉蓯蓉は温性だが燥性はない。比べて淫羊藿は燥性も効力も強い。

家庭でできる利用法

皮膚しびれ：仙霊脾酒※を少しずつ飲む。

※仙霊脾酒：

【作り方】淫羊藿五〇g、酒六〇〇㎖。春夏には三日漬ける。秋冬には五日漬け、温めて飲む。

【効果】ED、早漏、膝腰冷痛によい。

【使用上の注意】①酔うほど飲んではいけない。②性交渉時に、鳥、犬を見てはいけない。《食医心鏡》

腹張り、食欲不振：仙霊脾、覆盆子、五味子を空いりして、各三〇gを粉末にしハチミツで直径〇・五㎜大の丸剤にして毎日二十丸、生姜の茶で飲む。《聖済総録》

視力低下、翼状片：仙霊脾、小栝楼同量を、粉末にして毎日六gを二回に分けてお茶で飲む。

低血圧、めまい、四肢冷え：淫羊藿一〇〇gをホワイトリカー五〇〇㎖に漬け、毎日数回瓶を振り、七日後に服用する。《中華薬膳宝典　羊藿酒》

風湿で膝腰が痛い時：淫羊藿、巴戟天、鶏血藤各三〇gをホワイトリカー一ℓ、氷砂糖六〇gと一緒に漬ける。七日後から服用できる。《中国薬膳学》羊藿血藤酒》

コラム

仙霊脾と柳宗元

「唐宋八大家」と呼ばれる大文豪の一人、柳宗元が柳州へ左遷されていた時のことです。

当時柳州は開発されていないし、寒湿な不毛の地でした。彼が柳州の官になった時、奴隷を解放し、疫病を予防するため、河川の水を使うより井戸を掘ることを推進し、飲水の環境を改善しました。更に、寺院を建設させ、自ら中薬を植えるよう奨励し、覚えやすくするため「種仙霊脾」という詩を作り、仙霊脾の効能と植え方を庶民に教えました。

薬材の由来

南北朝時代の著名な医学者・陶弘景は茅山に隠居し採薬、治病して人を救い、また山川地理、風水など多方面の才能がありました。梁武帝は帝の座に着く前から陶弘景と親しく、陶は帝を助けて、丹薬を献上していましたが、官僚になることは拒絶し続けていました。梁武帝は国家が有事の際、いつも山へ陶のアドバイスを聞きに行き、そのため陶弘景は「山の中の総理大臣」といわれていました。

ある日陶が山に薬を採集に行った時、ある草を羊が食べると勃起しやすく交合回数も増え、その時間も長いと羊飼いから聞き、繰り返して検証し、その後淫羊藿を薬草としてよく使いました。

現代の研究より

性機能を促進する作用：淫羊藿には男性ホルモン様の作用がある。その作用は蛇床子より弱いが、蛤蚧、海馬より強いと判明した。

抗老化作用：淫羊藿の水煎液にはマウスの老化を抑制する作用がある。

抗ウイルス作用：淫羊藿にはウイルスの増殖を抑制する作用がある。

冠状動脈の血流量を増加させる作用

血圧の降下作用：淫羊藿には血管を拡張させる作用があり血圧を降下させる。

血糖値の降下作用：淫羊藿には血糖値を降下させる作用がある。

抗ガン作用：シンガポールの医学研究で淫羊藿は乳腺のガン細胞を抑制する作用があるという報告がある。

骨新陳代謝の促進作用：淫羊藿には破骨細胞の活性を抑制する作用があり、骨の新陳代謝を促進する作用がある。

おりものの治療：淫羊藿には性欲を高める作用があることが公表されている。男性にのみ効果があると考えられやすいが、産婦人科でも使用可であり、おりものや月経不調に役立つ。

淫羊藿現代の研究の現状：淫羊藿について発表された二〇一一～二〇二一年の一〇六〇の論文のうち八一・六九%に言及されていた。問題は淫羊藿のサポニンの水溶性が低いことであった。

古典より

李時珍曰く「豆の葉は『藿』といい、この植物の葉が豆の葉に似ているので『藿』と呼ばれた」。昔、この植物の名は「仙霊脾」でした。陶弘景曰く「北部では羊が一日百回も交合するため、『淫羊』と呼ばれ、その羊が『仙霊脾』をよく食べるので『淫羊藿』と名付けられた」。水の音のない山に生え、三枝に三葉の形なので「三枝九葉草」ともいいます。根葉ともに使えます。

よく使われる薬膳

淫羊藿のお茶「淫羊藿茶」

排卵期の出血に

【材料】

淫羊藿……………一〇～一五g

【作り方】

淫羊藿をぬるま湯で洗い、熱湯に浸けて一〇分ほど置く。お茶の代わりに一日三～五回飲む。苦みを感じなくなったら中止する。月経開始九日目から毎日一剤、一週間で一クール、月経開始から一五日目に中止する。次の月経の九日目から二クール目を開始。

肉蓯蓉（にくじゅよう）

ハマウツボ科
学名　*Cistanche deserticola* Ma
英語名　Desertlivin g Cistanche
中国名　肉蓯蓉（RouCongRong）
和名　ハマウツボ
処方用名　肉蓯蓉、大蕓、淡蓯蓉、甜蓯蓉
出典　《神農本草経》

ルーツ

ハマウツボ科ホンオニクの一年生寄生植物の肉質茎です。中国の産地は西北部で、寧夏、蒙古などに自生する草、にくじゅよう（*Cistanche deserticola* Y. S. Ma）の肉質茎です。品質は「淡大蕓」というよく肥えて大きく軟らかなものがよいとされています。「塩大芸」という塩漬けのものは白、黄、紅色をしているものが品質がよいとされており、黒いものは劣ります。

名の由来

李時珍は「この薬は体を補強することができるが強くないため、従容（余裕がある様子）と呼ばれるようになった」。山西省太原で馬が多い場所によく見られるため、野馬の精が地面に落下したものによるのではないかと推測されています。生で食べると肉の味ですが、草であるため「肉蓯蓉」といわれています。甘粛省のものは、形は広く潤っていて花が多く、味が甘く最高です。一方、蒙古のものは形が短く花が少なく、効能はより弱いようです。別称は「地精」「大蕓」といいます。春に採取してさらし乾燥したものを「甜蓯蓉」といい、砂の中に半分埋めたものを「甜大蕓」（甘い大蕓）といいます。秋に採取したものは乾燥しにくいため、塩の湖にあるいは塩水に浸け三年たったものを「塩大芸」といいます。または、塩水中に浸けたものを「鹹蓯蓉」といい、使用時に塩分を漂去したのち蒸熟したものを「淡蓯蓉」といいます。

中医学的効能と応用

①**「補腎陽」「益精血」**▼腎陽を温補して精血を助ける
○腎虚精不足、腎陽虚による、インポテンツ（ED）、不妊などの症候に、熟地黄、菟絲子、五味子などと配合して用いる。
☆処方例「肉蓯蓉丸」
○腎虚による、しびれ、腰や膝が冷えて痛む、筋肉に力がないなどの症候に、萆薢、巴戟天、杜仲、菟絲子などと配合

体質との相性

体質	相性
気血両虚・ED	◎
食積痰湿・便秘	△
気滞うっ血・ED	△
肝陽亢盛・便秘	×
陰虚・便秘	×
陽虚・便秘	◎

自然の属性

寒熱	温
五味	甘・鹹
昇降収散潤燥	潤
臓腑	腎、大腸、胃
毒性	無毒

解説　温性で、潤し、強精効果のある肉蓯蓉は冷え症で弱い「気血両虚」「陽虚」の人には非常によい（男女ともによい）。体内が熱っぽい「肝陽亢盛」「陰虚」の便秘には不向きで避けたほうがよい。「食積痰湿」の便秘は湿邪の阻害、食積が邪魔となり引き起こっているので、補うより「大掃除」するのが正解で「桃核承気湯」を使うとよいでしょう。

して使用する。☆処方例「金剛丸（コンゴウガン）」

②「潤腸通便（ジュンチョウツウベン）」▼腸を潤して便通をよくする

○老人・虚弱者などの腸燥（チョウソウ）便秘に、麻子仁（マシニン）、沈香（ジンコウ）などと配合して用いる。☆処方例「潤腸丸（ジュンチョウガン）」

【用量】九〜一六g、大量で三〇g、煎服。

【使用上の注意】

①便通をよくする効能があるが、脾虚（ヒキョ）で下痢っぽい人には不向き。また、体が熱っぽい陰虚火旺（インキョカオウ）の人、激しい熱のある人の便秘には禁忌。

古い症例の紹介

二〇世紀中期、中国・沈陽（ちんよう）の一代名医・文壇巨匠の馬英麟（ばえいりん）は特に古琴を好み、家に二つ古琴を収蔵しているので、またの名を馬二琴（ばじきん）といいました。ここで紹介するのは馬二琴先生が開業間もない時期に起こったことです。ある有名人が便秘となり、あまたの名医がいろいろな方法を試みましたが効果がないため、馬二琴を招請しました。名医たちはこの開業したての医者・馬二琴の腕前を見るために待っていました。馬二琴が診ると、患者は年寄りで体が太い、痰が多い、脈は寸部滑、尺不足上盛下虚。緩やかな下剤、激しい下剤、いずれも宜しくないため、肺の痰を除き、腸を潤すのがよいと診立て、肉蓯蓉六〇g、郁李仁（イクリニン）一・五g、紫菀（シオン）二四gを処方しました。名医たちは「この処方は経典に合わない、どこから見ても病を治すことは不可能だ」と騒いで反対しましたが、今までの治療は効かないし、もっとよい処方を出す人もいないため、患者は決心してすぐに使ったところ、当日に便が出ました。徐々に体が回復し便秘もなくなりました。この一回の勝負で馬二琴は一夜にして名を馳せ、沈陽の四大名医と賞賛されるようになりました。

家庭でできる利用法

冷えを伴うED、早漏：肉蓯蓉三〇gをホワイトリカー五〇〇gに入れて七日間漬ける。毎日二〇〇mℓを一日二回に分けて朝夕飲む。

ED、腹部の冷痛、食欲不振：肉蓯蓉一kgをホワイトリカーに三日間漬け、半分を取り出して細かく切り、弱火で干して粉末にする。残りの半分はホワイトリカーと一緒に弱火でペースト状にし、半分の粉末と一緒に合わせて〇・五cmくらいの丸剤にし、毎回二〇丸、徐々に三〇丸までに増やし、温かい酒で食前に飲む。

強精：肉蓯蓉五〇〇g、うなぎ二五〇gを弱火で乾燥させて粉末にし、酒で一日に三〇g、二回に分けて飲む。

老人貧血、大便乾燥：肉蓯蓉九〇gをホワイトリカーに漬け、三日後に取り出して薄切りにし、水三碗を一碗になるまで煮る。一日に一回飲む。

使用前の下処理

採取後一晩酒に漬（ひた）す。その黒い汁を除く。翌朝ブラシで雑皮、泥をきれいにして、中心から割き、その竹絲草（チクシソウ）のような白膜（気を昇らせる副作用）を取り除く。午時から酉時（五時間くらい）まで蒸しておく。若いのは使えますが、老いると味が苦く効力が弱くなる。

現代の研究より

免疫機能の活性作用：マウスの免疫細胞・キラー細胞（NK）の活性を促す作用がある。

抗酸化作用、抗老化作用：肉蓯蓉の成分には果蝿（ショウジョウバエ）の寿命を著明に延長させる作用がある。

肝臓の保護作用：肉蓯蓉には肝機能のGTP、GOTの値を著明に回復する作

よく使われる薬膳

1　肉蓯蓉の粥「蓯蓉粥（ジュヨウガユ）」

腎陽不足、寒がり、夜尿の多い人に

【材　料】
白い羊の肉（切る）……………一二〇g
肉蓯蓉（洗って切る）…………三〇g
米……………………………二〇〇g
鹿角膠（ロッカクキョウ）…………………炒一g
ネギの白い部分（切る）………七本
卵……………………………二個

【作り方】
❶五つの食材、薬材をすべて粥にする。
❷大卵を割り入れてできあがり。

【服用法】
空腹時、朝夕二回に分けて食べる。

【効　能】
温腎壮陽（オンジンソウヨウ）（腎陽を温補（オンポ）する）
《聖済総録（せいさいそうろく）》

2　肉蓯蓉と黄精のスペアリブスープ「蓯蓉黄精豚骨湯（ジュヨウオウセイトンコツトウ）」

腰、尾骶骨（ビテイコツ）の冷え、しびれに

【材　料】
肉蓯蓉…………………………一五g
黄精（オウセイ）…………………………一五g
スペアリブ……………………二五〇g
ギンナン………………………一〇g
人参（漢方薬）………………五〇g
塩……………………………四g

【作り方】
❶大豚のスペアリブを沸騰した湯で二分くらい煮て、取り出して冷水で洗って土鍋に入れる。
❷人参を乱切りし、肉蓯蓉、黄精と一緒に土鍋に入れて材料が浸るぐらい水を入れ、強火で沸騰させてから弱火で三十分煮る。ギンナンを入れて5分くらい煮てから塩で調味する。

【服用法】
ご飯と一緒に服用する。日に二回に分けて食べる。消化の状態に合わせて二日間使用も可。

古典より

肉蓯蓉は砂地に生え、三〜四月その根を掘り、長さは三〇㎝くらい、まん中のよい部分を切り出して縄でつなぎ日陰で干して、八月初めにできあがり。茎は四月中頃に採収し、長さは5、6寸から一尺、茎の色は紫色です。肉蓯蓉は稀少で効果が高く、そのため偽物も多く、草蓯蓉やあるいは金蓮根を塩製にしたものが多いので気を付けてください。

用がある。

便通をよくする作用：肉蓯蓉の水煎液には便通をよくする作用がある。しかしアルコールで処理したものは効果がないという報告がある。

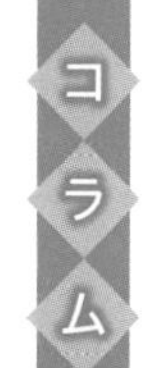

肉蓯蓉とジンギスカン

肉蓯蓉の伝説には様々ありますが、いずれも「馬」と関わりがあります。金代の明昌（メイショウ）元年（一一九〇年）、ジンギスカンとその義弟との戦いの時のことです。ジンギスカン三万戦士と、その義弟も三万戦士で戦い、ジンギスカンが劣勢となり山に包囲され、食料も水もないため戦士らの精力も気力も尽きてきました。義弟は捕虜を七十個の大きな鍋で煮殺すという極めて残忍な行為をし、それに天が怒り、神馬を派遣しました。馬は嘶きながらその血精を樹の根部に射出し、前脚で掘り出したものを示しました。これが肉蓯蓉でした。ジンギスカンと戦士はこれを食べて体力が回復したので、山の下に突困し、戦い、勝利しました。これがきっかけとなりジンギスカンの欧州・アジアの征服が始まりました。肉蓯蓉は「砂漠の薬用人参」とも呼ばれ、優れた強精作用があるので「鎮陽王（チンヨウオウ）」とも呼ばれ、歴代王朝の貢物として皇宮に献上されたということです。

菟絲子（とし し）

ヒルガオ科

学名　*Cuscuta japonica* Choisy
Cuscuta chinensis Lam.

英語名　Japanese Dodder
Chinese Dodder

中国名　菟絲子（TuSiZi）

和名　ネナシカズラ（マメダオシ）

処方用名　菟絲子、大菟絲子、小菟絲子、
金絲藤、豆寄生、無根草

出典　《神農本草経》

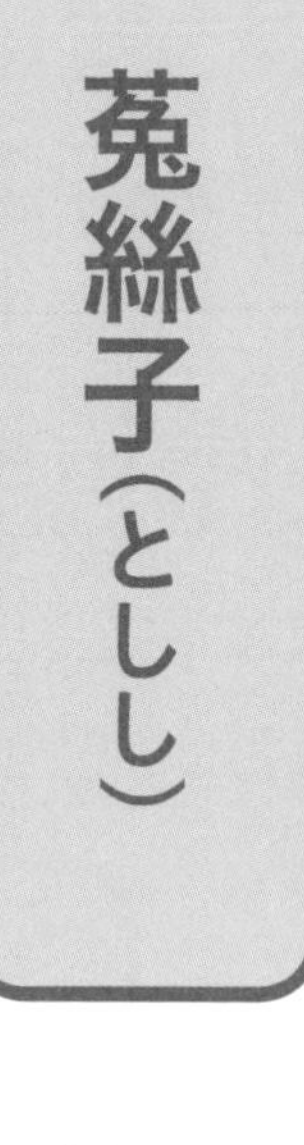

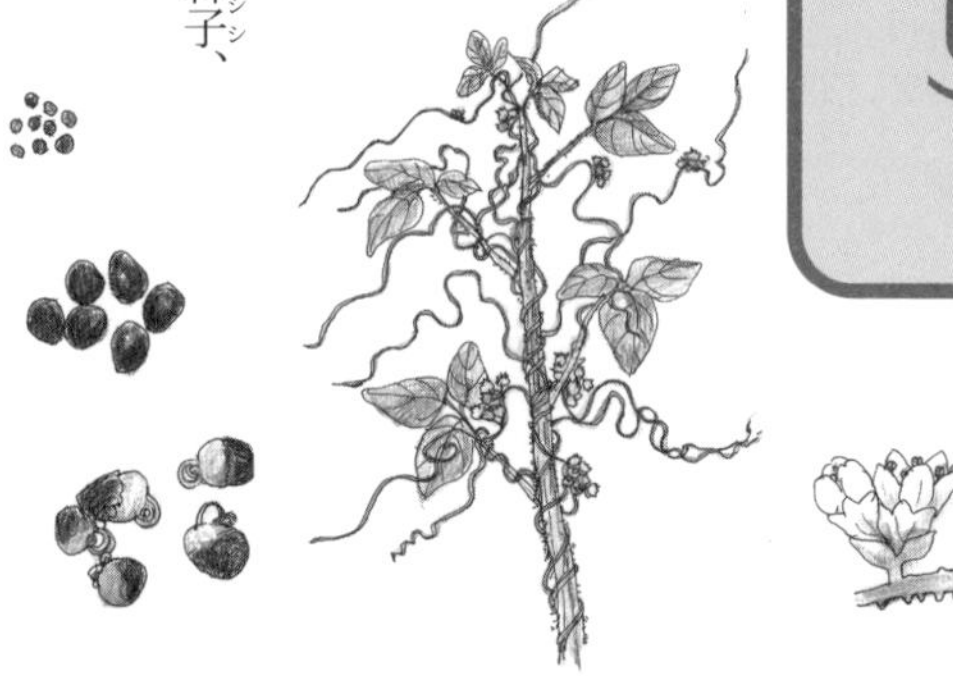

体質との相性	
気血両虚・精力低下	◎
食積痰湿・ＥＤ	×
気滞うっ血	○
肝陽亢盛	×
陰虚・興奮しやすい	×
陽虚・ＥＤ	◎

自然の属性	
寒熱	微温
五味	辛・甘
昇降 収散 潤燥	散
臓腑	肝、腎、脾
毒性	無毒

解説　教科書では寒熱どちらにも偏らず平性とされている菟絲子ですが、臨床上は腎陽を強壮する働きが著明です。その性質のため「肝陽亢盛」や「陰虚」の熱っぽい人には不向きで、逆に「気血両虚」「腎気虚」、ＥＤ、「陽虚」の人に非常に合います。「食積痰湿」の人はよくＥＤ、早漏の症状を訴えられます。その原因は「老廃物」がお腹の中に溜まることによります。故に、お腹の中の「大掃除」が治療の方針になり、腎を補う方針は使ってはいけません。また、大便乾燥で、尿が少なく黄色いという人にも不向きです。

ルーツ

ヒルガオ科の一年生寄生性蔓性草ネナシカズラ（菟絲子）などの成熟種子です。各地で自生し、秋に採取して日干しして使用します。ネナシカズラの名前がついたように根がなく葉もなく寄生している植物を覆うというイメージですが、実は根はあります。種が春に発芽すると地下に根を張り、細い茎を伸ばしながら宿主植物を求め、宿主にしっかりからみ付いて吸盤ができると、最も低い位置の根まで枯れてしまいます。このため「根ナシカズラ」と呼ばれるようになりました。

日本での利用法

陰萎、遺精：種子八gをコップ三杯の水で煎じ、一日二～三回に分けて服用する。

夜間尿、淋病、膝や腰の冷え：種子一〇gをコップ三杯の水が半量になるまで煎じて一日三回に分けて服用する。

あせも、ニキビ、そばかす、白癬：種子一〇gをコップ三杯の水で煎じ、冷やしてから患部に塗布する。

あせもなど皮膚の炎症：生の茎の絞り汁を患部に塗る。

古典より

菟絲子の名は地面下に兎に似た根があることから「兎」、茎は「絲」（糸）に似ていることから「菟絲子」と名付けられました。また、菟絲子の別名は「火焔草」で、その茎が赤黄色でよく伸びて火焔のように見えるため付けられました。

中医学的効能と応用

①**「補肝腎」「助陽益精」「縮尿」「明目」**▼肝腎を補し、腎陽を温補し精を助け、視力を改善し、遺尿を解消する

○腰膝がだるく痛い、腎虚のインポテンツ、遺精、早漏、尿失禁などの症候に、杜仲、山薬を粉にして同量で混ぜて丸剤を作り常用する。

○陽虚のインポテンツ、遺精などの症候に、枸杞子、覆盆子、五味子、車前子などと配合して使う。☆処方例「五子衍宗丸」

○腎陽虚の頻尿、尿失禁に、附子、鹿茸、肉蓯蓉、桑螵蛸、煅牡蛎、五味子、鶏内金などと配合して使う。☆処方例「菟絲子丸」

②**「養肝明目」**▼肝を補養して視力を改善する

○肝腎不足の視力低下、めまい、目がかすむなどの症候に、車前子、熟地黄などと配合して使用する。☆処方例「駐景丸」

③**「補脾止瀉」**▼消化機能を補強して下痢を止める

○脾気虚の消化機能低下による泥状～水様便に、黄耆、党参、白朮、補骨脂、木香、小茴香などと配合して用いる。

④**「安胎」**▼切迫流産を防ぐ

○肝腎不足による、妊娠中の胎動不安や出血、妊娠中の下腹部痛に、続断、桑寄生、阿膠などと配合して使用する。☆処方例：「寿胎飲」

【用量】九～一五g、煎服。

【使用上の注意】

腎を補うことは「補陽」に偏するので、陰虚で熱っぽい（火旺）、大便が乾燥し、尿が少なく色が赤っぽい場合には用いない。

古典の製薬法

秋にその種子を採取し、温水で洗い酒に一晩漬ける。朝になったら弱火で乾くまで煮る。熱した鉄杵で粉末にする。その中で潰れないものがあれば、再び同じように酒に漬け乾かして砕く。必ず細かい粉にする。煮熟し塊状にしたものを「菟絲子餅」という。

著者の話

著者は幼少期にリウマチにかかり、副腎皮質ホルモン剤を数年飲み続け、薬をやめようとした時、全身冷えの「腎陽虚」の状態になっていました。その時、祖父に「菟絲子餅」を食べるようにといわれ、続けていると体が強壮となり、冷え症もなくなり、目もよくなりました。

その後、私は医学生になり、祖父から学ぼうと田舎で一緒に住むようになりました。八〇歳を越える祖父は毎日夕方になると必ず村の道を掃除していました。その理由を尋ねたところ、祖父は土の中にある小さな種子を見せると、「これはあなたがよく食べた菟絲子だ。大豆の収穫期に、大豆を載せた台車がこの道を通過する際、その荷に付いていた熟した菟絲子が地面に落ちる。畑で菟絲子を採集するより、それを採集すれば簡単で便利だ」といいました。大豆はこの寄生植物により栄養を盗られ枯れてしまいます。そのため農民はこの植物を大変嫌います。

祖父は、菟絲子をたくさん採集し、何個もの大きな陶器に入れて地下に埋めていました。不思議に思い尋ねると、「これは『仙人食』で、食料のない時期に「災年の食」として長期保存することができる」と教えてくれました。

似た効能の漢方薬の比較

菟絲子と補骨脂

菟絲子と補骨脂はともに「補腎助陽」に働く。「補骨脂」は助陽の効能が強く、「菟絲子」は助陽の効力は「補骨脂」より弱く、しかし、助陽以外に「養肝明目」の効能を備えている。

家庭でできる利用法

腰、膝などあちこちが痛い、視力低下：菟絲子粉末を一日に一二g、二回に分けて酒で飲む。

のどが渇く、多飲が止まらない：菟絲子六〇g煎じて、その汁を少しずつ飲む（飲みたくなくなるまで）。《事林廣記》

陽虚（舌の裏まで白っぽく赤みがないタイプを「陽虚」という）による冷え：菟絲子と熟地黄とを同量粉末にして、〇・五cm大の丸剤を作る。一日に五〇粒を二回に分けて飲む。

尿もれ（陽虚タイプ）：菟絲子の粉三〇gを煎じて飲む。《范汪方》

過労、視力低下：菟絲子九〇gを酒三〇〇〇mlに三日漬けて、後に弱火で乾燥させて粉末にし、鶏卵の白身と混ぜ〇・五cm大の丸剤にし、空腹時に二〇丸を温かい酒で飲む。

痔の痛み：菟絲子を黒くなるまで炒め、粉末にして卵白と混ぜて痔に塗る。《肘後方》

仙人食の紹介

原文のそのままを紹介しますので、使用量は比例させて調整しください。

（1）神仙餌菟絲子方

菟絲子六六四〇g（一斗）を酒一斗に漬けて、三日後種子を取り出し、天日に干し、またその酒に漬ける。これを酒がなくなるまで繰り返す。その後、粉末にして、一日一八gを三回に分けて温かい酒で飲み、飲んだ後すぐに、ご飯二～三口を食べる。（※この処方の菟絲子は生で苦味が強いため、ご飯により口中の融和をはかる。）

解説：この処方は宋代の《太平聖恵方》に記載。効能は目、腎を補強して顔色をよくする。

（2）菟絲子食方

【材料】菟絲子一斗、米酢一斗、黄精汁一斗

【作り方】菟絲子の皮を除く。米酢に二日間漬けて、種子を取り出し、黄精の汁に一晩漬けたら、弱火で乾燥させ粉末にする。一日一二gを二回に分けて、酒で飲む。

【効能】腰膝を丈夫にして、視力を改善する。続けると美肌、若返りによい。

解説：この処方は清代の《成仙秘方五十種》に記載され、菟絲子に黄精の「滋養腎陰」の効能と、米酢の菟絲子の辛味を抑制する効果が加わり、肝腎を補う力を増強する。しかし、黄精を摂ると軽身と長寿になりたい人にはよいが、成育期の男子には不向きである。

伝説中の真実

昔、兎を養殖する地主がいました。兎を飼育するため労働者が雇われました。労働条件は厳しく、兎が一羽死んだら四分の一給料を減らされる、という条件です。

ある日、労働者が兎を捕まえた時、兎の腰に大きな怪我をさせてしまいました。彼は地主に見つかると大変だと思い、兎を大豆畑に隠しました。死んでしまっただろうと後で見に行ったところ、兎は生きていました。不思議に思い、もう一羽、傷を負った兎を大豆畑に放し、観察してみました。すると、兎は大豆の上にある黄色い絲状の物を好んで食べていました。数日後、兎は全快しました。

それを見て、この黄色い絲は、腰の怪我を治すことができると判断し、人にも試しに使いました。すると、たくさんの腰痛の人が治りました。この薬は、兎が食べていた糸でしたので「菟絲」と名付けられました。その後、「菟絲」の実は「菟絲子」といわれるようになり、もっと元気になる薬とされました。この伝説は菟絲子（種子）だけでなく、黄色の茎にも薬効があることを示しています。

現代の研究より

精液の分泌促進、性機能を高める作用：菟絲子には、精液の分泌を助け性機能を高める作用がある。

豆知識

菟絲子は寄生植物の種子です。寄生する種類により成分が異なります。中国では菟絲子は大菟絲子と小菟絲子に分けられ、大菟絲子は種皮が薄茶色、味は甘くてピリ辛です。小菟絲子は茶黒色で、味は少し渋く辛く甘い。

中国で最高品質とされるのは、山東省兗州の菟絲子で、これは大豆に寄生したものので、大豆の栄養と天日のパワーを結合した茶黒の種子は最高のパワーをもちます。

子宮興奮作用：実験にて、子宮を興奮させる作用が確認された。

抗老化作用：菟絲子には抗老化作用がある。

抗菌作用：菟絲子の成分にはブドウ球菌、痢疾菌、ジフテリア菌の抑制作用がある。

免疫機能を高める作用：菟絲子には免疫機能を高める作用がある。

抗ガン作用：菟絲子はビタミンAを含み、発ガン物質とＤＮＡの結合を防ぎＤＮＡを修復し腫瘍の成長を抑制するなどの抗ガン作用が確認された。

視力低下の抑制作用：菟絲子には白内障の生成を抑制し、網膜の発育を促進する作用がある。その成分（黄酮）は網膜変性と黄斑の変性を予防できる。

菟絲子の副作用

菟絲子の適用ではない人が服用すると副作用が現れる。例えばもともと陰虚火旺の人は尿の色が黄色、尿量少、便秘がよくみられるが、菟絲子を誤用すると症状がひどくなる。陰虚火旺で妊娠している人は胎気不安、ひどい場合は死産、流産の恐れがある。また、適用の人も過量を長期に使用するとイライラ、ほてり、熱っぽい、自汗などの症状が出るので注意が必要。

よく使われる薬膳

菟絲子、枸杞子、ナツメの鶏スープ「菟杞紅棗炖鶏」

ED、遺精、頻尿、腰膝のだるさに

【材料】
鶏肉……………………二〇〇g
菟絲子…………………二〇g
枸杞子…………………一〇g
ナツメ…………………七粒
紹興酒…………………三〇㎖
塩………………………少々
ゴマ油…………………少々

【作り方】
❶鶏肉を洗い、一口大に切り、湯通しして血などを除く。
❷菟絲子は一晩温水に漬け、柔らかくする。ナツメの種核を除く。
❸鶏肉、菟絲子、枸杞子、ナツメを入れて紹興酒を加え強火で三〇分蒸す。あとは弱火で一時間煮つめて、ゴマ油と塩で調味して完成。

桑椹（そうじん）

クワ科
学名　*Morus alba L.*
英語名　White Mulberry
中国名　桑椹（SangShen）
和名　桑の実
処方用名　桑椹
出典　《新修本草》

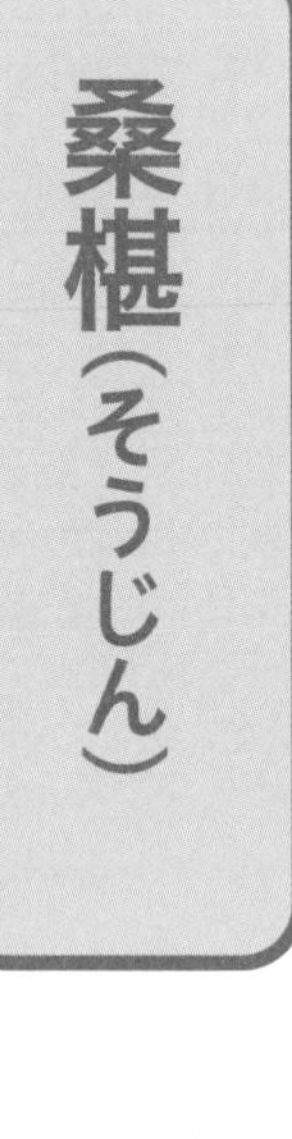

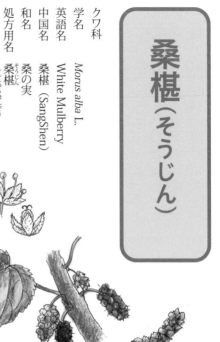

ルーツ

クワ科の落葉高木であるクワの成熟した果実です。中国の主産地は、安徽、河南、江蘇、浙江、湖南などの地域です。《神農本草経》には桑の根皮、桑葉、桑枝、桑耳まで紹介されていますが、桑の実だけなぜか見落とされています。しかし、桑の精華は実にあるのは間違いないでしょう。桑椹には黒、白の二色があります。果物として口の渇きを解消します。また、ハトが桑椹を摂りすぎると酔ってしまいます。これは、桑椹がハトの体温を降下させ眠気により酔っているように見えるのではないかと考えられています。

中医学的効能と応用

①「滋陰補血」「烏髪」▼陰血を滋養して髪の毛が黒くする

○陰血不足によるめまい、不眠、目がかすむ、耳鳴り、早期白髪などに、単品で煎じてその煎じ汁にハチミツを加える。「桑椹膏」一五～三〇gを白湯で常服。あるいは熟地黄、女貞子、枸杞子、旱蓮草、何首烏などと組み合わせて使用する。

②「生津」▼唾液（津）の分泌を促進する

○唾液の不足による、口渇あるいは消渇（糖尿病）に、玄参、生地黄、麦門冬、沙参、天花粉などと組み合わせて使用する。

③「潤腸通便」▼腸を潤して便通をよくする

○腸燥便秘に、単味であるいは黒胡麻仁、生何首烏などと組み合わせて使用する。

【用量】九～一五g、煎服。

【使用上の注意】

①「脾胃」（胃腸などの消化器）が冷えて虚弱で下痢っぽい人には禁忌。子供には寒性の桑椹は胃を冷やす恐れがあ

体質との相性	
気血両虚・貧血	○
食積痰湿・むくみ	○
気滞うっ血・血小板異常	○
肝陽亢盛・高血圧	○
陰虚	○
陽虚	×

自然の属性	
寒熱	寒
五味	甘
昇降収散潤燥	潤、収
臓腑	心、肝、腎
毒性	無毒

解説　生の桑椹はのどの渇きを改善し、体を潤す働きがあります。便が乾いて出にくい人には便通をよくする効能があります。「陽虚」「気血両虚」の下痢っぽい人には不向きなので、避けたほうがよいでしょう。「陰虚」の人は「陰分」を滋養する効能があるため積極的に食膳に採り入れるとよいでしょう。桑椹は寒性で肝経に働き、余分な熱を収めます。血圧を降下する働きは弱く、高血圧の改善には役立たないと考えられます。

るため控え目に。

②魚介類、エビを一緒に食べないように。消化しにくく、胃腸の負担になる。

伝説中の真実

紀元前二〇五年、漢の太祖劉邦は徐州で項羽に敗け山に逃れました。その時、恐怖で持病の頭痛、めまいなどの発作が起き、更に腰痛、便秘にもなりました。山には食料がなく泉の水と桑の木しかないため、毎日桑椹を食べていると、数日後にめまいや頭痛がなくなり、便通も整って調子がよくなりました。彼は皇帝になった時、その命を守ってくれた桑椹を忘れず、御典医に桑椹とハチミツでジャムを作らせ服用しました。

今の視点からみれば、劉邦は「肝陽亢盛」（高血圧症）でした。寒性の桑椹はその亢盛した肝熱を抑え、それによる頭痛、めまいを解消することができたのでしょう。

現代の研究より

有効成分：ルチン(rutin)、カロチン、ビタミンA、B1、B2、C、マンガンなどのミネラル、カルデノリド(caedenolide)、サイアニン(cyanine)タンニン

免疫機能を高める作用：マクロファージの貪食機能を高める作用。液体の免疫機能も高めると判明した。

T細胞の生成促進作用：桑椹の水煎じ汁でマウスのTリンパ細胞ANAE陽性率（T細胞の成熟した証）を高める作用がある。

体の熱を回復する作用：桑椹には熱を生じることと関わるNa、K－ATP酵素の活性を抑制する作用が認められ、それは桑椹の「陰分」を滋養する効能のメカニズムの裏付けになるではないかと考えられている。

血液の造血細胞の促進作用：採血による貧血のマウスに桑椹の煎じ汁を五日間与え続けると赤血球の値は高まり、Hb（ヘモグロビン）値も正常に回復した。したがって造血細胞の増殖を促進すると考えられている。

抗ガン剤による白血球減少の抑制作用：その作用が認められている。

動脈硬化症の予防作用

心血管の保護作用

子供の智力発育の促進作用：桑椹はマンガンの含有率が高いからではないかと考えられている。

話題の栄養素と有効成分

マンガン(Mn)：微量成分である。微量成分は長い間栄養界で注目されていなかったが、研究が進むにつれて、世界的に著名な四つの栄養欠乏症の中で、二つは微量成分によるものであることが判った。それは鉄分の欠乏による貧血、ヨウ素が欠乏する甲状腺腫大である。自然の九二種の天然元素のうち八一種は人体内で検出されている。一九一二年、フランスの科学者によるマンガンの研究で、必須ミネラルの理論を提出し、マンガンは神経と骨の発育に重要な成分で、不足すると成長発育障害をきたし、生殖機能も低下して、脂肪代謝障害の恐れもあると報告した。マンガンの不足により食道ガンが多発するという報告があり、また低い濃度のマンガン摂取で寿命が延びることも判明した。また近年、児童の知能の発育を促進することも明らかになった。マンガンの適量は二・五～五・〇㎎／日、平均は三・四㎎／日、主に植物性食物、ナッツ類、穀類、豆類、きのこ（椎茸など）に含まれ、欧米食、例えば乳製品、果物にはあまり含まれていない。しかし、特にお茶にはマンガンの含有量は相当に多い。食物によるマンガン中毒の報告は少ないが、マンガンの工場にはその吸入性中毒の報告がある。

著者の話

マンガンには抗ガンや寿命の延長、知能を高めるなどの作用が挙げられています。子供の脳の発育を促進するため、中国では亜鉛やマンガンに注目しています。図1のように多くなると子供の脳がもっとよくなると期待されていますが、図2のようにミネラルが体内に入った時、生体は摂取すればするほど効果が現われるのではなく、ある程度の量になると、生体を保護するため腸からの吸収を抑え、肝臓が解毒を始め、解毒しきれない場合には中毒現象（副作用）が現れます。

ですから、多いほどよいというものではありません。摂りすぎると体にとって悪い作用が出る恐れがあります。愛がなければ寂しいですが、愛が過ぎるとストーカーになる恐れがあり、やはり物事はほどほどがよいと思います。よい物も適量に摂ればよいのではないでしょうか。微量成分を自然食材中の微量のまま摂るのが人体に都合がよいのです。ブームに乗って、偏った食事ばかりして身体を壊すのも自己責任なのです。

必須ミネラルの使用量に対する生体反応

図1

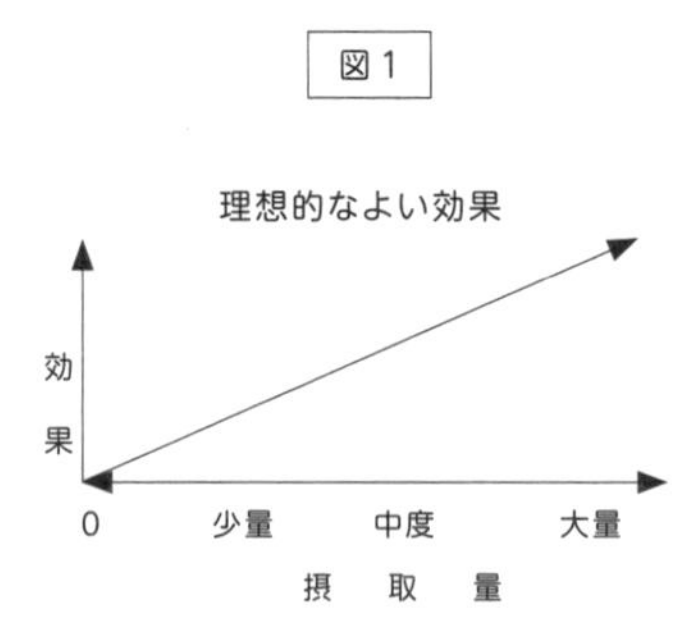

図2

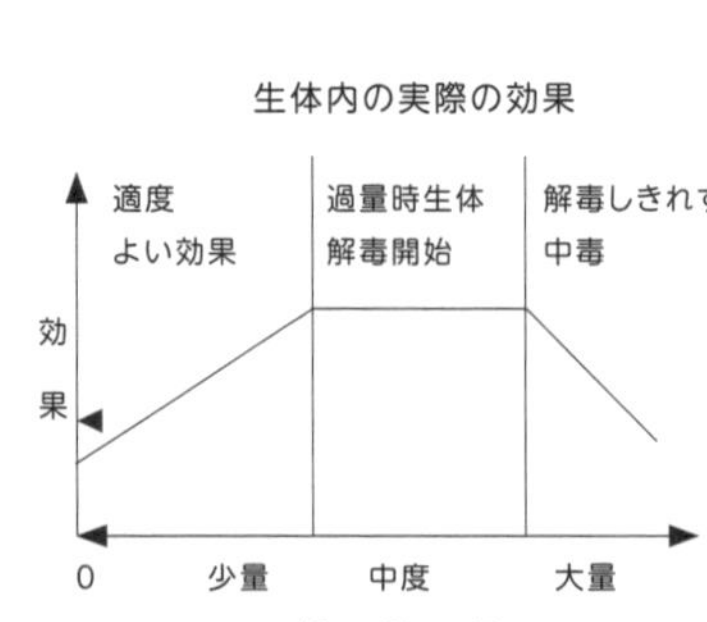

古代の利用法

○桑椹ジャム：元気に若返り、髪の毛が白くなりにくい。

《随息居飲食譜》には、清代の著名な食療医学家・名医の王孟英の利用法が載せられています。「小満」という季節（秋に撒いた麦が五月に穂を付けてやれやれと思う頃）の前に、完熟した生の黒い桑椹を採取し、布でその汁を濾出し、濃縮したジャムを陶器に保存し、毎日白湯や酒で大さじ一杯くらい服用する。

○桑椹の粥：《本草新編》には、粥を作る時は土鍋を使い（陶器でもよい）、鉄鍋は禁用と記載されている。

○食料難の時の救災食：魏の武帝の時代、軍の食糧不足時に秋季に日干し乾燥した桑椹でその飢えを解消した。金代末にも不作により食料が不足して、桑椹で飢えをしのぎ生かされたものが多い。（日本でも、これからいざという時、いろいろな野生の食物、日頃市場にないものがすべて救済に役立ちます。）

○桑椹の酒：足の腫れ、お腹の張り、利尿剤で水を排泄させてもむくみを解消できず、十人中一人が死亡するほどのむくみには、「桑椹酒」が有効である。

【「桑椹酒」の作り方】桑の木の芯の部分を適量取り、水二斗（一二ℓくらい）を入れて六・六ℓまで煮て、更に適量の桑椹を入れて三ℓまで煮て、もち米三・三kgをおこわにして、先にできた桑椹の汁に入れて混ぜ、麹を入れて酒を作る。《普済方》

【解説】これは古代処方の引用で、家庭で作る場合、量を比例させて少なくするとよい。また、桑の木の量は厳密ではなく薄くても少しずつよくなり、濃くても体質病証に合うなら中毒にならない。

○白髪：黒い完熟した桑椹を水に漬け黒い汁を取り、天日で数時間置いたあと白髪に塗る。《千金方》

覆盆子（ふくぼんし）

バラ科
学名　*Rubus chingii* Hu
英語名　Palmleaf Raspberry
中国名　覆盆子（FuPenZi）
和名　ゴショイチゴ
処方用名　覆盆子（ふくぼんし）
出典　《名医別録（めいいべつろく）》

ルーツ

バラ科で葉が五つに分岐する落葉の低木植物ゴショイチゴの完熟直前の集合果実です。中国の主な産地は、浙江省（せっこうしょう）、福建省（ふっけんしょう）で産量も多く品質も良好です。韓国産はクマイチゴ *R. crataegifolius* Bunge に由来します。夏になると果実を採取して沸騰した湯に浸し、日干しして保存します。

覆盆子（フクボンシ）の名は、その果実が腎を補強し、尿もれなどに働きがあり、服用すると尿が正常になり、夜の尿を受ける容器（盆）を使わず、ふせておく（覆）ことができるくらい効くことから「覆盆子（フクボンシ）」と名付けられました。またその種実の口が下に向いている盆（覆盆）と似ているためだったという説もあります。別名は「烏藨（ウヒョウ）」「插田藨（ハデンヒョウ）」があり、「藨（ヒョウ）」はイチゴなどの総称で、「覆盆子（フクボンシ）」は色が黒く、故に「烏藨子（ウヒョウシ）」といいます。採取する時期はちょうど田植え（「插田（そうでん）」という）の時期で、「插田藨（ソウデンヒョウ）」とも呼ばれます。採取した後すり潰して薄い餅の形にして日干しし、瓷器（じき）に密封貯存して、使用時は酒に混ぜて蒸して使う方法もあります。

中医学的効能と応用

①「**益腎固精**（エキジンコセイ）」▼腎を補強して精（セイ）の調節機能を回復する
○腎虚（ジンキョ）のインポテンツ、男性不妊、遺精、早漏などに、枸杞子（クコシ）、菟絲子（トシシ）、五味子（ゴミシ）、補骨脂（ホコツシ）などと配合して用いる。☆処方例「五子衍宗丸（ゴシエンソウガン）」

②「**益腎縮尿**（エキジンシュクニョウ）」▼腎を補強して排尿の機能を回復する
○腎虚（ジンキョ）の頻尿、遺尿、尿失禁などに、

体質との相性	
気血両虚・腰だるい、ED	◎
食積痰湿・腰がだるく痛む、ED	×
気滞うっ血・ED	△○
肝陽亢盛・腰痛	×
陰虚・腰痛	×
陽虚・腰がだるく痛む	○

自然の属性	
寒熱	微温
五味	甘・酸
昇降 収散 潤燥	潤
臓腑	肝、腎
毒性	無毒

解説　温性で肝腎の不足による尿もれ、頻尿、ED、早漏、遺精などによいですが、いずれも「虚」であることがポイントです。「食積痰湿」や「肝陽亢盛」の人は、「虚」ではなく、補うことより「大掃除」するのが正解です。「陰虚」は「虚」ですが、微熱が生じやすく、温性の覆盆子より陰分を「滋養」する生地黄（ショウジオウ）、熟地黄（ジュクジオウ）のほうがよいでしょう。尿の出が悪い人にも不向きです。

桑螵蛸、益智仁、山茱萸などと配合して使用する。

③**「明目」**▼視力を改善する

○肝・腎が不足することによる視力減退に用いる。

【用量】三～九g、煎服。

似た効能の漢方薬の比較

覆盆子と桑螵蛸

覆盆子と桑螵蛸はともに肝・腎を補う効能と精の調節・保つ機能をもち、腎虚で精を守れない時に用いられる。桑螵蛸は強陽の力が覆盆子より強く、臨床的にもよく使用される。覆盆子は「陰」を滋養することに偏っている。

家庭でできる利用法

ED（インポテンツ）：

①覆盆子を酒に浸けて弱火で乾燥するまで煮つめて粉末にし、毎朝九gを酒で頓服する。《集簡方》

②覆盆子とニラの種子同量を粉末にし、丸剤にする。毎日一二gを二回に分けて服用する。

小児夜尿症：乾燥した覆盆子七粒を粉末にして、小さな穴をあけた生卵に入れ、麺の生地で封をし、卵に火が通るまで弱火で焼いてから食べる。

現代の研究より

抗老化作用：覆盆子には記憶力を改善し老化を抑制する作用がある。

女性ホルモン様作用：覆盆子には女性ホルモンのような作用がある。

抗菌作用：覆盆子にはブドウ球菌やコレラ菌に対し強い抑制作用がある。

覆盆子の不良作用

熱性で尿を収斂する作用がある。覆盆子は排尿にトラブルがある人、「陰虚」「陰虚陽亢」には不向き。

古典の訓え

李時珍曰く「『覆盆子』と『懸鈎子』は同種だが、北の人には『懸鈎子』がない。南地は覆盆子がないという説は間違い。南の地域は覆盆子が多い。懸鈎子は樹で生えたもの、覆盆子は低木で藤状枝で生えたもの。子実の形は似ているが覆盆子は色が黒く赤い。懸鈎子は紅赤色、効能も同じではなく、混用してはいけない」

仙人食の紹介

神仙服蓬虆（覆盆子）方

覆盆子のエキス剤

【材料】
覆盆子

【作り方】
四月五日（旧暦、立夏第十日説も）、熟した覆盆子を採取して強い日光で日干しし、砕いて細かい粉末にして保存する。

【服用法】
毎日九gを白湯で服用する。

【効能】
肝腎を補強して、早漏、遺精、尿もれによい。

【解説】
この処方は、宋代の《太平聖恵方》に載せられており、「令人軽身健行不老」（体が軽く、行動が健やか、抗老化）と説明しています。その行動が健やかになるというのは、肝腎不足の人がいつもだるかったものが、補強すると元気になり体が軽く健やかになるということで、減肥効果ではありません。むしろ肝腎不足の人、やせた人の体重が増える効果があります。

五味子（ごみし）

マツブサ科
学名　*Schizandra chinensis* (Turez) Baill.
英語名　Chinese Magnolcavine
中国名　五味子（WuWeiZi）
和名　チョウセンゴミシ
処方用名　五味子、北五味子、ゴミシ
出典　《神農本草経》

ルーツ

マツブサ科の蔓性の雌雄異株の落葉低木であるチョウセンゴミシの成熟果実です。アジア広域で野生しています。五～七月に花が咲き、六～九月に実ります。果実が熟して落下していない頃に収集して、日干しにして保存します。日本の中部以北の山地に自生するものもあり、夏、黄味を帯びた白い花が咲き、よい香りがします。果実は秋になると赤く熟し、乾燥したものは暗赤色または黒褐色になります。「五味子」の名は、果実が甘く酸っぱく、種核が辛く苦く、そして果実・種ともに塩味もあり、五つの味があるため名付けられました。最初に記載されたのは《神農本草経》です。

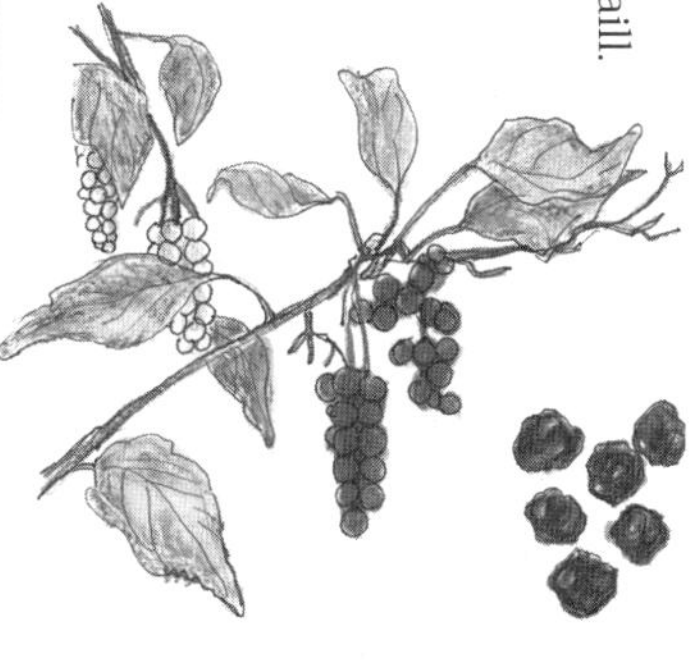

中医学的効能と応用

①**「斂肺止咳」「定喘」**▼肺の気を収斂して、咳を止め、喘息を解消する

○肺・腎の気がともに不足することによる慢性咳、呼吸困難に、熟地黄、山茱萸、山薬、牡丹皮、沢瀉、茯苓などと配合して用いる。☆処方例「都気丸」

○肺が寒邪に侵襲されて起こる咳が止まらない症候に、白茯苓、乾姜、細辛、甘草などと配合して使用する。☆処方例「五味細心湯」

②**「滋陰渋精止瀉」**▼腎虚を滋養して腎精の機能を回復し慢性下痢を解消する。

○腎気の不足による遺精、滑精などに、菟糸子、桑螵蛸、竜骨などと配合して使用する。☆処方例「桑螵蛸丸」

③**「益気生津斂汗」**▼気と陰を補強して

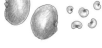

体質との相性	
気血両虚・下痢っぽい	◎
食積痰湿・咳痰	△
気滞うっ血	×
肝陽亢盛・粘る黄色い痰を伴う咳	×
陰虚・空咳	○
陽虚・下痢っぽい	◎

自然の属性	
寒熱	温
五味	酸
昇降・収散・潤燥	降、収
臓腑	肺、心、腎
毒性	無毒

解説　温性、酸味・渋味のある五味子は体を温めて収斂する作用がある。そのために「気血両虚」「陽虚」の下痢っぽい人にはよく効きますが、「気滞うっ血」には不向きですので使わないようにしましょう。「肝陽亢盛」の人はいつも黄色の痰があり、温性の五味子は熱っぽい人に不向きですので使わないようにしましょう。

津液を生じる。多汗、寝汗を解消する

○陰分の不足による寝汗あるいは「陽虚」タイプの自汗に、柏子仁、白朮、五味子、人参、半夏、麻黄根、牡蛎などとと配合して使用する。☆処方例「柏子仁丸」

④「渋腸止瀉」▼腎陽の不足による下痢を止める

○脾・腎の陽気不足による夜明け前の下痢「五更瀉」や慢性の下痢に、補骨脂、肉豆蔻、呉茱萸などと配合して用いる。☆処方例「四神丸」

【用量】三～六g、煎服。

【使用上の注意】

①酸味で収斂の効能があるので、熱邪による喘息、カゼ、外邪による咳、麻疹の初期などには使用してはいけない。

②酸味で渋く収斂の作用があるので、カゼを引いた場合や体が熱っぽい人には使わない。

似た効能の漢方薬の比較

五味子と五倍子

五味子と五倍子はともに収斂する効能があり、「五味子」は温に偏り、酸味で収斂の効能がありながら、滋養の性質をもつのに対し、「五倍子」は寒に偏り、収斂のみに働き、滋養する効能がないが、甚だしい熱を収める効能がある。

家庭でできる利用法

ED：その年の五味子五〇〇gを粉末にして、九gを三回に分けて百日以上続けて飲む。服薬時、豚肉、魚、ニンニク、酢を食用してはならない。《千金方》

老人の下痢（長期間続く朝五時ごろの下痢を「五更瀉」という）：五味子六〇g、呉茱萸一五g（お湯で七回漬けたもの）を一緒に香りが出るまで炒めて粉末にし、毎日六gおもゆで飲む。《許叔微本事方》

伝染性肝炎、肝機能不全（GPT値が高い）：五味子を粉末にし、九gを三回に分けて飲む。

動悸、不眠：五味子六g、茯苓九g、菟糸子九gを水で煎じて、ハチミツで調味して日に三回に分けて飲む。

神経衰弱：五味子四〇gをホワイトリカー二〇〇mℓに漬け毎日一回瓶を振り、十日後、その酒を取る（一回目酒）。残りの薬カスに同量のホワイトリカーを加え、更に十日後その酒を取り、一回

古典の訓え

養生の名医・陶弘景曰く「五味子の品質といえば一番は高麗の産品、果肉が多く甘酸っぱい。次は青州（今の山東）、冀州（今の河北）、味は酸味が目立つ、核の形は腎臓に似ている」

李時珍曰く「五味子は南北に分けて、南のものは赤色、北のものは黒色で味が濃い。人を滋養するのには必ず北五味子を使う」。滋養のためには熟製し、咳のためには生で使う。「玉竹」と「烏頭」との相性が悪く、一緒に使わないように。

古代養生名人の五味子の利用法

孫思邈は「五～六月に『五味子湯』をよく服用するとよい。それを用いて肺気を助け、上に肺の陰を潤し、下に腎を滋補する効能がある」と教えていた。

「五味子湯」の作り方

五味子をすり潰して瓶に入れ、よく沸騰した湯を入れてハチミツを少々入れ、瓶口を封じて弱火に置きゆっくり煮ると、「五味子湯」のできあがり。適度に飲む。

目酒と混合して、蒸留水四〇mlを加え薄める。毎日七・五mlを三回に分けて飲む。《中草薬通訊》

虚弱で不眠：五味子三〇g、人参九g、枸杞子三〇gをホワイトリカー五〇〇mlに七日間漬けてできあがり。睡眠前に一〇mlを飲む。《中医内科学》

現代の研究より

免疫力を高める作用：北五味子の多糖には、免疫細胞である貪食細胞マクロファージの貪食力を高める作用があることが判明した。

鎮咳作用：五味子には鎮咳と去痰の作用がある。

肝臓の保護作用：肝機能不全（GTP値が高い）をすばやく正常に回復する作用がある。

抗老化作用：五味子には細胞の代謝を促進する作用、抗酸化作用、抗老化作用がある。

抗アレルギー作用：五味子にはマウスのアレルギー反応を抑制する作用がある。

よく使われる薬膳

1 五味子の酒「五味子酒」

神経を安定させる酒

【材料】

五味子……………五〇g

米の酒……………五〇〇ml

【作り方】

❶五味子を洗い、細い口の瓶に入れ、米の酒を入れて、瓶の口を封じる。

❷毎日一回その瓶を振る。一五日以上おく。

【服用法】

毎日二五mlを二回に分けて飲む。

2 五味子と干姜の茶「五味子干姜茶」

長期にわたる空咳に

【材料】

五味子（細かくする）………一〇g

干姜……………一〇g

（生の場合二〇～五〇g）

【作り方】

五味子と干姜を一緒に二〇分煎じて完成。

【服用法】

その汁四〇〇mlを一日〇回に分けてお茶の代わりに飲む。

古い症例の紹介

昔、長白山麓のある村に「苦娃」という青年がいましたが、地主の使用人として働きすぎ病にかかりました。日々病がひどくなり、ついに意識不明になりました。地主は「苦娃」を遠い樹林に捨てました。その後意識が戻った時、とてもお腹が空いていたため、蔓に実った果実を採って食べました。この果実は甘・酸・辛・苦・塩味すべてであり、日々食べているうちに病はよくなりました。「苦娃」は自力で荒れ地を農地にして生活し、結婚して子供ももうけました。住まいの周囲は五味のする蔓が茂っていました。人々はその味が五味あるため、「五味子」と呼びました。

芡実（けんじつ）

スイレン科
学名　*Euryale ferox* salisb.
英語名　Gordon Euryale
中国名　芡実（QianShi）
和名　鬼蓮（オニバス）
処方用名　芡実、南芡実、北芡実
出典　《神農本草経》

ルーツ

スイレン科の一年生水生草本植物であるオニバスの成熟した種子です。中国の主な産地は湖南、江蘇、安徽、山東などの地域です。八～九月に成熟した果実を採取し、硬い果実を叩き潰して種子の固い殻を除き、天日で乾燥して、生で、あるいは炒めて使います。果皮を除くにはとんでもない手間がかかるため、その殻を砕く機械まで造られたほどです。

日本名は「鬼蓮」で古くから知られており、清少納言の「枕草子」には「水ぶき」（水蕗ミズフブキ：水芡ミズブキ）と載せられています。五～六月に紫色の花が咲き、その下に刺がある実を生じ、まるで鶏の頭の上の冠のようなので、中国では「鶏頭米」と呼ばれます。オニバスの種実は同株受精で、実の中には一〇〇個以上の種を付け、水の上に一～三日浮かび、そのあとは沈み水の中で何十年も生き続けることができます。そのため人々はこれを採取して保存し、食料の不足時の備えにします。芡の根部は三稜（かどが三つある）の形で煮て食べると芋の味がします。

中医学的効能と応用

①**「健脾止瀉」**▼消化機能を丈夫にして下痢を止める

○胃腸の弱い下痢しやすい人に、党参、白朮、蓮子肉、山薬などと組み合わせて使う。

②**「益腎固精」「縮尿」**▼腎を助け、遺精を解消し、正常な排尿にする

○腎虚の遺精、尿失禁などに、金桜子などと配合して使う。☆処方例「水陸二仙丹」

③**「去湿止帯」**▼体内に溜まった余分な水分を排泄しておりものを解消する

○湿熱のおりものに、黄柏、車前子、白果、山薬などと配合して使う。☆処方例「易黄湯」

体質との相性	
気血両虚・下痢っぽい	◎
食積痰湿・消化不良	×
気滞うっ血・便秘	×
肝陽亢盛・高血圧	△
陰虚	△
陽虚・下痢っぽい	◎

自然の属性	
寒熱	平
五味	甘・渋
昇降 収散 潤燥	収
臓腑	脾、腎
毒性	無毒

解説　平性収斂の働きがある芡実は「気血両虚」や「陽虚」など虚により下痢しやすい人には非常によいですが、便秘や尿黄少、痔がある実証の人には不向きです。

【用量】一〇～一五g、煎服。

【使用上の注意】

①種子が硬いので砕いて使用する。

②収斂に働くので、大小便が出にくい時は使用しない。

③カゼを引いた時や、痔、お腹が張る、尿黄便秘、消化不良、出産直後などの場合は使ってはいけない。

似た効能の漢方薬の比較

芡実と蓮子

芡実と蓮子はともに補脾により止瀉、補腎により精を守ることに働く。芡実は固腎渋精、湿を除去することに偏し、腎虚、遺精、遺尿、おりものなどによく用いる。蓮子は脾を補うことに優れ養心安神にも働くので、脾虚泄瀉や心腎の不足による不眠によく使用する。

芡実と山薬

芡実と山薬は補腎の効能が似ており、性質が緩やかで潤でも燥でもない。山薬は補益に、芡実は収斂に優れており、山薬は補肺にも働く。

著者の話

芡実は日本ではなじみのない食材で、その効能は直接に肝・胃を補養することではなく、もともと虚弱な胃腸などの機能を守り、更に損なわないようにするというものです。庶民の非常用の食糧ですが、宮廷用の「八珍糕」の主薬として大事にして使われます。その実がなぜ数十年も保つことができるのかは未だ解明されておらず、これを研究してその抗腐敗、抗酸化のメカニズムを解明すれば、現代の保存食にも役立つのではないかと常に思います。また、芡実は消化しにくいので、子供は食べすぎないようにしましょう。

古くからよく使われる処方

遺精：乾燥の芡実、蓮花芯、竜骨、梅肉各五〇gを粉末にし、すった山芋をとろみが出るまでよく煮て、上述の粉末を入れて丸にする。「玉鎮円」という。毎日鶏の頭くらいの大きさ三丸を三回に分けて温かい酒や塩味のお湯で空腹時に服用する。

出産時胎盤が出ない：乾燥した芡実の葉、蓮の葉各一五gを適量の水で煎じて飲む。

おりものがサラサラで量が多い：芡実の根二五〇g、鶏肉適量を一緒に煎じて飲む。肉を食べる。

原因不明の腫れ：芡実の根を適量すり潰して腫れた所に湿布する。

古典より

芡実は古くから「水の中の高麗人参」と推奨され、日頃、健康のために使用する人は多く、かの有名な文豪蘇東坡は「唐・宋時代の八大文豪の中には蘇家が三人も占めていますが、それは何か秘訣がありますか」と聞かれた。蘇東坡は笑って答えました。「脳がよくなり、体が丈夫になる方法といってわが家に代々授かっていたのは、毎日一個芡実をゆっくり細かくなるまで噛んでゆっくり呑み込むということしかない」

栄養素と有効成分

ビタミンB_2（リボフラビン）は米ぬかから発見されたビタミンであるが、熱に強い特徴があり。糖質、脂質、タンパク質の代謝に関わっています。生命の維持のために代謝は必要であり、成長発育には欠かせないので「発育のビタミン」ともいわれています。細胞の再生に関わる過酸化を防止し、抗老化、ガンの予防にも効果があります。ビタミンB_2の欠乏症としては、軽度では口内炎や口角炎、目の充血などの粘膜の障害で、体内に蓄積ができないので、毎日の摂取を必要とします。卵黄やレバーには最も多く含まれますが、緑黄色野菜にも多く含まれます。アルコールや多量の脂質はビタミンB_2の吸収を妨げます。

腰膝がだるく痛い、難聴、視力が低下：芡実あるいは芡実粥を常に食する。

頻尿、尿もれ：芡実三〇g（黄色くなるまで炒める）、米酒三〇mℓに水を加え毎晩寝る前に飲む。

現代の研究より

有効成分：大量のでん粉、粗い食物繊維、ビタミンB_1、B_2、ビタミンCを含み、種子には一六種のアミノ酸を含み、一八種のミネラルがある。

抗老化：芡実を用いると、お菓子の「八仙糕」の小腸での吸収力を高める。また、老いたウズラに餌として毎日食べさせたところ、服用組はそうでないものより平均生存期間が八八．七％延長した。

慢性腎炎のタンパク尿の治療作用：芡実の飲み薬は、慢性腎炎のタンパク尿患者三七例に対し、有効率は八七．四％であった。

小児の慢性下痢の治療作用：芡実、山の芋、鶏内金の混合粉末を服用し、生姜粉末を臍に当てる民間療法で、六一例のうち九五．一％有効という報告がある。

よく使われる薬膳

1 寿命を延ばす粉剤「長寿粉」

抗老化に役立つ

【材　料】

芡実……二四〇g
薏苡仁……二四〇g
山薬……一五〇〇g
もち米……五〇〇g
人参……九〇g
茯苓……九〇g
蓮子……二五〇g
砂糖適量

【作り方】

以上の薬を粉末にする。

【服用法】

毎日三〇gを食べる。または丸にして煮てもよい。

【解　説】

この長寿薬は清代の薬物学者汪希夷の処方した薬膳です。彼は宋代の道学者陳希夷にあこがれ、自分の名も「希夷」に改めました。彼は脾胃の消化機能を非常に重要視し、「人体の消化系統の機能を保つことができれば万病が生じない」と断言しました。現代の研究でも、脾胃が弱い者は免疫機能も低下し、脾胃が回復すれば免疫機能も回復することが明らかになっています。また、免疫力の低下は老化を引き起こす一つの重要な原因であり、そのため免疫力を高めることが長寿につながると考えられます。

2 河上公※の芡実のエキス「河上公服芡実散」

健身・美容に

【材　料】

芡実（乾燥した殻を除いた芡実）……五〇〇g
忍冬藤葉……五〇〇g
乾燥した蓮根……五〇〇g

【作り方】

❶忍冬藤をぶつ切り、蓮根を薄切りにする。
❷❶を芡実とともに土鍋で煮て、火が通ったのち日干しして、粉末にしておく。

【服用法】

毎日三食後に六gを服用する。

【解　説】

このレシピは明代の《飲饌服食箋》に載っています。この処方を利用すると、「体が軽くなり顔の色がよくなる、肌の若返り」などと推奨しています。

※河上公：河上公は漢文帝の時代に「無為の治」を推進した。老子の哲学により国家を管理するようにと説き、河上に隠居して《老子》を注釈したので、人々は彼を仙人と崇拝した。

杜仲（とちゅう）

トチュウ科

学名　*Eucommia ulmoides* Oliv

英語名　Eucommia Bark

中国名　杜仲（DuZhong）

和名　トチュウ

処方用名　杜仲、炒杜仲（ショウトチュウ）、
炙杜仲（シャトチュウ）、綿杜仲（メントチュウ）、焦杜仲（ショウトチュウ）、
杜仲炭（トチュウタン）

出典　《神農本草経（しんのうほんぞうきょう）》

断面の糸

証

ルーツ

トチュウ科の落葉低木の樹皮を薬として使います。原産地は中国で、第四紀氷河期から生き残っている植物の一つです。中国の主産地は四川、雲南、貴州、湖北などの地域です。深い山谷に生えている十年以上の木を選び、夏秋に樹皮を採取して、粗皮を取り除き、日干しし、塩水で炒めて使います。

また、杜仲の皮の中には銀色の糸があり、綿の如し。そのため「木綿杜仲」といいます。新しい柔らかい葉は「木綿芽（モメンガ）」といい、食用にできます。

日本の事情

日本では大正七年（一九一八）、薬としての杜仲の栽培が始まりましたが、天候などの理由で量産ができず発展しませんでした。栽培は韓国でも試みられています。

最近では、杜仲の葉から作られた健康食品「杜仲葉茶」「杜仲茶」が日本でもよく飲まれています。

中医学的効能と応用

① 『補肝腎（ホカンジン）』『強筋骨（キョウキンコツ）』 ▼ 肝腎を補強し、筋・骨を丈夫にする

○ 肝腎不足による腰や膝がだるく無力、腰痛に、杜仲（トチュウ）、補骨脂（ホコッシ）、胡桃肉（コトウニク）などと配合して使用する。☆処方例「青娥丸（セイガガン）」

② 『固経安胎（コケイアンタイ）』 ▼ 不正性器出血を回復して胎児を安定させる

○ 肝腎不足による崩漏（ホウロウ）（不正性器出

体質との相性	
気血両虚・疲れ	◎
食積痰湿・腰痛　熱タイプ　寒タイプ	×　○
気滞うっ血・腰背痛	○
肝陽亢盛・腰痛	×
陰虚・熱っぽい	×
陽虚・腰膝無力	◎

自然の属性	
寒熱	温
五味	甘
昇降収散潤燥	降
臓腑	肝、腎
毒性	無毒

解説 杜仲は温性、肝腎不足の「虚証（キョショウ）」「気血両虚」「陽虚」には非常によいです。しかし、降圧作用はあるものの、もともと熱っぽい「肝陽亢盛」の高血圧、腰痛には逆効果です。また利尿作用があるため、もともと体液不足の「陰虚」タイプには不向きです。
体を温めて湿邪を除く働きがありますが、食滞の解消はできないため、「食積痰湿」タイプでも熱タイプには使えません。

血）、習慣性流産や胎漏（妊娠中の性器出血）、胎動（妊娠中の下腹痛）に、続断、ナツメなどと配合して用いる。☆処方例「杜仲丸」

【用量】九～一五g、大量で三〇～六〇g、煎服。

【使用上の注意】
肝腎の経に働く。温性の補剤。そのため「陰虚で熱っぽい人」には不向きなので、腰痛があっても使用は避けたほうがよい。

本物と偽物の違い

江戸中期の本草学者松岡玄達は、日本で自生するマサキ（*Euonymus japonicus* Thunb）の皮の中には白色の絲があるため、杜仲の日本名はマサキと記載していたが、後世になり、これは杜仲の仲間で、本当の杜仲ではないと判り、マサキ（和杜仲）と命名され市販されている。マサキは杜仲の代用品にはならない。本物の杜仲は値段も高いため偽物も多い。ミャンマー産の杜仲は本物が多い。皮が厚く絲が多いものは良質とされる。

現代の研究より

血圧降下作用：杜仲の煎じ液やアルコール漬けには、持続性のある血圧降下作用がある。炒杜仲は生杜仲より効果があり、煎じた液は酒に漬けたものより効果がある。

利尿作用：動物実験により、利尿作用があると判った。カリウムの働きと考えられる。

鎮痛作用：杜仲の煎じ液の著明な安定作用、嗜眠作用により痛みが緩和されると考えられている。

抗菌作用：結核菌、赤痢菌、大腸菌、ブドウ球菌、肺炎球菌、炭疽桿菌を強く抑制する。

抗ガン作用：杜仲のgeniposideという成分には、抗ガン作用、抗老化作用、抗酸化作用がある。

肝機能低下の予防作用：杜仲には強精効果があり、肝機能低下を防止する働きがあると判明した。

古典より

なぜ杜仲という人の名前が薬名になったのか？

昔、「杜」という苗字の若い医者がいました。また、彼は次子で、「仲※」の名になり、「杜仲」という名前が付けられました。杜仲はよく腰膝が痛み、足に力が入らないという悩みがありました。ある日、薬を採取するため山へ入りました。すると、ある大木の枝が折れ、中に白い糸のようなものを発見しました。周囲のすべての木の枝も折ってみましたが、白い糸は見つけられませんでした。そこで杜仲は、「この木は特別な木で白い糸は枝を折れにくくするためのものだ」と考えました。「それなら、人の筋骨も同じく丈夫にするはずだ」と考え、それを煎じ、液を飲んでみました。副作用もなかったので飲み続けたところ、奇跡的に腰と膝の痛みが治りました。他にも髪が黒くなり、体も軽くなりました。知人は驚いて、「何でよくなったのか」と尋ねたところ、杜仲は隠さず秘密を教え、その効果を皆に伝えました。多くの老人もこれを利用したところ、効果がよく、皆は杜仲に感謝するようになりました。それからこの木の名を「杜仲」というようになりました。

※仲：中国では古くから長男は「孟」、中間は「仲」、次は「季」と呼ばれ、「仲夏」は夏の真ん中という意味である。

家庭でできる利用法

高血圧（肝腎不足タイプ）：杜仲三〇gをホワイトリカー一ℓに入れて、冷暗所で七日間保存。薬材を取り除き、一日三回、九〇mlずつ飲む。（この方法は、「肝陽亢盛」「食積痰湿」タイプには逆効果。「陰虚」タイプには禁忌。）

小児麻痺：杜仲四五gと豚足（前足）一個を四時間煮込み、その汁を取る。汁を朝夕二回に分けて飲む。残った薬カスは、翌日また豚足を同様に煮込む際に足す。汁を取り同様に飲む。これを続ける。（著者注：弱火で四時間煮込むのは、面倒と思われるかもしれませんが、家族に小児麻痺の子がいるなら、試みる価値はあると思います。）

強壮：杜仲三〇gを細かく折る。スペアリブ二〇〇g、塩少々を水に入れて四〇分煮る。塩で味を調味する。スープと具を食べる。

習慣性流産：杜仲二四〇g（もち米のおもゆで半日漬け、取り出して炒める）、川続断六〇g（酒に漬け、日陰干し）をともに粉末にして、山芋の粉末一五〇gと混ぜ、とろみが出たら〇．五cm大の丸剤を作り保存し、一日に五〇粒、二回に分けて空腹時におもゆで飲む。《楊起簡便方》

古い症例の紹介

昔、ある少年が結婚して間もなく足が痛く力が入らない病になりました。医者は脚気として治療したがなかなか治りませんでした。そこで孫王林という医者が診察し、杜仲三〇gを細かく切って、水と酒同量を混ぜ煎じた薬を与えました。すると三日間で歩けるようになり、更に飲み続けると全快しました。孫王林は、この病は新婚で「房事」が過ぎて「腎虚」になったことによるもので、脚気とは異なると診断しました。杜仲は「腎虚」による腰膝の痛みを解消する効能があり、更に酒で気血の巡りがよくなったためにすぐに全快したのです。

よく使われる薬膳

1 杜仲と肉桂のお茶「杜仲肉桂茶」

冷え、腰痛、陰嚢が収縮する症状に

【材　料】

肉桂……………………三g
杜仲……………………二g
花茶……………………三g

【作り方】

材料を洗い、大きな器に入れて二五〇mlの沸騰した湯を注いで飲む。何度も繰り返して一日中お茶の代わりに飲み、味が薄くなったらやめる。

【効　能】

温肝腎去寒止痛。《会約医鏡》

2 杜仲と五加皮の茶「杜仲五加花茶」

肝腎不足による風湿腰膝痛に

【材　料】

杜仲……………………三g
五加皮…………………五g
花茶……………………三g

【作り方】

①と同様。

【効　能】

補肝腎、去風湿。《衛生家宝方》

鹿茸（ろくじょう）

シカ科
学名　*Cevus nippon temminck* var. *mantchuricus* Swinhoe,
英語名　Antler
中国名　鹿茸（LuRong）
和名　マンシュウジカ
処方用名　鹿茸、鹿茸片、鹿茸粉
出典　《神農本草経》

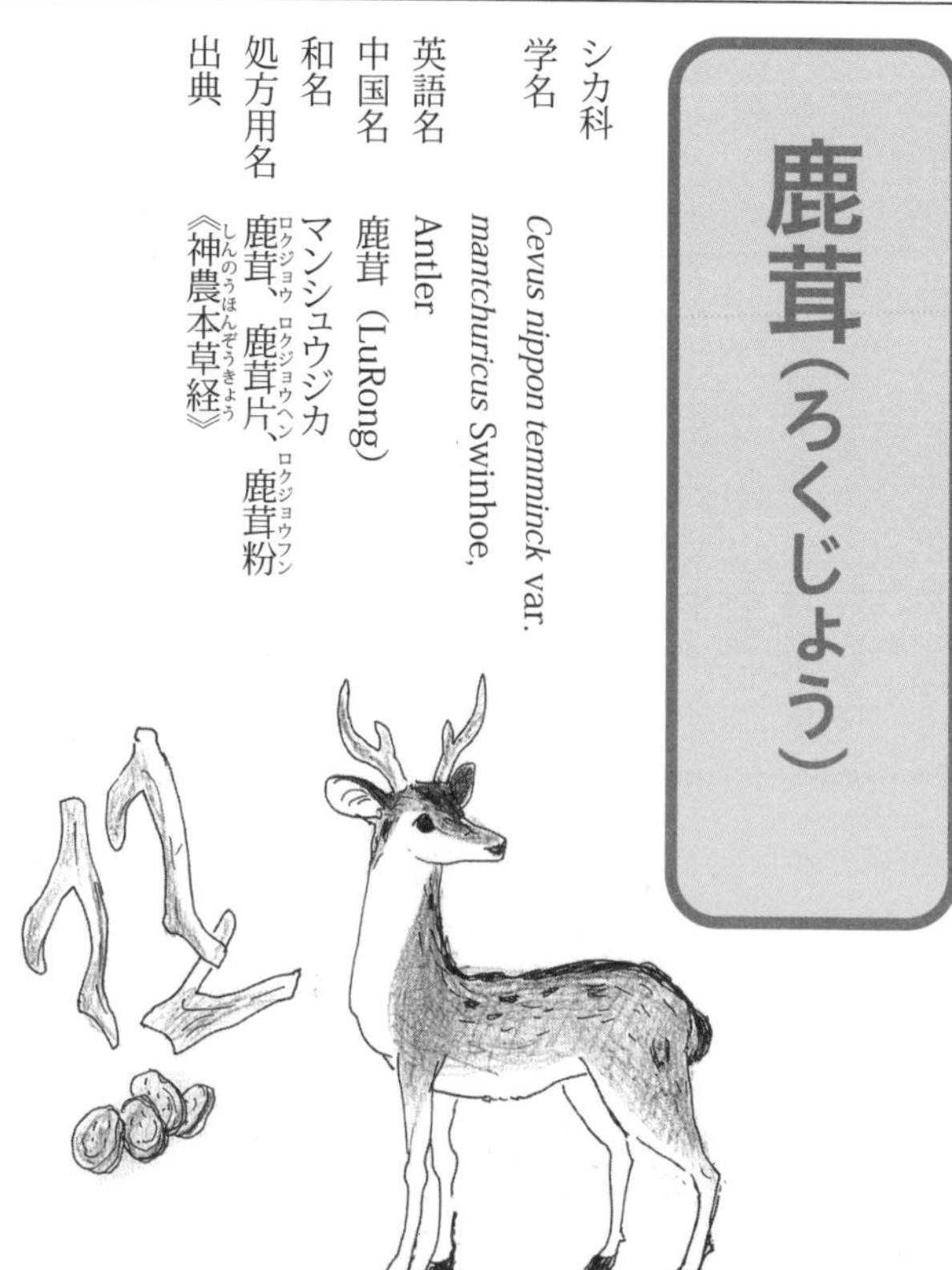

ルーツ

シカ科のマンシュウジカ（梅花鹿）の雄の角化していない幼角（角袋）で、中国の主生産地は、吉林、黒竜江、遼寧、内蒙古、青海などの地域で、マンシュウジカが人工飼育されています。春季と初夏、新しい角が角化されていない時期に採取して、沸騰した白湯に漬け日干ししてを繰り返して、その角の血分をきれいに取り除いた後、乾燥させ、陶器に密封保存します。あるいは毛を火で焼き除き、紹興酒で潤して、少し柔らかくなったら薄切りにして弱火で乾燥させて保存します。

中医学的効能と応用

①**「補真陽」「益精血」**▼腎陽を温補して精血の生成を促進し、筋骨を丈夫にする

○腎陽が不足することによる腰や膝がだるく無力、寒がる、四肢の冷え、インポテンツ、早漏、遺精、めまい、尿もれ、頻尿、子宮寒冷不妊などの症候に、単味であるいは人参、黄耆、白朮、熟地黄、巴戟天、肉従蓉、小茴香などと配合して用いる。☆処方例「参茸固本丸」

②**「強筋骨」**▼筋骨を強壮にする

○精血不足による腰や背中がだるく無力、四肢に力がない、頭のふらつき、耳鳴り、あるいは小児の発育不良、運動能力の発達が遅いなどの症候に、単味であるいは熟地黄、山薬、山茱萸などと配合して使用する。☆処方例「加味地黄丸」

③**「調衝任」「固帯脈」**▼生殖機能を調

体質との相性	
気血両虚・胃腸弱い	○
食積痰湿・消化不良	×
気滞うっ血・イライラ	×
肝陽亢盛・高血圧	×
陰虚・熱っぽい	×
陽虚・下痢っぽい	◎

自然の属性	
寒熱	温
五味	甘・鹹（塩味）
昇降収散潤燥	昇
臓腑	肝、腎
毒性	無毒

解説　鹿茸は温性で強陽の効果が強く、少量、短期で使うことに問題はありませんが、大量・長期に使うと熱に傾く恐れがあるので要注意。

節して丈夫にする

○虚寒の生殖機能の低下による不正性器出血や白色帯下に、当帰、阿膠、烏賊骨、蒲黄などと配合して使用する。☆処方例「鹿茸散」

④**「温補内托」**▼体を温め、癒合しにくい化膿症の回復を促進する

○陰疽（癒合しにくい化膿慢性炎症、赤く腫れない傷口が内陥するなど）、慢性に経過する潰瘍、フィステル（瘻孔）、希薄な滲出液などに、黄耆、当帰などと配合して用いる。

【用量】一～三g、粉末にして呑服。丸・散に入れてもよい。

【使用上の注意】

①少量から始めてしだいに増量するのがよい。一度に大量を服用すると、めまい、目の充血、鼻出血、下血などを引き起こす恐れがある。

②陽に偏するので、陰虚で熱が激しい場合、または血分に熱がある場合、肺有痰熱の場合、胃に激しい熱がある場合などは禁忌。

似た効能の漢方薬の比較

鹿茸と肉桂、附子

鹿茸、肉桂、附子はともに補陽（陽気を温めて補強する）の効能をもつが、肉桂と附子は熱性、燥性（体を乾燥させる）の性質をもち、補陽に散寒を兼ねるので真陽衰微に適するのに対し、鹿茸は甘味で温性薬品であり補陽に生精を兼ねるので、陽気不足か精血が不足する症例に適する。

家庭でできる利用法

鹿茸酒（ED、頻尿）：鹿茸三〇g（毛を抜き、薄切りにしたもの）、乾燥山芋粉末三〇gを絹の袋に入れ、酒の瓶に浸す。七日後、適量を一日三回に分けて飲む。

顔面真黒（腎精消耗による）、難聴、のどの渇き、腰痛、足が無力　上熱下寒：鹿茸三〇g（酒で蒸す）、当帰（酒に浸けたもの）三〇gをともに弱火で乾燥させて粉にし、烏梅肉で〇・五㎝大の丸剤を作り、毎日五〇粒をおもゆで飲む。《済生方》

難治性化膿症（傷口が癒合しにくく蒼白）：鹿角の先を磨いてその濃い汁を

著者の話

鹿という名は、古代の字体の篆体の「鹿」字（象形文字）から名付けられました。鹿は精力旺盛で一匹の雄に数匹の雌が群れて生活しています。草だけでなく魚も食べ、寝る時は必ず口を尾に向けて督脈を通じさせています。

鹿茸は高麗人参と同じくとても貴重です。体の陽気が衰弱している人には、確実に合いますが、本当に誰にでも合うものなのでしょうか？

わたしの祖父と趙師はどちらも、「参茸は虎狼の輩」（人参や鹿茸はトラとオオカミのようなもの）と教えてくれました。本当に弱った人でなければ続けて投与すると副作用が出やすいので、「慎重、慎重、再慎重」と教えてもらいました。祖父は私に本物の白山野山参（最高級の野生人参）の長さ一㎝のヒゲ根を口に含ませてくれたことがありました。その強烈な温かな感覚が口から全身に広がったことを今でも鮮明に覚えています。私は日頃の食養生などの養生法を実行してきたので、今までたいした病にもかからず若い頃よりも健康になれました。鹿茸も人参と同じく、本当に「陽虚」「気虚」の人にしか使ってはいけません。特に子供には、神経毒性があるため使ってはいけません。

三㎖の紹興酒で飲む

出血性紫斑病、歯茎出血（腎虚タイプ、顔面真黒などの症状を伴う人）：鹿角膠九g、紹興酒を陶器に入れて蒸し、膠が溶化したら一日二回に分けて飲む。

腎虚による腰痛：鹿茸五g、菟絲子一五g、小茴香九g、羊の肝六〇g（鶏の肝でも可）を一緒に煮つめてそのスープを飲む。肝も食べる。

古典より

薬として『神農本草経』に記載されています。紀元前から人は鹿の精力が旺盛であると信じて食用・薬用にしてきました。薬の効能としては、早漏、悪血、寒熱のけいれんを治す、気を補強し、歯を再生し老化を防止します。「南山多鹿、毎一雄遊、牝百数至…」という言葉があり、それは一匹のオスに何百のメスが群れをなしている様子を見て、鹿の精力の強さに驚いたということをいっています。また、鹿の骨は真っ黒（骨が黒いということは腎の強さを示す）なことも精力が強いとされる所以です。鹿茸には小さな虫が寄生しているので、鹿茸のにおいを嗅ぐのに鼻を近付けると目に見えない虫が鼻に入り、虫により炎症を起こすことがあり、難治性なので注意が必要です。

現代の研究より

成長発育の促進作用：二五～五〇%の比率で鹿茸をマウスの餌に混合して投与したところ、対照値よりその含有量に比例して体重が増加した。アルコール、塩水に浸けたものはその効果がない。

赤血球の生成促進作用：鹿茸にはウサギの赤血球を増加させる作用がある。

再生不良性貧血の治療：鹿茸には再生不良性貧血を改善させる作用がある。

強壮作用：鹿茸には疲労軽減、睡眠改善、食欲を促進する作用がある。

記憶力増強作用：鹿茸にはマウスの記憶障害を著明に改善する作用がある。

抗酸化、抗老化作用：鹿茸には抗酸化、抗老化作用がある

性ホルモン様作用：鹿茸にはオスのマウスの血中エストロゲンを増加、性ホルモンのような作用がある。

副作用：胃腸障害、皮膚発赤、痒疹、月経期の延長、息苦しさなどの症状を引き起こす。また、顔面ニキビ、頭痛、むかつきなどの副作用もある。

コラム

中医治療の処方で一番古いものは、湖南長沙「馬王堆」の漢の古墓から出た『五十二病方』で、その中の養生方の三つの処方には鹿角、鹿肉、鹿角膠が使われ、蛇傷、腫れ、皮膚の化膿症の傷口が治りにくいなどの症例についての記載があります。この古墓は紀元前一六八年のものですが、中国の鹿の薬用はその時代に既に熟知されていたことになります。

また、清王朝の帝王は、性交渉のしすぎによる吐血の治療薬として鹿の血を常服していました。かの西大后の長寿薬「培元益寿膏」には鹿茸が含まれています。彼女の夫の咸豊帝は性交渉により、体が弱く吐血するようになりました。そのため、いつでもすぐに温かい鹿の血を飲む必要があり、「承徳山荘」の鹿苑はそのために設置されました。

宋代の蘇頌という名医の医案には、「ある狩人が山の深い所で迷ってしまい、数日も食べ物がなく、体が衰弱してしまった。山の鹿は好奇心が旺盛で、狩人に近付いたところ、狩人は一匹の鹿を殺し、その血を飲んだ。すると体力が非常に強くなり、まるで別人のようになった」という記載があります。

蛤蚧（ごうかい）

爬虫類ヤモリ科
学名　*Gekko gecko* Linnaeus
英語名　Decko
中国名　蛤蚧（GeJie）
和名　オオヤモリ
処方用名　蛤蚧、蛤蚧尾
出典　《開宝本草》

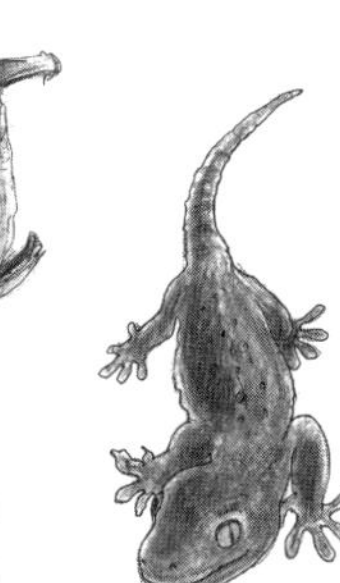

ルーツ

ヤモリ科の爬虫類大ヤモリの内臓を除去して乾燥したもので、漢方薬としてそのオスとメスの尾がよく利用されています。宋代の《開宝本草》（九七四年）に初めて蛤蚧が薬物として記載されました。「南薬」である蛤蚧は、嶺南地域で蛙を「蛤」と呼び、「蛤」は雄、「蚧」は雌で夜間の鳴き声も蛤蚧（Ge Jie）の発音と似ていることから、「蛤蚧」と名付けられました。

中医学的効能と応用

①「補肺益腎」「納気定喘」▼肺・腎を補強して吸気性呼吸困難を改善し喘息を止める

○肺・腎不足の慢性の咳、吸気性呼吸困難（動くと増強する）などの症候に、人参、杏仁、炙甘草、知母、貝母、桑白皮、茯苓、胡桃肉などと配合して用いる。

☆処方例「人参蛤蚧散」

②「助腎陽」「益精血」▼腎陽を助け、精血を回復する

○腎陽虚のインポテンツなどに、人参、鹿茸、淫羊藿、巴戟天などと配合して使用する。

【用量】一回三～七g、煎じて飲む。粉末一～二gを呑服する。酒に浸けて服用してもよい。

【使用上の注意】

①小毒ありなので、頭・足・鱗片を除去して用いる。

②薬力は尾部が最も優れているとされる。

体質との相性	
気血両虚・階段を上がると息切れ	◎
食積痰湿・痰多喘息	×
気滞うっ血・過換気症候群	×
肝陽亢盛 のぼせ、息苦しい	×
陰虚・微熱	×
陽虚・息切れ、ED	◎
カゼ・咳、喘息	×

自然の属性	
寒熱	平
五味	鹹
昇降 収散 潤燥	降、収
臓腑	肺、腎
毒性	小毒

解説　蛤蚧は陽気不足の老人の喘息に非常によい。しかし食べすぎで体内に痰が多く詰まっており、そこにカゼをひくと喘息発作が起きるようなタイプには効果がありません。
体がいつも熱っぽい「肝陽亢盛」の人や「陰虚」の人にも不向きです。カゼなどの外来の邪気（感染性）には効果がないので、くれぐれも注意しましょう。

似た効能の漢方薬の比較

蛤蚧と鹿茸、海狗腎

蛤蚧と鹿茸、海狗腎はともに壮陽の効能がある。壮陽の効能は鹿茸・海狗腎に劣るが、蛤蚧は喘息を止めることに優れているので、虚弱による咳・喘息に適する。

家庭でできる利用法

空咳、咳血：蛤蚧一対（頭、足、うろこを除く）、白芨一〇〇g粉末、ハチミツ適量。蛤蚧を粉末にし、白芨の粉末と混ぜて、毎日朝夕一五gを白湯（少量のハチミツ入り）で二十日間飲む。《中国薬膳大観》

腎虚喘息：蛤蚧一対（頭、足除く）、白人参六gを酒一ℓに入れ（毎日数回振り混ぜて）一週間漬ける。毎日三回、六〇mℓずつ飲む。《中華薬膳宝典》

腎尿、ED、頻尿：蛤蚧一対（頭。足、うろこを除く）を紹興酒五〇〇mℓに一週間漬け、日に二回、三〇mℓずつ飲む。「蛤蚧酒」

著者の話

蛤蚧は、やもりの形に似ているが、体型は大きく三〇㎝くらい、頭が平べったく、指の間は水かきの膜で連結しています。捕獲したら、内臓を取り除き、布で血をふき取り（水で洗うのは不可）、竹の棒で平たく固定し、それを弱火で乾燥させます。オス、メス一対ずつ糸でくくり、尾部を麻の糸で固定すると完成。現代の薬材は「原配」かどうか気にせず使用するため、薬効の違いを知りたいものです。

蛤蚧は自分の尾が重要であると認識しているようで、人が捕獲にくると自ら尾を途中から噛み切り身を護ります。尾がないと効果がないため、尾がない蛤蚧を見かけても追い駆けてこないことを知っているのです。

中薬局から購入したものは竹棒で乾燥させた全身ですが、尾部が薬になるため必ず、オス・メス一対の尾を取り細切りにして煎じます。近年全身を細切りにして薬として使うものもありますが、効果は低く、全身を使う場合は頭に毒があるため、必ず頭と足先を切り、取り除いた後に他を使います。

頭が有毒ですが、中国の薬膳本にあった蛤蚧の薬膳スープに蛤蚧の頭が入っている写真を見てびっくりしました。この毒性の有無は人の命にも関わるので、一般的には薬膳として不向きです。

ワンポイント

蛤蚧は陽気を強壮する動物薬で、貴重で値が高いので偽物も多いのです。

本物と偽物の見分け方

本物：歯が顎の辺、大きい歯はない。背・腹のうろこの大きさは同じくらいで、足の上に吸盤がある。

偽物：歯が顎の内、大きい歯がある。背のうろこは腹のよりも小さく、足の上に吸盤なし。

近年、蛤蚧は人工飼育に成功し大量生産できるようになったが、価格はまだ高い。理由は、老人性喘息の特効薬はこれしかないため。偽物の出荷もそのためか？

昔はその真偽を区別するために、その尾を弱火で黄色くなるまであぶり、少し取って口に含み走ってみて、息切れしないものは真物としていたとの説もある（走るとハアハアと息切れするものは偽物）。

古典の訓え

李時珍曰く「補薬は弱い人を補強するためにあり、人参、羊肉のようなものである。蛤蚧は肺気を補強する。喘息を解消する効果は人参と同じである。陰血を補養し強精力は羊肉と同じであるため、昔から過労や足無力の症にはみな、蛤蚧を使う」

現代の研究より

免疫機能増強作用：蛤蚧の抽出物質には、細胞免疫機能を高め、非特異性免疫機能を増強する働きがある。

抗老化作用：蛤蚧のアルコール抽出物質にはハエの寿命を延長する作用がある。

喘息の抑制作用：蛤蚧のアルコール抽出物質には著明な喘息を止める作用がある。

血糖値の降下作用：蛤蚧の六〇％アルコール液にはマウスの血糖値に対し著明な降下作用がある。

ホルモン様作用：マウスの前立腺、睾丸、精のうの重量を増加させる働きがある。全尾の蛤蚧組と無尾の蛤蚧組とを比較すると、前者は効果が著明である。漢方では薬効は全尾にあるという説があり、それが証明された。

女性の生殖能力を高める作用：蛤蚧の成分にはエストロゲンの分泌を促し排卵を促進する作用がある。

蛤蚧服用上の禁忌

「陰虚」の人、外感風寒のカゼによる喘息の人には不向き。カゼの場合はカゼ薬を飲むこと。

知っていてお得

喘息といってもタイプはそれぞれあります。副腎ホルモンのような一種類の薬で一時的に喘息が止まったとしても、病の根本原因を改善しない限り、完治するのは難しいものです。

喘息の主な症状は呼吸困難で、小児の喘息は、はく(呼)困難です。気管支の障害により息が出しにくくなっています。

老人は反対に、吸気性呼吸困難です。漢方ではすう(吸)には肺で吸いますが、深く気を吸うのは、腎の「納気(気を納める)」機能により納めることが大事で、腎が弱くなると深く吸うことができません。老人の吸気性呼吸困難の原因です。

豆知識

私は、祖父の処方に「原配蛤蚧尾一対」と書いてあるのを見て、どうしてこれが初交尾のものとわかるのか？と祖父に尋ねました。祖父は蛤蚧が一生、初交尾の相手と離れないため、捕まえるものは「原配」であると教えてくれました。

広西の横州地方は蛤蚧が多く、五～九月の間オス、メスは互いに鳴き呼び、気が合うと、強く抱擁し、交尾をします。地面に落下しても、人が捕まえても二匹は分かれないため、人々は草に纏わせて、そのまま蒸して日に干して市販します。《海槎録》に記載されています。

よく使われる薬膳

1 蛤蚧と鶏の煮込み「蛤蚧炖鶏」

老人の喘息に

【材料】

蛤蚧…一〇〇g　鶏肉……一〇〇〇g
生姜…五g　ネギ……五g
黄耆…五g　紹興酒…二五g
塩……三g

【作り方】

❶蛤蚧を冷たい水に二四時間ひたす。洗って器に入れ、蛤蚧がひたるくらいの水を入れ、器ごと大きな蒸し器に入れて三時間蒸す。

❷鶏肉を洗い、白湯を沸騰させた鍋で軽く煮て再び流水で洗い、土鍋にネギ、生姜、紹興酒、塩とともに入れ、鶏がかぶるくらいの水を入れる。

❸❶の蛤蚧と汁を❷の鶏の土鍋に入れ、ガーゼ(またはお茶パック)で包んだ黄耆も入れて一時間ほど蒸すと完成。

【服用法】

老人の消化能力に合わせて三～四日に分けて食べる。鶏肉を食べ、スープを飲む。

【効能】

補肺止喘、益気補虚。

2　蛤蚧とエビ和え「法制蝦米」

腎虚、EDに

【材　料】

エビ……………………五〇〇g
真蛤蚧尾………………一対
小茴香…………………一二g
花椒（種子を除き種皮のみ）…一二〇g
酒………………………少々
塩………………………少々

【作り方】

❶エビの殻を剥き、塩と少しの酒で軽く炒める。酒がなくなったらまた酒を加え火が通ったら出しておく。
❷蛤蚧尾を塩と少量の酒で香りが立ちシャリシャリになるまで炒める。
❸小茴香を塩と少量の酒で炒め、花椒皮も同様に炒める。
❹エビ、蛤蚧、花椒、小茴香を一緒に混ぜて、温かいうちに食器に入れ蓋をする。そのまま冷ましたら完成。

【服用法】　毎日三〇gを三回に分けて酒と一緒に食べる。

【解　説】

①この処方は明代の《飲饌服食箋》に記載されており、強精、壮陽の働きがあります。亜鉛やセリンの含有量が高く、EDによいです。
②この膳はけっこう香辛料が多いので、確実に腎陽不足によるEDの人のみ使用してください。EDの各タイプを見分ける専用チャートは拙著《「男性不妊」効果的な薬膳療法》に記載しているので参照してください。
③原文には木香六〇gの記載もありますが、副作用があるため省略しました。

3　クルミ、山ノ芋と蛤蚧のスープ「核桃淮山蛤蚧湯」

老人の陽気不足による喘息に

【材　料】

核桃肉…………………三〇g
淮山薬（山ノ芋）……三〇g
蛤蚧（頭と足を除く）……一対
豚肉赤身………………二〇〇g
ナツメ…………………三粒
塩………………………少々

【作り方】

❶クルミ、山芋を洗い乱切りにする。
❷豚肉を洗い一口大に切る。
❸蛤蚧は頭と足先を除き、うろこを取り、洗う。水に半日漬けておく。
❹水二ℓを土鍋に入れ沸騰させる。そこに❶❷❸全部の食材を入れ、再沸騰したら、弱火にして三時間煮つめ、最後に塩で調味したら完成。

【服用法】　ご飯と一緒に食べる。

4　「蛤蚧酒」

腎虚喘息に

【材　料】

蛤蚧（頭、足除く）……一対
ホワイトリカー……一八〇〇mℓ

【作り方】

頭と足先を取り除いて乾燥した蛤蚧をホワイトリカーに入れ蓋をして密封。日陰の涼しい所に置いて一五日たったら完成。

【服用法】　一日二～三回飲む（一回の量は六〇mℓ）。

【注　意】　この酒は老人で顔色が蒼白青色タイプに限り使います。カゼをひいた時は使用を中止してください。

海馬（かいば）

ヨウジウオ科（海竜科）
学名　*Hippocampus kellogi jordan* et. Snyder.
英語名　Hippocampus
中国名　海馬（HaiMa）
和名　タツノオトシゴ、オオウミウマ
処方用名　海馬、大海馬
出典　《本草拾遺》

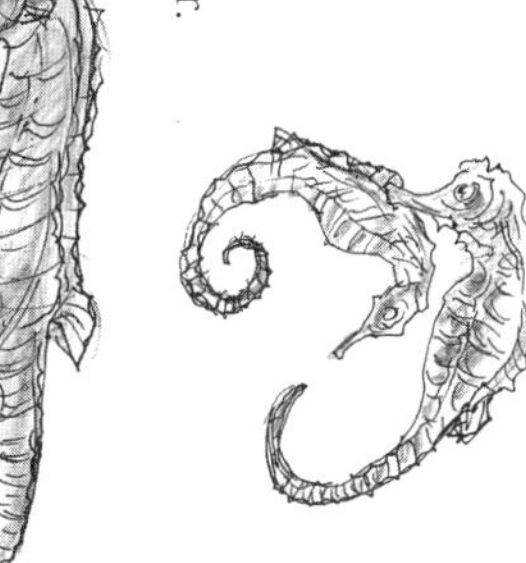

ルーツ

ヨウジウオ科、タツノオトシゴ、オオウミウマやイバラタツ（海馬）などの内臓を除去し乾燥したもので、野生、養殖のどちらも使えます。中国の主な産地は広東、福建、台湾などの地区で、八～九月に多く獲り、内臓を取り除き日干しにして、そのまま使うか酒で炒めたものを使います。

中医学的効能と応用

①「補腎壮陽」▼「腎陽」を補強する
○「腎陽」の不足によるインポテンツに、淫羊藿、鹿茸、杜仲などと配合して用いる
②「納気平喘」▼呼吸の機能を改善して喘息を解消する
○気の不足による喘息、呼吸が浅い、吸気性呼吸困難などに、蛤蚧、人参、胡桃肉、沈香などと配合して使用する。
③「調気活血」▼気血の巡りをよくする
○難産に、単味の粉末を服用する。
○腹腔内腫瘍に、木香、大黄、牽牛子、青皮、巴豆などと配合して使用する。☆処方例「木香湯」

【用量】三～九g、煎服。丸、散に入れてもよい。

【使用上の注意】
妊婦、また陰虚で甚だしく熱っぽい場合には禁忌。

体質との相性	
気血両虚・尿もれ	◎
食積痰湿・早漏 熱タイプ	×
寒湿タイプ	○
気滞うっ血	△
肝陽亢盛	×
陰虚	×
陽虚・ED	◎

自然の属性	
寒熱	温
五味	甘
昇降 収散 潤燥	降、収
臓腑	肝、腎
毒性	無毒

解説　海馬は温性で、男性ホルモン様の作用があるため、「肝陽亢盛」「陰虚」の人は逆効果です。冷えタイプの「陽虚」「気血両虚」痰湿の寒湿タイプの人は少しずつ摂るほうがよいでしょう。

古典より

海馬は南海の魚エビ類で、その形が馬に似ているため「海馬」と名付けられました。雌馬は黄色で雄馬は青色です。漁民が海馬を獲ると食べずに日干しして、婦人の難産用に保存しておきます。婦人の難産の場合、海馬を焼いて粉末にして飲むと同時に、手に海馬を握らせます。すると、出産しやすくなります。

家庭でできる利用法

ＥＤ：海馬三〇gを、ホワイトリカー五〇〇㎖に一週間漬けて、毎日二〜三回小さい杯に一杯ずつ飲む。

傷口の血が止まらない：海馬を焦げるまで焼いて粉末にし、それを傷口に塗ると血が止まる。

難産の陣痛、子宮収縮の無力：海馬一匹を三〇分煎じて紹興酒と半量ずつ温かいうちに飲む。

打撲傷が痛い：海馬粉三〜九gを紹興酒で飲む。

尿もれ、ＥＤ：海馬一〇g　枸杞子（クコシ）一〇g　ナツメ七粒を三〇分煎じて飲む。

現代の研究より

男性ホルモン様作用：海馬のアルコール抽出成分には男性ホルモンのような作用がある。

抗老化作用：海馬には体の過酸化物を除去する酵素の活性を高める作用がある。

記憶力の増強作用：海馬にはマウスの記憶力を増強する作用がある。

抗血栓形成作用：海馬には著明な抗血栓形成の作用がある。

よく使われる薬膳

強精強壮に

タツノオトシゴとホタテ貝のスープ「海馬貝柱湯（カイバカイチュウトウ）」

【材　料】
海馬……………………四個
ホタテ貝の貝柱（刺身用）…四個
青梗菜…………………二株
酒……………………カップ1／3
塩……………………小さじ1／3
鶏がらスープ…………カップ1／2
Ⓐコショウ少々、酒小さじ2
Ⓑコショウ少々、塩小さじ1／2、酒小さじ1、片栗粉小さじ1、水大さじ1

【作り方】
❶海馬はさっと洗って酒をひたひたに注ぎ、蒸気の上がった蒸し器に入れ、柔らかくなるまで三〇分ほど蒸します。
❷青梗菜は根元に十文字の包丁目を入れ、塩少々を入れた熱湯の中で色よくゆで、水に放してさまし水気を絞って縦四つに切ります。
❸貝柱は白い筋を取り除き、表面に細かい格子の包丁目を入れ、Ⓐの調味料を振って下味をつけます。
❹皿に貝柱を並べ、その上に海馬をのせ、蒸気の上がった蒸し器に入れ、強火で五分ほど蒸します。
❺貝柱をそっと器に盛ります。
❻❹の皿に残った蒸し汁を中華鍋にあけ、❶の海馬のもどし汁も入れ、さらにスープを足して煮立てます。Ⓑの調味料で味を調え、青梗菜を入れてさっと煮ます。ここに水溶きの片栗粉をよく混ぜてまわし入れ、全体にとろみをつけます。
❼❺の貝柱のまわりに青梗菜を盛り、とろみのついたスープを上からかけます。

「漢方実用大事典」学習研究社より

著者の話

海馬（カイバ）は温性（オンセイ）で「強陽（キョウヨウ）」の働きがあり、焼いて粉末にして飲むと気力を高めて子宮が興奮し、出産しやすくなります。手に握らせるのは、産婦は出産時にいつも何かをしっかり掴んでいると気が高まるからです。他のものを握らせて比較して何か変わるかは分かりません。海馬（カイバ）の強陽の働きにより「陽虚（ヨウキョ）」のＥＤ、早漏に役立ちます。蛤蚧（ゴウガイ）、エビにも似た効果があります。

地竜（じりゅう）

フトミミズ科

学名　*Pheretima aspergillum*（Perrier）

英語名　Earthworm

中国名　地竜（DiLong）蚯蚓（QuYin）

和名　フトミミズ

処方用名　地竜、蚯蚓、乾地竜、地竜肉、鮮地竜

出典　《神農本草経》

ルーツ

フトミミズ科の地竜の内容物を取り除き皮だけを乾燥したもの、あるいはツリミミズ科のカッショクツリミミズ Allolobophora caliginosa trapezoids Ant. Duges をそのまま乾燥したもの。前者を「広地竜」、後者を「土地竜」と称します。

《神農本草経》に「白頸蚯蚓」の名で初めて記載されています。「地竜」という名は《圖経本草》で初めて使われ、今の市場では、広地竜（土竜、地竜子も含める）の名で売られています。李時珍は「蚯蚓の働きは先に引き、後で伸び、土地の出入口に一つの丘のような形を作るため『蚯蚓』という。蚯蚓は天候の変化、曇りや晴れに敏感で、伝説で雲雨を制御するといわれる竜と関連するため、『地竜子』『土竜』という。塩味で寒性、無毒。中国の主な産地は、広東、広西、福建で、春～秋まで捕える」

捕捉後、草木の灰で窒息させて灰を除きそのまま日干し、あるいは割ってその体内の土を除き、洗浄してから日干しして貯蔵する。

中医学的効能と応用

①「清熱熄風」▼熱を収め、けいれんを解消する

○高熱による煩躁・けいれんに、単味を煎服するか、釣藤鈎、全蝎、石膏、金銀花、連翹などと配合して用いる。

☆処方例「地竜解痙湯」

②「清肺平喘」▼肺の熱を取り、喘息を解消する

○肺の熱による喘息、咳嗽、息苦しい、呼吸困難などの症候に、麻黄、杏仁、銀杏などと配合して使用する。

③「行経通絡」▼経絡を通じさせる

体質との相性	
気血両虚・胃腸弱い	△
食積痰湿 熱タイプ 寒湿タイプ	 ◎ △
気滞うっ血	○
肝陽亢盛・高血圧	◎
陰虚・微熱	×
陽虚・下痢っぽい	×

自然の属性	
寒熱	寒
五味	鹹（塩味）
昇降 収散 潤燥	降
臓腑	肝、腎、肺
毒性	無毒

解説　寒性降性の地竜は、熱っぽい「肝陽亢盛」「食積痰湿」の熱タイプには非常によいですが、「気血両虚」「陽虚」「食積痰湿」の寒性タイプには不向きです。また、利尿作用が強い地竜は「陰虚」に不向きですので、使わないようにしましょう。

○風・寒・湿による関節の強い疼痛に、天南星、乳香、没薬、烏頭などと配合して用いる。☆処方例「小活絡丹」

○脳卒中（中風）の半身不随に、黄耆、当帰、赤芍、桃仁、紅花、川芎などと配合して使用する。☆処方例　補陽還五湯」

④「利水通淋」▼利尿して排尿を正常にする

○甚だしい熱による尿閉や尿結石、排尿困難、排尿痛に、滑石、木通、車前子などと配合してよく用いる。

【用量】六～一二g、煎服。粉末は一回三～四gを呑服する。

【使用上の注意】

地竜は塩味寒性で、胃腸を損なうため、胃腸の弱い人には使わない。

家庭でできる利用法

尿閉（尿はあるが出せない）：蚯蚓を砕き潰して水を入れてその汁を取る。一五〇mℓを飲むと通じる。

手足の腫れ、痛み：蚯蚓一五gに水二五mℓを混ぜて潰し、その汁を取る。一二一mℓを飲む。《肘後方》

頭痛（熱っぽい）：干し地竜を炒め、粉末にして姜汁、半夏、赤茯苓と同じ量で粉末にし、三gを二回に分けて生姜汁で飲む。

目の発赤、痒い痛み：干し地竜一〇匹を粉末にして、三〇gを二回に分けてお茶で飲む。

帯状疱疹：生きている蚯蚓数匹を大きい器の水に入れて、底に静かにしている蚯蚓一匹を「六一泥」（「古典の訓え」参照）と一緒につき潰して混ぜ、患部に湿布する。

口内炎、舌炎：干し地竜と呉茱萸を同じ量で粉末にし、面の生地、酢と一緒に練る。足裏「湧泉」穴に塗るとよい。

古代の症例紹介

地竜と真竜天子

中国古代の皇帝は「真竜天子」とされていました。その「真竜」に関連した症例です。宋の太祖・趙匡胤は皇帝になってまもなく、帯状疱疹にかかり、同時に喘息の発作も起こしました。御殿医らはいろいろな方法を試みましたが治せませんでした。宋太祖は怒って、医者たちを牢屋に入れ、民間の有名な「活洞賓※」という皮膚専門医を招請しました。「活洞賓」は宋太祖の病を診て「安心してください。すぐによくなります」といいましたが、宋太祖は信じませんでした。しかし「活洞賓」の「治せなければ殺されてもよい、治ったら牢屋の医者たちを釈放してください」という言葉に、宋太祖は快諾しました。「活洞賓」は蚯蚓をすり潰し砂糖と混ぜて液にして患部に塗り、残ったものを宋太祖に飲ませました。宋太祖が「これは何の薬か？」と問うたところ、「活洞賓」は皇帝に飲ませ続けるために、本当のことをいえず、臨機応変に「皇帝は天竜ですので、普通の人の薬が効かないのは当然です。これは『地竜』というもので、天竜を補うことができるものです」と答えました。それから数日治療したところ、帯状疱疹も喘息も全快しました。これがきっかけで「地竜」の名が広まったといわれています。

※活洞賓：古代中国の八仙（代表的な八人の仙人）の一人に、呂洞賓という仙人がいました。人々を病苦から救うこの民間医は、人柄も医術も優れており「活きている呂洞賓」といわれました。ここから「活洞賓」の名が付けられました。

よく使われる薬膳

1 ミミズの酒 「地竜酒（ジリュウシュ）」

「肝陽亢盛（カンヨウコウセイ）」の高血圧に

【材料】
地竜……………四〇g
ホワイトリカー……一〇〇ml

【作り方】
三日間漬け、地竜を取り出すと「地竜酒」のできあがり。

【服用法】
毎日三〇mlを三回に分けて飲む。

《中薬大辞典（ちゅうやくだいじてん）》

2 地竜黄耆のスープ 「地竜黄耆湯（ジリュウオウギトウ）」

坐骨神経痛に

【材料】
地竜（オツ）…………九g
黄耆（オウギ）…………三〇g
赤芍（セキシャク）………一〇g
川芎（センキュウ）………一〇g
桃仁（トウニン）…………九g
紅花（コウカ）…………九g

【作り方】
❶ 薬をすべて土鍋に入れて、水一五〇〇mlを加える。
❷ 三十分くらい煎じ、その汁を取る。

【服用法】
毎日六〇mlを三回に分けて飲む。

古典の訓え

陶弘景（とうこうけい）曰く「薬用としては白頸蚯蚓（ハッケイミミズ）がよい。蚯蚓が老いると頸部が白くなる。蚯蚓の出入口の土は蚯蚓の糞で、名は『六一泥（ロクイチデイ）』という。蚯蚓が食べるのは泥だけで、石はない」

李時珍（りじちん）曰く「蚯蚓は孟夏（もうか）（初夏）から見られ、仲冬（ちゅうとう）（冬の中期）まで冬眠する。雨が降る前に地上に出て、晴れた日には夜に鳴く」「蚯蚓は腐土を食し、地下の水を飲む。寒性で気を降ろす働きがあり、故に利尿、経絡を通じさせ足の病によい」

朱震亨（しゅしんてい）曰く「蚯蚓は土に属し水と木があり寒性で、熱毒を解消し湿邪の病に効く」

現代の研究より

免疫力の調節作用：地竜の煎じ液には免疫貪食細胞マクロファージの調節作用がある。

抗ガン作用：地竜のエキス（912）には細胞免疫活性化により抗ガン作用を発揮する物質が含まれるという報告がある。

喘息を解消する作用：地竜の煎じ液には、気管支の拡張作用と喘息を解消する抗アレルギー作用などの総合的な作用がある。

鎮痛作用：地竜の粉末には著明な鎮痛、解熱作用がある。

精子を殺す作用：地竜の煎じ液には精子を強く殺す作用がある。

血栓の容解作用：地竜の煎じ液には血栓を溶解する作用がある。脳血栓の解消によい効果がある。

第5章

体質虚弱を補養するために

○伝統中医学では「薬補不如食補」（薬を服用して虚弱を補養するより、食を正く選択するのがよい）の訓えがある。

○漢方薬を利用すればより早く体が強くなる。

人参（にんじん）

ウコギ科
学名　*Panax ginseng* C.A.Meyer
英語名　Ginseng
　Asiatic Ginseng
中国名　人参（RenSen）
和名　高麗人参
処方用名　人参・野山・人参・養殖参・吉林人参・朝鮮人参・高麗人参・生晒参・紅参・白参・糖参・人参鬚・ニンジン
出典　《神農本草経》

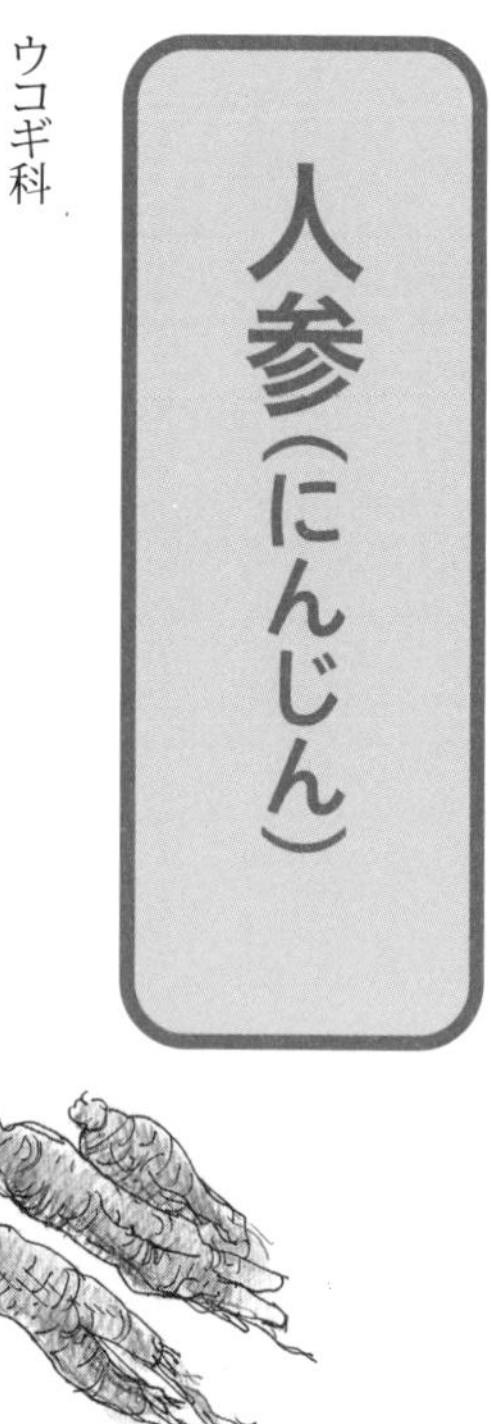

ルーツ

ウコギ科の多年生の草本植物人参の根で、加工調製法の違いにより種々の異なった生薬名を有しています。野生のものは「野山参」、栽培のものは「園参」で「養殖参」ともいいます。「園参」は五～六年目の九～十月に掘り出して、日干ししたものを「生晒参」「白参」といい、熱湯に漬けたあと砂糖水に漬けます。また日干ししたのは「糖参」といい、蒸して日干ししたのは「紅参」といい、細い鬚のような根は「参須」といいます。一番のものは「長白山野山参」であり、「朝鮮人参」も「高麗人参」も人工栽培になります。養殖人参のうち、「生晒参」と「紅参」は効能がよいとされ、「糖参」の効能は弱く、「参須」は一層弱くなります。「生晒参」は「気陰」不足の人によく、「紅参」は温性に偏り、陽気不足の人に合います。人参はだいたい六年以上になると人間の形になるので、「人参」と名付けられました。現代は「野山参」が希少になったため、人工栽培で二年の人参を山に移植して六年目で採収しますが、これは「移山参」と呼ばれます。

中医学的効能と応用

①**「補気固脱」**▼気を補強して虚衰した体を回復する

○大病・久病・大出血・激しい吐瀉などで元気が虚衰して生じるショック状態で、脈が微を呈する時に、人参を大量に使い濃煎して服用する。☆処方例「独参湯」

○陽気が衰えて四肢の冷え、冷汗など

体質との相性	
気血両虚・胃腸弱い	◎
食積痰湿・消化不良 熱タイプ 寒タイプ	 × △
気滞うっ血・食欲不振	△
肝陽亢盛・高血圧	×
陰虚・微熱	×
陽虚・下痢っぽい	◎

自然の属性	
寒熱	温
五味	甘・微苦
昇降 収散 潤燥	昇
臓腑	肺・脾
毒性	小毒

解説　人参は、体を補強する温性の薬で、体弱の「気血両虚」や「陽虚」の人には非常によく薦められます。温性で気を昇らせる作用があるため「肝陽亢盛」で高血圧の人や「陰虚」の人には不向きですので、避けたほうがよいでしょう。「食積痰湿」の人は老廃物の掃除を最優先すべきで、熱タイプには不向きです。寒タイプの人は食べてもよいですが、腹が張って苦しくなる恐れがあるため△です。

を呈する時に、附子、乾姜などと配合して使用する。☆処方例「参附湯」

②「補脾気」▼消化吸収の機能を丈夫にする

○脾気（消化器系統のパワー）が不足することによる元気がない、疲れやすい、食欲不振、四肢無力、泥状～水様便などの症状に、白朮、茯苓、炙甘草などと配合して用いる。☆処方例「四君子湯」「参苓白朮散」

○気が極めて不足することによる内臓下垂、子宮下垂、脱肛、慢性の下痢などの症候に、黄耆、柴胡、升麻などと配合して用いる。☆処方例「補中益気湯」

③「益肺気」▼肺の気を補強する

○肺気が不足することによる呼吸困難、咳嗽、息苦しい（動くと一層苦しい）、汗が多いなどの症候に、蛤蚧、人参、杏仁、茯苓、知母、貝母、桑白皮などと配合して用いる。☆処方例「人参蛤蚧散」

④「生津止渇」▼のどの渇きを解消する

○大熱によって気・津液がともに消耗して高熱、口渇、多汗、元気がない、脈が大で無力などを呈する時に、石膏、知母などと配合して用いる。☆処方例「白虎加人参湯」

⑤「安神益智」▼精神不安を解消する

○気血不足による精神不安の不眠、動悸、健忘、不安感などの症候に、竜眼肉、茯神、当帰、酸棗仁、遠志などと配合して用いる。☆処方例「帰脾湯」

【用量】三～九g（大量で一五～三〇g）、煎服。粉末を呑服する時は、一回一～二g。

【使用上の注意】

①一般に補剤として量を少なく、救急用には大量を用いる。虚弱者で人参の調補が必要な時でも、五～七日に一回服用すればよい。人参は高価であることから、救急以外には党参で代用すれば十分である。

②陰虚で熱っぽい、肺熱のため痰が多く息切れや咳がある、肝陽亢盛のめまい、赤目、熱が体内にこもる「熱性タイプ」などには禁忌。

③藜芦、五霊脂、皂莢などと相性が悪く、一緒に使用してはいけない。

④「陰虚」で微熱があるか、空咳や喀血のある人、「食積痰湿」で消化不良の人には不向きなので、使わないようにする。

⑤温性の薬で気を補うので、服用中は正相反の寒性で気を損なう大根と一緒に使わないようにする。

コラム

人参の名の由来の伝説

昔、ある兄弟が二人で山に狩りに入りました。ところが山では大雪で動くことができず、山の洞窟に留まる間、辺りの山菜を摂っていました。ある一つの山菜の根の形は人形様で、味は甘く美味しいのですが、食べすぎると鼻血が出るため、毎日少しずつ食べていました。雪どけのあと村に戻ると、村人はびっくりしました。二人は死にもせず、むしろ健康強壮になっていたからです。人々はなぜ生き残ったのかと聞き、二人はその甘い山菜の根を出しました。名はなかったので、二人の生命を支えてくれたことから「人生（Renseng）」と名付けました。その後、発音が似ていることから「人参（Rensen）」と呼ばれるようになりました。

似た効能の漢方薬の比較

1．朝鮮人参（高麗人参）：朝鮮紅参も人工栽培もので、蒸して日干しする。根の頭部（「芦」という）が短く太い。

2．日本人参（東洋参。原種は長白山人参と高麗人参の間）：「芦」は細い、中身が短く太く、分枝が短いのが特徴。

3．西洋人参：ウコギ科 *Panax quinquefolium* L. 別名「花旗参」、主な産地はカナダである。「芦」はなく、平・涼性、肺の陰を潤い、唾液を促進してのどの渇きを解消する。

○偽物に注意：人参は効能がよく高名で高価。偽物が多いので気を付けること。

現代の研究より

有効成分：有効成分が三〇種に及び、人参のサポニンは他の植物でみられるサポニンとは化学構造が全く異なる人参配糖体（Glycoside）という意味で、ジンセンノサイド（ginsenoside）と呼ばれるサポニン群の存在が注目されている。中枢神経に抑制的、または促進的に作用することが知られている。

免疫力を高める作用：人参のサポニンには、細胞免疫と体液の免疫とともに増強作用がある。

抗酸化作用：人参の多種の成分には、著明な抗酸化作用、抗老化作用がある。

抗ガン作用：人参のサポニンの培養皿に撒いた肝ガン細胞が一七〇日後に徐々に正常な細胞に転変する効果がある。

抗ウイルス作用：人参の煎じ液は、ウイルスを殺滅するというよりもウイルスから体を保護する作用が確認された。

脳の活性化の促進作用：人参の水溶性成分はマウスの学習力を高め記憶能力を高める作用がある。

血糖値の降下作用：人参のサポニンをラットの腹内に注射すると著明な血糖値の降下作用があるという報告がある。

抗放射性照射作用：人参の成分はマウスを放射線から保護する作用がある。放射線照射により抑制されたマウスの脊椎を回復させる作用があるという報告もある。

古い症例の紹介

古くから薬物で長寿養生するための一番のものは「人参」とされ、宮廷薬膳や補強薬として使う以外にも、人参を薄切りにして毎日三～五gを口にふくみ、とろけてから飲むという服用法もあります。

清代、乾隆帝時代の《上用人参底薄》の記載によると、乾隆帝は、二年間で人参を三五九回、三十七両九銭（平均毎日五g）摂ったということです。乾隆帝は、享年八九歳で、歴代帝王では最も長寿です。その八三歳の誕生日の様子を外国の大使が日記にこう書いています。「その風采、年は八三歳だが、まるで六十代の如く、精神は少年のようで、飲食を重要視し、食べることに集中する様子にびっくりした」。かの西太后も毎日人参三gを口に入れてなめてとろけてから唾液と一緒に飲む方法をとっていたようです。六〇歳でも四〇歳に見えたといわれています。

よく使われる薬膳

1 人参生姜のハチミツペースト「生姜人参蜜」

胃腸が弱く食欲不振に

【材料】
生姜（その汁を取る）……二四〇g
ハチミツ……三〇〇ml
白人参（粉末にする）……一二〇g

【作り方】
生姜汁、ハチミツ、白人参末を混ぜる。

【服用法】
朝夕各一さじ、おもゆで飲む。

《普済方》

2 紅参の粥「人参粥」

不正出血、下血に

【材料】
紅参……六g
米……五〇g
氷砂糖……少々

【作り方】
紅参と米で粥にして、好みで氷砂糖を用いて調味する。

【服用法】
一日三回に分けて食べる。

《食鑑本草》

3 人参とハチミツの粥「人参蜂蜜粥」

老人の便秘に

【材料】
白人参……三g
ハチミツ……五〇ml
生姜……五g
ニラ……五g
米……一〇〇g

【作り方】
❶米と白人参を冷水に一晩漬ける。
❷❶を土鍋に入れて弱火で粥にする。
❸生姜、ニラ、ハチミツを粥に入れて、再び沸騰させてできあがり。

【服用法】
朝夕に分けて食べる。

著者の話

人参は様々な効能があり、補強する力が抜群です。ところが祖父も趙師もあまり人参を使いませんでした。趙師に聞いたところ、師匠は「人参、特に『野山参』と鹿の角『鹿茸』はともに『虎』と『オオカミ』の如くである。『騎虎難下』という諺があり、その意味は虎に乗ると危険で降りられない。人参を使うと虎に乗るのと同じほど副作用があり、神経毒性があり、偏りやすい。偏ると回復しにくい。特に老人に与えるのは、人参より西洋人参のほうがやさしく、効果も抜群である。慎重に、慎重に」と警告していました。

黄耆（おうぎ）

マメ科
学名 *Astragalus membranaceus*（Fisch.）
英語名 Milkvetch root
中国名 黄芪（HuangQi）
和名 オウギ
処方用名 黄耆、生黄耆、黄芪、炒黄耆、炙黄耆
古薬名 王孫、戴糝
出典 《神農本草経》

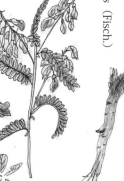

体質との相性	
気血両虚・息切れ・だるい	◎
食積痰湿・老廃物詰まり	×
気滞うっ血・血行悪い	△
肝陽亢盛・高血圧・急性肝炎	×
陰虚	×
陽虚	○

自然の属性	
寒熱	温
五味	甘
昇降収散潤燥	昇、降
臓腑	脾、肺
毒性	無毒

解説 黄耆は温性で、熱性体質※には不向きです。また補強作用があるため、虚でない食積痰湿、肝陽亢盛、気滞うっ血で血行が悪く、陽盛陰虚、上熱下冷、怒りっぽい、感染初期で熱っぽい人、虚性体質で陰虚内熱、便秘の人にも不向きです。しかし、虚弱で体内に湿邪が溜まっている人には使います。
※熱性体質：肝炎、甲状腺機能亢進症、「肝陽亢盛」、高血圧、「陰虚」など、体が熱っぽいタイプをいいます。

ルーツ

マメ科の多年生草本植物オウギの根を乾燥したものを薬として使います。中国の主産地は山西、甘粛、黒竜江、内蒙古などで、自生あるいは栽培しています。

名の由来

現在中国では「黄芪」が正式の薬名で、日本では古名の「黄耆」を使います。最初の記載は《神農本草経》の上品薬材「黄耆」ですが、李時珍は《本草綱目》に「耆は、長(老)也。黄耆の色は黄色、補薬の長老で、故に其名を付けた」と述べています。中国では「黄芪」の名が初めて使われたのは《珍珠嚢薬性賦》で、その後、《中華人民共和国薬典》や中医薬大学の教科書ではほとんどこの名が使われてきました。

中医学的効能と応用

①「補気昇陽」▼気を補強し陽気を上昇させる

○気が不足して、疲れやすい、食欲不振、動かなくても汗をかく、便の形が泥状の場合に、人参、白朮、茯苓などと配合して用いる。☆処方例「参耆膏」

②「補気摂血」▼気を補い慢性出血を解消する

○気不足による不正性器出血、血便、皮下出血などの場合に、人参、白朮、当帰などと配合して用いる。☆処方例「帰脾湯」

③**「補気行滞」**▼気を補強してしびれなどの運動障害を解消する

○血行が悪く、体や四肢のしびれ、半身不随、運動障害などがある場合に、桂枝、白芍、当帰、紅花などと配合して用いる。☆処方例「補陽還五湯」

④**「固表止汗」**▼体弱による自汗、寝汗を止める。

○自汗、汗が多いなどの症候に、牡蛎、麻黄根、浮小麦などと配合して用いる。☆処方例「牡蛎散」

○寝汗に当帰、熟地黄、生地黄、黄連、黄芩、黄柏などと配合して用いる。☆処方例「当帰六黄湯」

⑤**「托瘡生肌」**▼難治性蒼白色化膿性皮膚炎を改善し、肌の新生を促進する

○気血不足により、化膿の口が癒合しにくい、排膿しにくい、皮膚潰瘍を形成する場合に、熟地黄、白芍、当帰、川芎、白朮、茯苓、党参、肉桂などと配合して用いる。☆処方例「十全大補湯」

⑥**「利水消腫」**▼利尿により、むくみを解消する

○肺気不足で水分の排泄機能が低下することによる尿量減少、むくむなどの症候に、白朮、防已などと配合して用いる。☆処方例「防已黄耆湯」

【用量】一〇g～二〇g、大量で三〇～六〇g。

【使用上の注意】

①止汗、皮膚化膿疹、利尿などの症状に生で使う。「補気昇陽」にハチミツであぶる黄耆「炙黄耆」を使う。

②カゼや食滞、陰虚、上熱下寒、怒りっぽい、化膿疹の初期などの病症の場合は使わないように。

古典より

陳国の柳太后が病にかかって、脈が沈み、言語不能になった。医者の胤宗は「この容体では薬を飲み下すことができない。湯気で蒸すより他に方法がない。この方法で薬が腠理（皮膚の毛孔や汗腺など抵抗力のある部位）に入れば一昼夜で癒えるだろう」といい、黄耆、防風の煎じ薬を作り、煙霧の如く蒸気を立て、鼻と口の両方からその蒸気を吸わせると、太后はその夜のうちに言語を発せられるようになった。

食を知り尽くした美食家、清の袁枚

《随園食単》の作者袁枚は、清代の著名な天才詩人であり、美食家でもありました。彼は浙江省銭塘の出身で、江蘇省と江寧（現代の南京）の知事を歴任しましたが、三七歳で官を捨て、南京に一軒の別荘を購入して「随園」と名付けました。常に親友を招いて詩の会を行いながら、自慢の料理を賞味させました。《随園食単》にはその友人たちが賞味した四〇年間で三〇〇余種のご馳走とその作り方が載せられています。次頁に紹介した料理「黄耆蒸鶏」は「随園食単」の三〇〇ある菜単の一つの養生薬膳です。

古典の訓え

朱震亨曰く「人間の口は地に通じ、鼻は天に通じるものであって、口は陰を養い、鼻は陽を養う。天は清を司るものだから、天に通ずる鼻は有形のものは受け入れず、無形のものを受け入れ、地は濁を司るものだから、地に通ずる口は有形も無形もともに受け入れるという」

よく使われる薬膳

1 黄耆と鶏肉の蒸し物「黄耆蒸鶏（オウギショウケイ）」

胃腸の消化吸収によく造血も促す

【材料】

若メス鶏……………………一匹分
黄耆…………………………三〇g
塩……………………………一．五g
紹興酒………………………一五g
ネギと生姜…………………各一〇g
鶏スープ……………………五〇〇g
コショウ……………………二g

【作り方】

❶鶏の羽毛、内臓、頭、爪を取り除き、先に皮が伸びやかになるまで沸騰したお湯に通して、冷水で洗っておく。

❷黄耆を洗い二mmの厚さで斜め切りにして、鶏の腹部内に詰める。ネギを洗い乱切りにし、生姜を薄切りにする。

❸鶏を土鍋に入れてネギ、生姜、酒、鶏スープ、塩を入れ、蓋をして紙あるいは小麦粉の生地で口を封じて強火で二時間蒸す。その後、鶏肉を取り出して黄耆を取り除きコショウで調味する。

【服用法】

主食と一緒に食用する。

【効能】

補気固表（ホキコヒョウ）、健脾養血（ケンピヨウケツ）（体力を高め、抵抗力を増強、自汗を解消、消化吸収を促進し、造血を促進する）。

【相性の解説】

この薬膳は「脾弱血虚（ヒジャクケッキョ）」タイプのためのもので、「脾陽虚（ヒヨウキョ）」（寒涼症状のあるタイプ）には陽気を温める力が不足しているので不向きです。また熱性体質（高血圧症、甲状腺機能亢進症、肝炎、食積（ショクセキ）、陰虚火旺（インキョカオウ）などのタイプにも不向きです。

【薬膳の解説】

①この薬膳は、もともとは清の乾隆帝（けんりゅうてい）の時代（一七九二年）に出版された《随園食単（ずいえんしょくたん）》という本に載せられています。その中で黄耆（オウギ）は温性、甘味で気を補い、体を丈夫にする効能があるとされています。「耆」とは「老」と「旨い」が合わさった形と音で、黄耆は補気薬の中で最も重要な長老の役割があります。

②女性不妊にはメスの鶏を探して使うほうがよいですが、体を補強するためには、薬力がやや弱い市販の鶏肉も使えます。

③老いた鶏の頭には人体に害のある物

豆知識

黄耆は生長には四～五年かかります。春、秋に採集しますが、品質は秋のほうが「上等」とされます。黄耆の別名は多くあります。「生黄耆（ショウオウギ）」は採集し天日で乾燥したもの。山西沁州（さんせいしんしゅう）の「綿上（めんじょう）」生産のものは「綿黄耆（メンオウギ）」と呼ばれ、砕くと綿のように柔らかく、「最上級」とされています。「炒黄耆（ショウオウギ）」は黄耆を炒めたもので、「炙黄耆（シャオウギ）」は市販の乾燥させた黄耆に、炒める前にハチミツを噴射したあと、黄色になるまで炒めたもので、常温になってさわっても粘つかないのが適度とされます。こうすることで、「潤（ジュン）」性を増すため、消化器を丈夫にする効能も高まります。

著者の話

昔、脳卒中の「虚証（キョショウ）」（漢方では「気虚（キキョ）」。気が不足）により半身不随になったばかりの患者に、私の祖父は、黄耆半斤（二五〇g）を処方しました。漢方薬局で購入する際、薬局の人は「これは鼻血が出そうな量で危険で売れない」といい、患者はサインした後に売ってもらったそうです。服薬の一八日後、患者は健康を取り戻しました。鼻血もなく後遺症もありませんでした。黄耆の使い方が正しければ即効性がありますが、「虚証（キョショウ）」の人にしか使えません。

質が大量に集まり、爪と手羽先にはアレルギーが生じやすい成分が多いので、頭と爪などを取り除いて使います。

《随園食単（ずいえんしょくたん）》

2 黄耆の安胎粥（アンタイ）「補気安胎粥（ホキアンタイガユ）」

気を補い胎児を安定にする

【材　料】
生米……………三〇〇g
黄耆……………三〇g

【作り方】

お粥にする。


【服用法】

四回に分けて食べる。

【効　能】
補気安胎（ホキアンタイ）（気を補強して痛みを止め、胎児を安定させる）。

【相性の解説】

黄耆は「温性」のため、「熱性」体質の人は摂ってはいけません。また、補強の必要のない「食積痰湿（ショクセキタンシツ）」タイプも逆効果なので不向きです。ひどいカゼの時も使ってはいけません。

《太平聖恵方（たいへいせいけいほう）》

3 黄耆と川芎（センキュウ）の粥「黄耆川芎粥（オウギセンキュウガユ）」

妊娠中の腹痛に

【材　料】
黄耆……………三〇g
川芎……………一五g
もち米…………六〇g

【作り方】

黄耆、川芎を八〇〇mlの水に入れて弱火で二〇分煎じ、その汁にもち米を入れて粥にする。


【服用法】

二回に分けて食べる。常に服用する。

【効　能】
補気活血止痛（ホキカッケツシツウ）（気を補強して気血の巡りをよくして痛みを止める）。

【相性の解説】

黄耆は「温性」のため、「熱性」体質は摂ってはいけません。また、補う必要のない「食積痰湿」タイプも逆効果なので不向き。ひどいカゼの時も使ってはいけません。

ワンポイント

漢方薬の「相棒（相須（ソウス））」
黄耆と防風（ボウフウ）とは多く「相須（ソウス）（お互いに相手を必要とする）」として用いられます。防風は補気の黄耆と協力して働き、全身の気を巡らせます。黄耆は、防風の巡る作用の助けをかりて邪を留めず、これは「散（サン）の中に補（ホ）あり、補の中に巡を兼ねる」といいます。

知っていてお得

漢方医学では、気が十分であると、気血は体を一定のコース、一定のスピードで上に行ったり下に行ったりして巡りますが、気が不足すると、気が上昇しにくくなり、内臓下垂、子宮脱垂、脱肛、慢性下痢などの症状を引き起こしやすくなります。「補中益気湯（ホチュウエッキトウ）」「升麻黄耆湯（ショウマオウギトウ）」「昇陥湯（ショウカントウ）」を使います。大出血後の脱力や血分不足で発熱などがある場合は「当帰補血湯（トウキホケツトウ）」を使います。陽気不足の冷え、寒がり、午後下痢しやすいなどの症状を伴う場合は「耆附湯（ギフトウ）」を使います。気の上昇を回復させると、諸症状が回復するというわけです。また、気が上昇しすぎて戻りにくい場合、黄耆は気を降ろす作用を回復させる働きもあります。つまり双方向の調節ができる薬なのです。

話題の有効成分

免疫機能を高めるホルモノネチン：黄耆のフラボノイドの主要有効成分で、液体免疫と細胞免疫機能をともに高める働きがある。

肝臓再生の促進作用のあるサポニン：黄耆には豊富なサポニンがあり、サポニンには炎症への抵抗力を高める作用や血圧の降下作用、ストレスを解消する作用、マウスの肝臓再生のＤＮＡ合成を促進する作用を示し、ウサギの血漿のcAMP※の含有量が増えるという報告もある。

※cAMP：体の能量（パワー）の一つである。

現代の研究より

免疫力を高める作用：黄耆には多糖が多く含まれ、その多糖には著明な貪食細胞の機能を高め、免疫力を高める作用があるという報告がある。

抗骨粗鬆症の抑制作用：黄耆には破骨細胞を抑制する作用があり、骨形成を促進する。

血糖値の降下作用：黄耆にはインシュリンの値を上昇させる作用があり、グリコーゲン含有量を増加しながら血糖値を減少させる。

利尿作用：著明な利尿作用がある。

ウイルス抑制作用：黄耆には細胞の保護作用やウイルスの抑制作用、マウスのインフルエンザウイルスへの抵抗力を増強するなどの作用がある。

抗老化作用：老年ラットに黄耆を餌として与えると、そのラットの二種類の受容体（ＦｃとＣ３ｂ）の活性が著明に高まった。黄耆の抗老化作用の一つのメカニズムと考えられる。

心血管への影響：黄耆には虚血性心疾患、酸欠から心筋細胞の微小構造を守る作用がある。

古い症例の紹介

「陸黄耆」と文豪「胡適」

中華民国の初め頃、「陸仲安」という名医があり、「黄耆」を上手に使うので、「陸黄耆」と呼ばれていました。中医薬を「不科学」と叱ったことで有名な「胡適」という新文化運動で有名な文豪がいましたが、彼が病気になった時の話です。

一九二〇年秋、胡適は足のむくみで困り、四カ国の西洋の名医にかかりましたが、さじを投げられてしまいました。胡適は友人に一回だけでも中医に診てもらうようにと促され、「陸黄耆」の診察を受けました。胡適の病は「消渇病（糖尿病）」で全身機能が崩れているとして、大量の黄耆を処方されました。胡適が数日薬を服用すると、症状はよくなったため、続けて治療を受けたところ、症状はなくなり、検査値もすべて正常になり、各国の名医たちも信じられない結果になりました。これがきっかけで、胡適は自分の偏見を見直し、「中国伝統医薬の本当の価値を世界の医学界に知らせせなければいけない」という中医の推進派になりました。大学の講義前には、彼は黄耆をお湯に入れた茶を飲むようになり、そのお陰でいつも精力的な講義をすることで有名になりました。

党参（とうじん）

キキョウ科
学名　*Codonopsis pilosula* NANNF
英語名　Pilose Asiabell;
中国名　党参（DangSen）
和名　ヒカゲノツルニンジン
処方用名　党参、台党参、潞党参、防党参
出典　《本草従新》

ルーツ

キキョウ科の多年生草の乾燥した根です。自生のものは「台党参」（五台山に自生するものは党参の中の珍品）と山西省で栽培されたものは「潞党参」。古代から、山西上党の「党参」は豆科で品質がよく、形が人参に似ているので、その産地の名で「党参」と呼ばれています。また「紫団参」ともいいます。明清の時代、本当の党参は減少し、太行山のキキョウ科の党参が使われ始め、今に至る定着したものは「防党参」（キキョウ科で長くて黄色、根の上部に「芦」という頭があるものは本物）です。

中国の主な産地は、山西、陝西、甘粛などの地域で、春秋両季に採掘し、秋季のものは品質がよいとされています。掘り出したあと、日干ししながら手で真っすぐの棒状に丸めると、皮と芯の部分が密着します。更に日干しして、〇・五㎝の輪切りにして生であるいはハチミツで炒めて用います。

中医学的効能と応用

①**「補中益気」**▼胃腸を丈夫にして気を増やす

○胃腸の気が弱いための食欲不振、疲労倦怠感、泥状～水様便、四肢無力などの症候に、白朮、茯苓、炙甘草などと配合して用いる。☆処方例「四君子湯」

②**「補益肺気」**▼気を補い、呼吸困難を改善する

○肺気不足による息切れ、呼吸困難、咳嗽、声に力がないなどの症候に、黄耆、五味子、紫菀などと配合して使用する。☆処方例「補肺湯」

③**「養血」**▼血分を滋養する

体質との相性	
気血両虚・胃腸弱い	◎
食積痰湿・下痢・便秘交替	×
気滞うっ血	△
肝陽亢盛・高血圧	×
陰虚	×
陽虚	○

自然の属性	
寒熱	平
五味	甘
昇降収散潤燥	昇
臓腑	脾、肺
毒性	無毒

解説　党参は気を補うため「気血両虚」や「陽虚」の人に非常に合います。「食積痰湿」のような体内に老廃物が詰まっているタイプや、「肝陽亢盛」のような熱っぽい人には不向きで、陰虚の人は熱くなりやすいため党参は使わないようにしましょう。

○気血両虚、血虚による顔色が萎黄、頭のふらつき、動悸などの症候に、熟地黄、当帰、白芍などと配合して用いる。

④生津▼のどの渇きを改善する

○熱により気と津液を消耗して起こる息切れ、口渇に、麦門冬、五味子などと配合して使用する。

【用量】九〜一五g、大量で三〇g、煎服。

【使用上の注意】

①気が不足することにより生じる冷えに適し、実証、熱証には単独で使用してはならない。

②「藜芦」「五霊脂」との相性が悪いので、一緒に使わないようにする。

③党参を人参の代用にする場合は、約四倍量を使用する必要がある。

話題の有効成分：多糖

多糖は一〇個以上の単糖が結合した糖で、数種類発見され、様々な効能があります。党参の多糖には、マクロファージの貪食機能を促進して、細胞免疫機能を高める働きや、胃酸の分泌を減少し胃潰瘍を防ぐ働きなどがあります。

家庭でできる利用法

筋力が弱く声が小さい：党参五〇〇g、沙参二五〇g、竜眼肉一二五g。水から煎じて濃縮した汁を作り、ペースト状になるまで煮込む。陶器で保存する。毎日一酒杯、お湯で薄めて空腹時に飲む。《得配本草》

「上党参膏」

気の不足による発熱：生黄耆三〇g、党参三〇g、甘草一五gを煎じてその汁を取る。粳米一〇〇g、ナツメ一〇粒を粥にして漢方薬の汁と混合し、朝夕二回に分けけて食べる。《中国薬膳大観》

「黄耆大棗粥」

病気の回復期：党参三〇gを水で煎じて米七〇gと粥にして食べる。

○機能性子宮不正出血：党参三〇〜六〇gを水で煎じて汁を取りそれを飲む。三七例中有効二九例。

伝説中の真実

「八仙人」の伝説です。

呂洞賓と李鉄拐は一緒に山に遊びに行きました。山の斜面に何か掘り出して食べている猪を見かけました。二人はその猪が何を食べているのか見に行きました。それは豆のような草でした。その根を掘り出して切り開いてみたところ、白色の乳のような汁が出てきて、大変よい香りがしたので、それを口にして食べながら、遊び続けていました。暫くすると呂洞賓はだんだん疲れ、汗をたくさんかき、息切れがしてきたのですが、李鉄拐は元気な様子でしたので、不思議に思い聞いたところ、李鉄拐は「その豆類の根を食べて口に含んでいた」と答えました。この草が「党参」でした。

現代の研究より

有効成分　糖類：果糖、イヌリン、多糖、揮発油（その中に六六種の成分がある）。主にパルミチン酸（三八％）、鉄分、亜鉛、銅、マンガンなどの微量ミネラルと多数のアミノ酸を含む。

記憶力の改善作用：党参の煎じ液はラットの迷路記憶を改善することが認められている。

免疫力を高める作用：党参の多糖にはマクロファージの細胞を増加し、貪食機能を高める作用がある。

抗老化作用：二〇％の党参の煎じ汁に桑の葉を浸けた後、餌として蚕に食べさせると蚕の生存期間が長くなる。

抗酸化作用：党参にはSODの活性を増強する作用がある。

抗放射性物質作用：党参には放射性物質から体を防御する作用がある。

抗血栓作用：党参には血栓形成を抑制する作用がある。

高脂血症の治療：党参一・二五g、玉竹（ギョクチク）一・二五gをハチミツで丸剤にし、高脂血症の人五〇名に試しに服用してもらったところ、八四％の人に有効であった。

豆知識

古くは「人参」と「党参」は分けられておらず、《本草綱目（ほんぞうこうもく）》に「人参」を載せていますが、「党参」は「人参」の紹介の中で、「上党来者、形長而黄、状如防風（上党から採取されたものは、長く黄色でその形は防風に似ている）」と記載されています。清代の《本草従新（ほんぞうじゅうしん）》から正式に人参と党参を分けて記載するようになりました。古い処方中に人参と書かれているものは、だいたいは党参で代用していたようです。

よく使われる薬膳

1 党参、白朮（ビャクジュツ）、鶏のスープ「党参鶏湯（トウジンジトウ）」

排尿無力、残尿感、食欲不振に

【材料】
鶏肉……五〇〇g　生姜……五g
ネギ……一〇g　塩……少々
調味酒…一〇㎖　鶏がら…スープ一ℓ

【薬材】
党参……一五g　白朮……一〇g
茯苓……一〇g　青皮……五g
陳皮……五g　柴胡……一〇g

【作り方】
❶鶏肉を洗い、一口大の大きさに切る。
❷薬材を洗い、ガーゼで包む。
❸ネギ、生姜を布で包んで❶❷と一緒に土鍋に入れ、鶏がらスープ、酒を入れて二時間くらい煮込み、調味してできあがり。

【服用法】
スープを飲む。

【注意】
この膳は、漢方の処方や鶏肉の煮込みでより温性（オンセイ）に偏る。体が熱っぽい人、痰が多い人には不向きです。

2 党参と魚のスープ「党参魚湯（トウジンギョトウ）」

体が弱い、疲れやすい人に

【材料】
党参……二〇g　鯉……一匹
ニンジン（野菜）…五〇g　調味酒…一〇㎖
醤油……一〇㎖　生姜薄切り…一〇g
ネギ……一〇g　塩……四g
砂糖……三g　鶏がらスープ…一ℓ
サラダ油…五〇㎖　コリアンダー…一五g

【作り方】
❶党参を水に漬けて三㎝の長さに切り、人参を乱切りにする。
❷魚をぶつ切りにし、少量の油で両面を揚げて取り出しておく。その油に生姜、ネギを入れて香りを立て、魚を入れ、更に酒、党参、ニンジンを入れ、塩、砂糖、醤油、鶏がらスープを入れて、沸騰したら弱火で十五分煮てできあがり。

【服用法】
スープを飲む。魚を食べる。

沙参（しゃじん）

セリ科（北）、キキョウ科（南）

学名　北沙参 *Glehnia littoralis* F. Schmidt ex Miq.
南沙参 *Adenophora tetraphylla* (Thunb.) Fisch.

英語名　Glehnia root
Fourleaf Ladybell

中国名　沙参（ShaSen）

和名　ハマボウフウ（北）、シャジン（南）

処方用名　沙参、南沙参、北沙参、ハマボウフウ

出典　《神農本草経》

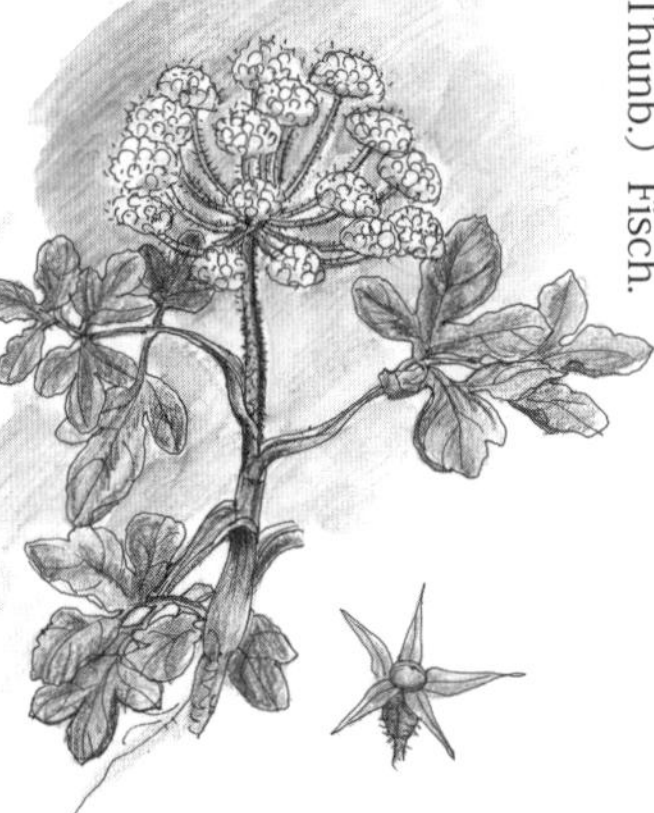

体質との相性	
気血両虚	◎
食積痰湿	×
気滞うっ血	△
肝陽亢盛	×
陰虚・腰痛	○
陽虚	△

自然の属性	
寒熱	微寒
五味	微苦
昇降収散潤燥	潤
臓腑	肺、胃
毒性	無毒

解説　沙参は「気」と「陰」を補養する効能があるので、「虚証」によいですが、「潤」性があるため、いつも体内の水分の排泄機能が低下している「陽虚」の人は控え目に。「実証」の「食積痰湿」、「気滞うっ血」「肝陽亢盛」のタイプには不向きなので、使わないようにしましょう。

ルーツ

沙参には南沙参と北沙参の二種類があります。古くは南北に分けられず、明代以前に使用されていたものはキキョウ科の沙参の根、現代の南沙参とされています。明代《本草滙言》から北沙参で記載されるようになり、中国の主な産地は山東で品質がよいとされています。北沙参はセリ科の多年生草本、ハマボウフウの外皮を去った根。夏～秋に採取して日干しして生で使い、主な産地は山東、遼寧、河北です。南沙参はキキョウ科の多年生草本シャジンなどの外皮を去った根で、秋に採取して皮を除き、日干しして生で使い、主な産地は貴州、安徽、浙江、四川です。南北沙参は似た効能があり、どちらも陰を滋養することに偏り、北沙参は滋陰の効能が強く、南沙参は弱いですが去痰作用があります。

中医学的効能と応用

①**「清肺熱」「養肺陰」**▼肺の熱を取り、肺を滋養する

○熱による空咳、のどや鼻の乾燥、少痰～切れにくい粘痰、発熱などの症候に、桑葉、麦門冬、玉竹、甘草、扁豆、天花粉などと配合して用いる。☆処方例「沙参麦冬湯」

②**「養胃陰」「生津液」**▼胃の陰分を滋養して唾液の分泌を促進する

○熱病で津液の消耗による唾液の分泌が低下し、口渇、食欲不振に、麦門冬、玉竹、生地黄などと配合して使用す

る。☆処方例「益胃湯」

【用量】一〇〜一五g、生鮮のものは一五〜三〇g。煎じて服用する。

【使用上の注意】

①体弱、かつ冷え症の人には不向きである。

②防已と藜芦と相性が悪い。

③北沙参は日本では「浜防風」として売られている。中国では北沙参を「沙参」というのに対し、日本で「沙参」と呼ばれるのは南沙参のことであり、間違えないように注意を要する。風寒の咳の人には禁忌。

古典より

沙参は人参、玄参、丹参、苦参とともに五参といわれます。それぞれの形は異なりますが、補強する効能は似ているため、ともに「参」と名付けられました。沙参は白色で砂地によく生えるため「沙参」と名付けられました。沙参は二月に苗を植え、八〜九月に茎が伸びて一、二尺の長さになり、秋季には紫色の小さな花が咲きます。霜の後苗が枯れる頃には、根が一尺くらいの長さになります。八、九月に採取されたものは白色で充実しています。春採取したものはやや黄色で中は充実していません。

家庭でできる利用法

肺熱、空咳、痰が少なく粘る：沙参一五gを水で煎じて飲む。《衛生易簡方》

おりもの：体が弱い、冷えに：沙参を粉末にして一八gを一日三回に分けておもゆで飲む。《証治要訣》

産後乳量が少ない：南沙参一二gを豚肉と一緒に煮て食べる。《湖南薬物方》

狭心症：党参、丹参、南沙参を同量で「三参湯」にして飲む。

現代の研究より

免疫機能を高める作用：マウスの実験で、細胞免疫、非特異性免疫機能を高める作用があることが判った。

抗放射性物質の作用：放射線の照射を受けたマウスの生存率を高める作用がある。

抗真菌作用：沙参には抗真菌の作用がある。

去痰作用：南沙参には痰を排出する機能を促進し、その効果が四時間続くという報告がある。

血液粘度の改善作用：沙参には血液の粘度を改善する作用がある。

抗老化作用：沙参の多糖とアミノ酸、黄酮には抗酸化作用と抗老化作用がある。

抗ガン作用：北沙参は花椒毒素を含み、腹水ガンと肉瘤S180に対し顕著な抑制作用がある。

古い症例の紹介

四川省・平原にある金堂県の雲頂山という山には沙参が多く生えます。雲頂山には南朝の時代に築かれた「慈雲寺」があり、その寺の祖師、雲華長老は医学に精通したことで有名です。明の太祖朱元璋の十一番目の息子「朱椿」は〝蜀王〟であり、雲華長老を招いて蜀王の府内でお経をあげさせました。その際、蜀王の十番目の娘は体が弱く、名医を招請してもよくならないため、雲華長老に診断治療を頼みました。雲華長老は沙参数片を料理と一緒に煮てそのスープを飲ませ、沙参も食べさせたところ、一カ月余りで病が全快したといいます。朱元璋はこれを聞き、以来、沙参をよく食べたため、有名になったという話です。

よく使われる薬膳

1 赤小豆、枸杞子、沙参と豚レバーのスープ「紅豆杞子沙参猪肝湯」

肝血を補し、視力改善する

【材料】

赤小豆……五〇g
枸杞子……三〇g
北沙参……二〇g
豚レバー（鶏レバーも可）……一〇〇g
生姜……少々
塩……少

【作り方】

❶党レバーを小さい塊に切り、水で洗う。
❷赤小豆をフライパンで裂けるまで乾煎りして水で洗う。
❸❶❷の全薬材を土鍋に入れ、弱火で豆が柔らかくなるまで煮る。生姜汁で調味してできあがり。

【服用法】

一日あるいは隔日で服用する。スープを飲む。魚を食べる。

2 白きくらげと沙参の飲み物「銀耳沙参飲」

秋の空咳に

【材料】

白きくらげ……六〇g
北沙参……三〇g
氷砂糖……適量

【作り方】

❶白きくらげを炊くまで水に漬けておく。
❷沙参をガーゼで包み、それを白きくらげと一緒に三〇分煎じて、沙参の布巾を取り出して氷砂糖で調味する。

【服用法】

二〜三回に分けて食べる。
注意：白きくらげを水に漬ける時間は二時間くらいでよいです。

なぜ沙参は「乳参」と呼ばれるのか？

沙参は白色の参で、野菜の人参と同じ形で「山人参」ともいい、新鮮な沙参を折ると乳液状の汁が滲み出ます。長白山地域の女性は妊娠後に、沙参を用いたスープを作り滋養品として服用します。甘い味です。妊娠三カ月からは豚足と一緒にスープを作り、産後三カ月まで毎週一回服用を続けると乳がよく出ます。

また、こんな話もあります。老人の経験談ですが、山中で毒蛇に咬まれた時、七歩の範囲に「乳参」が必ずあるといいます。その葉一枚を噛むと、普段は甘くや生臭いのですが、中毒後は臭みは感じられなくなります。その葉を噛んでは吐くを繰り返すと、傷口の痛みが軽減し、イライラも軽くなり情緒も安定します。更に三、四回繰り返すと痛みは消失します。生臭さを感じるまで噛み続けます。

当帰（とうき）

セリ科
学名　*Angelica sinensis* (Oliv) Diels.
英語名　Chinese Angelica
中国名　当帰（DangGui）
和名　ニホントウキ
処方用名　当帰、全当帰、当帰身、当帰尾、当帰鬚、酒当帰
出典　《神農本草経》

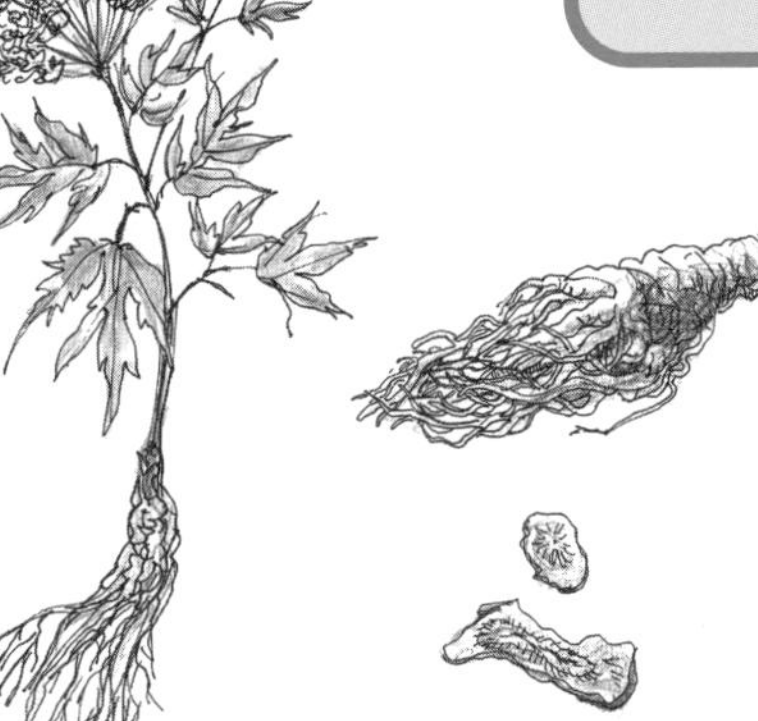

体質との相性

体質	相性
気血両虚	○
・下痢っぽい	△
食積痰湿	×
気滞うっ血	◎
・大量出血	×
肝陽亢盛	×
陰虚	○
陽虚・下痢っぽい	×

自然の属性

寒熱	温
五味	甘・辛・苦
昇降収散潤燥	昇、降、潤
臓腑	心、肝、脾
毒性	無毒

解説　血を補養することにも、血の巡りにも効果がある「当帰」は温性で、「肝陽亢盛」タイプの下痢っぽいタイプ、大量不正出血などの人は使ってはいけません。「食積痰湿」タイプの人が必要な対策は補養ではなく、「大掃除」です。

ルーツ

セリ科の多年生草トウキの根を薬として使います。中国の主産地は甘粛岷県の他、陝西、四川などでも栽培され、旧暦八月晩秋採掘、頭部（芦）を除いて二日間放置した後、根が軟らかくなった時に糸で形を固定します。弱火で燻製し、八割方乾燥した後、薄切りにし、更に乾燥させて生で服用あるいは酒で炒めて使用します。根頭部を「帰頭」、主根部を「当帰身（帰身）」、支根を「当帰尾（帰尾・当帰鬚）」、「帰身・帰尾」を含めたものを「全当帰」といいます。日本産は日本野生の同属植物ニホントウキ *A. acutiloba* Kitagawa を栽培化したもので、現在日本市場の主流を占めています。栽培されたものの有効成分は野性のものより少ないという報告があります。

陳承曰く「当帰は出産後気血が昇り、気血が乱れている人に飲ませると、すぐに気血の乱れを解消し、正しい秩序に帰るため『当帰』と名付けられたのではないか」

李時珍曰く「古人は、妻と結婚するのは家族の次代のためで、当帰は血分を調節することができ、婦人の重要な薬で、外出した主人が帰るような思いで『当帰』と名付けられた」

品質

李時珍曰く「当帰は秦州のがよい。頭部円形、尾部は色が紫色を帯び、肥大し潤い、香りがよいものは『馬尾当帰』と呼ばれ、よい品質とされる。頭が大きく、尾部が丸く粗く色が白く、潤いがなく枯れるものは『鑱頭帰』といい、品質は劣る。古くから当帰は産婦人科の重要な薬として使われている」

日本での利用法

筑波山、伊吹山などの山、本州北部、中部の山地の岩場などに生え、特有の香りをもつ草で、薬用食物として各地に栽培されています。昔から女性の血の道に効くということで、民間療法では重要な位置を占めてきました。主根は太くそれから枝根が多く、草丈は八〇cmほど、六～八月にセリ科特有の大きな花序を付け、小さな白花をいっぱい付けます。

鎮静、冷え症、しもやけ、婦人病：乾燥した葉を細かく切り袋に入れて風呂に入れる。

しもやけ、ひび：葉一〇gをコップ一杯の水で煎じ、その汁を患部に付ける。

貧血、体弱、鎮静：乾燥した根と葉の粉末二～四gを一日二回に分けて飲む。

中医学的効能と応用

①**「補血調経」「行気止痛」**▼血を補養し、月経を調節する。気を巡らせ、痛みを解消する

○血分不足による顔(肌)につやがない、頭のふらつき、めまい、目がかすむ、動悸、月経不順、月経痛などの症候に、蒼朮、沢瀉、茯苓、白芍、川芎などと配合して用いる。☆処方例「当帰芍薬散」

○大出血の後、あるいは気不足を伴う時、補気の黄耆、人参などを配合して生血を強める。☆処方例「十全大補湯」「帰脾湯」

○虚寒の腹痛、冷えなどを伴う時、桂枝、生姜などと配合して使用する。☆処方例「当帰生姜羊肉湯」「当帰建中湯」

②**「活血行気」「止痛」**▼気血の巡りをよくして痛みを解消する

○気滞血瘀による体の疼痛、腫瘤などに、桃仁、紅花、赤芍、川芎などと配合して用いる。☆処方例「身痛逐瘀湯」

○体の局部のしびれ・痛み(痺証)に、羌活、独活、桂枝、秦艽、海風藤などと配合して使用する。☆処方例「蠲痺湯」

○打撲外傷による腫脹・疼痛に、丹参、乳香、没薬、紅花などと配合して使用する。☆処方例「活絡霊効丹」

③**「潤腸通便」**▼腸を潤して便通をよくする。

○腸の乾燥による便秘に、麻子仁、桃仁、杏仁、地黄、大黄、厚朴などと配合して用いる。☆処方例「潤腸湯」

【用量】六～一五g、煎服。

【使用上の注意】

①補血には当帰身(帰身)を、活血には当帰尾(当帰鬚・帰尾)を、和血には全当帰を、それぞれ使用するのがよい。

②湿邪により下痢っぽい人には不向き。

家庭でできる利用法

貧血(あるいは大出血)の発熱：当帰身(酒で洗う)六g、黄耆(ハチミツであぶる)三〇gに、水二碗を入れて、一碗になるまで煎じ、毎日一回食前に服用。李東垣《蘭室密蔵》

鼻血：当帰を弱火で干して粉末にし、一日九gを三回に分けておもゆで飲む。《聖済総録》

血尿：当帰一二〇gをすり潰して、酒一・八ℓと煎じ、その汁六〇〇mlを取り、一日三回に分けて飲む。《肘後方》

便秘：当帰と白芷を同じ重量で混ぜて粉末にし、一二gを一日に二回に分け

ておもゆで飲む。

出産後、多汗、大熱、息苦しい、腰足痛い：当帰九g、黄耆六g（酒で炒る）、芍薬六g（酒で炒める）、生姜薄切り五切り、水一碗半を七割まで煎じ、温かいうちに飲む。《和剤局方》

当帰の伝説

昔、「岷山」山麓に夫婦がいました。婦人は出産後「瘀血」となり、峨嵋山の老人が「奥さんの病の治療薬が峨嵋山にある。その種を採集して植えると、三年の栽培でその根は薬になる」と主人に言いました。主人は峨嵋山に行って、やっと三年になると、老人は「当帰（帰るべき時）」と言い薬を渡しました。婦人はその薬を飲んでから病状はよくなり、間もなく全快しました。「当帰」と「帰るべき」は同じ発音で、「当帰」は婦人に対していかに重要かを示しています。

古典の訓え

当帰は気が多く、味が薄く、気血を昇らせたり降ろしたりできます。陽の薬の中の微陰のある薬で、手少陰、足太陰、足厥陰経の血分薬です。菖蒲、海藻、牡蒙、生姜、制雄黄などの薬と一緒に使ってはいけません。

古典より

古名は「山蘄」で、「蘄」は古文字の「芹」ですが、山で自生する芹の形に似たものは「山蘄」で、「芹」ではありません。昔は人が遠方へ行く時にはよく「芍薬」を贈りました。そのため、「芍薬」の別名は「将離」といいました。また、人が早く戻れるように催促する時は「文無」を送りましたが、「文無」の別名は「当帰」というわけです。

古くは二、八月に根を掘り出して採集し、陰干しして頭部（芦）を除き、酒で一晩漬けて薬として使いました。頭部と尾部の効能は異なり、李時珍は「凡そ、物の根部の上半は気脈を昇らせる、下の半分は気脈を下行させる。故に上部を治す時『当帰頭』を使い、下部の疾患を治す時には『当帰尾』を使い、全身治療時は『全当帰』を使う」といっています。日干ししたものは温かいうちに紙で陶器の口を封じて貯蔵すると虫がこないといいます。

著者の話

当帰は気を昇らせ降ろす効能があります。補うことも瘀血を攻撃する働きもあるので、臨床での応用は非常に幅広く、特に婦人病に適応症が多くみられます。婦人は考えすぎてくよくよすると気滞になりやすく、血の巡りにも悪影響があるため当帰が使えます。また、婦人は月経、出産、哺乳（白色の血）で血を失うことが多く貧血になりがちです。そのため鉄分が豊富な当帰はよく使われます。気血の調整がうまくいけば顔色や肌がよくなり、美容にもよいですが、欠乏症ではない肥満、食積、痰湿、下痢の人は逆効果で、貧血があっても他の方法を使うべきです。

当帰が合う人と合わない人

温性の当帰は貧血によく、血虚・血瘀の人にはよいのですが、熱性があるため出血している人には不向きで、摂らない方がよいでしょう。また、当帰は鉄分の含有量が多いので、煎じ薬を作る時や薬膳酒を作る時に、鉄器・銅器を使わず土鍋で作るようにしましょう。

現代の研究より

免疫機能を高める作用：当帰とその成分は免疫機能を促進する作用があり、低下した免疫の機能を調節し回復させる作用が確認された。

抗酸化作用：体外の過酸化物質における研究で強い過酸化物質を除去する作用が確認された。

抗ガン作用：当帰多糖には著明な抗ガン作用がある。

抗菌作用：肺炎球菌、赤痢菌、ジフテリア菌、溶血性レンサ球菌などの菌に対する抗菌作用がある。

抗放射性物質作用：急性放射線障害から保護する作用がある。照射した三五日後に当帰を与えたマウスは八〇％妊娠できるのに比べて、与えなかったマウスは一組も妊娠できなかった。

抗血栓作用：当帰にはアスピリン系の薬よりも強い血栓溶解作用がある。

造血機能の促進作用：当帰多糖には著明な造血機能の促進作用がある。

よく使われる薬膳

1 当帰と鶏の煮もの「当帰炖鶏（トウキトンケイ）」

めまい、動悸を伴う月経不調に

【材料】

当帰……三〇g
雌鶏……二五〇g
米酒……一〇〇ml
生姜……少々
塩……少々
ネギ……少々

【作り方】

土鍋に鶏、米酒、生姜、ネギ、塩を入れて蓋をして強火で沸騰させた後、弱火にして三時間煮込む。できあがったらコショウ少々で調味する。

【服用法】

適量を主食と一緒に食べる。

《滋補中薬保健菜譜（じほちゅうやくほけんさいふ）》

2 当帰と羊肉のスープ「当帰生地煲羊肉（トウキセイジホウヨウニク）」

月経量多及び不正出血（機能性）に

【材料】

当帰……三〇g
生地黄（ショウジオウ）……三〇g
羊肉……一五〇g
塩……少々

【作り方】

当帰と生地黄をガーゼで包む。羊肉と一緒に土鍋に入れて羊肉が軟らかくなるまで煮る。

【服用法】

朝夕、二回に分けてそのスープを飲む。羊肉を食べる。

生地黄（しょうじおう）

ゴマノハグサ科
学名　*Angelica sinensis*（Oliv）Diels.
英語名　Chinese Angelica
中国名　当帰（DangGui）
和名　ニホントウキ
処方用名　生地黄、生地、乾地黄、生地炭、鮮生地、ジオウ
出典　《神農本草経》

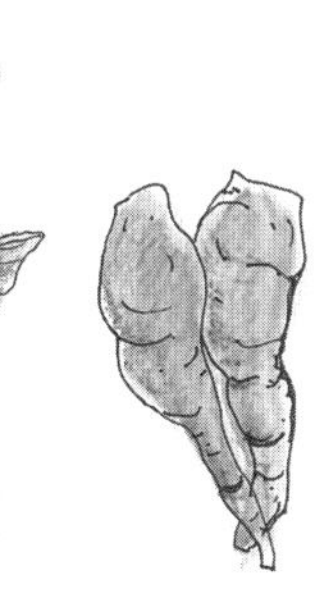

ルーツ

中国原産の多年生草本植物であるアカヤジオウの新鮮な根あるいは乾燥した根で、主な生産地は河南で生産量が多く、他に河北、東北、内モンゴルなどです。根を掘って水で洗わず乾燥したものを「乾地黄」といいます。蒸してから乾燥したものは「熟地黄」と呼び、生のままで砂にたくわえたものを「生地黄」といいます。昔、地黄は「地髄」とも呼ばれていました。生の地黄を水に入れて浮かぶものは「天黄」、半浮半沈のものは「人黄」、沈むものは「地黄」と区別されました。一番よいものは「地黄」で、「天黄」は使いません。

中医学的効能と応用

①**「清熱滋陰」**▼体を潤しその微熱を収める

○発熱夜重、不眠、熱感、のどが渇く、舌質が赤紫などの症候に、玄参、丹参、麦門冬、黄連、金銀花、連翹などと使用する。☆処方例「清営湯」

②**「涼血止血」**▼血分の熱を取り、出血を止める

○血分の熱による、吐血、鼻出血、血尿、血便、性器出血などに、側柏葉、茜草根などと使用する。☆処方例「四生丸」

【用量】一五～三〇g、鮮地黄は倍量。

【使用上の注意】

①生の生地黄を使う時は使用量を倍に。

②炭まで炒めるものを「地黄炭」という。止血効果がある。

体質との相性	
気血両虚・胃が弱い	△
食積痰湿・消化不良	×
気滞うっ血	△
肝陽亢盛・高血圧	○
陰虚	◎
陽虚	×

自然の属性	
寒熱	寒
五味	苦
昇降収散潤燥	降、潤
臓腑	心、肝、腎
毒性	無毒

解説　地黄は生地黄、乾地黄、熟地黄に精製され、いずれも「陰分」を滋養する作用があるため、「陰虚」タイプに非常によく合いますが、排泄機能が低下して体内に余分な水分が溜まる「食積痰湿」タイプや「陽虚」タイプには逆効果なので避けたほうがよいでしょう。また、地黄は胃にやさしくないため、摂りすぎると食欲不振や胃が痛くなる恐れがあります。

③生地黄は「大寒性」で、気を下降させる効能をもっているため、「脾虚有湿」（消化器の機能が弱く水分の排泄機能が低下し、余分な水分が体内に溜まる）で腹満、泥状便を呈する時は用いてはならない。

現代の研究より

抗老化作用：地黄の煎じ汁にはフリーラジカル（自由基）を除去する作用が認められ、抗老化作用があると考えられている。

抗腫瘍作用：マウスにおける研究で、肝臓ガンや肺ガンなどのガンを抑制する作用が確認されている。

血圧の双方向の調節作用：地黄にはカルシウムに拮抗する活性物質が含まれており、心筋や冠状動脈の収縮作用、血圧を双方向調節（高血圧を下げる、低血圧を上げる）する作用が認められている。また、一％地黄のアルコール抽出液には強心作用があるが、濃度が二～五％と高くなると、心臓に中毒を引き起こす恐れがあるという両方の報告がある。

豆知識

《本経》によると「乾地黄」というのは生地黄を乾燥させたものです。作り方は、生地黄をきれいに洗い、ややしわができる程度まで日陰で干します。その後、水に浸け、沈むものを選び、よく洗い、天日で乾燥させたものです。地黄を焦げるまで（芯には黄色を残存するように）炒めたものは「焦地黄」といいます。

古典より

道家の仙人である抱朴子は、地黄の服用を推奨しました。昔、韓子治という人が、地黄の苗を五〇歳の老馬に餌として食べさせたところ、この老馬は五〇歳を過ぎて三回子馬を出産し、一三〇歳で死んだという伝説があります。また、キジが鷹によって傷付いたあと、地黄の葉を傷口に付けたという話や、虎が薬の塗られた矢に当たると泥を傷口に塗るなど、昔からよく観察されて話が残っています。動物はいろいろな解毒方法を知っています。我々がそれを学んで上手に使えば健康に役立てることができます。

地黄の根はカタルボールとマンニットを含んでいます。そのほかグルコースや各種のアミノ酸も含まれています。

古い症例の紹介

昔から生地黄をすり潰してその汁を用いてあらゆる「心痛※」を治すという民間療法があります。昔、ある人が「心痛病」にかかり、彼が臨終の時家族に屍体を解剖させたところ、虫が出てきました。その虫に毎日家庭の料理を少し餌として食べさせていたのですが、ある日地黄の汁で作った料理を食べさせたところ、この虫は死にました。そのため、「心痛病」の人に生地黄を用いる民間の治療法が確立されました。

※心痛：心臓ではなく、みぞおち、いわゆる胃の痛みのこと。胃が虚寒の時には虫が逆行しやすく、胃や十二指腸に絞られるような痛みが起こる。心臓の痛みは別に「真心痛」という。

古典の訓え

地黄の柔らかい苗は「婆婆奶（老婆の乳）」と呼ばれ、野菜として人を補養することが昔から知られています。昔は二、八月にその根を採集して日陰で乾燥させていました。しかし李時珍は「これは、八月は葉がたくさん残っていて、葉の『精気』はすべて根に帰しない時期である。二月は既に発芽し、根の中の『精気』は芽に出てしまうので、一番よいのは葉が全部枯れる九月、またはまだ発芽していない時期の正月である」と述べています。

似た効能の漢方薬の比較

生地黄と犀角

生地黄と犀角はともに「清熱涼血止血」の効能をもち、「血分」の熱に用いるが、犀角は「解毒」に優れ、生地黄は「滋陰」に勝っているので、「血熱」（血分に余分な熱がある）により「毒」が盛んな症例には犀角が、陰血不足には地黄が適する。

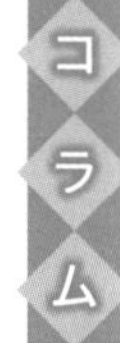

清代・康熙帝が処方した「地黄粥」

清代の少年皇帝で有名な康熙帝のエピソードです。彼は勉強熱心で、幅広く改革を試行して成功した帝王で、漢方にも精通していました。ある年、奉天（今の瀋陽）で結核が大流行して手の施しようがなくなり、皇室に報告したところ、康熙帝は自ら処方しました。それは「地黄粥」（地黄、川貝母、ナツメ、米）で、官府にその処方のとおりに粥を作り、無料で庶民に配ることを命じました。それにより民の体力を回復して病の流行を止めることができました。そのため、奉天の民衆が祭りを催して、康熙帝に感謝の意を示しました。この話は今でも伝わっています。

よく使われる薬膳

1 乾地黄のお粥「地黄粥」

血分を補養し、精液の生成を促進する

【材　料】

乾地黄……二〇g
米……一〇〇g
ハチミツ……一〇g

【作り方】

❶地黄と米をお粥にしておく。
❷鍋かフライパンにハチミツを熱し、香りが立ったら❶の粥を入れて再び煮る。沸騰したらできあがり。

【服用法】

朝夕の二回に分けて服用する。

2 長寿のためのジャム「長寿膏」

白髪に

【材　料】

生地黄……二五kg
白ハチミツ……一・三ℓ
生ナツメ……六kg（核を取り除いて三kg）

【作り方】

❶生地黄を洗い、すり潰してその汁を取る（注意：銅・鉄の鍋を使用しないように）。ガラス容器に入れ弱火で適度に煮つめておく。
❷ナツメ（乾燥したナツメは3kg）をすり潰して、その粉を❶に入れ、ハチミツを加え、とろみが出るまで撹拌し大きな容器に入れる。

【服用法】

毎日三〇gを三回に分けて温かい酒と服用する。

【解　説】

この食事療法は、宋代の道人・王懐隠の《太平聖恵方》に記載された処方です。この書には五つの〝神仙食餌方〟が記載されています。言い伝えによると、この処方は太上老君から白子高に伝授され、その際に「十年摂ると白髪が黒くなり、力が二十歳の如くなりたくさんの子を授かる」「百日これを摂ると顔色は桃の花のようによくなる」と説明されたそうです。

合歓皮（ごうかんひ）

マメ科
学名 *Albizia julibrissin* Durazz.
英語名 Silk Tree
中国名 合歓皮（HeHuanPi）、合歓花（HeHuanHua）
和名 ネムノキの樹皮・花
処方用名 合歓皮、合歓花、合歓米
出典 《神農本草経》

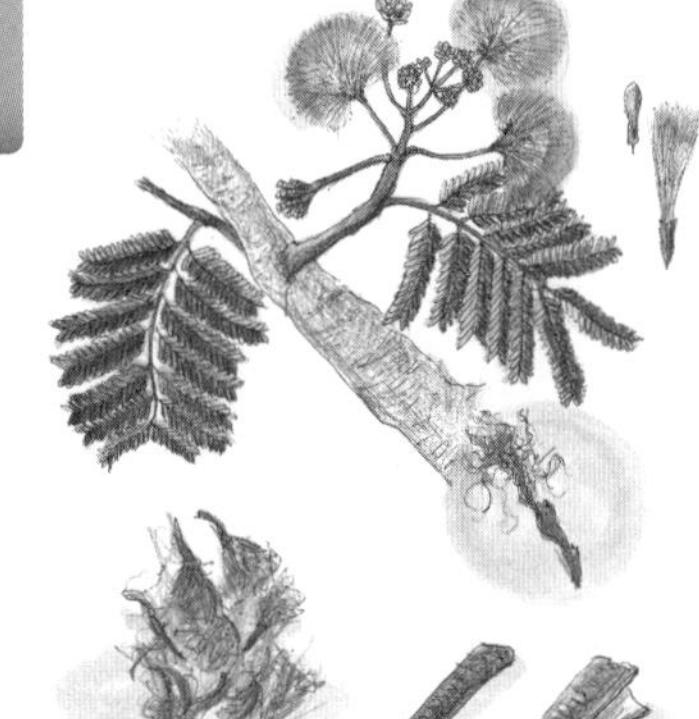

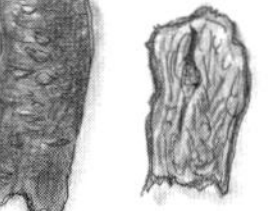

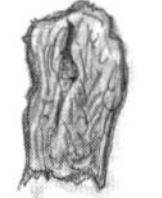

ルーツ

マメ科の落葉低木植物ネムノキの樹皮と花。中国の主産地は揚子江流域で、春・秋その木の皮を剥いて日干しして刻んで貯蔵します。合歓樹は日本語ではネムノキで、それは昔からこの花の催眠効果が民間でよく知られているためです。その花と木の皮ともに効果があります。「合歓」の名の由来は、昔の美しい伝説と関わっています。

昔々、舜帝の時代、九嶷山には悪い竜がおり、湘江流域に洪水をもたらしました。民は水害のために生活ができず、舜帝は悪い竜と戦いますが、過労により病気で湘江の岸で亡くなりました。民は舜帝を湘江の岸に埋葬しました。舜帝の妻「娥皇」「女英」も悲しくて血が出るほど泣き、やがて両人とともに亡くなり、合葬しました。舜帝の墓には樹が生長し、その花は昼に咲き、夜に閉じます。その枝は夜になると纏まり、朝の風が吹くと離れます。そのため、人々は「夜合」と呼び、または「有情樹」と呼びます。民はこの樹は舜帝の精霊と二妃の魂が化けた樹と信じています。

日本名の由来

ネムノキは夜になると鳥の羽に似た形の葉が自然に閉じて眠ったようになります。このような様子から眠る木、すなわち「ネムノキ」と名付けられたといわれています。生薬名の「合歓」は、夜になると葉と葉が合わさる喜びといわれています。各地の山野に生える落葉高木で、夏の日、紅色で美しい花を咲かせ、果実は豆果で越冬性です。貝原益軒の《花譜》には「この木を植えると人の怒りを除き、若葉を食べると五臓を安んじ気を和らげる」とあります。

著者の話

代々漢方医薬の専門家らは古代経典の知恵を試して、現代の知恵、天候、習慣に合わせて訂正を加えてきました。このことは文化の発展には必要不可欠だと思います。

体質との相性	
気血両虚・浅眠	○
食積痰湿・眠不安	×
気滞うっ血・寝つきにくい	◎
肝陽亢盛・高血圧、不眠	○
陰虚・不眠	×
陽虚・眠い	×

自然の属性	
寒熱	平
五味	甘
昇降収散潤燥	降
臓腑	心、脾、肺
毒性	無毒

解説 合歓皮・花ともに甘味で平性の薬物ですが、「眠り木」といわれるほど催眠効果があります。しかし誰にでも効果があるとはいいきれません。精神の不安定、怒りっぽく、寝るといろいろなことを考えてしまう人には非常に合いますが、他のタイプの人にはあまり効果はありません。

日本での利用法

関節痛、腰痛、捻挫、打ち身に：乾燥した葉、樹皮を木綿袋に入れ、鍋で煮だしてから浴槽に入れる。

水虫、手の荒れなどに：乾燥した葉や枝四〇gに焼き塩5gを加え、水一ℓで半量まで煎じ、冷めてから一日数回患部を洗う。

捻挫傷に：樹皮の黒焼きとキハダの皮（黄柏）の粉末を二：八で混ぜ、酢でよく練って患部に湿布する。

関節や腰の痛みに：天日乾燥した樹皮と葉一〇gをコップ三杯の水で煎じ、一日二〜三回に分けて服用する。

腰膝痛に：乾燥した樹皮一〇gをコップ二杯の水で煎じ、その煎じ汁を関節や腰、捻挫の患部に塗る。

中医学的効能と応用

①「安神解鬱」▼安定させ、うつを解消する

○心神不安・気滞による憂うつ感、怒り、不眠、不安、イライラ、くよくよなどの症候に、単味であるいは柏子仁、竜歯、琥珀、白芍などと配合して用いる。

古典より

前述の伝説は上古の舜帝時代のことですが、これはかなり古くから「合歓」の木は注目されていることを示しています。明代・李時珍の《本草綱目》によると、この木を薬として最初に記載したのは《神農本草経》とのことです。その効能としては「安五臓」「利心志」「歓楽无憂」（心脾に働き調和させ、うつ気分を解消する）とされています。これは現代草薬の書にまとめられた知識とは少し相違があります。金代（紀元一一一六年）に出版された《本草衍義》には、歴代の知恵に加え、その催眠作用、鎮痛作用、殺虫作用、解痙作用も含まれ、より多くの効能が載せられています。そのため、今の薬典では「合歓」の出典を《本草衍義》としています。

②「活血消腫」「止痛生肌」▼気血の巡りをよくしてむくみを解消する。痛みを止め、肌の再生を促進する

○肺化膿症による、咳、胸部の痛み、膿性痰に、単味であるいは白蘞などと配合して用いる。☆処方例「合歓飲」

○打撲捻挫の皮下出血に、当帰、赤芍、川芎、桃仁などと配合して使用する。

○骨折に、合歓皮一二〇gを炒め、白芥子三〇gを炒め、ともに粉末を黄酒で調製して湿布してもよい。

【用量】九〜一五g、煎服。外用には適量。

似た効能の漢方薬の比較

合歓皮と合歓花

合歓皮・合歓花の効能はほぼ同じで、合歓花は気を巡らせ、うつ気分解消し、消化をよくし、食欲促進に優れている。両者とも作用が緩和で薬力が弱いので、大量を長期間服用しなければ効果が現れない。

合歓花（ごうかんか）

ネムノキの花蕾。夜合花ともいう。夏の半咲きの時期に採集するものを「合歓花」、未開のものを「合歓米」と呼ぶこともある。

中医学的効能と応用

「解鬱安神」▼うつ気分を解消して精神安定する

○気の巡りをよくし食欲を回復する「理気開胃」の効能をもち、憂うつ、不眠、

胸苦しい、食欲不振などの症候に適する。

【用量】六～九g、煎服。「合歓花」「合歓米」とも生で使う。

現代の研究より

有効成分：合歓花からは二五種の成分が抽出されており、α-ocimene、linalool、isopentanol、タンニン、サポニンなどが含まれます

安定・催眠作用：合歓花は、より強い催眠作用があり、同じ投与量の場合、有名な催眠作用の「酸棗仁(サンソウニン)」より強い効果が現れます。

打撲傷の鎮痛作用：合歓花を日干しして粉末にし、毎日一〇gを酒で飲む。

自然の属性

自然の属性	
寒熱	平
五味	甘
昇降 収散 潤燥	散
臓腑	心、脾
毒性	無毒

コラム

合歓と合昏(ゴウコン)

昔、「合歓」を庭に植えると、その怒りを収めることができるため、よく怒る人に「合歓」をプレゼントする風習がありました。それで《嵇康養生論(けいこうようじょうろん)》には「合歓蠲忿(ゴウカンケンフン)※1、萱草忘憂(カンソウボウユウ)（合歓は怒りを収め、萱草は憂うつを解消する）」として推奨されました。合歓の葉は夕方に締まるため「合昏(ごうこん)※2」ともいいます。

※1 蠲：除去する。　※2 昏：夕方。

古い症例の紹介

昔、泰山麓のある村に一人の娘がいました。清明節（四月五日前後）に、南山の寺にお参りをした際に、ある青年と出会い、片思いをしました。娘は思いが強く病になり、食事もできないほどになり、名医の薬も効かず、民間に懸賞金を出して医者を募りました。漢方に精通していることを自負しているある秀才が、その懸賞金を都の最高レベルの試験への旅費にしようと思い応募しました。驚くことにこの秀才が、娘が清明節で片思いした青年でした。娘は気分がすぐれて、彼は正しい診断ができました。この時に処方したのは合歓の花蕾(からい)でした。娘の病は徐々によくなって、彼も彼女を好きになりました。のちに彼は試験に合格し、やがて二人は結婚しました。というめでたい病例があったということです。

知っていてお得

「不眠について」

睡眠は人生の三分の一ほどを占めており、欠かせない生命の活動です。睡眠の質は健康に関わってきますが、自分の睡眠はうまくできていますか？不眠はどうすれば克服できるか、睡眠についての基本知識をもっていればお得です。中医学の不眠についての考え方を以下に示します。

「気血両虚(キケツリョウキョ)」の〝浅眠〟（浅い眠り）

気血(キケツ)が不足して暫くは眠れるが醒めやすく、一晩寝てはいるが深くは眠れないため、翌朝寝疲れして起きにくいタイプがあります。あるいは寝ても途中でたびたび目が醒め、再び寝付きにくいタイプもあります。その原因は「心(シン)」と「脾(ヒ)」という消化器との両方が不足する「心脾両虚(シンピリョウキョ)」によるもので、対策は心脾の補養で「加味帰脾湯(カミキヒトウ)」が合います。

「食積痰湿(ショクセキタンシツ)」の消化不良で寝苦しい「胃不和則臥不安」

このタイプはいつも多食で、特に夕食、一日緊張した仕事が終り、ほっとして、家族や友人と話し、酒を飲みながら、たくさん食べます。この習慣は、体内に老廃物を詰まらせて、〝メタボ〟を作り上げます。

（次ページに続く）

知っていてお得

酒のせいで、本人は「すぐ寝てしまう」と思い込んで、自分の睡眠は問題ないといつも自慢している人もいます。このタイプに当てはまるかどうかはこの人の「寝相」をカメラで撮れば分かります。

いつも「寝返り」を頻繁にする人。これは胃腸が脳に〝今は未消化の物が一杯で動かなければいられない〟と訴えています。生体の自衛本能で脳が体に〝繰り返して動け〟と命令し、「寝返り」が多くなるのです。しかし、人は「寝返り」のたびに目醒めに近い状態になり、一晩でほとんど十分な睡眠がとれず、翌朝、頭がぼーっとして胃がむかむか、食欲がない、朝食を抜くという悪循環になります。このタイプの原因は「夕飯多食」で、対策は夕飯を少食にして粥一膳、またはうどん一食と野菜にします（消化しやすい野菜を選んでください）。治療法としては体内の「大掃除」で、便通や消化を促進する「平胃散（ヘイイサン）」「五積散（ゴシャクサン）」などが合います。

「気滞血瘀（キタイケツオ）」の考えすぎによる寝苦しさ

このタイプはいつも考えすぎで、昔のこと、現在のこと、まだ発生していない未来のことをただ繰り返し思い詰めることにより眠れなくなります。そして「血瘀（ケツオ）」により夕方になると胸苦しくなります。通常は気血が「陰（イン）」に入ることにより眠りに入りますが、「気滞血瘀」の気血の巡りの障害により、気血が「陰」に入りにくく、様々な症状が夕方になるとひどくなります。

このタイプの原因は「気滞」と「血瘀」であり、対処法は合歓皮・合歓花を使い、レモンの薄切りやタマネギの薄切りをガーゼで包み、枕のとなりに置きます。癒し系の音楽も役立ちます。日頃は平常心を保つことを常に意識します。昔の恩も怨みも教訓としてとらえ、くよくよ考えずに前向きに、現在、未来のために一歩前進する。気滞血瘀を軽減するためには「加味逍遙散（カミショウヨウサン）」を使います。

「肝陽亢盛（カンヨウコウセイ）」の熱っぽくて胸が張って寝苦しいタイプ

このタイプはいつも多食しています。未消化の夕食のため前述のとおり睡眠の質が悪くなり、高カロリー食を多食することにより、体内に余分な熱がこもります。

血圧が高く、体内の熱により眠れない場合が多いのです。また、このタイプは怒りっぽく、怒るといつも気が上昇して頭が熱く足が冷たくなります。対策としては、過労せず、その怒りは肝の熱を収める薬草や合歓皮・合歓花を用いて収めます。体を熱っぽくさせる食材（例えば高カロリーの肉類、乳製品、香辛料（とうがらし、カレーなど）、甘い物を控え目にします。薬としては「釣藤散（チョウトウサン）」「抑肝散加陳皮半夏（ヨクカンサンカチンピハンゲ）」などを使います。

「陰虚（インキョ）」静かにじーっとしても眠れないタイプ

このタイプは「陰」が不足することにより、微熱を生じやすいのです。その熱により眠れない傾向があり、夕飯を多食していないのに眠れません。じーっとしていても眠れず、夢（特に悪夢）が多いのも特徴です。それは「陰」不足により、不安が生じるからです。いわゆる安定剤は一時的には効きますが、「陰」と「陽」のバランスを改善しない限りその症状が続きます。対策は「陰」を滋養することができる「阿膠（アキョウ）」「山ノ芋」「ゆり根」「ミルク」を少しずつ摂ることです。薬としては「酸棗仁湯（サンソウニントウ）」「六味丸（ロクミガン）」などを使います。

赤ちゃん

赤ちゃんが夜泣きして眠れない理由はなんでしょうか？　お腹が空いたやオムツがぬれたとか痛みなどの原因を排除した上、多くはお腹や下半身が冷えてしまうことが原因です（授乳期、母親が冷たいもの・寒性食材を摂りすぎていると、哺乳も寒性、涼性になる）。

対策方法としては、母親が冷たいものを摂らないようにすることが大切です。下半身を母に抱かれたように包み、その周りに湯たんぽを置きます。温めると夜泣きが減ります。

三七（さんしち）

ウコギ科
学名　*Notoginseng*（Burkill）Hoo et Tseng
英語名　Senchi
中国名　三七（SanQi）
和名　サンシチニンジン（デンシチニンジン）
処方用名　三七（サンシチ）、田三七（デンサンシチ）、三七粉（サンシチフン）、山漆（サンシツ）
出典　《本草綱目（ほんぞうこうもく）》

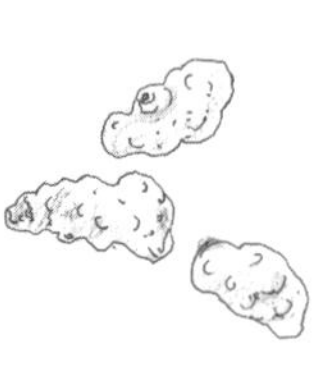

体質との相性

体質	相性
気血両虚・胃腸弱い	△
食積痰湿・消化不良	△
気滞うっ血	◎
肝陽亢盛	△
陰虚・出血	○
陽虚・紫斑病	○
妊娠中	×

自然の属性

寒熱	温
五味	微苦
昇降収散潤燥	散
臓腑	肝、胃
毒性	無毒

解説　三七（サンシチ）は温性（オンセイ）、降性（コウセイ）で、すべての出血によいといってもいいですが、虚弱で「瘀血（オケツ）」のない人や妊娠中には使わないようにしましょう。「気滞うっ血」、血行のよくない人には非常によいです。

ルーツ

ウコギ科の多年生草本植物サンシチの根です。中国の主産地は雲南（うんなん）省文山県、広西（こうせい）省靖西県（せいさいけん）です。栽培三年以上の秋季に、種子が実る前に掘り出すものを「春三七（ハルサンシチ）」といい、冬季に種子が熟した後に掘るものを「冬三七（フユサンシチ）」といいます。「春三七」は良質とされます。

掘り出した後、洗い、日干ししながら手で揉んで表面を滑らかにして乾燥させた後、生あるいは粉末にして使います。

三七という名の由来

昔、張二という若者が口と鼻から出血が止まらない病気にかかり、色々な方法で治療しましたがなかなか治りません。ある日　田という漢方医が張二の家に立ち寄った時、ある草の根を砕いて粉末にして張二に飲ませたところ、間もなく出血が止まりました。張二は感激し、漢方医にその草の種を分けて欲しいと頼みました。一年後、張の庭にはその草薬がおおいに茂っていました。その頃、知府（官職名）の一人娘が出血の病にかかり、なかなか治らないため、もし治せれば娘を嫁にやるという条件で民間医を募りました。張二は自分も同じ病にかかりこの草で治ったので自信があり招請を受けました。庭の草の根を取り粉末にしてお嬢様に飲ませましたが、いつまでたっても出血が止まらず、死んでしまいました。張二は捕えられてしまいました。その時、張二は「この方法は田という漢方医から教えられた」と無実を主張し、田漢方医も捕えられてしまいました。田は「この草薬は各種の出血に効果があるが、成長に三年から七年かかる。張二の草は一年しか育っておらずあまり効能がなかったのです」と言うと、自分の足を刀で切りつけ、出血させ、そして同じ薬を飲み傷口にも同じ薬を当てると、間もなく血が止まりました。これを見た知府は「田先生は無罪」と判じました。三年から七年育ったその草の根が有効と分かり、「田三七」と名が付きました。

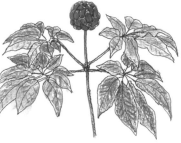

中医学的効能と応用

①「散瘀止血」▼血行をよくすることにより、止血する

○吐血、鼻出血、血便、不正性器出血及び産後の出血過多など各種の出血に、単味の粉末を呑服するか、生地黄、丹参、牡丹皮、山梔子などと配合して用いる。☆処方例「生地黄湯」

○外傷の出血に、単味の粉末を内服あるいは外用する。

②「消腫定痛」▼腫れを解消し、痛みを止める

○打撲外傷の内出血による疼痛、腫脹あるいは皮膚化膿症の腫脹、疼痛に、単味の粉末を呑服するか、乳香、没薬、䗪虫などと配合して用いる。☆処方例「雲南白薬」「七宝散」

【用量】三～九g、煎服。粉末を呑服する時は一回一～三g。外用には適量。

【使用上の注意】血虚あるいは瘀血のない人には禁忌。

古典より

三七は古称を「山漆」といい、山間に自生し漆のように粘ってその効能は刃傷口などを早くふさぐことで、漆の粘力の如く止血するところから名付けられたといいます。現在では田野で収穫されるため「田三七」と称します。また、「金不換」とも呼ばれるのは、庶民が「金にも換えられない」と貴重品として扱ったためです。

昔から偽物がよく出荷されましたが、その簡単な鑑別方法は、猪血に三七の粉末を混ぜて凝固しないものは本物です。三七は山の深いところに生え、その根を日干しすると、黄黒色で形は白芨に似ていますが、味は、微かに甘く苦い人参に似ているため「田七人参」ともいいます。

明代に《本草綱目(ほんぞうこうもく)》に初めて記載され、李時珍は、南方の軍隊では刀による傷口の治療薬としてよく利用されよく効く、としています。掘り出した根をよく噛んで、打撲傷、いろいろな出血の病の患部に貼ると、すぐ止血できるといいます。青い傷のあざもすぐに散ります。

軍中罰として棒でなぐられる人は先に三七六gを服用させ、なぐられた後の心臓への悪影響を防ぎ、またなぐられた後も服用を続けます。三七は陽明、厥陰血分の薬で、あらゆる出血の病に合います。

家庭でできる利用法

吐血、鼻血：山漆(三七)三gを口に入れてよく噛んでおもゆで飲む。《瀕湖集簡方》

血痢：三七九gを粉末にして米を洗った水で飲むとよい。

血便：三七六gを焼酎で飲む。三回で全快する。

産後の出血不止：三七三gをおもゆで飲む。

無名腫(皮膚の化膿症)：三七粉を米酢で練り患部に貼る。潰れた患部に乾燥した三七粉を塗る。

動物咬傷・蛇傷：三七粉九gをおもゆで飲む。また、三七を口に入れてよく噛んでとろみが出たらそれを患部に塗る。

打撲傷：三七の葉をすり潰して患部に貼る。一晩でよくなる。

現代の研究より

冠状動脈血流量の増加作用：三七はこの作用により狭心症を改善させる効能がある。

止血作用：三七には凝血時間を短縮する強い止血作用があり、また血小板増加作用がある。

抗炎症作用：三七には著明な抗炎症作用がある。

免疫機能を高める作用

血中コレステロール値の降下作用：三七にはコレステロール降下作用がある。

血糖値の降下作用

抗ガン作用：日本の研究者は、移植皮膚ガンのマウスに田三七から抽出した「三七多糖A」をエサとして与えた結果、マウスの皮膚ガンが全癒した。

肉瘤ー一八〇にかかったマウスに「三七多糖」をエサとして与えたところ、二週間で腫瘤が縮小し、五週間で六〇％のマウスの肉瘤が消失した。

よく使われる薬膳

1 三七と鶏肉のスープ「田七鶏」

不正出血と貧血を伴う人に

【材料】

三七……………九g

鶏肉……………二五〇g

塩・コショウ…………少々

【作り方】

❶三七を砕き、鶏肉を一口大に切り、大きい器に一緒に入れる。

❷❶を二時間蒸して、塩コショウで調味してできあがり。

【服用法】

消化機能が弱い人は三七を食べスープを飲む。鶏肉を適量食用する。

2 三七と卵のスープ「田七煮鶏蛋」

月経不順（「瘀血」タイプ）に、歯茎出血の人に

【材料】

三七……………一〇g

卵……………二個

塩……………少々

【作り方】

❶三七を洗い、砕いて三〇分煎じる。

❷❶に卵を割り入れ、卵黄が半熟になるまで煮る。調味料で調味してできあがり。

【服用法】

毎日一回食べる。不正出血があるが、血中コレステロール値の高い人は卵を一個にする。

古い症例の紹介

中国の民国時代、中西医学の合流を主張する名医が「おたふくかぜ」にかかり、いろいろな方法を試しましたが、過労によりなかなか治りませんでした。その後、毎日六gの三七粉を飲み続けてみたところ、すぐに治りました。「三七には免疫力を高める働きがあるため、鶏や卵と一緒に摂ると、気血を補養する効能がある」。北京の名医・謝海州は「人参補気第一、三七補血第一」と教えてくれました。

著者の話

名老中医の謝海州は「人参補気第一、三七補血第一」と教えてくれましたが、三七は直接赤血球の生成を促進するということではなく、三七で出血を止め、血漿タンパクの生成により、貧血の問題を早く解決することができます。例えば、月経不順、不正出血の患者のように長期出血の患者にはよく貧血がみられますが、そのような患者に補血薬を投与しても効かないのは、まず出血が止まらなければ新生の赤血球は損失され続け、増殖するのに時間がかかるためです。この意味で「三七補血第一」といわれたのだと思います。

コラム

曲煥章と雲南白薬

中国では中薬の店で「雲南白薬」が有名で、その治療効果は信憑性があります。「雲南白薬」の処方は依然として中国の秘密で公開されていません。この薬粉はどんなにひどい傷でも、先に「雲南白薬」を、次に「虎力散」を飲むと気絶しそうな人も意識が戻り、出血も止まります。この薬の主成分は田三七です。

もともとの薬名は「曲煥章万応百宝円」といい、それには奇異なエピソードがあります。曲煥章は一六歳の時、義兄から中医を学び、人々の病を治療するため、各地を旅していましたが、ある日街に倒れ、外科医の姚連鈞に救われました。武当派道教の医師から医術を授けられた姚連鈞は「刀傷薬」（金創薬）を曲煥章に授けました。その後、曲煥章の多年の研究ののち、一九〇二年に「曲煥章万応百宝円」が誕生しました。その薬の優れた効果のために曲煥章は富を手に入れることになりました。

一九一三年、雲南戦乱の年、ある刀傷の病人を曲煥章が治療しました。この患者は大強盗の頭領の呉学顕で、当時の医者は西洋医も漢方医もみな呉学顕の傷付いた足は切断しなければ命を救うことができないといいましたが、曲煥章は草薬でその足を全快させました。それがきっかけで呉学顕は昆明で曲煥章のために「傷科」の診療所を設立し、曲煥章の百宝円は更に有名になり、本人も「外科神医」と呼ばれるようになりました。

一九三八年、台児荘の戦中には、雲南の軍人は重傷になっても百宝円の粉末を飲み、また傷口に塗ると、包帯も担架も不要、ほどなくして戦い続ける雲南部隊が有名になりました。そのため百宝円も世界に知られるようになりました。

第二次世界大戦中、曲煥章は国民政府の招聘で一九三八年重慶に行きました。しかし二ヵ月後に原因不明で死亡しました。現在も真相は謎のままです。

一九五五年には、曲煥章の妻は百宝円の処方を国家に献上しました。その後一九五六年、雲南製薬により「雲南白薬」と名付けられました。現在、雲南白薬は内科、外科、産婦人科、皮膚科、腫瘍科、耳鼻科などの１１３疾患に使われています。

異病同治

中国西南部の山の小さな村にある三つの家族があり、それぞれに病に苦しんでいる娘がいました。ある娘は外傷による腰の痛みがあり、ある娘は肺結核、もう一人は出産後からだの回復が思うようにできませんでした。ある日、田という苗字の医者がこの村にやってきました。三人を診察した後、同じ薬を飲ませ、一カ月後、三人の娘はよくなりました。家族は、三人の病は異なるのになぜ同じ薬で治ったのか不思議で、医者に聞きました。田医師は「これは山里の薬草で、名は『山漆』といいます。一人は打撲による『瘀血』を解消し、一人は肺結核、咳痰、吐血に働き、もう一人は産後の瘀血がきちんと排出できず血が止まらないため、その『瘀血』を解消することで血が止まりました。これらはいずれも血の病ですので、同じ薬で治せます」と答えました。山の民は「山漆」を「三七」と間違って呼び、田医者を記念して「田三七」ともいいました。

三七の正確な服用法

①慢性疾患に長期服用をお勧めします。

活血通絡：血管を軟化し血脂・血圧を降下させ肝硬変も改善する。

②過量服用は厳禁

普通の人は三七粉を、一日の総量を一〇gとし二回分けて服用する。

③朝の服用

朝は三七粉三gを白湯で飲むと免疫力が強化され抗老化作用もある。

④夕方の服用

夕食前が最もよく睡眠の質も改善します。

ただし、過量に服用すると興奮作用、または口渇の恐れがあり、睡眠の質が悪くなる原因になります。興奮作用を避けるため、できるだけ就寝前の服用は避けましょう。夕食後に服用する場合は三g以上服用しないように注意。

甘草（かんぞう）

マメ科
学名　*Glycyrrhiza uralensis* Fisch.
英語名　Licorice
中国名　甘草（KanCao）
和名　カンゾウ、ウラルカンゾウ
処方用名　甘草、生甘草、炙甘草、粉甘草、甘草梢
出典　《神農本草経》

ルーツ

マメ科の多年生草本植物のウラルカンゾウまたはその他同属植物の乾燥した根を薬として使います。初めて記載されたのは《神農本草経》で、その味が甘いため「甘草」と名付けられました。中国の主な原産地は、内蒙古、東北、山西、甘粛、新疆です。春に掘り、日干しにして生で使うか、ハチミツであぶって使います。

また、スペイン、フランス、イタリア産の甘草もあり、それらを「スペイン甘草」といい、シベリア南部、中国西北部産のものは「ナンキン甘草」、シベリア、蒙古産のものは「ウラル甘草」といいます。日本にはない薬草で、輸入される甘草の多くはシベリア甘草やウラル甘草です。

別名と品質

南北朝時代の医学の巨匠・陶弘景曰く「甘草は薬草の王で、昔の処方には欠かせない薬である」。別名は「国老」という。「国老」は皇帝の師の意味で、皇帝がその意見を尊重し従い、そして統括する。そのため、あらゆる薬草と「和」となり解毒できる。故に「薬草の君」という。また、多くの薬草と相性がよいため「和事佬」（八方美人、仲裁人の意味もある）ともいう。外の粗皮を剥き除いたものは「粉甘草」といい、生で使うか、あるいはハチミツであぶって「炙甘草」として使う。春、秋二季は採集の時期で、春のものは最もよい品質とされる。

中医学的効能と応用

①**「補脾益気」**▼消化機能を高め、気を補う
○脾胃虚弱の元気がない、無力感、食欲不振、泥状便などの症候に、人参、黄耆、白朮、茯苓などと配合して用いる。☆処方例「四君子湯」
②**「潤肺」「去痰止咳」**▼肺を潤して痰を取り、咳を止める
○風寒の咳には、麻黄、杏仁などと配合

体質との相性	
気血両虚・胃腸弱い	◎
食積痰湿・咽痛	×
気滞うっ血・咽痛	○
肝陽亢盛・高血圧	×
陰虚・微熱	△
陽虚	○

自然の属性	
寒熱	平
五味	甘
昇降収散潤燥	昇、降、潤
臓腑	五臓六腑、十二経
毒性	無毒

解説　甘草は甘味平性で水分の排泄を阻害するため、湿邪の多い「食積痰湿」、熱っぽい「肝陽亢盛」の人には不向きですので、避けたほうがよいでしょう。気を補強する働きがあるので、気の不足の「気血両虚」「陽虚」の人には非常によいですが、どちらも長期に大量に使ってはいけません。

して用いる。☆処方例「三拗湯」

○肺に熱がこもっている咳喘息に、麻黄、石膏、杏仁などと配合して使用する。☆処方例「麻杏甘石湯」

③「清熱解毒」▼熱を取り、解毒する

○のどの腫脹・疼痛に、桔梗などと配合して用いる。☆処方例「甘草桔梗湯」

○皮膚化膿症「癰腫瘡毒」に、金銀花などと配合して使用する。☆処方例「銀花甘草湯」

④「緩急止痛」▼けいれんを緩和し痛みを止める

○脾胃虚寒、腹痛やけいれんの痛みに、桂枝、生姜、ナツメ、白芍、飴糖などと使用する。☆処方例「小建中湯」

⑤「調和薬性」▼薬物の偏性や毒性を軽減し、薬力を緩和する

○処方に配合された甘草は、性質の異なる薬物を調和させたり、薬物の偏性や毒性を軽減したり、薬力を緩和したりする。

⑥その他　甘草梢は熱を収め、解毒して淋病を解消する効能をもつので、熱淋の排尿痛や排尿困難に使用する。

☆処方例「導赤散」

古典の訓え

李時珍曰く「古代の処方で炙甘草というのは長年流動する水でぬらしてあぶるもの。熟すと赤い皮を除去するものだ。胃腸の気を補強するためには炙甘草を使い、甚だしい熱を収めるためなら『生甘草』を生で使う。甘草は手足十二経にすべて働くため、『薬引子』:『使薬』として手足十二経につながっている」

李東垣曰く「甘草のにおいは薄いが、味は濃い。気を昇らせることも降ろすこともできる。陰薬の中の陽薬である。陽不足の人に甘を用いて補強する。甘草の甘味を利用して、陽気不足により熱も上昇する場合(冷えのぼせ)、その熱を収めるため、生で使うと気を降ろし、胃腸を丈夫にして心の熱を収めることができる(「甘温除大熱」という)。あぶると気を補強して、体表の寒邪に対抗し、のどの痛みを解消する」

孫思邈『千金方』に曰く「烏頭、巴豆の中毒には、甘草湯を与えるとすぐ解消できる。人々には緑豆・大豆の汁が百薬の毒を解毒すると思われているが、私は毎回そのまま使うと効かず、甘草を入れて『甘豆湯』にすると、その効果は抜群である」

【用量】三～六g、主薬にする時は九～三〇g、煎服。

【使用上の注意】

①生用は涼性で熱を収め、解毒する。ハチミツで炙した甘草は温性で、胃腸を丈夫にし気を高めることに働く。

②甘草の味は甘く、気を詰まらせやすく、腹脹を引き起こしやすいので、湿邪により胸腹部が張って苦しい、嘔吐する人には不向きなので、使用しない。

③気が詰まり、余分な水分が体内に溜まる性質があり、長期に大量に使うと浮腫が起こる恐れがあるため注意すること。

④大戟、芫花、甘遂、海藻などとの相性が悪いので、一緒には使わない。

現代の研究より

有効成分:甘草には十八種のアミノ酸、多糖が含まれ、サポニンなども含まれている。

抗アレルギー作用:マウスの試験により、著明な抗アレルギー作用が確認されている。

免疫力を高める作用:ラットのガン細

胞に対し攻撃力のあるキラー細胞の活性を増強する作用がある。

抗ガン作用：マウスの腹水ガンを抑制する作用がある。

抗菌作用：ブドウ球菌、結核桿菌、大腸桿菌、アメーバなどを抑制する作用がある。

抗エイズウイルス作用：〇・五mg／mlの甘草サポニンには、エイズウイルスの増殖を九八％以上抑制する作用がある。

解毒作用：薬物中毒、食物中毒、体内の自家中毒、細菌中毒に対しそれぞれある程度の解毒作用がある。

咳止め作用：甘草には黄酮化合物が豊富で顕著な止咳作用があり、さらに痰を稀釈して排出しやすくする。

胃酸の抑制作用：甘草はアルカリ性薬物で胃酸を抑制する効能があり、また、平滑筋のけいれんを緩解することができる。

内分泌の調節作用：甘草には女性ホルモンのような効果があり、エストロゲンの分泌を促進して女性の内分泌機能失調を防ぐ作用がある。

家庭でできる利用法

新生児便秘：甘草三g、枳殻三gを水二〇〇mlで十五分煎じて飲ませる。

小児の寝小便：甘草の煎じ汁を毎晩飲ませる。《全幼心鑑》

乳腺炎初期：炙甘草六gを水で煎じてその汁を飲む。（乳房に残った母乳汁を取る）《直指方》

外陰部の湿っぽさ・痒み：甘草を煎じる。日に三～五回その汁を用いて外陰部を洗う。

やけど：ハチミツに粉末の甘草を適量入れて煎じ、常温になったら患部に塗る。

古い症例の紹介

明代、陸粲の《庚巳編》に記載されている症例です。御殿医の盛寅（字啓東）はある朝、御薬房に入ると、すぐ頭痛、めまいがして倒れて意識不明になりました。周囲の御殿医たちは、その原因を判定できず、治療法も分からないため民間医を招請しました。民間医は倒れた前後の事情を聞き、処方して煎じ汁を盛寅に飲ませました。間もなく盛寅の意識が戻ったため、皇帝は、民間医にどんな病なのか、どんな薬を使ったのかと聞きました。民間医は、「盛寅御殿医は朝食を摂らず薬局に入りました。薬局の諸薬の気味が強く、それに耐えられず中毒したので、意識不明となりました。使った薬は『甘草』で、濃い汁を飲ませると百薬の毒も解消します」と説明しました。皇帝が、盛寅に聞いたところ、盛寅は確かに朝食を摂らなかったと答えました。

著者：甘草はどこにでもあり、安っぽい薬草で「凡薬」とも呼ばれていますが、その効能と応用は「凡」ではないといつも感心させられます。

甘草の適応症は非常に広い

昔、山の村に薬草を採集することで生計を立てている民間医がいました。ある日、留守中に患者が多数やってきました。彼の妻は、採集され山のように積まれた草を噛んでみると、甘かったので、その草の根を小さく切って患者たちに渡しました。数日後、草根を飲んで病気が回復した患者たちは民間医に感謝しに来ました。民間医は事情が分からずに妻に説明を求め、草根を飲んだ患者たちは、どんな病状があったか聞き取りをしました。すると、のどが痛い人や中毒でひどく腫れた人がたくさんいました。この話を基に、民間医はこれを咽喉部の腫れや痛み、中毒による発赤・腫れた患者の治療薬にしました。

よく使われる薬膳

1 甘草と黒大豆のスープ「甘草豆方（カンゾウトウホウ）」

暑気あたり・食物毒の中毒（腐敗食の中毒ではない）に

【材料】
甘草……三〇g
黒大豆……六六g
生姜（薄切り）……一五g

【作り方】

材料全部を水一・五ℓで六六〇㎖まで煮る。その汁を取る。


【服用法】

冷まして飲む。


【原著の解説】

もともと老人が熱毒（ネツドク）に当たり、胸苦しい、張り、意識不明が起きた場合（中毒、暑気あたり（中暑））に使われる処方です。孫思邈（そんしばく）の弟子・孟詵（もうせん）の《食療本草（しょくりょうほんぞう）》に「烏豆（ウズ）（黒大豆）と甘草と一緒に煎じて、その汁を飲むとあらゆる毒気を除く」と記載されており、風毒（フウドク）（突然の中毒）によく効きます。


【著者の解説】

現在病院ではいろいろな救急方法があります。また、この処方を紹介したのは、急な時、近所に病院・医療施設がない場合、使える方法だからです。使用量は、比率で減らすことができますが「濃い汁」がポイントで、無毒ですから、少しずつ飲むようにしましょう。

《養老奉親書（ようろうほうしんしょ）》

2 ゴマ油と甘草の煎じもの「香油甘草煎（コウユカンゾウセン）」

毒きのこの解毒に

【材料】
ゴマ油……二〇〇㎖
甘草……適量

【作り方】

ゴマ油に甘草を入れ、弱火で甘草が黒くならないように注意しながら加熱する。


【服用法】

冷まして飲む。


【効能】

「清熱解肌（セイネツゲキ）」。熱を収め下痢を止める。


【解説】出典は《寿世保元（じゅせいほうげん）》で、きのこの毒を解毒するために用いられた処方です。


【著者の解説】

古い使い方を紹介するつもりでしたが、現在でもこれは、山林や露地で採取したきのこを毒きのこと知らずに食べ、近所に病院がない場合に代用できる処方です。昔の中医はいつもいろいろな解毒薬草を携帯していたそうです。注意：ゴマ油はアレルギー反応を引き起こす人がいる。

3 甘草のスープ「甘草清咽湯（カンゾウセイイントウ）」

慢性咽頭炎に

【材料】
甘草……五g
胖大海（バンタイカイ）……六g
玄参（ゲンジン）……一五g
天麻（テンマ）……一五g

【作り方】
❶玄参、天麻、甘草を洗い土鍋に入れて一五分煎じ、その汁を取る。
❷胖大海を洗い、❶の汁に入れて常温になるまで置く。

【服用法】

咽部を潤しながら少しずつ飲む。

五加皮（ごかひ）

ウコギ科① ガガイモ科②

学名 *Acanthopanax gracilistylus* W. W. Smith, ①
Periploca sepium Bunge ②

英語名 Slenderstyle Acanthopanax ①
Chinese Silkvone ②

中国名 五加皮（WuJiaPi）

和名 ウコギ

処方用名 五加皮、南五加皮① 北五加皮②

出典 《神農本草経》

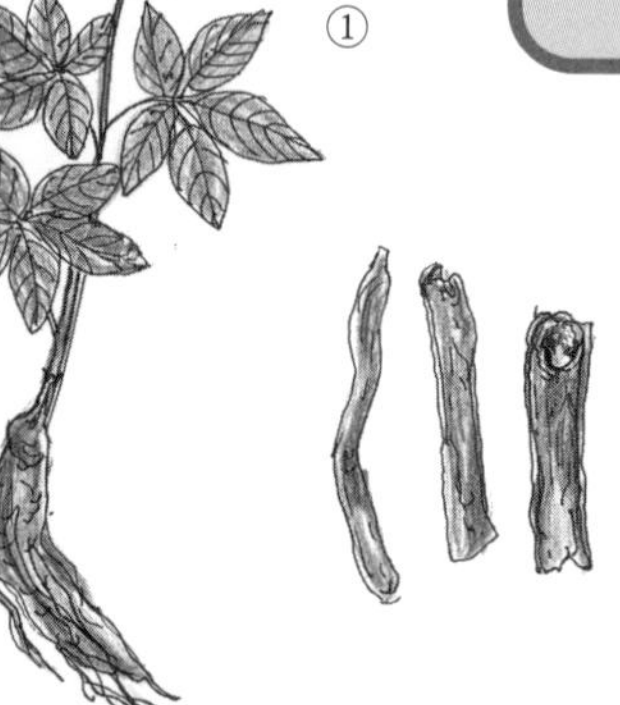

ルーツ

ウコギ科の落葉低木ウコギやマンシュウウコギなどの根皮ですが、これらを「南五加皮」と称し、別の「北五加皮」もあります。原産地は中国で、薬草として日本に渡り、すぐに全国に広まったもの。本州の山地に野生し高さ二mくらいで(ヤマウコギ)、「春の味」として日本人に親しまれています。初夏に緑白色の小さな花を球状に付け、五～六月の間に根を掘り、その根皮を剥いて取り、日陰干しし、薄切りにして生で使います。

日本での利用法

挿し木でよくつきます。三月上旬に前年の枝を挿し、十分水を与えると六月頃には苗になります。水はけと日当たりのよい所に植え、肥料をかけると翌年には根皮を摂ることができます。

食べ方：ウコギは特有の香りとほんの少しの苦味が持ち味で、ゆでておひたし、天ぷら、粕漬け、あえもの、また、ご飯と混ぜてウコギご飯もよく食べらている。強壮効果の高い酒も人気がある。

動脈硬化予防に：（お茶）五加の根を細かく刻んだものをひとつまみ取り、熱湯を注いでお茶代わりに服用する。

蕁麻疹に：（五加の花の茶）花を煎じて服用する。

強壮、疲労回復に：乾燥した根五gをコップ二杯の水で半量になるまで煎じ、食前に服用する。

現代の症例紹介

《神農本草経》曰く、「五加皮は心腹疝気：腹痛、小児歩行困難、疽瘡陰蝕（陰

体質との相性	
気血両虚・胃腸弱い	◎
食積痰湿・腰がだるい	△
気滞うっ血・腰が痛い	○
肝陽亢盛・疲れ	×
陰虚	×
陽虚・腰膝痛	◎

自然の属性	
寒熱	温
五味	辛・苦
昇降収散潤燥	昇、散、燥
臓腑	肝、腎
毒性	小毒

解説 五加皮は温性、体を強壮にする薬で、もともと熱っぽい「陰虚火旺」や「肝陽亢盛」の高血圧の人には不向きですが、「気血両虚」「陽虚」の腰膝の痛みには非常によく効きます。

疽）に効果がある。

患者：四歳。歩行困難でいろいろな治療を行ったが、五歳になっても治らなかったので、老中医の診察を求めて来ました。老中医が「今までどんな薬を服用しましたか？」と尋ねると、両親は「ビタミン・カルシウム製剤・六味地黄丸」と答えました。老中医は、子供の頭が小さく毛髪が茶黄色で少なく目の瞳も黒くない、などを診て「この子は先天性の腎気不足だ」と判断しました。両親は「この子は帝王切開出産で二カ月早産です」と話しました。老中医はある薬を処方をしました。「この処方は北京の名医・蒲輔周先生の小児歩行遅れの処方『五加皮散』（五加皮一五g、川牛膝一二g、木瓜一二g）です。これをすべて粉末にして、酒二、三滴を加えた重湯で毎日三gを二回に分けて飲むとよい」と説明しました。子供が一カ月服用したところ、髪が黒くなり少し歩けるようになりました。そして三カ月後には正常に歩けるようになりました。

中医学的効能と応用

①**「去風湿」**▼風・湿の邪を除去する

○風湿の邪（湿邪に偏り）による、関節痛、けいれん、むくみ、腰から足が重だるいなどの症候に、五加皮の酒で、あるいは木瓜、松節などと配合して用いる。

☆処方例「五加皮散」

②**「利水去湿」**▼利尿して湿の邪を排泄する

○皮膚のむくみ、脚気による足のむくみに、陳皮、生姜皮、大腹皮、茯苓皮などと配合して用いる。☆処方例「五皮飲」

【用量】五～一〇g、外用は適量。煎じ薬あるいは粉末で服用する。

【使用上の注意】

「陰虚」微熱のある人、口が苦く、のどが渇く人には使わないように。

家庭でできる利用法

慢性胃炎、胃・十二指腸潰瘍：五加皮九g、甘草六g、陳皮六gを水煎し、一日二回に分けて飲む。

老人腰痛、小児佝僂病：五加皮一二〇g、鹿角霜六〇gを、ホワイトリカー五〇〇mlに十日間漬け、薬のカスを除去する。グラニュー糖適量で調味する。一日に三回適量を飲む。

貧血、神経衰弱：五加皮六g、五味子六g、砂糖。お湯を注ぎお茶代わりに毎回一回飲む。

慢性腎炎、糖尿病：生の五加皮葉三〇g、車前草三〇gを水煎十分し、服用する。

現代の研究より

抗酸化作用：五加皮には著明な抗酸化作用がある。

抗疲労作用：マウスの実験で南五加皮に抗疲労作用があると判明した。

鎮痛作用：南五加皮には著明な鎮痛作用がある。

胃粘膜の保護作用：五加皮には胃の粘膜を保護する作用がある。

利尿消腫作用：五加皮には利尿作用があり、むくみを解消する

血糖値の降下作用：五加皮には血糖値の降下作用が認められる。

細胞の免疫力促進作用：五加皮は血清の抗体の濃度を高めて、マクロファージの貪食機能を促進する作用がある。

よく使われる薬膳

1 五加皮と魚添え「五加皮焼魚」

風湿による関節痛、小児の起立遅れ、水腫、脚気に

【材料】

鯉（約五〇〇g）……一匹
五加皮……一〇g
紹興酒……少々
砂糖……少々
酢……少々
塩……少々

【作り方】

❶魚を下準備して洗い水分をふく。両面に切れ込みを入れておく。薄く衣をして揚げて皿の上に置く。
❷五加皮を四〇〇㎖の水で半量まで煎じて汁を取る。再び水三〇〇㎖を入れて一五分煎じて、その汁を取ると❷の汁とを混ぜておく。
❸加皮の煎じ汁に紹興酒、砂糖、塩、酢を入れて濃縮し、汁が飴色の透明になったら❶の魚の上にかける。

【服用法】

一日二回、適量を食べる。

2 ウコギ飯「五加皮飯」

強壮に

若葉を採り細かく刻んで、塩で味付けしたご飯の炊きあがりの時に混ぜる。香りを楽しむ。

3 ウコギ酒「五加皮酒」

リウマチに

【材料】

五加皮……一〇〇g
ホワイトリカー……一ℓ
グラニュー糖……一〇〇g

【作り方】

❶五加皮を漢方薬店で購入し、細かく刻む。
❷清潔な瓶に材料を全部入れ密閉して冷暗所に保存する。
❸三カ月後、布で濾して五加皮を取り出す。香りのよい琥珀色の酒のできあがり。

【服用法】

ストレートで飲むのが効果的。

【効能】

リウマチなどの鎮痛作用がある。飲み続けると胃の調子をととのえる。

豆知識

五加皮には二種類あります。一つはウコギ科落葉低木「細柱五加」*Acanthopanax gracilistylus* W.W.Smith. の乾燥の根皮で、「南五加」といい、もう一つは、ガガイモ科落葉木質蔓性、*Periploca sepium* Bunge の根皮、「北五加」といい、南五加の主な産地は湖北、河南、安徽省などの地域で、北五加は河北、山西、山東省など地域です。南五加は「正品薬」として認められています。北五加は利尿、去湿の働きが優れますが、少し毒性があるので、摂取量に注意しましょう。

知っていてお得

五加皮は中医臨床の常用薬で、補肝腎、強筋骨の作用があり、民間では「南五加皮」と呼ばれます。これとは別に「香加皮」という「北五加皮」もあります。「香加皮」は利尿の薬で心不全になる恐れがあるので、誤用しないようにしなければいけません。「五加皮」は辛味・苦味で外見は黒褐色で、「香加皮」は苦味・香味で外見は土黄色淡褐色です。両者は形が似ていて効能も両者ともに去風湿・強筋骨なので、薬局でもたびたび混同され、患者に健康被害をもたらしているので注意が必要です。

旱蓮草（かんれんそう）

キク科
学名　*Eclipta prostrate*（L.）L.
英語名　Yerbadetajo
中国名　旱蓮草（HanLianCao）
和名　タカサブロク
処方用名　旱蓮草、墨旱蓮、金陵草
出典　《新修本草》

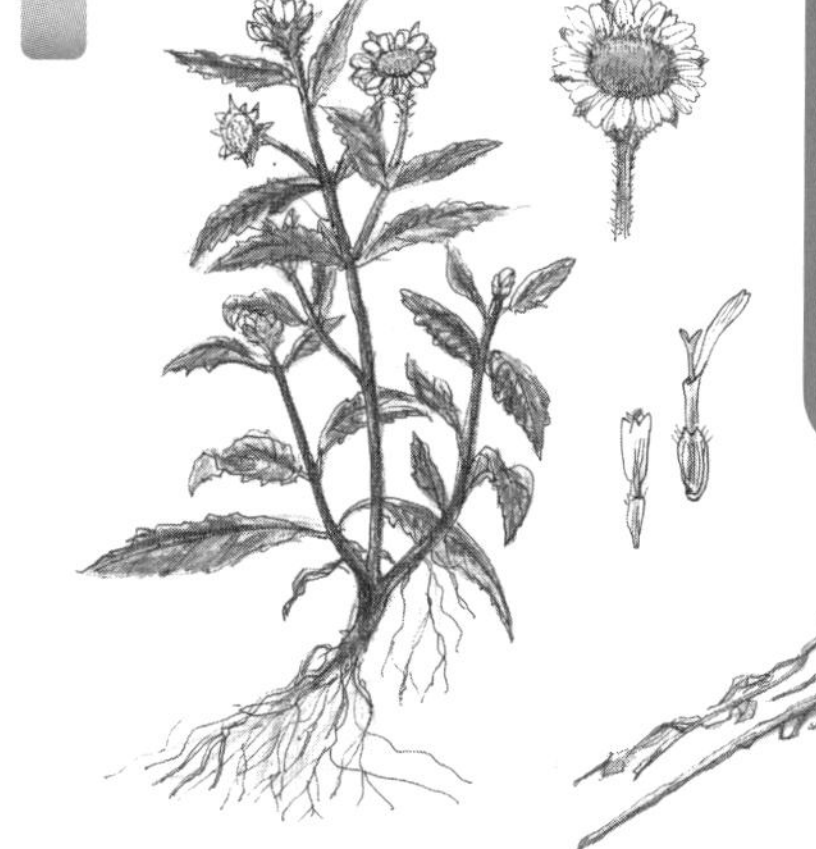

ルーツ

キク科の一年草本植物である「鱧腸」の全草で、《新修本草》に初記載されています。原名は「鱧腸」で、李時珍曰く「鱧は墨魚（イカ）でその腸も黒い」。旱蓮草の茎は軟らかく切れると汁が出てすぐに黒くなるため「鱧腸」と名付けられました。また人々はそれを利用して白髪を染めることから「墨菜」とも呼ばれます。蓮と似ていますが水中には生えず、低い旱地湿原に生えるので旱地の蓮で「旱蓮草」と呼ばれます。地域により異なる名がありますが、共通点は黒色と関わるところにあります。

中国の主産地は湖北、江蘇など、一般に湿度の高い所で初秋に全草を採集します。生であるいは日干ししてから使用する場合があります。

中医学的効能と応用

①「涼血止血」▼血分の熱を取り、止血する

○陰虚で激しい熱が原因の鼻出血、吐血、喀血、血尿、血便、不正性器出血などの出血に、生地黄、茅根、小薊、茜草根などと配合して使用する。外傷出血には鮮品をつき潰して外用する。

②「養陰烏髪」▼肝腎の陰分を滋養して白髪を黒くする

○肝腎の陰が不足することにより、ふらつき、めまい、歯の動揺、早期白髪などの症候に、女貞子などと配合して用いる。☆処方例「二至丸」

【用量】一五～三〇g、煎服。外用には適量。

【使用上の注意】
寒性なので、脾胃が弱く冷えがあり、下痢をする人には用いない。

体質との相性	
気血両虚・胃腸弱い	△
食積痰湿・消化不良	△
気滞うっ血・胃潰瘍の出血	○
肝陽亢盛・赤目出血	◎
陰虚・微熱出血	◎
陽虚・消化機能低下	×

自然の属性	
寒熱	寒
五味	甘・酸
昇降収散潤燥	潤、収
臓腑	肝、腎
毒性	無毒

解説　寒性の旱蓮草は止血の効能に優れています。寒性のため、熱による出血は止められますが、脾胃虚弱の寒タイプには不向きなので摂らないようにしましょう。

家庭でできる古典の利用法

偏頭痛：新鮮な旱蓮草をすり潰し、汁を取る。その汁を鼻に点鼻する。

翼状片（目頭側の結膜から角膜にかけて盛り上がった膜が広がってくる病状）、頭痛：五月五日（旧暦）朝五時に「旱蓮草」一掴み、「藍の葉」一掴みを油五〇〇gに入れて漬け、蓋をして密封四九日。その後使用時に毎日小さじ一杯を頭頂にかけ、四九回マッサージする。徐々に効果が現れる。《聖済総録》

瘧（マラリア）：旱蓮草をすり潰す。男性は左腕、女性は右腕の「寸口」（前腕の手掌側　親指側の手首の付近）にその旱蓮草を付け、古い銅銭を草の上に置き、糸でくくり固定する。暫くするとその部位に小さな水泡ができる（この方法は「天灸」という）。すると瘧（マラリア）がよくなる。《王執中資生経》

血尿：旱蓮草と車前草を同量、一緒にすり潰しその汁を取る。空腹時、毎回六〇mℓ／杯を飲む。《医学正傳》

血便不止：旱蓮草をカワラ（瓦）の上に置く。ゆっくり弱火で加熱した後、粉末にする。毎回六gを飲む。《家庭経験方》

伝説中の真実

唐代、劉箇という人が「仙道」に憧れ、全国各地の「仙人」を訪問していました。紀元七一三年、彼は「虚無子」という薬を採集する老人と出会いました。老人は自分の薬草園に彼を案内し、「不死は不可能だが、長寿は努力すればなれる」と言いました。また「高い嶺でしか採れない霊芝で長寿になれるが、それだけではない。この園の池の草も"仙草"である。わしはこの草を食べて今は一〇〇歳。目も耳も老化してないぞ」と言って、水中の草の種子を劉箇に与え、「この草は二〇㎝の長さになると食べられるようになる。葉が柔らかいうちは野菜として食べる。夏秋にその茎を採集して煎じ汁を毎日一〇〇gくらい飲む。残りは陰干しし、乾燥した茎葉三〇gは煎じて飲む。長期的に頑張れば必ず効果がある」と説明しました。

劉箇はその「仙人」の言葉に従うと、一〇〇歳を過ぎても目はよく見え耳もよく聞こえていました。この植物の葉は黒緑色で「墨斗草（旱蓮草の別名）」と呼ばれました。

現代の研究より

止血作用：旱蓮草の葉の粉末で出血血管を圧迫すると著明な止血作用がある。水で抽出した物質にも同じ効果がある。

精神安定作用、止痛作用：旱蓮にはマウスの精神安定作用・止痛作用が著明である。

冠状動脈の血流量の改善作用：心電図のT波を改善する作用がある。

肝臓の保護作用：マウスの中毒実験で、対照組の死亡率七七．七％に比べ、旱蓮草の煎じ汁を服用した組の死亡率が二二％だったという報告がある。

免疫機能の増強作用：旱蓮草の煎じ汁にはマウスの細胞免疫機能を増強する作用があるが、体液免疫機能への影響が少ないという報告がある。

抗菌作用：旱蓮草には黄色ブドウ菌・チフス菌・赤痢菌・緑膿菌などの抑菌作用が認められる。

冠状動脈血流量の増加作用：旱蓮草にはマウスの冠状動脈の血流量を増加さ

せる作用があり、存活率の顕著な増加が認められた。

豆知識

【二至丸】

「二至丸」は更年期の諸症状によいことで有名な処方です。精力を増す、夜尿を解消する、髪の毛を黒くする、腰膝を丈夫にする効能がある中薬の丸剤です。


【作り方】

女貞子（十月上旬巳日に採集し、日陰干しにして貯蔵。使用時、酒に一日浸けたのち蒸して日干しにする）六二〇g、旱蓮草（五月採集、日陰干しにする）三〇〇g、桑椹子（桑の実。三月採収、日陰干しにする）三〇〇gをともに粉末にして、三者を混ぜてハチミツで〇・五㎝くらいの丸剤を作っておく。毎日八〇粒を二回に分けて薄い塩のお湯で服用する。《簡便方》

若い人はこれで歯を磨くと歯を丈夫に

農家で豚のエサとして使われている旱蓮草は、中医では、眩暈、歯のぐらつき、腰背のだるい痛みに使われている。清代の名医・陳修園は「固歯神方」に旱蓮草を配合し、ある四〇代の患者は、歯三本が次々に抜け落ちていたが、旱蓮草を配合して歯磨きをするとそれ以上歯が抜けるのを止めることができた。この処方内容は以下の通り。塩一五g、石膏一五g、補骨脂一二g、花椒四・五g（種実を除去）、白芷（ビャクシ）四・五g、南薄荷四・五g、旱蓮草七・五g、防風七・五g、細辛四・五g。すべての生薬を粉末にして、毎朝これを用いて歯磨きをする。

よく使われる薬膳

1 旱蓮草とスッポンの煮もの「旱蓮草炖鱉」

更年期の諸病の緩和に

【材料】
旱蓮草…二〇g
女貞子…二〇g
生地黄…二〇g
スッポン…二五〇g
塩……少々
ネギ……少々
コショウ…少々

【作り方】
❶スッポンを洗い一口大に切る。
❷旱蓮草、女貞子、生地黄をガーゼで包み、土鍋に入れ❶のスッポンも入れて煮る。スッポンの甲羅が取れるくらいに肉が煮えたらガーゼの包みを取り出して、調味料で味付けして完成。

【服用法】

二日に一回食する。

2 生地黄と旱蓮草の粥「生地旱蓮草粥」

精液に血を帯びる、熱による不正出血に

【材料】
生地黄……一五g
旱蓮草…一五g
米……一〇〇g

【作り方】
❶生地黄と旱蓮草とを一緒に煎じてその汁を取る。
❷米を粥にして❶の汁を加え混ぜ、再び煮て沸騰したら完成。

【服用法】

粥を食べる。


【効能】

滋陰降火、清熱涼血（陰を滋養し、その陰虚から生じた熱を収め、血分の熱を収め出血を止める）。


【注意】

胃腸の消化力の弱い人は①②の薬膳はともに控えましょう。

砂仁（しゃにん）

ショウガ科
学名　*Amomum villosum* Lour.
英語名　Villous Amomum
中国名　砂仁（ShaRen）
和名　シャニン
処方用名　砂仁、縮砂仁、陽春砂仁、シュクシャ
出典　《開宝本草》

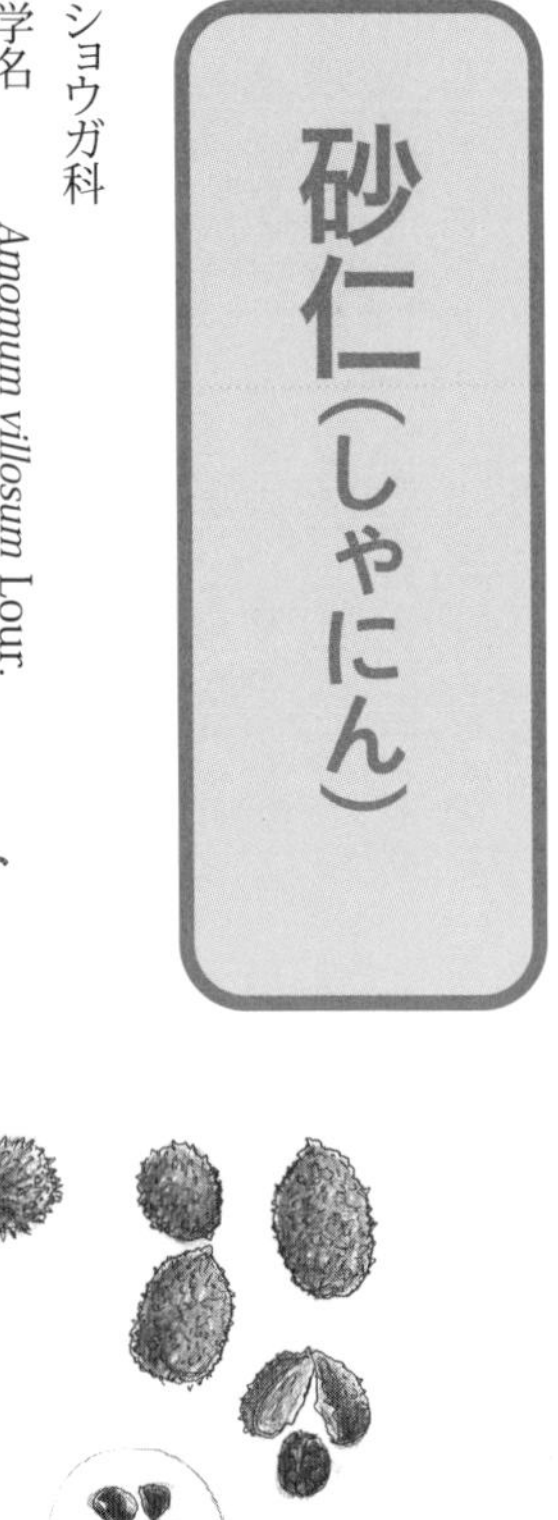

体質との相性	
気血両虚・胃腸弱い	△
食積痰湿・食滞	○
気滞うっ血	○
肝陽亢盛	×
陰虚	×
陽虚	○

自然の属性	
寒熱	温
五味	ピリ辛
昇降収散潤燥	散、燥
臓腑	胃、肺、脾、腎、大腸
毒性	無毒

解説　温性でかつ体を乾燥する力をもつので、熱っぽい「肝陽亢盛」の人、体内に水分の少ない「陰虚」の人にも不向きで使わないほうがよいでしょう。胃腸の弱い人は控え目にしましょう。

ルーツ

ショウガ科の多年生草本のヨウシュクシャ *Amomum villosum* Lour. の種子団塊。市場で「陽春砂」とされるものは、その成熟果実です。なお、日局の縮砂は *A.xanthioides* Wall.ex Bak. に由来します。「陽春砂仁」の中国の主産地は広東、広西で、上質とされています。「縮砂仁」の主産地はベトナム、タイ、ミャンマー、インドネシアです。七～八月に果実を採取します。弱火で乾燥させて使用時に砕いて使います。

中医学的効能と応用

①**「行気和中」「開胃消食」**▼気を巡らし胃腸の機能を回復する。消化を促進する

○食滞、胃もたれ、腹脹、むかつき、嘔吐、下痢に、枳殻、白朮と組み合わせて使う。☆処方例「香砂枳朮丸」

②**「温脾止瀉」**▼胃腸を温めて下痢を止める

○胃腸の虚寒による嘔吐下痢、食欲不振、むかつきに、党参、陳皮、半夏、木香、白朮、茯苓などと配合して使用する。☆処方例「香砂六君子湯」

③**「理気安胎」**▼気の巡りを促進して胎児を安定させる

○妊娠時、胃が弱く嘔吐し、胎児不安がある場合に、砂仁を炒めて粉末にして飲む。☆処方例「縮砂散」

【用量】三～六g、煎じる場合、できあがる二分前に入れる(後入)。あるいは丸剤を使用する。

【使用上の注意】

①煎剤は、後下(コウゲ)するか粉末を冲服(チュウフク)する。

②発散(ハッサン)・燥性(ソウセイ)の力があるので、陰虚火旺(インキョカオウ)には用いない。

家庭でできる利用法

血便(家族性)：縮砂仁(シュクシャニン)の粉末、一回六gをおもゆで飲む。《十便良方(じゅうびんりょうほう)》

痰(タン)が多く腹が張る：砂仁を砕き、大根の汁で煮る。弱火で干して空腹時に白湯で六gを飲む。《簡便方(かんべんほう)》

咳痰：砂仁を洗い、炒めて粉末にして生姜(皮つき)と同量を砕き、温かい紹興酒で飲む。《簡便方(かんべんほう)》

歯痛：縮砂仁をよく噛むと痛みが解消する。《直指方(ちょくしほう)》

誤食(金属)：砂仁二〇gを煎じてその汁を少しずつ飲む。《危氏得効方(きしえこうほう)》

食物中毒：縮砂仁を粉末にし六gを白湯で飲む。

現代の研究より

腸の平滑筋のけいれんを緩和する作用：その効能が認められた。

消化促進作用：動物実験で、砂仁には消化を促進する作用があると判明した。

抗潰瘍作用：砂仁には胃と十二指腸の潰瘍を著明に抑制する作用がある。

解毒作用：マウスの実験で、砂仁には古くなったピーナッツの毒性を抑制する作用が認められた。

抗菌作用：砂仁には、結腸炎の菌を抑制・殺滅する作用がある。

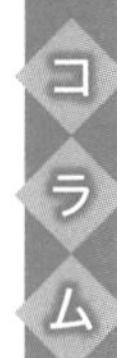

春砂仁の話

昔、広東(かんとん)西部陽春県で牛の疫病が大流行し、数百キロメートル範囲の牛がどんどん死にましたが、「金花坑(きんかこう)」の近くの牛は疫病にかからず、元気でした。ある人がその訳を聞いたところ、牛はみな金花坑で香りのある草を毎日食べていたということでした。そこで金花坑に行ってみると、山にはその草が茂っていて、その果実を食べてみると、香りは甘く、酸っぱく苦く、ピリ辛くいろいろな味が胃に入って、胃が急にすっきりしました。

「牛の疫病が治るのならば、人の病もよくなるかも」と考えて、その草を掘り出し、住居の周りに植えて、胃の調子が悪い時に食べるとよく効くので漢方薬になりました。

よく使われる薬膳

砂仁、大豆もやしと豚肉のスープ「砂仁豆芽痩肉湯(シャニントウガシュウニクトウ)」

急性ウイルス性肝炎に

【材 料】

大豆もやし…一〇〇g　砂仁…　六g
豚の赤身…一〇〇g　生姜…　五g
ネギ………五g　塩……　少々
卵…………一個　油……　少々
片栗粉……二〇g　醤油…　少々

【作り方】

❶砂仁の殻を除き、粉末にする。大豆もやしの根を除く。
❷豚肉を四㎝×二㎝に薄く切り、お碗に入れて、溶き卵、片栗粉、醤油、塩、砂仁粉を入れて混ぜる。
❸土鍋を熱して油を入れ、生姜とネギを炒めて香りが立ったら水六〇〇㎖を入れ、沸騰させてもやしを入れ、三十分煮る。❷の豚肉を入れて強火で再沸騰させ、弱火にして肉に火が通るとできあがり。

【服用法】

一日二回に分けて食べる。

蓮子（れんし）

蓮子心（れんししん）

スイレン科
学名　*Nelumbo nucifera* Gaertn.
英語名　Villous Amomum
中国名　蓮子（lianZi）
和名　ハスの実
処方用名　蓮子（レンシ）、蓮肉（レンニク）、建蓮子（ケンレンシ）、レンニク
出典　《神農本草経（しんのうほんぞうきょう）》

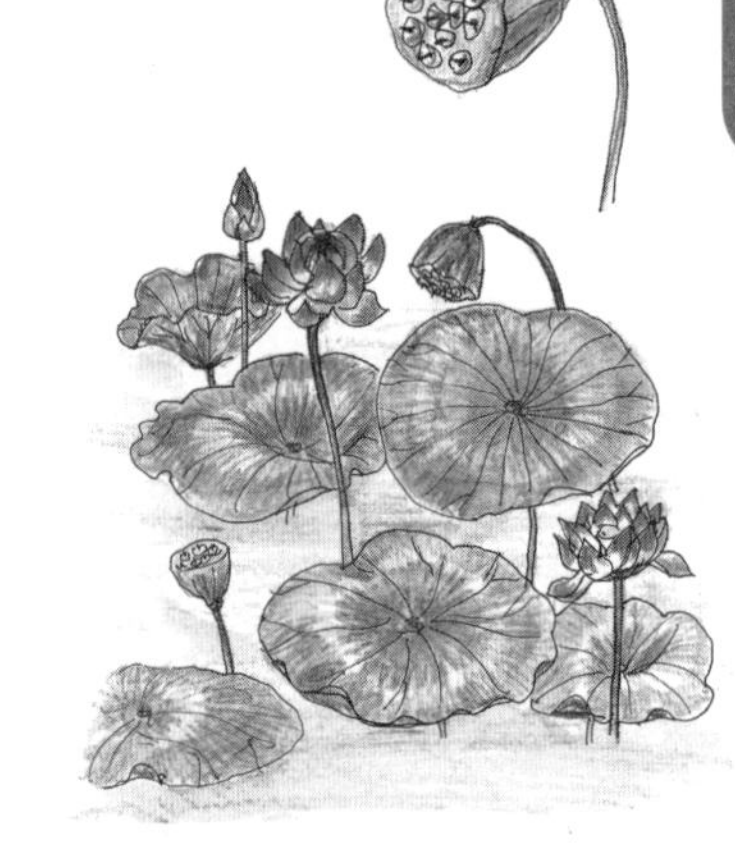

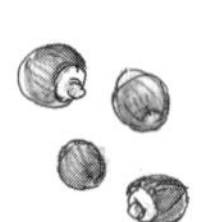

体質との相性	
気血両虚・胃腸弱い	◎
食積痰湿・下痢	△
気滞うっ血・下痢	△
肝陽亢盛・便秘	×
陰虚・便秘	×
陽虚・下痢	◎

自然の属性	
寒熱	平
五味	甘・渋
昇降収散潤燥	潤、収
臓腑	脾、腎、心
毒性	無毒

解説　蓮子は、生では平性ですが干しもの（乾燥したもの）は温性という説もあります。収斂（シュウレン）する働きが強いので、便秘の人には不向きで、「食積痰湿」で下痢の人には、補強の蓮子を使ってはいけません。

ルーツ

スイレン科の多年生水生草本植物のハスの成熟し乾燥した種子で、「蓮肉（レンニク）」とも称します。真ん中には緑色の胚芽があり、「蓮心（レンシン）」といい、また、堅い果皮を付けたものを「石蓮子（セキレンシ）」と称します。本種に由来する蓮子を「甜石蓮（テンセキレン）」とも称し、別に「苦石蓮」があり、マメ科のジャケツイバラの仲間 *Caesalpinia minax* Hce. に由来し、代用はできません。

八～九月採取して緑色の果皮を除き、日干しして生で使います。中国の主な産地は、湖南（こなん）の「湘蓮子」、福建（ふっけん）の「建蓮子」、江蘇（こうそ）の「湖蓮子」で、各地の湖や沼に生えています。

古い時代に中国から日本へ渡来しました。広く各地の池や沼、水田で栽培されています。地下茎蓮根の節は「藕節（ぐうせつ）」といい、夏に長い花柄を出して大型の花を咲かせます。その後、巣状の実を結び、「蓮房（れんぼう）」と呼ばれます。

日本での利用法

漆かぶれに：果実八gをコップ一杯半の水で煎じ、一日三回に分けて服用する。あるいは蓮の葉を二枚煎じて服用する。また、その煎じ汁で患部を洗う。

滋養強壮に：蓮子（レンシ）二〇粒を炒って一日三回に分けて食べる。

暑気あたり、口渇に：お粥に葉を炊き込んで食べる。生の蓮根をジュースにして飲む。

中医学的効能と応用

①**「健脾止瀉（ケンピシシャ）」**▼弱った消化機能を助けて慢性下痢を解消する

○脾虚（ヒキョ）による慢性の泥状～水様便に、人参（ニンジン）、茯苓（ブクリョウ）、白朮（ビャクジュツ）、甘草（カンゾウ）、扁豆（ヘンズ）、砂仁（シャニン）、

山薬などと配合して用いる。☆処方例「参苓白朮散」

②**「養心安神」**▼心を助けて精神を安定する

○心神不安の不眠、動悸などに、地骨皮、黄芩、黄耆、人参、遠志、茯苓、麦門冬、車前子などと配合して使用する。☆処方例「清心蓮子飲」

③**「益腎固精」**▼腎を助けて精を保つ

○腎虚の遺精、尿淋（尿液が混濁し尿の出が悪いなどの症状）などに、益智仁、竜骨などと配合して用いる。同量を粉末で毎回六g、おもゆで飲む。「蓮肉散」

【用量】六～一五g、煎服。

家庭でできる利用法

聴力、視力によい：蓮子一五g（皮と芯を除く）を粉末にする。米一〇〇gを粥にして、蓮子粉末を入れ混ぜて食べる。《聖恵方》

肥満、顔のしわ：蓮子二・七g（七月七日採取）、蓮の花二・一g（八月八日採取）、蓮根二・四g（九月九日採取）をともに日陰干しにして、それぞれ粉末として七：八：九の比率で混ぜ、磁器の瓶に保存。毎日二gを朝夕に分けて白湯で飲む。（美容、若返り）

肌の美白「蓮子竜眼湯」：材料は蓮子三〇g、芡実三〇g、薏苡仁五〇g、竜眼肉八g、ハチミツ適量。薬材すべてを五〇〇mlの水で弱火で一時間煎じ、ハチミツで調味して食べる。

便の形がない、目覚めやすい、婦人の腰のだるさやおりものが多い（サラサラ）：蓮子六〇g（芯を除く）、芡実六〇g（殻を除く）、新鮮な蓮の葉（柔らかく手のひらくらいの大きさ）、以上の材料をもち米一五〇gと一緒に粥にして、砂糖や塩などで好みの味に調味する。

高血圧、不眠：蓮心一五gにお湯を注ぎ、お茶のように飲む。

夏バテ：生の蓮葉、蓮花を適量を煎じて飲む。

カニ中毒：生の蓮根汁を飲む。

古典の訓え

李時珍曰く「『爾雅』に『荷（「蓮」の中国名）』は根の名で、韓保昇はその葉を『荷』という。陸璣は茎を『荷』といい、茎は葉や花を負い『負荷』の意味がある。陸氏の説は正解である。蓮根の節から二つ茎を生じて、一つは葉にもう一つは花になる。偶生（偶とは二つの意）という。根を『藕』と名付け、蓮は連れの意味で花と実（蓮子）が連なって生じるからである。薬として芯を除いて使う。その芯は苦くて『蓮心』という薬として使う。新蓮子は平性で、『石蓮子』は温性で、茯苓、山薬、白朮、枸杞子との相性がよい。生で食べるのはよい。大便が乾燥する人は食べないほうがよい」

古典より

李時珍曰く「蓮子で植えるのは生長が遅れ、蓮根の芽を植えると生長が早い。芽が泥から抜けて一〇尺以上伸び、五～六月（旧暦）の時期の柔らかいうちに水の中から採取し、これを『藕糸菜』といい、野菜として使う。葉は清明（二四節気で春分の次）後、水から出て傍らの茎から六、七月に花が咲く。十月に実が結ぶ。生で食べても美味しい。秋になると巣状の蓮房が枯れて実が泥水に落ちて黒くなり、硬くてまるで石のようなので『石蓮子』と呼ぶ。石蓮子を蒸して熟したあとに芯を除き、粉末にして、ハチミツで5㎜の丸剤を作る。日に三〇丸服用。これは『仙人食』です。おおよそ、野生のものや花がピンク色のものは、蓮子が多く、蓮根は劣る。栽培品種や花が白色のものは、蓮子が少なく、蓮根は良質である」

コラム

蓮は健康づくりの宝

【蓮子心】（レンシシン）：蓮実の中の青緑色の胚芽。苦味寒性で、効能は心の熱を収め温熱の病による意識低下を改善する。元参（ゲンジン）、麦冬（バクトウ）、竹葉芯（チクヨウシン）、連翹（レンギョウ）、羚羊角（レイヨウカク）などを配合して使う。☆処方例［清宮湯］、用量：一〜五g

【蓮須】（レンシュ）：蓮花の黄色の芯のことで、甘くて渋い味がする。平性で、効能は、心の熱を収め、腎精を収斂して遺精によい。頻尿、遺尿、吐血、血尿、婦人の不正出血、更年期大出血によく使われる。沙苑子（シャエンシ）、芡実（ケンジツ）、竜骨、牡蛎を配合して使う。☆処方例［金鎖固精丸］（キンサコセイガン）、用量：一・五〜五g

【荷葉】（カヨウ）：蓮の葉で苦くて渋い味で、平性。効能は、暑気を解消し湿邪を除去する。炭にして止血。夏バテに金銀花、西瓜翠衣（セイカスイ）、扁豆花（ヘンズカ）を配合して使う。☆処方例［清絡飲］（セイラクイン）。出血の場合は、生地黄（ショウジオウ）、側柏葉（ソクハクヨウ）などを配合して使う。☆処方例［荷葉丸］（カヨウガン）［四生飲］（シセイイン）、用量：三〜一〇g

【荷梗】（カコウ）：蓮花、葉の茎部で、苦味平性。効能は気を巡らせて、胸苦を解消する。夏季、暑熱に伴う湿邪による胸苦しさに、藿梗（カッコウ）、蘇葉梗（ソヨウコウ）を配合して使う。用量：一〜二尺（約三三〜六六㎝）。

【蓮房】（レンボウ）：蓮の巣状果実の種実を取った後の殻で、苦くて渋い味。温性で血分に働き、あらゆる下血、瘀血、尿血、不正出血、脱肛など、体弱により発生した症状に効く。用量：五〜一〇g

【石蓮子】（セキレンシ）：蓮子が熟したあとに落下して泥に浸かり、長くたち黒く硬くなったものを［石蓮子］［甜石蓮］（テンセキレン）という。効能としては湿熱を除く。湿熱による下痢止めに、菖蒲（ショウブ）、黄連（オウレン）を配合して使う。強壮作用もある。☆処方例［開噤散］（カイキンサン）。

よく使われる薬膳

1 蓮子のペースト「蓮子羹」（レンシカン）

胃腸を丈夫に

【材料】
蓮子（皮と芯を除く）……六〇g
氷砂糖……三〇g
ゴマ油……大さじ一

【作り方】
① お湯に干し蓮子を漬ける。蓋を締める（皮を剥きやすくする。芯は爪楊枝で取り除く）。
② 土鍋に①の蓮子肉を入れて、五〇〇㎖のお湯を入れ、弱火で二時間くらい煮めてから、氷砂糖とゴマ油を入れ混ぜてできあがり。

【服用法】午後のおやつとして食べる。

2 蓮子の粥「蓮子粥」（レンシガユ）

強壮、聴力、視力によい

【材料】
蓮子……三〇g
もち米……二〇〇g

【作り方】
① 蓮子（皮と芯を除く）を水八〇〇㎖で一時間煎じる。
② もち米を入れて粥にする。

【服用法】朝食として食べる。

【解説】
この処方は明代の《飲饌服食箋》（いんぜんふくしょくせん）に記載されました。清代の養生専門家・汪希夷（おうきい）は《養生須知》（ようじょうすち）で蓮子粥の効能について説明しています。「蓮子は甘味平性で無毒、食べると安神、遺精、下痢を改善し、腰痛を止め、視力、聴力を高めて体を強壮する。怒りっぽいものを解消し、美顔で養生にはよい品である」

著者の話

蓮子(レンシ)は歴代の養生家が推奨するもので、中国の一般家庭でもよく使われる食材です。日本では蓮根が流通していますが、蓮の実は知られていないようです。胃腸の弱い人にお薦めです。特に免疫力に関わる血液のリンパT細胞の生成を促進する効能は、花粉症（免疫機能過度）の人にとっては、T細胞の正常化により花粉に対しての反応が正常に戻ります（アトピーにもよい）。また、血糖値を降下させる作用を紹介しましたが、これは胃腸の弱いタイプである膵(すい)臓の働きが低下したタイプにはよいですが、食べすぎ、怒りっぽい人や体内の老廃物がいっぱい詰まっているタイプには不向きと考えられます。

現代の研究より

抗老化作用：蓮子にはハエの平均寿命を三六．四％延長することができるという報告がある。

血糖値の降下作用：蓮子は血糖値を降下させる作用がある。

免疫機能を高める作用：蓮子にはラットのリンパT細胞を増やし、マクロファージの貪食機能を高めるなどの作用がある。

抗ガン作用：蓮子の有効成分には、鼻咽ガンを抑制する作用がある。

仙人食の紹介

1 九仙王道のお菓子「九仙王道糕(クセンオウドウコウ)」

【材料】

蓮肉(レンニク)……………一二〇g
麦芽(バクガ)……………六〇g
扁豆(ヘンズ)……………六〇g
芡実(ケンジツ)（炒める）……………六〇g
薏苡仁(ヨクイニン)……………一二〇g
柿霜(シソウ)……………三〇g
砂糖……………六〇〇g
もち米粉……………二五〇〇g

【作り方】

材料をすべて一緒に煮つめて、砂糖で調味して形を作りできあがり

【服用法】

お菓子の感覚で食べる。

【解　説】

明代の御殿医・龔廷賢(きょうていけん)の処方で「八珍糕(ハッチンコウ)」と効能が似ています。胃腸を丈夫にし、寿命を延ばすといいます。

2 八仙白雲のお菓子「八仙白雲糕(ハッセンハクウンコウ)」

【材　料】

蓮子……………一二〇g
薏苡仁(ヨクイニン)……………一二〇g
山薬(サンヤク)……………一二〇g
茯苓(ブクリョウ)……………一二〇g
芡実(ケンジツ)……………一二〇g
白芍(ビャクシャク)……………六〇g
白朮(ビャクジュツ)……………六〇g
砂仁(シャニン)……………三〇g

【作り方】

材料をすべて粉末にして、白米粉二〇〇g、もち米粉一五〇g、砂糖一〇〇gと一緒に混ぜ、蒸して型に入れて形を作り、お菓子のできあがり。

【服用法】

ティータイムのお菓子として食べる。

益智仁（やくちにん）

ショウガ科
学名　*Alpinia osyphylla* Miq.
英語名　Sharpleaf Galangal
中国名　益智仁（YiZhiRen）
和名　ヤクチニン（ハナミョウガの種実）
処方用名　益智仁、益智、ヤクチ
出典　《得配本草》

ルーツ

ショウガ科のハナミョウガ属植物の成熟果実を乾燥したものであり、その種子が薬となります。五～六月に果実が黄緑色になり、果皮の毛が少なくなった時に採取。日干しあるいは微火で乾燥させる方法がありますが、日干しのほうがよいとされています。または黒くなるまで炒めてその果皮を除き、塩水で炒めて保存します。

伝説中の真実

昔、ある金持ちの地主は五十歳になって初めて子供ができ、嬉しくてたまりませんでした。しかしその子は頭が大きく体が弱く病が絶えませんでした。十歳になっても数をかぞえることができず、いろいろ治療を試みましたが治らず困っていた時、ある道士に出会いました。道士はこの病を治療できる薬（果実）の絵を描きました。その地主ははるか遠くでその果実を見つけました。採取して帰宅途中の山で、体調が悪くなりました。山には食料がなく

体質との相性	
気血両虚・下痢っぽい	◎
食積痰湿・熱タイプ 寒タイプ	× △
気滞うっ血・午後の下痢	×
肝陽亢盛	×
陰虚	×
陽虚・下痢、頻尿、遺精	◎

自然の属性	
寒熱	温
五味	辛
昇降 収散 潤燥	昇、散、燥
臓腑	脾、心、腎
毒性	無毒

解説　辛味温性の益智仁は、体を温めて補強する作用、また気を上昇させる働きがあるため「陽虚」の下痢と「気血両虚」の下痢っぽい症状にはよいです。体が補強されると頭の回転もよくなるという角度からみれば、聡明になる働きがあるともいえます。しかし、どんなタイプにも使えるものではなく、かえって逆効果になる場合もあります。「気滞うっ血」タイプもよく下痢をします。その下痢は早朝五時ごろ腹痛を伴い急いでトイレに行き勢いよく熱っぽい水様便が出ます（肛門が熱くなる）。人によっては午前中二～三回排便しますが、午後は治まるという特徴があります。これは「虚弱」のためではなく、肝気が盛んになり腸を刺激するために起こるもので、陽性の薬材を服用すると逆効果となります。益智仁の利尿作用は「陰虚」の人にも不向きです。

その果実を食べました。すると体調がよくなり更に元気になりました。帰宅後子供に毎日食べさせたところ、体が強くなり頭もよくなり別人のようになりました。聡明になり、十八歳で試験を受けて「状元」（科挙の第一席と判定された者）になったため、人々はその効果からその果実のことを「益智仁」または「状元果」と呼ぶようになりました。このことから入試や試験の時、これをプレゼントする風習も生まれました。

中医学的効能と応用

①「温脾止瀉」▼胃腸を温めて下痢を止め、食欲を促進し、よだれの症状を回復する

○胃腸が弱くて冷えることによる腹痛、嘔吐、下痢、食欲不振、よだれや唾が多いなどの症候に、本品を「理中湯」（党参、白朮、乾姜、炙甘草）などと配合して用いる。

②「開胃摂唾」▼食欲を回復し、唾液の分泌を正常にする

○胃腸（消化器）虚寒による食欲不振、唾液が多く困る場合に、本品を「六君子湯」（党参、白朮、茯苓、炙甘草、半夏、陳皮）などと配合して用いる。

③「固腎縮尿」▼腎を温め、遺精や頻尿を改善する

○腎の「陽虚」による遺精、遺尿、頻尿、精液尿などに、山薬、烏薬などと配合して使用する。☆処方例「縮泉丸」

【用量】三～六g、煎服。

【使用上の注意】

温性の漢方薬なので、体を乾燥させるため陰を消耗しやすい。「陰虚」タイプや熱っぽい人、水分の排泄機能が阻害されて体内に余分な水が溜まり熱を生じる人には禁忌。

似た効能の漢方薬の比較

益智仁と補骨脂

益智仁と補骨脂はともに「温腎固精」「縮尿」「温脾止瀉」の働きがあり、益智仁はお腹を温め寒気を発散する働きがより強く、補骨脂は補腎壮精のほうがより強い。

益智仁と佩蘭

益智仁と佩蘭はともに唾液や涎沫の促進に働く。益智仁はお腹を温め寒気を発散する働きがより強く、佩蘭はお腹の熱を収め、湿邪を除く働きがより強い。

古い症例の紹介

三国時代、曹操の息子曹植は体が弱く、食欲もなく毎日ぼーっとしている状態でした。そんな様子に困っていたところ、南方の商人から「摧芋子」という薬が献上されました。曹植が服用すると元気になり、食欲も増え日ごとに聡明になり、五歳で詩を始め、七歳になる頃には立派な詩を作れるほどで「神童」として知られるようになりました。曹操はその薬材を「聡明果」と呼ぶよう

豆知識

「道地薬材」とは？

中薬の多くは天然植物であり、その植物(薬)の自生する地域はその植物に土壌が合っており、他の地域で栽培された同薬とは成分が違い、効果が高く、それは「道地薬材」と呼ばれています。

揚子江の南、「南嶺」以南の地域に自生する薬は「南薬」と呼ばれます。南薬のうち、春砂仁、益智仁、巴戟天、檳榔は最も有名な四つの南薬と呼ばれています。

になりました。

宋朝の大文豪・蘇東坡が嶺南（当時の未開発地域）に左遷された時の文の中に「益智仁」について同じ記載があります。

家庭でできる利用法

月経が止まらない：益智仁を炒めて粉末にし、おもゆに入れて塩少々を入れ、一日に九gを三回に分けて飲む。《経交産宝》

小児夜尿症、尿の白濁：益智と茯苓同量を粉末にして、一日三gを空腹時におもゆで飲む。「益智散」《補要袖珍小児方論》

腹が張って下痢が止まらない：益智仁六〇gを四〇分煎じてその汁を飲む。《世医得效方》

現代の研究より

有効成分：yakuchinoneA・B、nootkatol、揮発油一％ zingiberol、亜鉛、銅、鉄分、カルシウム、マグネシウム、多数のアミノ酸、ビタミンなど

記憶を改善する作用：「益智一号」（益智仁と何首烏、石菖蒲などを配合した処方で、五種類の原因によるマウスの記憶障害の改善がみられた。

新陳代謝の促進作用：益智仁を主薬とした「益智糖漿」（飲料）には代謝を高める作用がある。

強心、利尿作用：益智仁の抽出物質に強心作用、利尿作用がある。

腸の収縮の抑制作用：益智仁の煎じ汁には腸の収縮を抑制する作用があるため、下痢を止める効果がある。

抗ガン作用：益智仁の煎じ汁には肉瘤細胞の増加を抑制する作用がある。

抗老化作用：益智仁と生地黄、枸杞子などを配合して「清宮寿桃丸」にして食べる。三〇例の腎虚老人に試用して、八七・九％に有効という報告がある。

よく使われる薬膳

1 益智仁の粥「益智仁粥」

下痢っぽい、頻尿、遺精に

【材　料】
益智仁……………五g
もち米……………五〇g
塩……………少々

【作り方】
もち米を粥にして、粉末にした益智仁と塩を入れ、暫く煮たら完成。

【服用法】
毎日一回食べる。

2 益智と白朮の焼きもの「益智仁餅」

小児のよだれが多い時に

【材　料】
益智仁(粉末)……………三g
白朮(粉末)……………三g
小麦粉……………五〇g
塩……………一g

【作り方】
全部の材料を混ぜて生地を作り、薄く延ばしてフライパンで焼いて完成。

【服用法】
そのまま主食として食べる。また蓮根のスープと一緒に食べる。

大棗（たいそう）

クロウメモドキ科
学名　*Ziziphus jujube* Mill.
英語名　Chinese date
　　　　Common jujube
中国名　大棗（DaZao）
和名　ナツメ（夏芽、夏目）
処方用名　たいそう、大棗、紅棗
出典　《神農本草経》

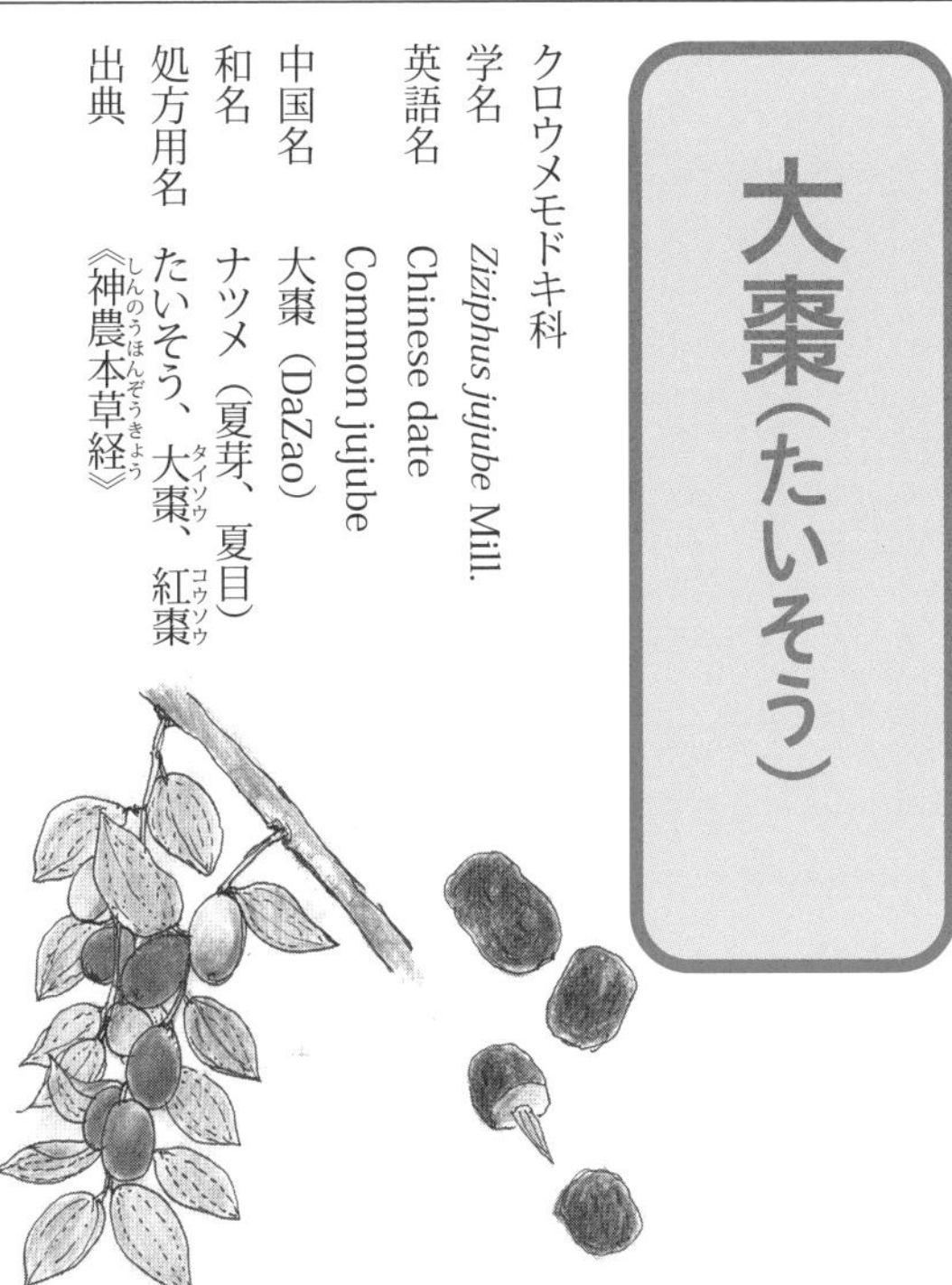

ルーツ

クロウメモドキ科の落葉高木の成熟し乾燥した果実です。原産地は中国からヨーロッパ南部や西アジアにかけての地域とされています。黄河の流域で古くから栽培され、四〇〇以上の品種が知られています。日本への渡来は奈良時代以前とされ、万葉の時代には既に栽培されていました。和名は夏に入って芽が出ることで、「夏芽」に由来します。韓国では薬膳料理としてサムゲタンの材料に使われます。

中国では、ナツメには「棗」と「棘」（酸棗）があり、「朿」は「刺」で、「棘のある」植物を意味します。「棗」は高い木で大きい実がなるため、「朿」を重ねて「棗」とし、「棘」は低い藪のような植物で小さい実がなるため、「朿」をならべて、「棘」とします。

英語名 Chinese date は「中国のナツメヤシ」という意味で、果実の形は似ていますが、ナツメヤシは単子葉植物であり、全くの別種です。

産地と品質

中国の産地は、青州（今の山東省益都・臨淄）のナツメが最もよく、果実が大きく果肉が充実していて、種は細く小さく、甘くて美味しい。次によいのは、晋州（今の山西省太原）のナツメで、強い天日で乾燥させ、薬として使う。江南のナツメは大きく果肉が硬く、味も美味しくないので、薬としては使用しない。他のものは食材として使う。ただし、浙江省の「南棗」は有名で、特に「義烏南棗」は清代に「美食」として選ばれ、乾隆帝がこれを好み、毎年皇室に献上されていた。「御棗」ともいう。

体質との相性	
気血両虚・息切れ、だるい	◎
食積痰湿・老廃物の詰まり	×
気滞うっ血・血行悪い	△
肝陽亢盛・高血圧、急性肝炎	×
陰虚	×
陽虚	○

自然の属性	
寒熱	温・微温
五味	甘・辛
昇降収散潤燥	昇
臓腑	脾、胃、心、肝
毒性	無毒

解説　ナツメは温性で、熱性体質には不向きです。また、気を補強する作用があるため、不足の状態ではない「食積痰湿」「肝陽亢盛」「気滞うっ血」、上熱下冷、怒りっぽい、感染初期、熱っぽい人にも不向きです。「虚性体質※」でも体内が熱っぽい人や便秘の人にも不向きです。ただし、「気血両虚」で虚弱の人、出産後で体力が衰えた人には合います。
※虚性体質：「気血両虚」「陰虚」「陽虚」などを示す。

日本での利用法

現在では東北地方、長野県、瀬戸内海沿岸地域にほんの少し残っているのみです。緩和、強壮、利尿薬として神経の緊張・興奮を鎮め、けいれんの症状を緩和するので、ヒステリー、神経衰弱症、不眠症、胃けいれんなどによく使われます。中華料理で食用されるものはほとんどが乾果です。

日本のナツメ酒

日本では、「ナツメ酒」を寝る前に飲むと、不眠症によく、滋養作用があるという養生法がよく知られています。作り方は、さっと湯通しして天日に乾燥させた果実三〇g、一粒を三～四つに切って、グラニュー糖三〇g、ホワイトリカー一．八ℓに漬け込み、冷暗所に五カ月置きます。ナツメ酒が熟成すると、三カ月間は保存することができます。これを毎晩六〇mℓ飲むと不眠に効果があります。

豆知識

《斉民要術（さいみんようじゅつ）》によると、「棗がすべて赤くなったら、毎日その木を揺らして落下した棗を収集し、強い天日で乾燥させると、赤くしわあるものができる。もし半分しか赤くない場合、果肉が充実しておらず、乾燥したあと色が黄色で皮がしわになる。ゴマ油の葉と一緒に蒸すと色は潤いが出て、つやがよくなる」。「桃は三年、杏は四年、ナシは五年、ナツメはその年で金になる」という民間の諺があり、中国では短期で収穫できるという利点により、大変人気があります。

中医学的効能と応用

①「補中益気（ホチュウエッキ）」▼脾（ヒ）を補強して気を補う

○「気虚（キキョ）」で体が疲れやすく無力、食欲不振、便の形が泥状の場合に、人参（ニンジン）、黄耆（オウギ）、当帰（トウキ）、陳皮（チンピ）、升麻（ショウマ）などと配合して用いる。☆処方例「補中益気湯（ホチュウエッキトウ）」

②「養血安神（ヨウケツアンシン）」▼血分（ケツブン）を補養（ホヨウ）して心神（シンシン）を安定する

○血分（ケツブン）の不足による心神（シンシン）不安定で不眠、不安感、悲しい、じっとしていられないなどの症候に、炙甘草（シャカンゾウ）、浮小麦（フショウバク）などと配合してよく用いる。☆処方例「甘麦（カンバク）大棗湯（タイソウトウ）」

③「緩和薬性（カンワヤクセイ）」▼薬力の猛烈な薬物に配合し、その激しさを緩和する

○痰湿（タンシツ）による咳痰、喘息などの症候に、葶藶子（テイレキシ）などと配合して用いる。☆症方

古い症例にナツメの応用

許叔微（きょしょくび）《本事方（ほんじほう）》の症例：ある婦人が「臓燥証（ゾウソウショウ）」にかかり、悲しくて泣きやむことができず、許先生が古方に「大棗湯（タイソウトウ）」があるということを思い出して、すぐにナツメを煎じてその汁を飲ませました。すると間もなく、婦人は泣き止みました。数日飲み続けると、病がよくなりました。「金匱要略（きんきようりゃく）」には「婦人臓燥、悲しくよく泣く、正気を失いそう、あくびばかりに『大棗湯』がよい。その処方は：ナツメ一〇粒、小麦一升、甘草二両。この比率で毎日一両を煎じて飲む。胃腸にもよい」と記載されています。

コラム

上古の時代、中国には黄帝という帝王があり、黄帝の妻の一人、元妃螺祖（らそ）は賢く、クワを植え、蚕を養い、絹を織る技術を開発したそうです。また、彼女はとてもきれいで、その秘訣は毎日ナツメを食べることだったといいます。

宋代、孫光憲（そんこうけん）の《北夢瑣言（ほくむさつげん）》という書には、ある婦人は五〇歳を越したにもかかわらず、スタイルもよく少女のような顔でした。その若さの秘訣を尋ねると、「一日にナツメを三粒食べる。他にはない」と。そのため民間には「一日三つナツメを食すると、一生若さを保つ」という諺があります。

例「葶藶大棗瀉肺湯（テイレキタイソウシャハイトウ）」

【用量】三〜一二個（中の種を取り除くと三〜一五g）

【使用上の注意】

体内に余分な水分が溜まり、うまく排泄できず熱を生じる場合、食積（ショクセキ）がある場合、歯痛がある場合、熱っぽい喘息の場合は使用しない。

古典より

新鮮なナツメを食べすぎると、歯が黄色くなり、虫歯の恐れもあります。また、熱を生じ、お腹が張り、脾の消化機能を損ない、体内の湿熱が一層ひどくなります。「食積痰湿」の人は摂らないほうがよいでしょう。生ナツメは小児には不向きですが、胃腸が弱くない小児は少し摂るぐらいなら問題はありません。歯の疾病のある人や小児消化不良にはよくないので控え目に。また、ネギと一緒に摂ると五臓を損ない、魚と一緒に摂ると腰痛や腹痛を起こしやすく注意が必要です。ナツメを砂糖やハチミツと一緒に蒸すと消化機能を損ない、湿熱がひどくなるため、一緒に摂ってはいけないという勧告が古文献に載せられています。

よく使われる薬膳

1 ナツメと黒豆のスープ「大棗黒豆湯（タイソウクロマメトウ）」

各種の貧血に

【材　料】

ナツメ……………………一〇〇g

黒大豆……………………一〇〇g

【作り方】

あらかじめナツメ、黒豆を冷水に一晩漬けておく。一ℓの水で弱火で二時間煎じ、汁二〇〇㎖を取る。

【服用法】

その汁を飲む。ナツメを適量食べる。

2 竜眼肉（リュガンニク）、生姜とナツメのスープ「竜眼生姜大棗湯（リュガンショウガダイソウタン）」

妊娠中のむくみ（冷えタイプ）に

【材　料】

竜眼肉……………………一〇g

生姜………………………一〇g

ナツメ（種を取り除く）……一〇粒

【作り方】

竜眼肉、生姜、ナツメを八〇〇㎖の水で弱火で三〇分煎じる。

【服用法】

竜眼肉とナツメを食べ、スープを飲む。産後のむくみにも同様に使える。

3 ナツメ、生姜と豚足のスープ「大棗生姜猪蹄湯（タイソウショウガチョテイトウ）」

乳が軟らかく、乳汁が少ない症状に

【材　料】

ナツメ……………………一〇粒

生姜………………………四〇g

陳皮（チンピ）……………………四g

豚足（前足）……………二ケ

【作り方】

ナツメ、生姜、陳皮、豚足を一緒に一時間煮込む。

【服用法】

スープを飲む。

現代の研究より

免疫機能を高める：血液の免疫細胞の機能を高め、血液のTリンパ細胞を高める作用がある。

抗酸化作用：ナツメの抽出液には著明な抗酸化作用と抗老化作用が認められている。

非血小板減少性紫斑への効果：非血小板減少性紫斑で西洋医の治療が無効であった患者にナツメの煎じ薬を投与すると、三日間で著明な効果がみられ、紫斑が消失した。

その他の研究より

抗Ⅰ型アレルギー作用：ナツメはcAMPを含み、介質LTD4の放出を抑制することができ、抗アレルギー作用を発揮する。

肝機能改善作用：ナツメとピーナッツのスープには肝機能の値を降下させる作用がある。

神経再生の促進作用：ナツメのサポニンには神経の再生を促進する作用があると判明した。

冠状動脈の拡張作用：ナツメにはcAMPが豊富で、冠状動脈を拡張することができ、心筋の収縮力を補強する作用も判明した。また、cAMPは抗Ⅰ型アレルギー作用もある。

古典の訓え

震亨曰く「ナツメは土に属し、火があり、甘くて緩和の効能があり、甘味は先に「脾」（消化器）に入り、摂りすぎると「脾」の負担になり、「脾」の病を促進する」

李時珍曰く「『黄帝内経素問』には、ナツメは「脾」の果で、「脾」病時に摂ればよいという言葉があるが、それは「脾」の気の弱い原因で起こした病を指すので、無病でよく摂るのは害が多い」

ワンポイント

人工栽培でできた「御棗」は大きく美味しいのですが、薬としては使いません。なぜなら、棗は人の「気」を補強する効能があります。それは果肉が充実しているからこそ発揮される効能ですので、「御棗」のように軽く空虚な果肉のものは、効能が低く、品質はよくありません。南郡では、棗を煮たあと天日で乾燥させます。果皮は薄くしわが多く一層甘くなるため、他の産品より人気がありますが、薬としては使いません。

話題の栄養素

ビタミンC：ナツメには豊富なビタミンが含まれ、特にビタミンCの含有量は果物の中でトップクラスです。そのため、ナツメは「天然ビタミンC」と呼ばれています。ビタミンCは壊血病の研究で発見され、血管と粘膜を丈夫にするために欠かせない成分であるコラーゲンの生成と維持に役立ちます。また近年、ビタミンCがカゼウイルスを攻撃するインターフェロンの生成を促進し、発ガン物質を抑制する作用が判明しました。

「生姜黒糖大棗のスープ」は誰にでもよいか？

「生姜黒糖大棗のスープ」は、乳汁を増やし妊娠中のむくみを改善するなどの薬膳として以前紹介しましたが、「これは男性にもよいものですか」という質問がありました。大棗は補品で貧血によく生姜は助陽のものです。古くから中医には「男子不可百日無姜」（男性が百日もの間、生姜・乾姜を摂らずにいるのはよくない）という説があります。姜は新陳代謝の促進、経絡を通じる作用があり、男性養生の一つの方法とされていました。ところが、胃のためにはこのスープより、脂っこい食を控え、「お粥」や「栗の粥」を摂った方がよいといえます。このスープは過食すると便秘・頭痛・目赤などの症状を引き起こす恐れがあり、過食は禁物です。

木瓜（もっか）

バラ科
学名　*Chaenomeles sinensis*（Thouin）Koehe
英語名　Chinese Floweringquince
中国名　木瓜（MuGua）
和名　ボケ
処方用名　宣木瓜
出典　《雷公炮炙論》

体質との相性	
気血両虚・胃腸弱い	○
食積痰湿・過食	×
気滞うっ血	△
肝陽亢盛・高血圧	×
陰虚・腰痛	×
陽虚・足腰だるい	◎

自然の属性	
寒熱	温
五味	酸
昇降収散潤燥	降、収
臓腑	肝、脾
毒性	無毒

解説　温性で余分な水分を除去する木瓜は、冷え症で体内の余分な水分の排泄機能が低下している「気血両虚」と「陽虚」のタイプには非常にいいのですが、食滞を起こしやすい「食積痰湿」のタイプには不向きです。もともと体内が熱っぽい「肝陽亢盛」タイプ、体内の水分不足でいつも熱っぽい「陰虚」タイプにも合わないため避けたほうがよいでしょう。「気滞うっ血」のタイプは、その血行が悪い原因は脂肪ではなく、血小板の異常で血管内の血の塊を作りやすいためなので、酸性の木瓜を使うと血管の収斂により悪化するため、相性がよくないとされています。

ルーツ

バラ科の落葉低木植物もっかの成熟した実です。中国原産で、主産地は安徽、浙江、湖北、四川などの地域です。平安時代に日本に渡来し、江戸時代になって栽培が盛んになったといわれています。もともと薬用として導入されましたが、実際様々な園芸種を導入し観賞用が主でした。日本では「ボケ」と呼ばれ、日当たりのよい山に自生して、中国名に真似て「和木瓜」「草木瓜」といいます。日本では「木瓜」と似ているとされるカリンがあります。日本の薬局では「カリン」のことを「木瓜」と呼びますが、中国では「カリン」は「木瓜」とは異なるものなので「光皮木瓜」といいます。「カリン」は痰を除去することが主な効能で、「木瓜」は湿を除き、腰、膝の痛みを解消することが主な効能であり、注意が必要です。本州、九州原産の「クサボケ」も「木瓜」と呼ばれているが、効能が違います。

中医学的効能と応用

①「平肝舒筋」▼肝の熱を取り、筋のけいれんを解消する

○肝気の旺盛による嘔吐、下痢、筋肉のけいれんに、呉茱萸、茴香、生姜、蘇葉、甘草などと配合して使用する。☆処方例「木瓜湯」《三因方》

②「和中去湿」▼体内に溜まった余分な水分を除き、消化機能を回復する

○湿気による脚気、膝腰が脹れて痛む、筋肉のけいれんなどの症候に、大腹皮、茯苓、蘇葉、羌活、甘草、木香などと配合して使用する。☆処方例「木瓜湯」《奇効良方》

③「生津止渇」▼唾液の分泌を促進してのどの渇きを解消する。

○胃の津液不足の食欲不振、口渇に、烏梅、石斛、沙参などと使用する。

【用量】三～九g、煎服。

【使用上の注意】

①「陰虚」タイプの腰膝がだるく痛む人、食あたりによる食滞には用いない。

②鉄器を使わない。

話題の栄養素と有効成分

①ビタミンC：木瓜にはビタミンCが豊富で、壊血病によく、血管と粘膜を丈夫にするための欠かせない成分で、コラーゲンの生成と維持に役立ちます。カゼウイルスを抑制することができるインターフェロンの生成を促進し、発ガン物質を抑制する働きも判明しました。ところが近年人工合成のビタミンは効果がないという報告が出され、数十年も飲み続けている総合ビタミンの「神話」が崩れてしまいました。人工ビタミンCを摂りすぎると五〇～九〇％の割合でビタミンB_{12}が壊れてしまい、そしてビタミンAの代謝を阻害し尿酸のレベルを上昇させ、痛風も悪化させます。更に突然中止すると、自然食中のビタミンCでは不足し、ビタミン欠乏症のような症状を引き起こす恐れがあるという報告もありました。

②ペクチン（果膠）：果物の皮（リンゴ、木瓜など）には水に溶ける食物繊維ペクチンが含まれ、とろりとして腸の壁を保護し、便秘を改善する働きがあります。また、ペクチンは放射性物質との親和性が強く、結合して便から排泄しやすくなり、放射性物質から身を守ることに役立ちます。

昔からよく使われる処方

足のひきつけ：酒と水を半分ずつ混ぜた液で木瓜を煮て、火が通ったら木瓜をすり潰し、温かいうちにひきつけがよく起こる足のふくらはぎに貼る。綿で保温し、冷えたら張り替える。毎日三～五回替える。《食療本草》

臍の周囲の絞るような痛み：木瓜三切れ、桑の葉七枚、ナツメ三粒、水2ℓくらいを、五〇〇mlまで煮て呑服するとその痛みが解消する。

首がこる：木瓜二個の上三分の一を切ってその種を取り除く、没薬六〇g、乳香九gを木瓜の中に入れ蓋をして糸で固定し、四〇分以上蒸し、柔らかくなったらすり潰してジャムにする。一日一八g、二回に分けて生地黄汁一〇〇ml、酒三〇〇mlを混ぜた汁を温かいうちに飲む。《本事方》

現代の研究より

有効成分：サポニン、リンゴ酸、レモン酸、タンニン、ビタミンC、クエン酸、ペクチン。

抗菌作用：木瓜には強い抗菌作用があり、木瓜1gはクロロマイセチン（chloromycetin）一〇mgの療効と同じという報告がある。

古典の訓え

《黄帝内経素問》には「酸走筋、筋病無多食酸」（酸味は関節、靭帯、筋膜の機能を正常に維持するために欠かせない味であるが、関節、靭帯、筋膜の病の場合、酸味を摂りすぎると調子を崩すことがあるため、適度に摂るのがよい）。詳細に分析すると、木瓜は、激しい嘔吐、下痢により引き起こすこむらがえりによいですが、それは肝経の興奮によりけいれんが起こるので、木瓜は筋膜を補強するのではなく、胃腸の症状を回復し興奮した肝を緩和するということです。五行説で説明すると、母の土（脾胃）病になると、子の金（肺）が衰え、故に普段金により抑制されている木（肝）が興奮します。甘温の木瓜でその脾胃の消耗を止め、酸味で肝の興奮を抑制します。「肝木」平則「脾土（胃腸）」安、ということになります。

著者の話

木瓜と呼ばれるものには、果物のパパイアと沖縄の野菜として利用される木瓜と漢方薬の「木瓜」があります。調べてみると観賞用のボケも「木瓜」として、薬味として使われています。カリンも「木瓜」として扱っています。今回紹介したのは湿を除き、ひきつけを解消する木瓜です。くれぐれも間違わないようにしましょう。中国の南方でもアジア地域の黄色の甘いパパイアが果物として販売されています。この効能は漢方の生薬の酸っぱい「木瓜」と異なります。

抗ガン作用：二一．五%木瓜の煎じ液はマウスの腹水ガンに対し著明な抑制作用があり、その有効成分はリンゴ酸とカリウムの化合物だと解明されている。

肝の保護作用：木瓜のエキス水溶液は肝細胞の壊死や脂肪肝を防ぐ作用がある。血液のGTP値を正常化する。

関節炎の腫れの改善作用：木瓜の水で煎じた汁にはマウスの関節炎やむくみを解消する作用がある。

微小循環の改善作用：木瓜果のペクチンには微小循環を改善する作用がある。

豆知識

木の上に実りますが小さい瓜の形なので「木瓜」と呼ばれます。また、木瓜の味は酸味で木の生気を受けてできたといいます。木瓜はあちこちに見られますが、中国安徽省の「宣城」のものが一番とされています。春、末花が咲き、濃い赤色で実が大きいものは小さい冬瓜のようで、小さいのは人の拳ぐらいで、宣城の人々の皇帝への献上品として「宣城花木瓜」として知られています。色が黄色で、皮が薄く、香りが清らかで味は甘酸っぱく、渋みを感じないものは食べて健康によいですが、色が薄く黄色く、ヘタが粗く、実が小さく円形のものは、味が渋いです。少し塩味がするものは「和圓子」とか「木桃」ともいい、気を傷付ける恐れがあります。

コラム

木瓜は種を植えますが、枝でも「枝接」することができますし、枝を土に植えると根を下ろして芽が出ます。木瓜の歯ごたえはシャリシャリしており、ハチミツで漬けると果物として食べられます。種を除き、蒸してすり潰してハチミツと生姜の汁と一緒に煮て、ジャムにして冬季に白湯で薄めて飲むと、膝腰を丈夫にします。昔、中国では木瓜を焼いて灰にし、池に入れて魚を毒殺することがありました。李時珍の時代にも木瓜を薄切りにしたものを日干しにして、薬として貯蔵しました。しかし、《大明会典》によると、宣城の献上品・木瓜は、黒くて腐した、虫くいを生じた木瓜を薬品として使ったそうです。それはなぜなのでしょう。ある解釈では古い木瓜の多くは黒く虫くいだらけで、その穴は「木の気」が抜けたもので、そのため薬によいとされていますが、本当はどうでしょう。木瓜は「木の気」を受け、薬になるのか、それとも「木の気」は不要で抜けているからよいのか、これからの研究の課題です。また、木瓜は「こむらがえり」に効果があると古くから知られています。昔、木瓜の木で杖を作り毎日使うと健康によいといわれていました。今でも中国ではこむらかえりの発作中に「木瓜」の名を呼ぶ、あるいはその字を書くと症状が緩和できるといいますが、この民間療法がなぜ効くのかは不思議です。

古い症例の紹介

金元代、晩年の羅天益が上梓した《衛生宝鑑》の中に記載された症例を紹介します。太保の劉仲海は友人とともに一日に木瓜を三個から五個食べました。するとみな、尿の出が悪く「淋病」になりました。そこに羅天益が訪れ、「これは酸味を摂りすぎたためで、止めたらよくなる。だいたい、人が五味のものを適度に摂ることは五臓六腑において必要なものだが、五味の中の一味だけを摂りすぎるとその対応する臓腑を逆に傷付ける」

次に、一九一一年頃の名医、鄭奠の実際の症例です。船を操る人が急性尿豬留（癃閉）で尿が一滴も出ないため、膀胱が張って痛く苦しく、他の医者が利尿剤を使っても治らず、鄭奠に診てもらうことになりました。鄭奠が船に乗ると、清らかな香りが漂っていたので、その香りについて聞くと、患者は「南京を経由した時にこの香りを好きになり、数百個の木瓜を購入して船の前に置いた」と答えました。鄭奠先生は笑って「その木瓜を除けば尿が自然に出る。心配無用」と舟人に説明しました。木瓜を捨てたあと尿が自然に出ました。

ワンポイント

木瓜の模様は、子孫繁栄を祈るため唐の時代から宮服の文様として用いられました。日本では奈良時代以降、内大臣であった徳大寺実能によって使用され始めたといわれています。木瓜紋と、藤紋、片喰紋、鷹の羽紋、桐紋と合わせて五大紋と呼ばれます。

竜眼肉（りゅうがんにく）

ムクロジ科

学名　*Euphoria longan* (Lour) Steud.
E. longana lum.

英語名　Longan

中国名　竜眼 (LongYan)、桂元 (GueiYuan)

和名　リュウガンニク

処方用名　竜眼肉、桂圓、桂元

出典　《神農本草経》

ルーツ

ムクロジ科の常緑低木竜眼樹リュウガンの果実(果肉)です。中国の主な産地は広東、福建、台湾。初秋、果実を採集して日干しします。別名は桂圓、茘枝奴、竜眼、竜目で、竜眼、竜目ともに竜の目の形に似ているために名付けられました。また、茘枝の収穫時期に応じて竜眼が熟する様子は、まるで茘枝に従う侍人のように見えるため、「茘枝奴」ともいいます。また、その果実の殻の色は桂皮に似て、形が真円のため「桂圓」ともいいます。

食品・漢方薬として日本に輸入されています。中華街のお店でも食品として売られていますが、いずれも日本人にはなじみのないものです。

体質との相性

体質	相性
気血両虚・貧血、体弱	◎
食積痰湿・消化不良	×
気滞うっ血	○
肝陽亢盛・高血圧	×
陰虚・微熱、不眠	△
陽虚・下痢	○

自然の属性

寒熱	平（温説も）
五味	甘
昇降 収散 潤燥	潤
臓腑	心、脾
毒性	無毒

解説　竜眼肉は、微温性で甘く体の水を排泄する機能を抑制する働きがある補強薬で、虚弱ではない「食積痰湿」、「肝陽亢盛」の人には不向きで、避けたほうがよいでしょう。「気血両虚」で心身症の人や下痢っぽくて寝ても途中で目覚めやすい「陽虚」、「気血両虚」の人には非常によいでしょう。

中医学的効能と応用

①**「養心血」「補脾気」**▼気血を補い、安定させる

○心と脾の両方の虚による動悸、不眠、健忘、食欲不振、倦怠無力感などの症候に、黄耆、人参、白朮、当帰、酸棗仁、遠志などと配合して用いる。☆処方例「帰脾湯」

②**一般の気血不足に、単品で使用してもよい。**

【用量】一〇～一五g、大量時は三〇～六〇g、煎服。

【使用上の注意】

竜眼肉は甘く水をもたらし、痰・湿・熱の症状を悪化させるので、「食積痰湿」の人には使わないように。

家庭でできる利用法

貧血、神経衰弱、自汗：竜眼肉六粒、蓮子（ハスの実）二粒、芡実（オニバスの実）一個を水で煎じる。毎日寝る三〇分前

に、六〇〜一〇〇㎖を飲む。

切り傷の出血：竜眼の種核を焦げるまで焼き粉末にして保存しておく。患部にふりかけてガーゼなどでカバーする。

やけど：竜眼の焦げた粉末を椿油で練り、患部に塗る。

気血不足の老人、病の回復期、痴呆：竜眼肉を蒸して、九gを一日三回に分けて食べる。

手の疥癬（疥虫による）：竜眼の種核を焦げるまで焼いて、ゴマ油で調和して患部に塗る（難治性の白癬症にもよい）。

注意：竜眼肉は甘くて食べやすいので過食しないように用量を厳守のこと。

古い症例の紹介

清の康熙帝の時代、有名な著作《紅楼夢》に、主人公宝玉はいつも精神不安定で、ぼーっとして意識がもうろうとしやすく、竜眼肉を煮たスープを飲ませると意識を回復するというくだりがあります。精神の刺激により、意識がもうろうとした患者に竜眼のスープを数日間飲ませると精神が安定し、やる気も体力も回復します。この症例は「小説」の中のことですが、作者・曹雪芹（一七二四〜一七六三）は医学にも精通していました。

著者の話

竜眼肉は「平性」なのか「温性」なのか、古い書物の記載では混乱しています。《本草綱目》には「平性」と記され、正式な教科書にはすべて「平性」とありますが、いろいろな実用書などでは多くは「温性」と記されています。その根拠は、多く摂ると歯茎が腫れて痛み、熱っぽくなったり、イライラしたり、口やのどが渇いたり、鼻血がよく出ることにあります。民間の医学書の著者や権威ある教科書で平性であると述べていても、食べすぎると体が温かくなる、と確信したそうです。ちなみに《本草綱目》に、かの楊貴妃が大好きであった荔枝は「平性」と記載されていますが、すぐあとの「竜眼」の原文で李時珍は「蓋荔枝性熱、而龍眼性和平也（レイシは熱性であるが、リュウガンはレイシほど熱性が強くない）」と記載し、混乱させられます。著者は虚弱であった幼いころから「竜眼肉」をよく利用して「補虚長智」（虚弱を補強して脳を活性化させる）の恩恵を受けたことがあります。その後、五十年の臨床経験をへて、レイシは「熱性」で、竜眼は荔枝ほど「熱性」ではなく「微温性」という説が妥当だという結論に至りました。

古くからよく使われる処方

「竜眼方」

毎日新鮮な竜眼三六粒を用意する。子（夜十一〜一時）、午（昼十一〜一時）、卯（午前五〜七時）、酉（夕方五〜七時）の四つの時間帯に竜眼九粒の外殻を除き、口に入れて正座して、午前は東に向き、正午からは南に向く。意識を無にして、舌で竜眼を口内で攪拌しながら細かく砕き潰してタネを除き、再び噛み砕いて、トロトロにして唾液と十分に混ぜて、その混ぜた液を三回に分けて一口ずつゆっくり飲む。下丹田（臍の下あたり、臍下丹田ともいう）に送るイメージで、自己の精気神も下丹田に集中させる。

効能：長期的に努力すれば体が軽く健康になり、万病の予防、長寿去病になる。

解説：この処方は清代の《養生須知》に載せられ、服用時に道家気功「意守丹田」（を同時に行うと更に効果が高まる。

現代の研究より

有効成分：竜眼肉には二六・九g／一〇〇gのタンパク質が含まれる。その他に鉄分、亜鉛が豊富。セレンの含有量は果物の中で桑椹（ソウジン）に次いで第二位で、その効能は強心、抗ガン、強精延命である。

抗ガン作用：竜眼を水で漬けた液は、人の子宮頸ガン細胞に九〇％の抑制率がある。その抑制率は化学療法のビンクリスチン（vincristine）の抗ガン作用と同レベルであるが、ビンクリスチンのような副作用はない。

抗菌作用：竜眼肉を水で漬けた液には、赤痢菌を抑制する作用がある。

抗老化作用：竜眼肉の抽出液にはマウスの脳（肝）のMAO－B活性を抑制する作用がありめ、抗老化作用が認められる。

血管の保護作用：竜眼肉にはミネラル・ビタミンなどの栄養素が豊富で、特にビタミンPの含有量が多い。そのため血管硬化を防ぐ血管の保護作用が認められる。

産後子宮の脱垂防止作用：竜眼肉には鉄分やビタミンB_2などが豊富で、出産後の子宮痛や子宮脱垂を防ぐ作用が認められる。

低温でのマウス存活率を高める作用：竜眼肉にはマウスの常温・常圧での存活時間を延長し、低温でのマウスの死亡率を下げることが認められる。

血脂の降下作用：竜眼肉には血脂の降下作用が認められる。

血糖の上昇作用：竜眼肉には糖分が含まれ、その糖分の多くは単糖（ブドウ糖）であり、摂ると血糖がすぐに上昇するため、糖尿病患者は摂るべきではない。

よく使われる薬膳

1 山の芋と竜眼の粥「山薬桂圓粥（サンヤクケイエンガユ）」

精神を安定させる、早漏に

【材　料】

生の山の芋（山薬（サンヤク））……一〇〇g
竜眼肉……一五g
五味子（ゴミシ）……三g
米……一〇〇g
塩または砂糖……少々

【作り方】

❶山の芋の皮を剥き薄切りにする。
❷山の芋、竜眼肉、五味子を米と一緒に粥にする。塩か砂糖で調味する。

【服用法】

朝夕二回に分けて食べる。

2 竜眼肉と西洋人参のペースト「玉霊膏（ギョクレイコウ）」

虚弱に

【材　料】

竜眼肉…三〇g　西洋人参薄切り…三切れ
砂糖……少々

【作り方】

鮮竜眼肉三〇g（干品なら一五gを六〇㎖の水に入れる）と西洋人参、砂糖を碗に入れ、蓋をして蒸す。

【服用法】

毎回大さじ一杯を白湯で薄めて飲む。

【解　説】

この「玉霊膏」は《随息居飲食譜（ずいそくきょいんしょくふ）》に載っている薬膳で、ポイントは一回大さじ一杯を服用すること。

豆知識

竜眼の殻の色は「桂皮」と似ています。外観の悪いものに「大黄」の粉末を付けて黄褐色にすることはよく知られている「定番」の手段です。それを見分けるには、手でさわって指に黄色の粉末がついた時、水に入れて、周りに黄粉が浮いたら品質の悪い証です。竜眼はハチミツのように甘く、過食すると目の周りが黒ずみ、歯も黒くなります。この点は「茘枝（レイシ）」と同じです。

枸杞子（くこし）

ナス科
学名　*Lycium barbarum* L.
　　　L. chinense Mill.
英語名　Barbary Wolfberry
　　　Chinese Wolfberry
中国名　枸杞子（GouQiZi）
和名　ナガバクコ、クコ
処方用名　枸杞子、枸杞
出典　《神農本草経》

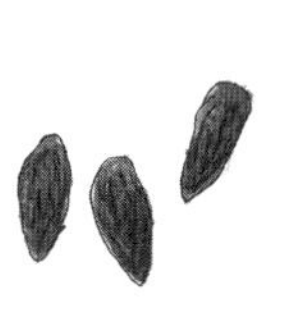

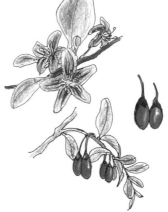

ルーツ

ナス科の落葉小低木クコの成熟果実です。七～九月の果実が熟した時に採取し日干しして、あるいは弱火で乾燥させて使います。中国の主な産地は寧夏、河北、甘粛、青海などの地域です。日本では平安時代に文徳天皇がクコ園を造り、その実や若葉を愛用しました。しかも庭園管理人は一二〇歳まで病もなく生きたといわれています。日本では野原や道ばた、川べりなどに自生する落葉の小低木で、高さは一～二mくらいになります。茎は真っすぐに伸びず小さな棘があります。葉は数枚ずつ集まって付いていて互生します。春と秋の二回新しい芽を出します。夏、淡紫色のナスの花のような小さな花が咲き、秋はグミ大の果実が熟すと紅色になります。繁殖力が非常に強いので適当な湿度があれば、挿し木をするとすぐに根がつきます。

日本での利用法

日本では、枸杞は万能薬草として有名で様々な利用法があります。

糖尿病、肺結核、強壮に：枸杞子一五gをコップ四杯の水で煎じて、一日三回に分けて服用する。

利尿、高血圧症の予防に：干した枸杞の葉一五gをコップ四杯の水で煎じ、少しずつお茶代わりに飲む。

高血圧、動脈硬化予防に：枸杞の若葉を採り、水でゴミをよく洗い落とし、風通しのよい日陰で乾燥させる（一〇日前後かけて完全に乾かす）。煎じる時は、香りが出るまでよくかき混ぜる。容器に葉をひとつまみ入れて、熱湯を注いで三分おいてから飲む。

食べ方：春に伸びた若葉はそのまま生で

体質との相性

体質	相性
気血両虚・胃腸弱い	◎
食積痰湿・消化不良 熱タイプ 寒タイプ	 △ ×
気滞うっ血・血行悪い	△
肝陽亢盛・高血圧	○
陰虚・微熱	◎
陽虚・消化力弱い	○

自然の属性

寒熱	平
五味	甘
昇降 収散 潤燥	潤
臓腑	肝、腎、肺
毒性	無毒

解説　用量を守れば大部分のタイプの人は摂ることは問題ないとしましたが、血を巡らせる効能がないため「気滞うっ血」や血行の悪い人には役に立たず、痰湿で下痢っぽい人には合わないので控え目にしましょう。

食べたり、汁の具や天ぷらにしたり、ゆでておひたし、和え物や煮もの、油で炒めたりする。

中医学的効能と応用

①「滋補肝腎」「明目」▼肝腎を滋補して視力を改善する

○肝腎の陰が不足することによる頭のふらつき、めまい、視力減退、腰や膝がだるく無力などの症候に、菊花、熟地黄、山薬、山茱萸、丹皮、茯苓、沢瀉などと配合して用いる。☆処方例「杞菊地黄丸」

古典の訓え

李時珍曰く「世の人々は黄芩、黄連の苦くて寒性のものは上焦の熱を治し、黄柏、知母のような苦寒のものは下焦の熱（陰火）を収め「陰を補い、熱を降下させる」という。これらは長らく服用すると人の元気を損傷するが、枸杞や地骨皮の甘く寒性を補うと「陰」を育てて熱が自ら収まる。薬効による体の負担はない」陶弘景曰く「諺に『遠くに外出する時、枸杞を食べないように』。これは枸杞が精気を補強して精力が強くなりすぎると困るということである。」枸杞の根である地骨皮は「仙人食」で、別名は「仙人杖」である。

②「潤肺」▼肺を潤す

○肺腎の陰不足による慢性咳、痰が少なく出にくい症状に、麦門冬、五味子、貝母、知母などと配合して使用する。

【用量】三～九g、煎服。

【使用上の注意】

滋陰により通便の効果があるので、脾虚（消化吸収の機能が弱い）による下痢っぽい人には用いない。

昔の製薬法

李時珍曰く「果実を採取して雑質を除いてよい果実を選び、酒に一晩漬け、すり潰して薬として使う」

伝説中の真実

宋の太宗の命を受け、道人・王懐隠が編集した《太平聖恵方》に記載された「神仙服枸杞法」には一つの伝説があります。ある使者が西河に行く途中、一人の髪の黒い女が老人を竹で叩いてい

古典より

李時珍曰く「『枸』と『杞』は別の二種類の木の名前で、枸杞の枝の棘は『枸』の棘と似ており、茎は『杞』の枝と似ているので、『枸杞』と名付けた。昔は、果実の形が長く枝に棘がないものは「真枸杞」といい、対して円形で棘のあるものは『枸棘』といい、薬としては不可という説があった。しかし、それは木が小さい時には棘が多く、大きくなると棘が少なくなるだけのことで、どちらも薬として使える。陝西産のほうがよいとされ、甘州のものは絶品（著者注：現代は寧夏のものが最佳品とされている）」。古くは、枸杞子と根の性質は分けず、後世になり枸杞子は滋補薬として、根である地骨皮は熱を収める薬として使い分けるようになりました。根・葉・子・果実の気味が異なるので、効能が異なるのは当然のことで、これは後世の人の発見です。

仙人食「西河女子枸杞の服用法」

正月の上寅日（第一の「寅の日」）、その根を採取し
二月上卯日、薬を作り服用して
三月の上辰日、その茎を採取し
四月上巳日、薬を作り服用する。
五月の上午日（第一の「午の日」）、その葉を採取して
六月上未、薬を作り服用する。
七月上申日、花を採取して
八月上酉日、薬を作り服用する。
九月上戌日、子実を採取し
十月上亥日、薬を作り服用する。
十一月上子日、その根を採取し
十二月上丑日、その薬を作り服用する。

ました。使者は不思議に思い、尋ねたところ「老人に見えたのは私のひ孫で、治療のためのよい薬があるのに服用しないでこのような姿になってしまったので、罰していた」と女は答えました。彼女のいう薬は枸杞子と花、若葉、根で作られた薬です。昔、赤脚張という異人がこの処方を猗氏県の老人に服用させたところ、寿命は百歳を超え、しっかりとした足どりで白髪が黒くなり、抜けた歯は再び生え、精力が旺盛になりました。この薬は日常服用すれば、体が軽く感じ視力の改善が望めます。

その作り方は、李時珍の《本草綱目》に引用された《保寿堂方（地仙丹）》の文中に記載されています。「春は枸杞の若葉を採取し（名「天精草」）、夏は花を採取して（名「長生草」）、秋は果実を採取し（名「枸杞子」）、冬は根を掘り出し（名「地骨皮」）。それぞれ日陰干しにして、ともに焼酒で一晩漬けて、それを日干しにすることを繰り返して四十九昼夜、日・月の気を取り入れる。乾燥してハチミツで一．五㎝の丸剤にして、毎日朝夕一丸を一〇〇回噛み、白湯で飲む」

補腎壮陽に「棹仙酒」

この酒は成都市中医学院の著名な中医学家・呉棹仙先生が毎日必ず飲む酒で、彼は八〇歳になっても顔色は子供のようなつやがあり、腰も伸び動きも機敏で思考も早く、視力聴力もしっかりして力のある声をしています。彼の学生たちは興味津々で長寿の秘訣を尋ねました。先生は詩を書いて学生に教えました。

【棹仙酒の製法と服用法】

【材料】
枸杞子一五g、紅参一五g、干地黄一五g、淫羊藿一〇g、沙苑子一〇g、母丁香一〇g、沈香三g、遠志三g、茘枝核七粒、焼酒一五〇〇g。

【説明】
寧夏の中寧県の枸杞子、吉林省長白山の紅参あるいは「生晒参」、河南省新郷の生地黄、四川の淫羊藿、陝西潼関の沙苑子、広東の母丁香・沈香・茘枝核、四川の遠志と高粱酒。薬材は全部「道地薬材（最高品質）」にこだわります。

【作り方】
清潔なガラス瓶に薬材を入れて口を密閉する。毎日揺らして四九日後にできあがり。

【服用法】
二〇㎖を昼と晩二回にわけ少しずつ飲む。

【効能】
腎を補い壮陽する。

【注意】
高血圧の人、「肝陽亢盛」の人には不向き。この酒を飲む時、大根を食べることとお茶を飲むことは禁忌（効果がなくなるため）。

著者の話

現代のEDは腎陰不足の人が多いそうです。腎陰を滋養する枸杞には、性機能を回復する作用があるため、枸杞子は世界各国の薬膳のシンボルとなり、食卓には欠かせない薬材です。しかし、デザートや粥の上に二、三粒の枸杞子を載せたものは、飾りとしては色鮮やかですが、効能は弱く、役に立たないのは明らかです。

一方、「仙人食」を多く摂れば摂るほどよいというものではありません。消化吸収の限度があり、摂りすぎると胃腸の負担になるだけでなく、更に肝にも負担になると考えられます。九～一五gくらいが妥当とされています。

また、体質によって、老廃物が詰まっていて熱っぽい人、「痰湿」により各種の機能が阻害されている人、下痢っぽい人には合わないため、使わないようにしましょう。

コラム

中国・蓬莱県南丘村には、枸杞が多く、高さは三mくらいで根は互いに絡まり非常に硬く、付近の多くの人は健康で長寿、枸杞を飲したからだと推測されています。潤州の開元寺には大きい井戸があり、周りにはたくさん枸杞が生えています。根が互いに絡まって張り巡らされ離れないため、その井戸は「枸杞井」と呼ばれ、井戸の水を飲む人々は八〇歳になっても歯が丈夫で髪の毛が黒く元気だといいます。宋の徽宗の時代、順州に築城していたところ、枸杞を掘り出すと、その根の形が犬のようでした。これは仙人たちの伝説の「千年の枸杞」であるので、すぐに献上しました。それを食べると体が軽くなり、「仙人食」とされます。その根は虚熱を収めるだけではなく、人を滋養する働きがあるようです。

家庭でできる利用法

美顔：枸杞子二〇〇gを清酒二〇〇〇mℓに七日間漬けて飲む。（枸杞酒）《延年方》

足腰がだるい、めまい：枸杞子三〇g、米五〇g、ハチミツ少々。先に粥にして枸杞子を入れてハチミツで調味する。（枸杞子粥）《中国薬膳大観》

神経衰弱、動悸、不眠：枸杞子三〇g、人参九g、五味子三〇gを焼酒五〇〇mℓに漬けて七日後から少しずつ飲む。《中医内科学》

おりもの：生の若葉を卵で炒めて食べる。

赤目、翼状片：枸杞子をすり潰して一日に三～五回点眼する。

よく使われる薬膳

1 美顔の丸剤「保鎮丹田駐顔方」

美顔、抗老化に

【材料】

黄精（皮を除去）……五〇〇g

枸杞子……五〇〇g

【作り方】

八～九月、黄精と枸杞子を採取して、黄精をきれいに洗い細かく切って枸杞と混ぜて砕き、日陰干しして粉末にし、ハチミツで5㎜の丸剤を作る。

【服用法】

毎日三〇～五〇丸、空腹で食前に温かい酒で飲む。少しずつ飲むこと。

2 レバーと枸杞の茶碗蒸し「肝杞蒸蛋」

貧血、めまいに

【材料】

豚レバー……一〇〇g

卵……二個

枸杞……子三〇g

紹興酒……一〇mℓ

コショウ……少々

塩……少々

ネギ……少々

生姜汁……少々

清湯……四〇〇mℓ

【作り方】

❶レバーを小さい塊に切り、枸杞子を温水に漬ける。

❷卵を溶いてレバーを入れ、コショウと生姜汁、千切りにしたネギ、酒、塩を入れて混ぜる。

❸三〇〇mℓの清湯を入れてよく混ぜ、その上に枸杞子をのせて一五分くらい蒸すとできあがり

【服用法】

ご飯と一緒に食べる。

夏バテ:枸杞子一五g、五味子一五gを粉末にしてお湯を注ぎ三日間密封する。お茶代わりに飲む。

現代の研究より

肝臓の保護作用:枸杞子は有害物質から肝臓の損害を防ぎ、脂肪肝にならないように働く。

血糖値の降下作用:枸杞子にはラットの糖耐量を高め血糖値を降下させる作用がある。

骨髄の造血促進作用:枸杞子の多糖成分には骨髄の造血を促進させる作用がある。

抗放射線作用、白血球を高める作用:枸杞子の多糖にはマウスの放射線による損傷の回復を促進する作用があり、白血球が著明に高くなる作用がある。

抗疲労作用:枸杞子には筋力を高める働きがあり、疲労を解消するのに役立つ。

抗酸化作用、抗老化作用:枸杞子には著明な抗酸化作用、抗老化作用がある。

地骨皮(じこっぴ)

中医学的効能と応用

①「清虚熱」▼体の陰分不足により生じた熱を収める

○陰虚による寝汗、発熱に、知母、青蒿、鼈甲などと配合して使う。☆処方例「清骨散」

②「清瀉肺火」▼肺の熱を収める

○肺の熱による咳:呼吸が荒く、痰に血が混ざるなどの症候に、桑白皮、生甘草などと配合して使う。☆処方例「瀉白散」

③「涼血止血」▼血分の熱を収め、血を止める

○血分の熱による咳痰、血を帯びる吐血、血尿に、生の地骨皮をついて服用する。

④「生津止渇」▼唾液などの津液生成を促進させる

○内熱による糖尿病によい。

【用量】六~一二g、煎服。

【使用上の注意】

○寒性で降性があるため、カゼの時や胃腸が冷える人には使わない。

○薬を作る際、鉄の器具を使わないようにする。

自然の属性	
寒熱	寒
五味	甘
昇降 収散 潤燥	降、潤
臓腑	肺、肝、腎
毒性	無毒

体質との相性	
気血両虚・胃腸弱い	×
食積痰湿・下痢	×
気滞うっ血・血行悪い	○
肝陽亢盛・高血圧	◎
陰虚・微熱	◎
陽虚・下痢っぽい	×
妊婦	×

解説 寒性、潤で便通によい。地骨皮は冷え症の「気血両虚」、「陽虚」の人には不向き。もともと余分な水分の溜まっている「食積痰湿」の人には逆効果なので使わないようにしましょう。妊婦には胎児に不利となり禁忌。

家庭でできる利用法

婦人の陰部腫れ、発疹：地骨皮の煎じ汁で頻繁に患部を洗う。

歯茎の痛み：地骨皮三〇g（細切り）を水五〇〇mlで五〇mlまで煎じる。その汁を綿棒に付け患部に填入する。

関節痛：地骨皮（細切り）二五〇g、麦門冬五〇g、小麦五〇gを水一ℓで煮る。小麦に火が通ったらその汁を取る。毎日数回、毎回五〇mlを飲む。

古代の製薬法

根を掘り出して東流水※に漬け、土を洗い、砕き、芯を除く。甘草の煎じ汁に一晩漬け、弱火で乾燥させて使う。

※東流水：東の方向へ流れる川・泉水。

現代の研究より

解熱作用：地骨皮にはウサギの発熱を解熱させる作用がある。

血糖値の降下作用：地骨皮には血糖値の降下作用がある。

降血圧作用：地骨皮にはラットに対し著明な血圧降下作用がある。

抗菌作用：ジフテリア菌、痢疾桿菌の抑制作用がある。

子宮を興奮させる作用：地骨皮にはマウスの子宮に対し興奮作用がある。

歯茎出血の止血作用：毎日三～五回、地骨皮のスープを口に含むと、九〇例中、七五例全快、一二例好転、三例無効。

心血管の保護作用：地骨皮の煎じ汁には心拍数を正常に保つ作用がある。また、心臓の収縮力を高め血液の循環を促進する。

血脂の降下作用：地骨皮の煎じ汁には血脂の降下作用がある。

西太后と地骨皮

西太后は、ある時胸が苦しくなり目も見えづらくなりました。御殿医の治療もあまり効果がありません。銭という名の将軍から「自分の母も同じ症状があり、民間医の治療で治った」という話を聞き、西太后はその薬を持ってくるよう銭将軍に命じました。銭将軍は「地骨皮」をたくさん取って来て、煎じて西太后に飲ませました。すると数日後、西太后の目が徐々によくなり元気が戻ってきました。西太后は「この薬の名は？」と聞かれ、銭将軍は枸杞子の根とは言いづらかったので「地骨皮といいます」と答えました。西太后は「地骨皮を損ると天地と同じ寿命になる」と言い、枸杞子の根は「地骨皮」と呼ばれるようになりました。

地骨皮の各家説（各家の経験談）

①李東垣曰く「四物湯に地骨皮・牡丹皮を加えると、婦人の『骨蒸（寝汗）』にとてもよく効く。足少陰・手少陽のトラブルによる自汗と寝汗によい」

②《本草綱目》に「世の人は黄芩・黄連の苦寒で上焦の熱を収め、黄柏・知母で下焦の熱を収める。陰を滋補して上焦の熱を降下させるといったが、これだけ長期間服用すれば元気を損なう恐れがある。枸杞・地骨皮は甘寒で平補し、精気が十分であれば邪火は自然に収まる。この薬を上手に使用できることは感心に値する。また、あまり知られていないが、自分（李時珍）は青蒿を佐薬、地骨皮を主薬にして熱をよく収めることができる」

③《本草備要》に「地骨皮が体内の潮熱を収めることはよく知られているが、体表の潮熱も収めることはあまり知られていない。病気や風寒を治療しても寒邪すべてが退治されていない場合、潮熱はぶり返す。柴胡（半表半裏の邪を退治する）、葛根（表邪を追い払う）などの薬でも治らない場合は、地骨皮（表邪にも裏邪にも働く）で残る邪気を退治することができる」

④王好古曰く「地骨皮は腎の火を瀉す。肺の中の伏火を収め、胞中の火を消す。熱を収め正気を補う」

女貞子（じょていし）

モクセイ科
学名 *Ligustrum lucidum* Ait.
英語名 Glossy Priver
中国名 女貞子 (NuZhenZi)
和名 トウネズミモチ
処方用名 女貞子、女貞実、熟女貞
出典 《神農本草経》

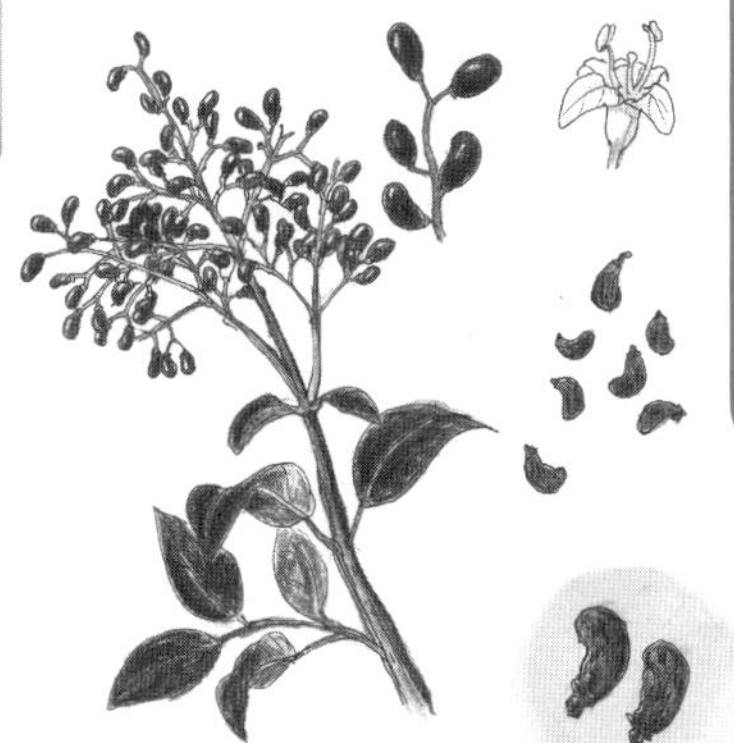

体質との相性

体質	相性
気血両虚・気力がない	◎
食積痰湿・下痢　寒タイプ	×
気滞うっ血	○
肝陽亢盛・高血圧	△
陰虚	◎
陽虚・下痢	×

自然の属性

寒熱	涼
五味	甘・苦
昇降 収散 潤燥	潤
臓腑	肝、腎
毒性	無毒

解説　女貞子は涼性で肝腎を滋養する働きがある。肝腎陰虚により微熱が出やすく、性興奮しやすい人には非常によいです。陽気不足で冷え症で下痢しやすい人には向かないため、避けたほうがよいでしょう。

ルーツ

モクセイ科の常緑小高木で、トウネズミモチの成熟乾燥果実を用います。中国が原産で、主な産地は浙江、江蘇などです。五月に青白色の花が咲き、九月に黒色の果実が実り、冬季に採集し、蒸して日干しにして保存します。日本でも関東南部から沖縄などに広く分布し、公園樹としても植えられています。果実は紫黒色でネズミの糞に似て、その木はモチノキに似ているので、ネズミモチと名付けられました。

別名の由来

別名：女貞木、冬青、蠟樹

女貞木は冬になっても落葉せず、葉は翠緑で冬でも緑を保つ特徴から「冬青」といい、女子が貞操を守ることに似ているので「女貞」「女貞木」ともいいます。また、民間ではこの木から白蠟燭の原料を取るため「蠟樹」とも呼ばれます。「冬青」については、実際ほかに「冬青」という薬があります。それは別名「凍青」で、果実は赤色です。女貞子は黒色なので見分けがつきます。

中医学的効能と応用

①**「滋補肝腎」**▼肝腎を滋養して陰虚による熱を収める

○肝腎陰虚の早期白髪、腰や膝がだるく無力、めまい、潮熱などに、旱蓮草などと配合して用いる。☆処方例「二至丸」

②**「明目」**▼物がよくみえるようになる

○肝腎不足による視力減退、目がかすむなどの症候に、熟地黄、枸杞子、菟絲子、などと配合して用いる。

【用量】九～一五g、煎服。

【使用上の注意】
涼性なので脾胃を損傷しやすく、脾虚寒の下痢や陽虚の人には禁忌。

似た効能の漢方薬の比較

女貞子と枸杞子

女貞子と枸杞子はともに肝腎を補益する。滋補の力は枸杞子が優れ、女貞子は虚熱を収めるのに優れ、「補して詰まることはない」のが特徴である。

家庭でできる利用法

熱く痒みを伴った赤目（結膜炎）：鮮女貞子をすり潰して汁を取る。ペースト状になるまで煮て、清潔な陶瓶に入れて地中に七日間埋める。患部に塗る。《済急仙方》

目の疾病：女貞の葉をすり潰して患部に湿布する。《普済方》

めまい、白髪：女貞子一二g、桑椹一五g、制首烏一二g、旱草蓮一〇gの水煎汁を服用する。《中国薬膳学》

神経衰弱：女貞子一kgを、米の酒一kgに漬けておく。朝夕六〇mlを飲む。

視神経炎：女貞子・草決明・青葙子各三〇gの水煎汁を服用する。《浙江民間常用草薬》

結核の微熱：女貞子九g、地骨皮六g、青蒿九g、夏枯草九gを水で煎じる。一日三回に分けて飲む。《現代実用中薬》

古典の訓え

李時珍曰く「女貞は上品無毒のすばらしい薬だが、古方にはあまり見られないのはなぜだろうか」

典術曰く「女貞木は少陰の精気で、冬も落葉せず、腎によい働きをする」

豆知識

ちなみに日本原産のネズミモチ Ligustrum Japonicum Thunb（英語名 Japonese Privet）は別種植物で、トウネズミモチとの区別はその葉にあり、トウネズミモチの葉には主脈も側脈も透けて見えますが、ネズミモチの葉は主脈は見えますが、側脈は見えないので区別されます。また、トウネズミモチの実は球形でネズミモチの実はやや細長く、樹もやや低い特徴があります。

現代の研究より

有効成分：Nuzhenide、種子には脂肪酸一四・九％、その脂肪酸にはリノール酸八〇・五％を含む。オレアノール酸（oleanolicacid）には強心、利尿作用がある。

免疫機能の増強作用：女貞子の煎じ液

「二至丸」は清代の名医・汪昴が《医方集解》に載せた処方です。冬至に採取した女貞子と、夏至に採取した旱草蓮の二つの漢方薬を組み合わせて作られた薬で、「二至丸」と名付けられました。この処方は、汪昴が友人の汪汝佳から教わったものです。汪汝佳は、幼少から体弱でしたが、聡明でよく勉強しました。彼は父が亡くなったあと、医者になると決心し、数年後地方の医者になりました。しかし四〇歳にもならないのに老衰状態になり、髪の毛は早くから白く、めまいがし、視力が低下しました。

ある日、山で薬を採集していたところ、夜になったため道観に一泊しました。そこで出会った百歳の道人は、視力がよく、髪の毛が黒く、しっかりとした足どりで、それを見て、その養生術を聞きました。道人は院中の女貞樹を指して「女貞子をハチミツで漬け、蓋をして常に食べるとよい」と言いました。汪汝佳はそれを工夫し、まず旱蓮草をすり潰してその汁を取り、女貞子の粉末と一緒に丸剤を作って食べました。半年後、汪汝佳は完全に回復しました。友人の汪昴と会った時には髪の毛も黒くなりすっかり健康を取り戻していました。そんな汪汝佳を見て、その方法を聞き、《医方集解》に載せました。

は、マウスのリンパ細胞の活性を促進するという報告がある。

抗老化作用：マウスの研究で、女貞子は抗老化作用、抗酸化作用がビタミンCよりも優れていることが判明した。

抗ガン作用：女貞子の六％煎じ液のマウスの子宮頸部ガン抑制率は四九・二％。肉腫、リンパ肉腫には効果がないという報告がある。

抗菌作用：女貞子の五〇％煎じ液には、ブドウ球菌、赤痢菌、ジフテリア菌などの病原菌を抑制する効果があると判明した。

血糖の降下作用：女貞子の一・五％煎じ液にはマウスの血糖値を降下させる作用がある。オレアノール酸が主な有効成分と考えられる。

腫瘤の抑制作用：女貞子を水浸したものには動物の移植腫瘤を抑制する作用がある。

強心作用：女貞子には強心作用がある。

通便作用：女貞子には緩める通便作用がある。

よく使われる薬膳

1 女貞子と鴨のスープ「女貞子鴨湯（ジョテイシヤータン）」

肝腎を丈夫にして視力を改善する

【材料】

枸杞子（クコシ）……三〇
熟地黄（ジュクジオウ）……二〇g
山薬（サンヤク）……五〇g
女貞子……五〇g
鴨肉……五〇〇g
塩……少々
コショウ……少々

【作り方】

❶鴨肉を洗い一口大に切る。
❷薬材を入れて鴨肉と一緒に弱火で一時間煮てから調味する。

【服用法】

二～三日に分けて鴨の肉を食べ、スープを飲む。

2 女貞子と豚の脊椎の骨のスープ「女貞子脊骨湯（ジョテイシセキコツトウ）」

肝陰（カンイン）不足により興奮しやすい、早漏に

【材料】

豚骨……二〇〇g
女貞子……一五g
杜仲（トチュウ）……一〇g
桑椹（ソウジン）……一〇g
枸杞子（クコシ）……一〇g
塩……少々

【作り方】

❶豚骨を切って洗い土鍋に入れ、水一ℓを加える。
❷女貞子、杜仲、桑椹、枸杞子をガーゼで包み、❶の鍋に入れる。六〇分くらい煮る。
❸薬の包を取り出して、塩で調味する

【服用法】

スープを飲む。

女貞子の副作用と禁忌

女貞子の副作用には少なくとも服薬後のどが渇く・めまい・軽い腹痛・下痢などがあるが、服用をやめると徐々に回復する。また、女貞子には少量の脂肪油と甘露醇を含むので軽い便通作用がある。正常な人には大した影響はないが、もともと下痢っぽい人は下痢がひどくなる恐れがある。また、腎陽（ジンヨウ）不足の人や胃腸虚寒（キョカン）の人にも合わないので控え目に。

呉茱萸（ごしゅゆ）

ミカン科
学名　*Evodia rutaecarpa*（Juss.）Benth.
　　　E. Officinalis Dode
英語名　Medicinal Evodia
中国名　呉茱萸（WuZhuYu）
和名　ホンゴシュユ
処方用名　呉茱萸、呉萸、淡呉萸、ゴシュユ
出典　《神農本草経》

体質との相性

体質	相性
気血両虚・（胃酸）嘔吐	◎
食積痰湿・暴飲暴食の痰多い嘔吐	×
気滞うっ血・胸やけ	△
肝陽亢盛・痰多い	×
陰虚・痰（粘り出にくい）	×
陽虚・痰多い	◎

自然の属性

寒熱	大熱
五味	ピリ辛・苦
昇降収散潤燥	降、散、大燥
臓腑	肝、脾、腎、胃
毒性	小毒

解説　呉茱萸は大熱性で、痰の除去、鎮痛作用があるため「気血両虚」「陽虚」「食積痰湿の寒性タイプ」の人には、効果が速く非常に合います。一方「肝陽亢盛」の食べすぎによる黄色い痰、「陰虚」の粘る痰には逆効果ですので、使いません。これらのタイプは他の薬で解消できます。

ルーツ

ミカン科の落葉低木呉茱萸の成熟手前の果実です。中国の南北に自生していますが、呉地（揚子江の下流の東南部、三国志の時代の呉の国の地域）のもので、果実が山茱萸と似ているため「呉茱萸」と名付けられ、それが薬として品質がよいとされています。主な産地は四川、雲南、貴州で、秋に収穫します。日干しし乾燥して保存します。または生でも使用します。甘草の水で漬けたものを「淡呉萸」といいます。

中医学的効能と応用

①**「温中散寒止痛」**▼お腹を温めて寒気を追い払い痛みを止める

○肝胃虚寒の水湿が上逆することによる頭頂部痛、むかつき、唾液のようなものを嘔吐し、唾液が多いなどを呈する時や、肝の寒邪で胃の機能障害を起こすことによる上腹部痛、悪心、嘔吐などの症候に、党参、生姜、ナツメ（大棗）などと配合して用いる。☆処方例「呉茱萸湯」

○肝の経脈の寒冷による四肢の冷え、両側の下腹部～陰部～大腿内側の冷え痛み、小腹部の冷え痛み「疝痛」（ヘルニア）などに、木香、小茴香、川楝子などと配合して用いる。☆処方例「導気湯」

○下腹部が虚寒の月経痛、月経周期の延長などの症候に、当帰、川芎、桂枝

などと配合して使用する。☆処方例「温経湯」

②**「疎肝和胃」「止嘔」**▼気を降ろして嘔吐を止める

○甚だしい肝気から生じた強い熱が胃の機能障害を引き起こすことによる胸脇部の疼痛、呑酸、嘔吐などの症候に、黄連、山梔子などと配合して用いる。☆処方例「左金丸」

③**「温中助陽」「止瀉」**▼お腹を温め、陽気を助け、下痢を解消する

○脾腎陽虚の五更瀉（夜明け前の下痢）に、肉豆蔲、五味子、補骨脂などと配合して用いる。☆処方例「四神丸」

○呉茱萸の生の粉末を酢で練って足底に貼ると、火を下行に引導する働きがあるので、口内炎、冷えのぼせの高血圧によい。

豆知識

呉茱萸は厥陰肝経（経絡の十二経の一つ）の主薬で、大熱性ですが、少量を寒薬とともに用いると、甚だしい肝気から生じた強い熱が胃の機能障害を引き起こす「肝火犯胃（の嘔吐、呑酸や湿熱の下痢などにはよいです。反佐（主薬と正反対の効能をもつ薬を少し配合すること）と引経薬（諸薬を目的の部位へ引導する薬）の効能を果たします。

【用量】一・五～六g、煎服。

【使用上の注意】

①辛大熱の薬なので「陰虚」で熱がある人には禁忌。

②呉茱萸は燥性が強く、気血を損ないやすいため、気血不足の人には禁忌。

似た効能の漢方薬の比較

呉茱萸と乾姜

呉茱萸と乾姜はともに寒気を散し、湿邪を除き、温中助陽に働きがある。呉茱萸は主に肝経に働き、肝気を巡らせ「疏肝」して気を降ろすので、頭頂部の痛み、胃痛、寒疝の痛み、少腹の冷え痛み、嘔吐胸やけなどに適する。乾姜は主に脾経に働き、散寒止痛の重要な薬で、腹部の冷え痛み、嘔吐、下痢に適し、温肺化痰にも働くので、寒痰喘咳にも使用する。呉茱萸は助陽に働いて陽気の衰弱により、朝五時頃の下痢「五更瀉」によく用い、乾姜は助陽するので、陽気の衰弱による意識不明を救助する「回陽救逆」の時に用いる。

家庭でできる利用法

高血圧（足冷え）：呉茱萸粉末三〇gを酢で練りペースト状にして、両足裏の中央の（湧泉という穴）に貼る。十二～二十四時間後には血圧が下がり、足冷えなどの自覚症状も軽減する。

消化不良：呉茱萸粉末三gを酢で練りペースト状にして、約四〇℃に温め、臍に貼る。一二時間後に一回貼りかえる。（二八／三〇例が全快）

口腔潰瘍：呉茱萸粉末を酢で練りペースト状にして、両足裏の中央（湧泉穴）に貼り、二四時間後にはがす。（二四／二五例全快。一回で効果あり。）

古典の訓え

李時珍曰く「呉茱萸には二種類あり、一つは大粒、一つは小粒。薬としては小さいほうがよい。自宅で呉茱萸を栽培し、九月九日に収穫し、その葉を少量、井戸水に入れて飲めば疫病なくなり、その実は、室内に置けば、邪よけの効果がある」。なお、小児のいる所での栽培は、実を食べる恐れがあるので注意。

古代の習慣と習俗

呉茱萸は三月に赤紫色の小輪の花が咲き、七～八月には微青黄色の実になり、成熟すると赤紫色になります。古代では、旧暦の九月九日に収穫する習慣がありました。「九」の数字は陽の最大数で「老陽」といいます。九月九日は二つの陽が重なり「重陽」「上九」の日となり、呉茱萸はその日、香りや赤紫色が最も強くなり、その香りが邪気を祓うと信じられています。また、香りが最も強くとなる九月九日に呉茱萸の枝を玄関に飾る習俗があります。

古代の薬の製方

「東流水」に漬け洗う方法

呉茱萸は小毒があり、そのまま利用、内服することは危険で、古代から次の方法でその毒性を軽減してきた。呉茱萸十両（約三〇〇g）と塩二両（約六〇g）の割合で東流水※四斗（約六六四一㎖）に入れ、とろみがなくなるまで数回洗う。その後日干しにして丸薬、散剤とする。

※東流水：流動の水。大きくは長江、小さくても渓水で、一見は動だが、本質は静で質が柔らかく、気は勢いがある。湖水とは異なる。江河は混濁で渓は清らか、味も異なる。大陸の渓水や江河の水は特に揚子江流域では東へ流れるものが多いので、処方名を「東流水」という。

【酢で煮る方法】

呉茱萸十両に酢二十両。酢を煮てよく沸騰したら、呉茱萸を入れて水分が全部蒸発するまで煮る。

【お湯に漬ける方法】

お湯に漬けて、強い苦味が取れるまで七回水を入れ替える。古代の方法は手間が掛かかりますが、その毒素をよく除去するため、現代の製薬会社にも参考になればよいと思います。

伝説中の真実

九月九日の呉茱萸の話です。《續齊諧記》には、以下の伝説が記載されています。

汝南の桓景は〝仙人〟の費長房に道を学びにきていた。仙人は「九月九日に君の家に災いがある。急いで帰宅して、袋に入れた呉茱萸を、上腕にくくりつけ、高い所まで登り、菊花の酒を飲むと災いを消すことができる」と言った。桓景は家族全員を連れて急いで言われたとおりにした。夕方家に戻ってみると、家に残された犬、牛、羊は全滅していました。それから九月九日には呉茱萸を身に付けて山に登り、菊花の酒を飲む習俗が生まれました。呉茱萸は「越椒」（呉国と越国地区の花山椒）で、古くから、その強い香りを身に付けると災難、濁気、邪の侵襲を防止できると信じられてきました。

このような習俗は、唐代に盛んで、呉茱萸の果実の付いた枝を頭髪に挿すことが流行しました。北方の呉茱萸が手に入らない地域では、代わりに菊の花を頭に付けました。清代には、北京の「重陽節」で、更に菊花と枝、葉を玄関と窓に貼り付けて邪よけとし、疫病を予防しました。更に昔の、春秋戦国時代の《夏小正》には、「九月内火（陽気が最大となる日：九月九日から衰弱が始まり、病気が多くなる）。この病災は高い所に登ると避けられる」と記載されています。

現代の研究より

抗菌作用：コレラ菌に強い抑制効果がある。他の様々な真菌にも程度は異なるが、抑制効果がみられた。

抗ウイルス作用：実験室でウイルスに感染したマウスに対し抗ウイルス効果がみられた。

抗胃潰瘍作用：「呉茱萸湯」を用いることで、ラットの胃液分泌、胃液の酸度ともに減少した。

嘔吐の軽減：呉茱萸の煎じ液は、ハトの嘔吐を抑制するという報告がある。

利尿作用：呉茱萸の煎じ液には利尿作用がある。

血圧調整作用：「呉茱萸湯」には即効性の血圧を上昇させる作用の報告があるが、高血圧の犬には血圧を降下する作用の報告もされている。

鎮痛作用：呉茱萸には生物碱（アルカリ性の成分）が多く含まれ、鎮痛に効果があり、中枢神経の増強作用がある。

下痢止め作用：呉茱萸は苦味で燥湿の効能があり、陽気を補い陽虚で下痢っぽい人の下痢を止める。

古い症例の紹介

《朱氏集験方》（明代）には次のようにあります。「中函」（官位）の常子正という人は、痰が多く困っていました。大食後や、天気の変わり目など十日に一度は、発作的に体調を崩していました。症状は、頭痛、背中がゾクゾクして寒い、嘔吐し胃液のような液が出る。何日も食事できず、寝込むなどで、どんな薬も効果がありませんでした。宣和初年、常子正は官位「順昌司禄」として、「太守」（官名）蔡達道の宴にて「呉仙丹方」を手に入れ服用すると、発作はなくなりました。その後も暴飲暴食し、腹が張って重苦しい時、十丸ほどこの薬を飲むと治まりました。その効果は、尿にまで呉茱萸のにおいがするほどで、世の中にこれほど痰に効く薬はないといわれています。

「呉仙丹方」：呉茱萸を七回お湯に、あくがなくなるまで浸ける。茯苓と同量を粉末にしてハチミツと混ぜ、〇・五㎝の丸薬を作る。日に五十粒、二回に分けてお湯で飲む。

ちなみに、常子正の病症は中陽虚損の「飲症」で、呉茱萸には最適です。

よく使われる薬膳

陽虚で下痢しやすい人の風寒カゼに

羊肉と呉茱萸のスープ「羊肉葱姜湯」

【材料】
羊肉……………………一五〇g
ネギの白い部分…………一五g
生姜……………………一五g
橘皮……………………六g
呉茱萸…………………六g
白コショウ……………少々

【作り方】土鍋に三杯の椀の水を入れ、すべての材料を入れて強火で沸騰させた後、弱火で煮て羊肉が柔らかくなったら完成。

【服用法】毎日一剤を二回に分けて、肉を食べスープを飲む。

【効能】陽気を温めて体の抵抗力を高め、表の寒邪を発散させる。

【適応症】脾陽不足で足や腹部が冷えてよく下痢をする人や、風寒のカゼをひいた老人に最適。

山茱萸（さんしゅゆ）

ミズキ科
学名　*Macrocarpium officinalis*（Sieb.et Zucc.）Nakai
英語名　Japanese Cornel Dogwood
中国名　山萸肉（ShanYuRou）
和名　ハルコガネバナ
処方用名　山茱萸（サンシュユ）、山萸肉（サンユニク）、萸肉（ユニク）、浄萸肉（ジョウユニク）、棗皮（ソウヒ）
出典　《神農本草経（しんのうほんぞうきょう）》

ルーツ

ミズキ科の落葉小高木であるサンシュユの熟成した果肉です。中国及び朝鮮半島の原産で、中国の主な産地は浙江省（せっこうしょう）で「杭萸肉（コウユニク）」として有名で、ほかは安徽（あんき）、陝西（せんせい）、山西（さんせい）、四川（しせん）なども産地です。二月に杏と似た花が咲き、四月に実がなります。酸味があり、赤色で「酸棗（サンソウ）」（棘）と似ていることから、「蜀酸棗（ショクサンソウ）」と名付けられました。蒸熟して使用しますが、製薬ののちに黒棗（コクソウ）の皮のような形状を呈するところから、「棗皮（ソウヒ）」と呼ぶこともあります。「和山茱萸（ワサンシュユ）」はグミ科のアキグミの果実で、偽品であり、味も劣ります。

江戸時代の享保年間に、朝鮮経由でその種子が日本に持ち込まれ薬用植物として栽培され、また、観賞用として庭木などにも利用されています。早春、葉がつく前に木一面に黄色の花を付けることから「ハルコガネバナ」とも呼ばれ、秋に付けるグミのような赤い実の様子が、珊瑚に似ているため、「アキサンゴ」とも呼ばれます。日当たりのよい肥沃地などによく生えます。

解説　山茱萸（サンシュユ）には利尿作用があり「陰虚」タイプには控え目に使います。「陽虚」の自汗（ジカン）※にはよく効きます。「気血両虚」のタイプは気が足りないため動くと気を消耗し、そのたびに汗が出る症状がよくみられるタイプに使うと、非常に効果があります。「食積痰湿」の熱タイプには不向きです。「食積痰湿」の汗は、食べすぎにより体内に余分な熱がこもることでよく出ます。「大掃除」が正解ですが、その熱を収めなければ表面を収斂（シュウレン）しても根本的な解決方法ではないため△にしました。その酸渋（サンジュウ）で収斂するため、「気滞うっ血」のタイプには逆効果なので避けたほうがよいでしょう。尿少、尿痛、尿の出が悪い人にも不向き。湿と熱を伴う膀胱炎の人にも不向きです。

※盗汗（トウカン）：寝ているうちに全身（足尻まで）に汗が出るのは、体力の弱い証し。子供が冷たい水を飲みすぎた時に寝ると頭や首、胸だけに汗をかく。それは「蒸汗（ジョウカン）」という体の防御反応であり、食べすぎ飲みすぎを止めるとよくなる。
※自汗：体の気不足で毛穴を制御する力が弱いため、動かなくても汗をかくのだが、動くと汗が多く出るいというのが特徴。階段を登るとハーハーと息苦しい症状を伴うのも「自汗」といい、食べすぎの体内の熱による多汗とは異なるメカニズムである。

体質との相性	
気血両虚	◎
食積痰湿・多汗	△
気滞うっ血	×
肝陽亢盛	△
陰虚・盗汗	○
陽虚・汗が止まらない	○

自然の属性	
寒熱	微温
五味	酸・渋
昇降収散潤燥	収、潤
臓腑	肝、腎
毒性	無毒

日本での利用法

十〜十一月、果実が赤くなった時期に採集し、軟らかくするために弱火であぶるか、あるいはお湯に通して果実の種を取り除き、日干しにするか、弱火で乾燥しておいて、酒に漬け、山茱萸酒を作るか、あるいは生で用いる。

【サンシュユの酒「山茱萸酒」】

果実五〇〇gを熱湯で湯通しして種を取り除き、果肉を日干しにする。ホワイトリカー一・八ℓに適量の砂糖を加え、密閉して冷暗所に保存する。三カ月たったら、その果実を取り除く。毎日一杯くらいを飲む。

中医学的効能と応用

効能：肝腎を滋養して腎精を保つ。

①**「補益肝腎」**▼肝腎を補う

○肝腎不足の腰や膝がだるく無力、めまい、頭のふらつきなどに、熟地黄、牡丹皮、沢瀉、茯苓、山薬などと配合して用いる。☆処方例、「六味丸」

②**「渋精縮尿」**▼収斂する働きで、精や尿の漏れを解消する

○腎虚による夢精、頻尿、尿失禁などに、補骨脂、当帰などと配合して使う。☆処方例「草還丹」

③**「固経止血」**▼性器の不正出血を解消する

○衝任虚損の不正性器出血(崩漏)、月経過多などに、茜草根、棕皮炭、烏賊骨などと配合して用いる。☆処方例「固衝湯」

④**「斂汗固脱」**▼虚脱や過汗を解消する

○汗が多すぎての脱力や、長期的に汗が止まらない時に、竜骨、牡蛎、党参、白芍などと配合して使用する。☆処方例「来復湯」

著者の話

山茱肉の種子は重く、五〇〇gの果実から種を除けば二〇〇gしか果肉が残りません。面白いのは、その「果肉」は強壮・強精の働きがありますが、「種子」は正反対で精が自ら出てしまう(早漏)ので、決して誤って食べてはいけません。

私自身の話ですが、二歳になっても体が弱くて尿がいつもがまんできずに漏れ、歩くこともできませんでした。祖父は私に六味丸(山茱萸が主成分)や、山茱萸が入った「童子鶏」のスープを飲ませて歩けるようにしてくれました。

【用量】六〜一五g、煎服。大量の場合三〇g。

【使用上の注意】

①熟して使用する。

②温性で収渋する効能があるので、「肝陽上亢」「陰虚」で熱がある人や尿の出が悪い人、あるいは「湿熱」の邪による排尿障害がある人には用いない。

古典の訓え

王好古曰く「『山茱萸』は『陽』の中の陰薬で、足厥陰肝経と少陽腎経の「気分」の薬である（意味は、「山茱萸」という漢方薬は「陽」を助ける薬のようだが、そうではなく、肝腎を強め「精」を助ける薬である。「精」は陽も陰もあるものである）」

王好古曰く「精が滑脱するのは腎気が弱いことによるもので、山茱萸は渋く収斂できるため、それを利用してこの精の漏れを解消することができる。また尿もれ、精気の弱いものに山茱萸を使うのは、その酸渋が収斂する働きがあり、それらの漏れを解消することができるためである。また「蓼実」は「使薬」として働き、桔梗、防風、防已との相性は悪い。張仲景の『八味丸』では山茱萸は欠かせない薬とされ、その力が推測できる」

家庭でできる利用法

「蒸汗」（小児の寝汗）：山茱萸・黄耆各九gを水煎し服用する。

汗が止まりにくい：山茱萸・白朮各一五g、生竜骨・生牡蛎各三〇gを水煎し服用する。

寝小便：山茱萸・覆盆子・茯苓各九g、制附子三g、熟地黄一二gを水煎し服用する。

老人の頻尿、尿失禁：山茱萸九g、五味子六g、益智仁六gを水煎し服用する。

化学療法の副作用、放射性物質により白血球が異常に高まる場合：山茱萸一五g、白朮一五gを水煎し常に服用する。

現代の研究より

有効成分：山茱萸には多種のアミノ酸、二〇種類のミネラル、豊富なビタミンC、B_2、プレA（ビタミンAの前駆体）があり、有機酸、またはサポニン、タンニン（一五％）などが含まれる。

抗ガン作用：二〇％の山茱萸の煎じ液には、マウスの腹水ガン細胞を死滅する作用があると判明した。

抗酸化作用：山茱萸の多糖には抗酸化、抗老化の作用がある。

血糖値の降下作用：正常なラット（大ネズミ）には血糖値の変化がないが、山茱萸の煎じ液には副腎ホルモンにより血糖高値を降下させる働きや著明な抗糖尿病の効果がある。

抗菌作用：山茱萸の煎じ液には、ブドウ球菌、赤痢菌、ジフテリア菌を制御する作用があるが、常在の大腸桿菌には効果がない（都合がよい薬だ）。

頻尿・夜尿の回復作用：犬の研究より山茱萸には利尿作用があることが認められている。

血圧降下作用：山茱萸には血圧降下作用があることが認められている。

毒性作用：山茱萸には山茱萸サポニンも含まれるがその毒性は低く溶血作用もない。副交感神経を興奮させる弱い作用がある。

血小板凝集の抑制作用：山茱萸には血小板凝集の抑制作用があり、血栓の形成も抑制する。

免疫細胞の機能を高める作用：マウスに山茱萸多糖を七日間連続服用させると、貪食細胞マクロファージの呑食機能を高める作用がある。

古い症例の紹介

春秋時代、趙の国で、太行山麓の民は薬草を採集して生計を立てていました。ある日、山民が「山萸」を献上品として趙王にさしあげたところ、「自分たちの山のものをくれたのは我を蔑視したのではないか」と王が激怒しました。朱という名の御医は「これはいい薬で大王の腰痛を治療することができます」と言いましたが、王は聞かず拒絶しました。朱御医は、その山民の薬を購入して自宅の周囲に植えました。三年がたち、茂った山茱萸の実を取り日陰で干して保存しました。ある日、趙王の腰痛が再発して歩けなくなったので、朱御医はその山萸を煎じて飲ませたところ、よくなりました。趙王は御医に「どんな『仙丹』を使い我の腰痛を治したのか」と聞くと、朱御医は「それは山民が献上した『山萸』です」と答えました。趙王は朱御医に賞として「山萸」に朱御医の苗字「朱」という字を付け、「山朱萸」と改名させました。後世、草冠を付けて「山茱萸」という名になりました。

よく使われる薬膳

1 山茱萸、クルミ、薏苡仁の粥「山萸胡桃薏米粥」

腰痛、遺精に

【材料】
山茱萸……………二〇g
クルミ……………一五g
薏苡仁……………一五g
米…………………一〇〇g
砂糖………………少々

【作り方】
❶薏苡仁を四時間水に漬ける。
❷❶を米、クルミと一緒に三〇分粥にして、山茱萸を入れ二〇分煮るとできあがり。

【解説】

山茱萸、クルミはともに肝腎の精を丈夫にする働き、水分排泄能力を促す働きがあり、腰痛を改善しながら遺精を解消します。

2 山茱萸の粥「山茱萸粥」

めまい、耳鳴り、遺精、頻尿を伴う汗が多い人に

【材料】
山茱萸……………二〇g
米…………………一〇〇g
砂糖………………少々

【作り方】

米を粥にして、山茱萸を入れて二〇分くらい煮る。砂糖（またはハチミツ）で調味する。

《中国薬膳大観》

山茱肉の副作用について

①妊娠中に山茱萸を使うと、胎児に奇胎が発生する恐れがあります。妊娠中の服用には注意しましょう。
②山茱萸を防風・桔梗と一緒に服用しないようにしましょう。
③陰虚火旺の人も服用は控え目にしましょう。
④長期に服用すると胃痛・腹瀉の恐れがあるため、胃腸機能の弱い人は長期・過量の服用は禁忌。
⑤山茱萸には強心作用があるので、長期間の服用は血圧を高める恐れがあります。

名薬の紹介

「草還丹」《呉旻扶寿方》

効能：「益元陽、補元気、固元精、壮元神、乃延年續嗣之至薬也」（身体の根本の陽気を丈夫にし、強精し精を丈夫にする働きにより、長寿となり、子作りの重要な薬である）

作り方：山茱萸を酒に漬けて軟らかくし、その種を除いた山茱肉を弱火で乾かし、乾燥したもの五〇〇gを取る。補骨脂を酒に浸け、乾燥したもの五〇〇g、当帰一二〇g、麝香三gをともに粉末にして、ハチミツで〇・五㎝大の丸剤とする。寝る前に八一粒を薄い塩水あるいは酒で飲む。

コラム

《敦煌石窟秘蔵医方》の中の《婦人方》無子（不妊）条には「山茱萸丸」という処方があります。それは山茱萸一五g、肉桂五g、酸棗仁二〇g、五味子二〇gをともに粉末にしてハチミツで一・五㎝大の丸剤にして、毎日二回に分けて朝夕各一丸飲むというもので、その効能は「散寒止痛」寒気を発散して、その寒による痛みを止めます。

韓国では、山茱萸の飲料を飲んで、八年のあいだ不妊だった人も半年で妊娠でき、赤ちゃんを自然出産できたという報告もあります。

阿膠（あきょう）

ウマ科
学名　*Equus asinus L.*
英語名　Colla Corii Asini
中国名　阿膠（EJiao）
和名　ロバの皮のゼラチン
処方用名　阿膠、陳阿膠、阿膠珠
出典　《神農本草経》

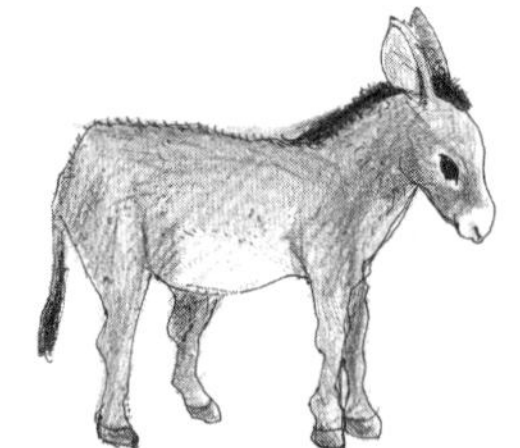

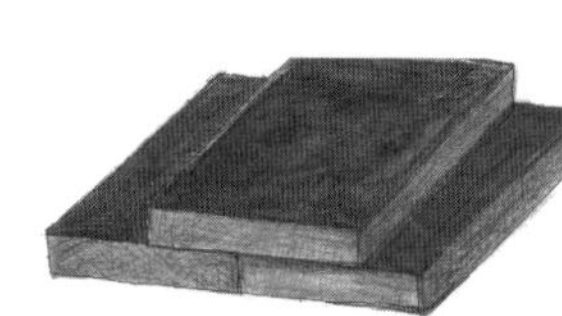

ルーツ

ウマ科のロバの皮のゼラチンで、深秋～冬季、ロバの皮の毛を除いて水と煮込んで凝固したゼラチンを取ります。最も品質のよいものは中国・山東省東の阿県の井水を使い煮込んだ黒色のロバの皮のゼラチン「膠」です。そのため「阿膠」（膠はゼラチンのこと）と呼ばれるようになりました。今は江蘇の太湖、浙江の西湖の近くの泉水も使われています。また、凝固したロバのゼラチンを砕き、「蛤粉」や「蒲黄粉」を用いて炒めると、ピンク色の珠の形になり、「阿膠珠」といいます。

阿膠の真偽

阿井（有名な井戸の名）は、山東省兗州の東平郡、東の阿県にある井戸で、深さが六七丈で車輪の大きさがあり、毎年皇帝に献上する「貢膠」はこの水で煮込んでできたものです。その水だけで痰を排除することができます。膠を制作する時は、必ず薄い輪切りの鹿の角（鹿茸という漢方薬）を一枚入れるのがコツです。阿膠は希少で、偽物が多い。夏になっても本物は乾燥のまま、軟らかくならず臭くありません。偽物は夏になると、表面がぬれて軟らかくなります。阿膠が他の皮のゼラチンより優れているのは、「風」というアレルギー病症によいためです。

古典より

《爾雅》には次のようにある。「馬力在前膊、驢力在后髀、騾力在腰」（馬の力は前脚にある。驢の力は後脚にある。騾の力は腰にある）。驢には褐、黒、白色があり、黒色のものは薬になる。

体質との相性	
気血両虚・胃腸弱い	○
食積痰湿・熱タイプ 寒タイプ	× ×
気滞うっ血	○
肝陽亢盛・高血圧	×
陰虚・出血	◎
陽虚	×

自然の属性	
寒熱	平
五味	甘
昇降 収散 潤燥	潤
臓腑	肝、腎
毒性	無毒

解説　平性の阿膠は体を潤し、陰分を滋養する働きがあるが、体内に余分な水分が溜まって困っている「陽虚」「食積痰湿」の人、「肝陽亢盛」の高血圧の人には逆効果なので使わないようにしましょう。

中医学的効能と応用

①「補血」▼血分を補養する

血分の不足によるめまい、動悸に、熟地黄、当帰、白芍、黄耆、党参と配合して使う。

②「滋陰」▼陰分を滋養する

○熱病により陰分の不足が起こるための、イライラ、不眠の場合に、黄連、黄芩、白芍、鶏卵の黄身を配合して使う。☆処方例「黄連阿膠湯」

③「止血」▼出血を止める

吐血：蒲黄と生地黄を配合して使う。《千金翼方》

○吐血、鼻血、便血：灶心土（黄土を用いた灶の中の焼いた部分）、生地黄、黄芩、白朮、甘草、熟地黄などと配合して使用する。☆処方例「黄土湯」

○月経過多、不正出血：生地黄、当帰、白芍、川芎、甘草、艾葉炭などを配合して使う。☆処方例「膠艾湯」

④「清肺潤燥」▼肺の熱を収め、肺の粘膜を潤す

○過労、虚性の咳、喘息、あるいは「陰虚」による空咳に、生石膏、桑葉、杏仁、麦門冬、甘草、胡麻などと配合して用いる。☆処方例「清燥救肺湯」

【用量】五～一〇g、白湯（あるいは温かい紹興酒）でゼラチンを溶かして飲む。

【使用上の注意】

①止血：蒲黄は炒めたものを使用する。

②清肺止血（肺の熱を収め、出血を止める）：蛤粉で炒めたものを使用する。

③阿膠は消化しにくく、胃腸の弱い人、食欲不振の人、嘔吐や下痢の人には不向きなので、使わない。

家庭でできる利用法

出血性紫斑病：阿膠三〇g、紹興酒適量を入れて蒸し、阿膠が溶けたら黒砂糖少々を入れて混ぜ、一日二回に分けて七日間連続服用する。

機能性子宮出血：阿膠一五g、当帰六g、川芎六g、白芍六g、生地黄六gを水で煎じてその汁を取る。日に二回に分けて七日間連続して服用する。

糖尿病：ロバの乳を適量飲む。

黄疸：ロバの頭を煮込む。その肉を生姜と一緒に食べる。その煮汁を飲む。

老人性便秘：阿膠六g、白ネギ三本（輪切り）を水で煎じたものに溶かした後、ハチミツ大さじ二杯を入れて熱いうちに飲む。

長期的な咳：阿膠六〇g、漢方薬の人参六〇gをともに粉末にして、一日二七gを三回に分けて、ネギの白い部分を少し入れた淡豆豉のスープで飲む。《聖済総録》

現代の研究より

貧血の改善作用：血中の赤血球やヘモグロビンを増加させる作用があり、貧血に効果がある。

骨粗鬆症の改善作用：カルシウムの吸収を促進し、体内のカルシウムのバランスを維持する作用がある。骨粗鬆症を回復させる働きがある。

外傷、ショックの回復作用：外傷、ショックを受けたネコの血圧を上げ救急に役立つ。

血圧を上昇させる作用：動物実験により、外傷で十分な体液の補充と救急処置をしたにもかかわらず、血圧の上昇を維持できない場合、阿膠の注射液を注射すると血圧を上昇させることができる。

肉桂（にっけい）

クスノキ科
学名　*Cinnamomum cassia* Presl
英語名　Chinese Cinnamon
中国名　肉桂（RouGui）
和名　シナモン
処方用名　肉桂（ニッケイ）、桂心（ケイシン）、官桂（カンケイ）、紫油桂（シユケイ）、桂皮（ケイヒ）、ケイヒ
出典　《名医別録（メイイベツロク）》

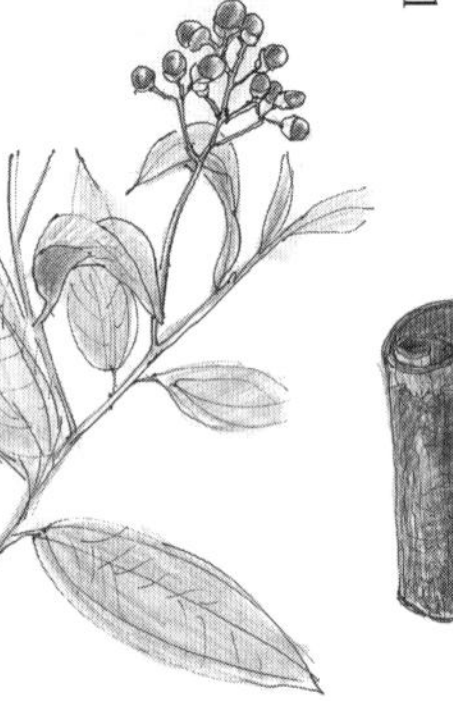

ルーツ

クスノキ科の常緑高木植物ニッケイ及びその他同属植物の樹幹皮です。八～十月に樹皮を剥き、粗皮を除き、生で使います。粉末にしても使います。中国の主な産地は福建（ふっけん）、広東（かんとん）、広西（こうせい）、雲南（うんなん）省です。日本にはベトナムからの輸入品が多く、独特な香りがするため、薬用のほか、菓子の香味料などとしても広く使われています。

日本での利用法

健胃、鎮痛、発汗、解熱に：桂皮四～五gを水四〇〇㎖で煎じ、一日二～三回に分けて服用します。

香辛料として：例えば京都の銘菓「八ツ橋」の風味にはニッキが用いられています（肉桂の根皮チリチリ）。

家庭でできる利用法

胃痛：肉桂の粉末三gを一日二回に分けて白湯で飲む。

月経痛（月経前腹痛）：肉桂六g、山楂肉（サンザニク）一〇g、黒砂糖二〇gを煎じて一日二回に分けて飲む。

出産後腹痛：肉桂三～六g、黒砂糖一二gを煎じて温かいうちに飲む。

甲状腺機能低下症：淫羊藿（インヨウカク）三〇g、肉桂一〇g、粳米（コウベイ）五〇gを用意して、まず、淫羊藿と肉桂を煎じてその汁を取り、その汁で米を粥にする。毎日朝夕、空腹時にそれぞれ一碗を食べる。

中医学的効能と応用

①**「補火助陽（ホカジョヨウ）」**▼陽気（ヨウキ）を温めて補する
○腎陽虚（ジンヨウキョ）の四肢の冷え、寒がる、腰や

体質との相性

体質	相性
気血両虚・胃腸冷え	○
食積痰湿・寒タイプ 熱タイプ	◎ ×
気滞うっ血	×
肝陽亢盛・高血圧	×
陰虚	×
陽虚	◎

自然の属性

寒熱	大熱
五味	辛・甘
昇降 収散 潤燥	昇、散
臓腑	肝、腎、心、脾、胃
毒性	小毒

解説　大熱性の肉桂で温めることにより、諸症状が改善できるため、「気血両虚」「陽虚」「食積痰湿」の寒タイプには非常によいですが、熱っぽい体質には合わないので控え目にしましょう。問題となるのは、「気滞うっ血」タイプで、怒ったり緊張したりすると手足が冷えることが多くなります。この症状の原因は、体内に熱がこもったまま四肢までの巡りがよくないために、手足が冷えてしまうことです。熱性の肉桂は体内にこもっている熱を増し一層血行を悪くして手足が更に冷えるので、控え目にしましょう。

膝がだるく無力、インポテンツ、頻尿、排尿困難、夜間尿などの症候に、附子、熟地黄、山薬、牡丹皮、茯苓、沢瀉、山茱萸などと配合して用いる。☆処方例「桂附八味丸」

○「脾腎陽虚」の冷え、食欲不振、腹痛、泥状～水様便などの症候に、附子、党参、白朮、乾生姜などと配合して使用する。☆処方例「桂附理中丸」

②「散寒止痛」▼寒気を追い払い痛みを止める

○胃腸が弱く冷えのために起こる胃痛、腹痛、ヘルニアの痛みなどに、単品の粉末を服用するか、附子、乾生姜、呉茱萸などと配合して用いる。

○冷えの月経痛に、呉茱萸、当帰、牡丹皮、川芎、人参、阿膠などと配合して用いる。☆処方例「温経湯」

○寒邪の阻害によるしびれ、腰痛には、独活、桑寄生、杜仲、狗脊などと配合して用いる。

③「温通経脈」▼経脈を温めて気血の巡りを回復する

○慢性の皮膚潰瘍「陰疽」、寒冷膿瘍、化膿傾向に乏しい慢性炎症などに、熟地黄、白芥子、鹿角膠などと配合して使用する。☆処方例「陽和湯」

○下腹部の冷えによる血滞の無月経、月経痛、下腹部の冷え痛み、腹腔内腫瘤などに、川芎、当帰、紅花、桃仁などと配合して用いる。

④補気、補血の方剤に少量を配合すると、陽気を温め、気血双補の効能を強める。☆処方例「十全大補湯」

古典より

《呂氏春秋》には、桂の下には他の樹が育たないとあります。また、《雷公炮炙論》には、桂で作られた釘を他の樹の根に打ち入れると、その樹はすぐに枯れると記載されています。「桂」には数種類あり、「牡桂」の葉は長く枇杷の葉に似て、花は白色で樹皮には油脂分が多く、「木桂」ともいい、味が薄いとされます。「菌桂」の葉は柿葉と似ていて、花は黄白で樹皮は薄くて巻きやすい特徴があります。そのため半巻のものは「牡桂」で、巻かれているものは「菌桂」とされます。「官桂」は上等の「桂」で、貢物にされます。「肉桂」は粗い皮を除いたもので、皮が厚く、においが激しくピリ辛味です。樹皮の外の皮を除いたものを「桂心」といいます。

【用量】一・五～五g、煎服。粉末を呑服する場合は、一回一～一・五g。

【使用上の注意】

①煎剤に用いる場合は後で入れる。長く煎じると有効な精油成分が揮発してしまうため、長く煎じず、できあがり五分前に入れて、そのまま五分続けて煎じる。

②陰虚陽旺盛の人、出血のある場合、妊婦には禁忌。

似た効能の漢方薬の比較

肉桂と桂枝

「肉桂」と「桂枝」はいずれも「ケイ」の異なった部位であり、「肉桂」は幹皮で、「桂枝」は若い細枝またはその樹皮である。両者はともに血分を温めて陽気の機能を助け、寒邪を追い払う効能をもつ。肉桂はピリ辛くて甘味があり、大熱で作用が強く、温めて止痛に働き、「引火帰原」(腎陽を補強してのぼせを回復させる)に働く。一方、桂枝はピリ辛くて甘味があり、温める作用が緩やかであり、体表にある寒邪を追い払うことに働く。桂心は肉桂の外皮と桂の木質部を除いたもので、心経と脾経に入り、「補陽活血」に働くので、心と腹部の冷痛に適し、外科の化膿症、痘瘡のこじれの防止にも用いる。

肉桂と附子

肉桂と附子は効能が似ており、併用することも多いが、附子は気への働きに偏り、肉桂は血への働きに偏る。附子は陽気の極めて不足する場合の重要な薬であり、辛く大熱であり激しく「陰」を消耗する恐れがある。肉桂は附子より性質が緩やかで桂枝は汗の出を促進するので、陽気が絶する恐れがある冷汗やショックには桂枝は使用しない。一方、理血調経には肉桂を用い、附子は使用しない。

現代の研究より

鎮痛作用：肉桂にはマウスの痛みを緩和する作用がある。

体温の調節作用：肉桂にはマウスの体温を高める作用がある。ウイルスによる発熱のマウスには解熱の作用がある。

白血球の増加促進作用：肉桂には白血球の生成を促進する作用がある。

免疫機能を高める作用：肉桂には著明にマウスのマクロファージの貪食機能を高める作用がある。

著者の話

漢代の張仲景は、桂枝湯を用いて傷寒の「表虚」タイプの人に使い、その使い方は理にかなっていました。本草の「肉桂」を使わないのは、発散の働きがないためで、風寒の病症を治すことができません。張仲景は「傷寒」の治療時に「発汗すべし」の病症にはすべて「桂枝」を使っています。

しかし日本では、「桂枝」を処方しても、実際に薬局で出るのは「桂皮」です。桂枝と桂皮の効能は異なるため、使う場面も異なるのは当然なのですが、日本では桂枝と桂皮を分けていないと聞いてびっくりしました。そのため、日本の漢方薬では風寒のカゼやインフルエンザには作用が弱く、発汗がすばやくできないかもしれません。日本に桂枝がないのならば、輸入してカゼ薬を作ればよく、それでよく効くので、副作用の心配されるタミフルなどを使わずに済むのではないかと私は考えています。そんな折、北京で桂枝を購入したところ、細かい枝ですが木質の芯が付いたままで調剤されました。これでは薬としては倍以上の用量にしなければ効果は期待できないのではないかとがっかりしました。

古典の訓え

李東垣曰く「桂は辛味、大熱、有毒。陽中の陽薬である。気の薄いものは桂枝で、気の厚いものは桂肉。桂枝は気薄により発散の働きがあり、上に昇り、表にある邪を発散させる。気厚のものは、下に降ろし腎を温補する。薬との相性は、生ネギ、石脂、巴豆、干漆、水蛭などと一緒に使用すると、小毒から大毒になる恐れがある。人参、麦門冬、甘草、黄芩、大黄と配合すると、気を補強して長期に服用してもよい」《素問》に「辛甘発散為陽」（ピリ辛・甘味のものは発散の働きがある陽の薬である）という訓えがあります。

コラム

肉桂という木は周囲に強い影響を及ぼします。そのために周囲のほかの木が成長できません。この〝個性〟のために世界各地に記録があります。ヨーロッパでは〝ユダの木〟といい、伝説中のキリストを裏切った〝ユダ〟は肉桂につるされました。悪いことをした後にこの木に近付くと浄化してくれると思われています。

《唐本草》では「肉桂」の名が初めて使われました。「菌桂」については、〝桂は巻きやすい筒の如し〟とありますが、菌の文字は後世の人が「筒」を誤記し、それが使われています。

第6章

仙人食

○食材が不足している時、「仙人食」を食べると飢餓感が減り、一層健康になることができる。
○修行に「仙人食」を食べると断食ができる。

黄精（おうせい）

ユリ科
学名　*Polygonatum Sibiricum* Red
英語名　Rhizoma polygonati
中国名　黄精（HuangJing）
和名　ナルコユリ
処方用名　黄精、制黄精
出典　《本草経集注》

ルーツ

ユリ科の多年生草本植物ナルコユリ及び同属の根茎です。中国の主産地は河北、内モンゴル、東北地域で、俗称は「鶏頭黄精」です。また、「多花黄精」（貴州、雲南、湖南、安徽、浙江）、「滇黄精」（貴州、雲南、広西）もあります。春・秋にその根を掘り出して洗い、十分に蒸して天日で乾燥し、生で使います。酒や黒豆などと一緒に蒸すものは「制黄精」といいます。

日本では、黄精は山の中の野草で、ナルコユリ（鳴子百合）の仲間で、二月の初め一本の茎に葉が互生し、細い長楕円形で短い竹のようです。初夏、五～六月に葉のわきから出た花柄の先が五～六つに分かれ、緑白色の鐘形の小花が垂れ下がる咲き方で、花の付く様子を「鳴子」に見立てて名付けられました。茎は滑らかで筋がなく、花の付け根に緑の突起があるのが「玉竹」という漢方薬と見分けるポイントで、俗名は野生姜といいます。栽培は木蔭など涼しい場所が適しています。秋に株分けするか、花が咲き終わった根球を分けるかして増やします。

中医学的効能と応用

①「補脾」▼消化器の「脾気・胃陰」を補う
○脾気不足による体がだるい、無力、食

体質との相性

体質	相性
気血両虚・虚弱体質	◎
食積痰湿・消化不良	×
気滞うっ血	○
肝陽亢盛	×
陰虚	◎
陽虚	△

自然の属性

寒熱	平
五味	甘
昇降収散潤燥	潤
臓腑	脾、肺、腎
毒性	生：小毒 加工した薬：無毒※

解説　黄精は平性で、「気血」「五臓」を補強する作用があり、「気血両虚」や「陰虚」などのタイプには適していますが、消化しにくいため、たくさん摂らないように注意しましょう。補強よりむしろ体の大掃除をすべき「食積痰湿」のタイプや「肝陽亢盛」タイプには不向きです。「陽虚」のタイプに対しては温める作用がないため役に立たず、黄精を消化吸収するのに胃腸の負担になる恐れがあります。

※無毒：日本の薬局で販売している黄精は精製された生薬で無毒ですが、生黄精を大量（四五〇ｇ／二四時間）にマウスに飲ませるとすべてが死亡し、蒸してアルコールで処理した黄精を同量マウスに飲ませると死亡しなかったという実験結果が出ています。このことから、精製した「制黄精」は毒性が著しく低下していることがわかります。

欲不振、食べると腹が張るなどの症候に、人参、白朮、茯苓、甘草、陳皮などと組み合わせて使う。

○胃陰不足による口が渇く、便が硬い、舌質が紅、少苔などに、沙参、麦門冬、玉竹、谷芽などと配合して用いる。

②「潤肺」▼肺を潤す

○肺の陰分不足による空咳、無痰などの症候に、単品を煎じて煮つめてペースト状にしたものを服用するか、沙参、麦門冬、知母、貝母などと組み合わせて使う。

③「益精」▼腎を補い、精力を高める

○腎精不足による腰や膝がだるく無力などの症候に、枸杞子などと組み合わせて使う。腎陰虚タイプの「消渇」（糖尿病）にも、生地黄、玄参、黄耆、天花粉、山薬などと組み合わせて使う。

【用量】一〇～二〇g、煎服。

【使用上の注意】

「陰分」を滋養するため、湿気を助長しやすいので、脾気（消化系の気）不足で痰湿が溜まっている人、咳で痰が多い人には使用しない。

似た効能の漢方薬の比較

黄精と山薬

黄精と山薬はともに「補気養陰」に働くが、「陰分」を滋養して乾燥を潤す効力は黄精が勝り、山薬はバランスよく補い、しかも渋性を兼ねるので、胃腸が弱くて便の形がない時には山薬が、「陰」不足の便乾燥には黄精が適している。

黄精と熟地黄

黄精は甘味で体に水をもたらすものであり、熟地黄に似るが、熟地黄は腎陰を滋補して精血の生成に働き、黄精は気を補養し肺を潤す「陰分」を滋養して精力を補強することを兼ねている。

現代の研究より

寿命を延ばす作用：黄精の煎じ汁がショウジョウバエの寿命を八～九％延長させるという報告がある。

抗酸化作用：黄精の煎じ汁には著しい抗酸化作用がある。

抗結核菌作用：黄精には著明な抗結核菌作用がある。

著者の話

「黄精」という「長寿食」の由来について、武漢学院の研究チームは、広西省の都安・巴馬などの県にある世界的にも知られる長寿村の二九二名の老人を調べました。すると、大多数は高い山に住み、「黄精」を日常食のように食べていることがわかりました。

昔、私の祖父は、「黄精は若返り、動作が速くなる効果がある。しかし、もし子供が欲しいなら使ってはいけない（男性不妊にさせるため）。女性は問題ないが、男性は生殖の機能を回復・保持するためには、黄精を使わず、漢方薬「黄耆」を使えばよい」と教えてくれました。

伝説中の真実

黄精の名の由来には伝説があります。昔、肺結核を患った者がもう自分は死ぬのだと思い、山に隠遁しました。しかし数年後、彼は死んでおらず、むしろ元気で身のこなしはまるで若者のようになっていました。かの有名な華佗が通りすがりにこの噂を聞き、真実を探求するため山に入り、その人に聞くと、その人は緑の花で黄色の根の草を主食とし、毎日三寸くらい食べるとお腹が空かず、延命できたといいました。華佗はこの黄色の根は体の虚弱を補強することができるので「薬の中の『精華』」だといい、「黄精」の名を付けたとされます。

話題の有効成分：オリゴ糖

黄精にはオリゴ糖が豊富で、それはブトウ糖などの単糖が数個から二〇個ほどつながったものですが、低甘味料として使われています。ビフィズス菌の栄養となって免疫の機能を発揮することに役立ちます。この成分は母乳にはありますが、牛乳にはありません。善玉菌でよく知られているビフィズス菌は年齢とともに減りますが、オリゴ糖は善玉菌の大好物で、食べると善玉菌が増えます。

コラム

修行中の発見

昔、新羅（しらぎ）国の金喬覚（きんきょうかく）という王族の一人が中国の浙江（せっこう）省の九華山へ修行しにきた時のことです。金は世間一般の食事を摂らないで、野生の果実や山菜で生きていました。ある日緑色のきれいな葉の植物を見つけて掘ってみたところ、太い根が出てきました。洗って食べてみると、非常に美味しく甘く、のどの渇きを解消し、お腹も満腹を感じたため、毎日これを食べていました。すると間もなく、体が強壮になり、肌にもつやが出て、髪の毛も黒くつやがあり、九九歳まで生きました。その草根は「黄精」でした。

知っていてお得

仙人食「黄精餅（オウセイモチ）」

「仙人」の予備食の「仙人餘粮（ヨリョウ）」「仙人食」製薬方法。

黄精は二、三月に根を採取し、地下八～九寸のものがよい品質とされています。水と一：二．五の比率で布袋に入れて、口を締めて、煮て苦味を除き、袋を取り出してその汁を絞り出し、静置し沈殿させて、上澄み液を取り除き、その沈殿物を再び加熱し濃縮させ、ペースト状になるまで練ります。黒豆を炒めて粉末にし、適量の練った黄精と混ぜ合わせ直径３㎝の餅のようにするとできあがり。毎日二枚食べ、徐々に増やして食べてもよい。甘くて美味しく食べやすいものです。

古典の訓え

張華博物誌曰く「昔、黄帝が天老に『天地の万物で、それを食べると死なない物はありますか』と尋ねたところ、天老は『死なない物はありませんが、太陽の草で、〝黄精〟という名の物を食べると長生きできます。しかし、太陰の草の名は〝鈎吻（コウフン）〟で、毒があり食べてはいけません。不思議なことになぜか後世の人々は〝鈎吻〟で人が殺せるとは信じますが、〝黄精〟が人を延寿させることを重視していません』と答えました」

よく使われる薬膳

肝を補養して視力を改善する

黄精と蔓青子（マンセイシ）のエキス「補肝明目粉（ホカンメイモクフン）」

【材　料】

黄精……………………一㎏

蔓菁子（マンセイシ）……………五〇〇g

【作り方】

黄精と蔓菁子を混ぜ合わせ（上記の比率で量を加減することもできる）、蒸してから天日干しを九回繰り返した後粉末にする。

【服用法】

空腹時におもゆで一日一二gを二回に分けて服す。

●日本の「黄精酒」

日本でも古くから滋養・強壮薬味として利用されています。葉が枯れてから、根を掘りヒゲ根を取って水洗いし、日干ししてから、ホワイトリカーに約6カ月漬け込み、飲用します。

白朮（びゃくじゅつ）

キク科
学名 *Atractylodes macrocephala* Koidz.
英語名 Largehead atractylodes rhizome.
中国名 白朮（BaiZhu）
和名 オケラ
処方用名 白朮、生白朮、炒白朮、焦白朮、於朮、冬朮
出典 《本草経集注》

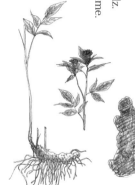

ルーツ

キク科の雄雌異株の多年生草本植物オケラの乾燥した根茎です。主な生産地は中国、日本、朝鮮で、中国の産地は安徽、湖北、湖南、浙江、江西の各省で、中国産「白朮」は日本に輸入されていないため、日本の薬局で使用しているのは、オケラA. Iaponica Koidz（中国では「関蒼朮」と呼び、偽物として扱っている）の皮を除いた根茎です。紫外線を当てると、銀白色の蛍光を呈します。本物の「白朮」は蛍光を発しないとされています。

旧暦十月に採取し、洗ったあと、天日で乾燥あるいは弱火で乾燥させ、生で使うか、麩で炒めるか、あるいは焦げるまで炒めて使います。

最初の記載は《神農本草経》の上品薬材「朮」ですが、「蒼朮」と「白朮」が分けて明記されていません。南北朝時代の陶弘景の《本草経集注》で、その根茎の形は太鼓の棒（朮）のようで、色は白く薄黄色のため、「白朮」と名付けられました。

日本での利用法

日本では、各地の日当たりのよい山野に生える多年草で、「山でうまいものはオケラにトトキ、里でうまいものはウリ、ナス、かぼちゃ」と民謡に唄われるほど有名です。《万葉集》では「うけら（宇家良）」と呼ばれ、「うけら」というのは葉や茎の軟毛を意味します。オケラは元旦に用いる一種の健胃薬であるお屠蘇の主原料です。、湿気を払い、カビを防ぐ効果があるため、梅雨の季節、倉庫内でこれをけぶらせた（うけら焚き）ということです。春に出る若葉を摘み、ゆでて水にさらしてから調理します。天ぷら、おひたし、汁の実、煮つけ、和え物、酢の物などにします。キク科特有の香りを活かした料理が旨みを

体質との相性	
気血両虚・胃潰瘍	◎
食積痰湿・老廃物詰まり	△
気滞うっ血・血行悪い	△
肝陽亢盛・高血圧・急性肝炎	×
陰虚	×
陽虚・痰多い	○

自然の属性	
寒熱	温
五味	甘・苦
昇降収散潤燥	昇、燥
臓腑	脾、胃
毒性	無毒

解説 白朮は温性で、熱性体質には不向きです。また、体からの余分な水分の排泄を促進するため、もともと水分の少ない陰虚の人にも不向きです。補強作用があるため、虚弱でない「食積痰湿」「肝陽亢盛」「気滞うっ血」、血行が悪い人にも不向きです。虚弱体質で「陰虚」、内熱、便秘、唾液が少なく口が乾く人には不向きですが、虚弱で体内に湿邪が溜まっている人には非常に合うとされています。

高めます。野生のものは少なく、種の絶滅危機リストに掲載されています。

別名・産地・品質

明代・万歴七年の《杭州府誌》には、「白朮」は浙江省於潜（今の臨安県）の野生のものがよく、「於朮」と称する。炒めないものは「生白朮」、炒めたのは「炒白朮」、焦げるまで炒めたものは「焦白朮」という。冬に採集したものは品質がよく、「冬朮」という。

中医学的効能と応用

①「健脾益気」▼消化機能を高め、気を補強する

○脾の気虚で消化力が弱く、食欲不振、腹が張り、だるく、便の形が泥状や下痢の場合に、人参、茯苓、甘草などと配合して用いる。☆処方例「四君子湯」

②「燥湿利水」▼胃腸を丈夫にして体内の湿邪を解消する

○脾虚により消化機能が弱く、体内に痰湿が溜まり、むくみ、めまい、痰飲などの症候に、桂枝、茯苓、甘草などと配合して用いる。☆処方例「苓桂朮甘湯」

③「固表止汗」▼補気して気の不足による多汗を解消する

○気虚自汗、多汗などの症候に、黄耆、五味子、浮小麦などと配合して用いる。

④「安胎」▼胎動不安を解消する。

○妊娠中の脾虚による腹痛、胎動不安、不正出血などそれぞれの原因に、異なる薬を選択して配合すること。

【用量】五～一五g

【使用上の注意】

本品は湿邪を除くと同時に体の陰分を消耗するため、陰虚内熱がある人や、体が乾燥していることによりのどが渇く人、便秘の人には不向き。

現代の研究より

強壮作用：筋力を増強する作用がある。

抗放射線作用：白朮には放射性物質を排泄する作用がある。

抗ガン作用：白朮の揮発油には、著明な食道ガン細胞の抑制作用がある。

免疫機能を高める作用：白朮の多糖にマクロファージの貪食能力を促進し、白血球の低下を改善し、リンパのT細胞を上昇させるなどの作用がある。

血糖値の降下作用：白朮には血糖値を降下させる作用がある。

抗老化作用：白朮の煎じ液を老ラットに四週間飲ませると、血中のGSH-PX（若く保つ酵素）の活性を明確に高める。

利尿作用：著明かつ持久的な利尿作用がある。腎の水分の再吸収に影響せず、窒素とナトリウムの排泄を増加させる。臨床で腹水の治療によく使われる。

コラム
「鶴山」についての伝説中の真実

「白朮」についての伝説があります。昔、鶴が口に草を含み、浙江省天台山脈にある水がきれいで日当たりがよく、風も強くない山を探し、そこにその草を植え、夜になると側でこの草を守っていました、その草はしだいに増え、鶴も多くなったため、この山は「鶴山」と呼ばれ、その草は「朮」といわれるようになりました。この地域に疫病が大流行した時、ある女の子が山からその「朮」という草の根を採集し、それを疫病の人々に使うと、よく効いたということです。こうして白朮は世に知られるようになりました。この伝説から分ったことは、①白朮の産地は環境がよいというのが条件で、浙江省天台山脈の鶴山はそのような山です。②白朮は長距離飛行の体力を補強してくれるため、鶴の大好物です。③疫病流行時に役立ちました。

よく使われる薬膳

1 「白朮酒」

美容に

【材　料】
輪切りにした白朮………二五斤※1
酒麹…………………適量

【作り方】
❶白朮を東流水※2二石五斗（二六六ℓ）に二十日間浸け、その汁を大きな器に移す。五日間の夜だけ露天に置くと血の色になり、それに酒麹を入れて酒にする。

【服用法】

濾過して少しずつ飲用する。


【効　能】

髪の毛によく、歯も丈夫になり、顔のつやが出る。長期使用すると体が軽くなり若返る。

《飲饌服食箋》

【解　説】
この酒は温性で「熱性体質」に不向きです。「陰虚」で便秘、唾液が少なく、口が乾く人にも不向きです。気が充実している「食積痰湿」「肝陽亢盛」「気滞血瘀」、血行が悪い人にも不向きです。虚弱体質で体内に湿邪が溜まっている人に使います。

※1　この薬材の量は、古籍から引用したが、家庭で用いる場合は、その量を比率で減らして利用すればよい。
※2　東流水：川や渓流が東の方向へ流れる水をいう。「東流水」はベストだが、これがない場合は泉水も使える。

2 白朮、陳皮と豚腸のスープ「白朮陳皮猪腸湯」

うつ（鬱）で体がだるく無力の人に

【材　料】
新鮮な豚の腸（ない場合は市販の味付物も使える）…二〇〇g
白朮……………………………三〇g
陳皮……………………………六g
青皮……………………………六g
砂仁……………………………六g
新鮮な生姜…………………一〇g
ネギの白い部分……………三本
塩………………………………適量

【作り方】
❶豚の腸を沸騰したお湯に入れその臭みを除去し、白い膜も取り除く。
❷陳皮、青皮、白朮、砂仁、生姜、葱白を洗い、ガーゼで包む。
❸❶の腸と❷の薬味を土鍋に入れ適量の水を入れて、強火で沸騰させた後、弱火で二時間煮る。

【服用法】

適度に腸を食べ、そのスープを飲む。

【効　能】
消化効能を高め、肝鬱を解消し、気滞を緩和する。

【解　説】
白朮は温性で熱性体質には不向きです。陰虚内熱、便秘、唾液が少なく口が乾く人や「陰虚」の人にも不向きです。虚ではない「食積痰湿」「肝陽亢盛」にも不向きですが、配合する生薬により気滞でうつの人には合います。虚性体質で体内に湿邪が溜まっている人に使います。

話題の栄養素

グルタミン酸：旨み調味料のアミノ酸の成分として知られています。脳の機能を活性化し、痴呆症の治療にも効果を上げています。ただし、長期に大量に摂ると、不眠、幻覚などの症状が出るという報告もあります。

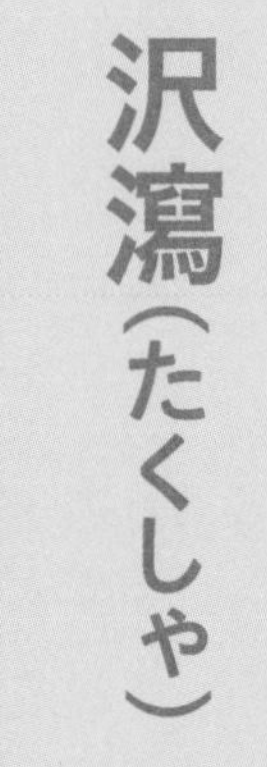

沢瀉（たくしゃ）

オモダカ科
学名　*Alisma orientale* Juzepczuk
英語名　Water-plantain
中国名　澤瀉（ZeXie）
和名　サジオモダカ（ショウタクダカ）
処方用名　沢瀉（タクシャ）、炒沢瀉（ショウタクシャ）、塩沢瀉（エンタクシャ）、建沢瀉（ケンタクシャ）
出典　《本草経集注（ほんぞうきょうしゅうちゅう）》

ルーツ

オモダカ科の沼地に生える多年生植物サジオモダカの表皮を除いた根茎です。中国の主な産地は福建、四川、江西、浙江、江蘇などの地域です。冬季に葉が枯れた時、根茎を掘り出し、周りの皮を除き、弱火で乾燥し、水で潤し薄く切り、日干しして、ふすまあるいは塩で炒めて使います。

古典より

李時珍（りじちん）曰く「水を除くことを『瀉』という。澤の水を瀉す如し。優れた利尿作用があるため『澤瀉』と名付けられた」

日本での利用法

水田や湿地、沼などに自生している多年生の水草で、葉は根茎から生え、長い柄があり、夏から秋頃、花茎を高く出して、小さな白色の三弁花を多数咲かせます。その葉がさじ形なのでサジオモダカと名付けられました。胃内停水（イナイテイスイ）、めまい、頻尿、口の乾きに沢瀉（タクシャ）一〇gを水五〇〇mlで煎じ、一日三回温かいうちに飲みます。

中医学的効能と応用

①「利水滲湿（リスイシンシツ）」「泄熱（セツネツ）」▼利尿して体内の溜まっている余分な水（湿邪（シツジャ））を除き、熱を収める
○水湿（スイシツ）の阻害による尿量減少、水腫（スイシュ）に、茯苓（ブクリョウ）、猪苓（チョレイ）などと配合して用いる。☆処方例「五苓散（ゴレイサン）」
○水湿（スイシツ）の阻害により熱が生じた場合に、茯苓（ブクリョウ）、猪苓（チョレイ）、阿膠（アキョウ）、滑石（カッセキ）などと配合して使用する。☆処方例「猪苓湯（チョレイトウ）」

体質との相性

体質との相性	
気血両虚・むくみ	○
食積痰湿・むくみ	◎
気滞うっ血・お腹が張る	△
肝陽亢盛・めまい	△
陰虚・めまい	×
陽虚・むくみ、めまい	○

自然の属性

自然の属性	
寒熱	寒
五味	甘・淡
昇降収散潤燥	降、燥
臓腑	腎、膀胱
毒性	無毒

解説　平性で利尿作用に優れた沢瀉は、体に湿邪を溜めやすい「気血両虚」「食積痰湿」「陽虚」のタイプのむくみや湿邪（体内に余分な水が溜まっている）によるめまいにはよいのですが、湿邪の少ない「肝陽亢盛」「気滞うっ血」の人には不向きですので、控え目にしましょう。もともと体内の水分が不足の「陰虚」の人は使ってはいけません。

②「除痰飲」▼痰飲の邪を除く

○痰飲の阻害によるめまい、下肢冷えに、陳皮、天麻、乾姜、生姜、白朮、茯苓、半夏などと配合して使用する。☆処方例「半夏白朮天麻湯」

③「瀉陰虚火旺」▼陰虚により生じた熱を収める。「陰虚火旺」を鎮める補助薬として用いる

○腎陰虚に、熟地黄、山薬、山茱萸などと配合して使用する。☆処方例「六味地黄丸」

【用量】六～一〇g、煎服。

【使用上の注意】

①一般に塩炒した「炒沢瀉」を用いる。

②長期服用すると腎陰を損傷するので、腎虚遺精がある時には使用しないほうがよい。

似た効能の漢方薬の比較

沢瀉と茯苓

沢瀉と茯苓はともに利水、湿邪を除く効能があり、効力はほぼ同じであるが、沢瀉は腎経の虚熱を泄し、膀胱の湿熱を除き、補う効能をもたない。茯苓は消化器を助ける効能をもつ。

家庭でできる利用法

足のむくみ：白朮三〇g、沢瀉三〇gをともに粉末にして毎日九gを茯苓の煎じ汁で飲む。《保命集》

暑気あたり、尿の出が悪い：「三白散」。沢瀉・白朮・白茯苓各九g、生姜の薄切り五切れ、燈芯十条を水五〇〇mlで四〇〇mlまで煎じ、温かいうちに飲む。《局方》

めまい（湿邪による）舌苔白厚で粘っこい：沢瀉一五g、白朮六〇gを水一二〇〇mlで六〇〇mlまで煎じ、一日に二回に分けて飲む。《深師方》

《神仙絶谷方》

【材料】沢瀉六〇g、玉竹六〇g、天門冬（去芯）一二〇g、白芍六〇g、赤石脂一八〇g、薄めたハチミツ適量

【作り方】薬材をともに粉末にして〇．五cm大の丸剤を作り、一日五〇丸を適量の薄めたハチミツで飲む。

【解説】この処方は、宋代の《太平聖恵方》に記載されており、「陰分」を滋養して血分を補う効能があります。処方の玉竹、天門冬、白芍は胃の陰分を養い、赤石脂が血分を補い、茯苓は胃腸を丈夫にして湿邪を除きます。沢瀉は甘く寒性で、五臓によく、長く服用して湿邪による耳鳴りを改善して寿命を延ばすと、古典に記載されています。この処方は昔の人の「辟穀（穀を断つこと）」の時、飲食の代わりに使ったものです。

現代の研究より

利尿作用：沢瀉には強い利尿作用がある。

著者の話

古代、賢人は補薬を使う際に必ず邪を除く薬を同時に使いました。邪を除くことで補薬の力が十分に発揮されるのです。「補正除邪」は処方の極意で、補だけでは偏る恐れがあります。また、昔の「仙人」の修行時には辟穀（穀食を断つこと）に沢瀉を使いました。余分な水を除くと体が軽くなるのです。「仙人食」の中に、沢瀉単味を粉末にして一八〇gを一日に数回服用するというものがあります。百日目には体が軽くなるという記載がありますが、やはり服用する人は必ず湿邪に困っている人で、一日一八〇gという量は、湿邪のない人に対しては多すぎ、強い利尿作用により腎がやられる恐れがあるため慎重にしましょう。

血糖値の降下作用：沢瀉には利尿作用により膵臓の働きを回復させ、軽度に血糖値を降下させる作用がある。

血中コレステロール値の降下作用：沢瀉には軽度に血中脂質を降下させる働きがある。

冠状動脈の血流量を増加させる作用：沢瀉の抽出物には、心の冠状動脈の血流量を増加させる作用がある。

抗菌作用：沢瀉にはブドウ球菌、肺炎球菌、結核桿菌を抑制する作用がある。

古典の訓え

張仲景の雑病の治療薬のうち、「心下支飲」の症状に「澤瀉湯」を使い、傷寒論の「大澤瀉湯」「小澤瀉湯」「五苓散」などの処方にはすべて「澤瀉」が使われています。

張元素曰く「沢瀉は甘平で気を降ろす陰薬である。足太陰、少陰経の薬であり、海蛤、文蛤との相性が悪い。「沢瀉」は湿邪を除去する聖薬だが、腎に働き、頻尿や外陰部の汗、湿邪のない人には服用すると目に悪いので、使わないように」

王好古曰く「《神農本草経》に沢瀉を長期に服して目によいとある。しかし、扁鵲は「多く服用すると目に悪い」と言ったが、それはどういうことだろう。それは「湿邪」のある人は湿邪により目が悪くなり、湿邪はしつこく治りにくいため、長期に服用して湿を除くと、目がよくなる。しかし、もともと湿邪のない人が長期に服用すると、利尿作用のため、腎陰を損ない、目に悪いという症例もあるという訳である」

李時珍曰く「澤瀉は寒性、味が甘淡で、淡味は湿を徐々に排泄する。気味ともに薄く利尿で気水を降ろす。胃腸に湿熱がある場合、頭が重く目がチカチカし、耳鳴りがする。澤瀉はその湿邪を除き、熱が水とともに去り、清気が上がり回復できる。そのために澤瀉は五臓によく気力を助け、めまい、耳鳴りによいというが、症状がよくなったら服用を中止するべきだ」

沢瀉の「現代中医の使用法」

①**メニエール症候群**：沢瀉六〇g、白朮六〇gを水五〇〇mlで一〇〇mlにまで煎じた薬汁を一日分として一日一回飲む。《陝西中医》

②**メニエール症候群**：沢瀉六〇g（または一二〇g）、法半夏一八g（または三〇g）、白朮一〇g、釣藤鈎一〇gを水五〇〇mlで一五〇mlにまで煎じた薬汁を一日分として一日三回に分けて飲む。《貴陽中医学院学報》

③**高脂血症**：沢瀉三〇g、何首烏三〇g、決明子三〇g、炒白朮一五g、生大黄六gを水五〇〇ccで三〇〇ccにまで煎じた薬汁を一日分として一日三回に分けて飲む。《中医薬研究》

④**不整脈（上室性頻拍）**：沢瀉三〇g、炙甘草三〇g、生甘草三〇g、黄耆一五gを水で煎じた薬汁を一日分として朝晩に分けて飲む。《陝西中医》

⑤**脂肪肝**：沢瀉二〇g（または三〇g）、生何首烏・草決明・丹参・黄精各一五g（または二〇g）、生山査二〇g、虎杖一二g（または一五g）、荷葉一五gを水で煎じた薬汁を一日分として一日一回四カ月間続けて飲む。《中医雑誌》

⑥**「相火妄動」（陰虚火旺）型遺精**：沢瀉一〇g（または一二g）を水で煎じた薬汁を一日分として朝晩に分けて飲む。《中医雑誌》

沢瀉の禁忌

①蛤類とは「相克」関係にあたるので、一緒に使わないようにします。

②沢瀉の利尿作用は、気不足のむくみには優れた効果を発揮します。しかし、腎虚によるむくみや性機能障害の患者にとっては、沢瀉の利尿作用は腎に負担がかかり腎の病が重くなる恐れがあり、腎病の人には使わないようにします。

何首烏（かしゅう）

タデ科
学名　*Polygonum multiflorum* Thunb.
英語名　Fleece-flower Root
中国名　何首烏（HeShouWu）
和名　ツルドクダミ
処方用名　何首烏、首烏、鮮首烏、生首烏、製首烏
出典　《宝本草開》

ルーツ

タデ科の多年生蔓性草本植物のツルドクダミの塊根です。春になると苗が出回り、夏秋（晩夏）になると黄白色の花が咲き、秋冬・早春に根を掘り出し、洗い、薄切りにして、日干ししてあるいは弱火で乾燥させたものを「生首烏」といい、黒豆の汁と撹拌して蒸して日干しした後、黒くなったものを「制首烏」といいます。

古代の別名

交藤、夜合、馬肝石、九真藤

漢武帝の時代にはよく「馬肝石」を使い髪を黒く染めていました。「何首烏」もそのような効能があるため、「馬肝石」と呼ばれています。また、九本の根の何首烏を掘り出し、それを食べたら仙人になれるという伝説があることから、「九真藤」とも呼びます。もともとは、初めてこの草を見つけた人の名から「何首烏」と名付けられました。

名の由来

何首烏の原名は交藤といい、他の植物に絡み付いて繁殖する様子から名付けられています。かの文豪魯迅は《百草園到三味書屋》の中で、幼いころ「百草園」の中に「何首烏」を探したことがあると書いています。様々な古籍でも「長寿不老」の話が出てきます。唐代、李翺の《何首烏伝》には、唐の憲宗帝七年（公元八一二年）、文象という和尚が、道家の最も有名な修行地の「句容茅山」で、李安期という老人に会い、一〇〇歳の高齢で髪の毛が黒いのを見て、その訳を聞いたところ、一つの薬を毎日服用しているとのことでした。彼によると、「何首烏」の先祖「何田児」は体弱で、五八歳になっても結婚できず、仙道修行を熱心にしていました。ある日何田児が山中に寝ていると、三尺も距離が離れている二つの藤が絡まっては離れるという動きを繰り返すのを見てびっくりしました。朝になり、その根を掘り出して持ち帰りました。師は「この草には名がない。虚弱なあなたが発見したので食べてみなさい」と言い、何田児はそれを毎日三g、空腹時に酒で服用を続けました。すると

体質との相性	
気血両虚・胃腸弱い	◎
食積痰湿・消化不良、下痢	×
気滞うっ血	△
肝陽亢盛・高血圧	△○
陰虚・出血	○
陽虚	○

自然の属性	
寒熱	温
五味	苦・薄甘、渋
昇降収散潤燥	潤、降
臓腑	肝、心、腎
毒性	無毒

解説　何首烏は温性で、胃腸機能を阻害せず、滋補精血のよい薬です。「気血両虚」タイプによく、体内に老廃物が溜まっている「食積痰湿」タイプの治療には体内の大掃除が必要なため、何首烏とは合いません。

七日後に体がよくなり、数カ月後には強壮になりました。その後毎日六gを服用し続けると髪も黒くなり、顔も若返りました。それから十年の間に数人の子供を授かり、孫の名を「何首烏」と付けました。その草の秘密が世に知られるようになり、何首烏はこの草の名になりました。

中医学的効能と応用

①「補肝腎」「益精血」▼製首烏：肝・腎を補養して精・血を養う

○肝・腎の精血不足によるふらつき、目がかすむ、めまい、耳鳴り、腰や膝がだるく無力、早期白髪、遺精などの症候に、茯苓、牛膝、熟地黄、当帰、菟絲子、補骨脂などと配合して用いる。☆処方例「七宝美髯丹」

②「截瘧」▼生何首烏：マラリアを解消する

○慢性のマラリアで反復する悪寒・発熱の発作に、人参、当帰、陳皮、生姜などと配合して使用する。☆処方例「何人飲」

③「解毒」▼生何首烏は毒を解消する

○皮膚化膿症に、苦参、防風、薄荷などと配合して用いる。☆処方例「何首烏散」

○頸部リンパ節腫(瘰癧)に、夏枯草、貝母、香附子、当帰、川芎などと配合して使用する。

④「潤腸通便」▼生何首烏：腸を潤して便通をよくする

○腸燥便秘に、何首烏単味で、あるいは麻子仁、胡麻仁、当帰などと配合して使用する。

【用量】一〇～二〇g。煎服。

【使用上の注意】

①鮮首烏は新鮮品で潤腸、解毒の力が強く、生首烏は乾燥品で効力がやや弱い。製首烏は熟製品で補肝腎、益精血に働く。

②血の多い食材(例えばレバー)、うろこのない魚、大根、ニンニク、ネギ、イノシシ肉、また鉄器は合わないため、一緒に使用することはできない。

似た効能の漢方薬の比較

何首烏と熟地黄

何首烏と熟地黄はともに「補肝腎」「益精血」の効能がある。「熟地黄」は「何首烏」より補肝腎・益精血の効能が優れているが、非常に脾胃の機能を阻害しやすい。「製首烏」は補して食欲への阻害は少なく、滋補のできる良薬である。

著者の話

何首烏は東洋での研究でも西洋での研究でもそのすばらしさが紹介されていますが、高麗人参より有名ではないのはなぜかというと、①下痢しやすい。②生地黄ほど食欲減退はしませんが、大量・長期的に使用すると食欲不振を招き、胃の調子が悪くなる。③よい効果は、年単位でゆっくりとみられる。現代の人々は即効性を求めるので、効果の発現を待てない。などの理由があるのではないでしょうか。

何首烏と長寿県

四川には長寿県という県があります。その名の由来は、時代を遡って、唐代の皇帝の老師である戴太師が里帰りした時の話です。急に雨が降り、太師は店で暫く雨がやむのを待っているあいだ、ある老人と世間話をしました。この老人は一〇〇歳で、一五〇歳の祖父の誕生日のお祝いのため、買い物に来ていました。戴太師は翌日、老人の家を見に行きました。そこでは、一五〇歳の老人が真ん中に座り、老人の子孫らが八七人もお祝いに来ていました。他の村民もみな八、九〇歳の老人で、太師は祝いの詩を作り「花甲両輪半、眼看七代孫、偶遇風雨阻、文星拝寿星」。〝花甲(六〇歳)二輪半は一五〇歳、目の前に七代の子孫が祝い、偶然の雨のお蔭で、我が文星(全国文科試験一番)が寿星(長寿の人)に祝う。〞太師がその長寿のコツを聞くと、「我々は、毎日労働することを怠らず、質素な料理を摂る。酒やタバコもせず、ただし、何首烏をよく食べるため長寿健康になったのでは」と答えました。太師は非常に感心してその県の名前を〝長寿県〞に改名させたといいます。

現代の研究より

免疫機能を高める作用：リンパT、B細胞の免疫機能を高め、胸腺の退化萎縮を遅延させる。

抗老化作用：何首烏には寿命を延ばす作用があり、ビタミンEとの比較で、より優れた抗老化作用が認められた。

抗菌作用：何首烏にはブドウ菌、チフス菌、溶血性レンザ菌、痢疾菌を抑制する作用がある。

肝機能を維持する作用：様々な原因による肝機能の異常、GTP、GOTの上昇を抑制する働きがある。

○血漿の総合コレステロールの値を降下させる作用がある。

○造血幹細胞の増加を促進させる作用が認められている。

古典の訓え

李時珍曰く「何首烏は足厥陰肝経、少陰腎経の薬で、白色のものは気分に、赤色のものは血分の補肝腎、精気を保つ、滋補の良薬で、寒でなく、燥もなく、地黄、天門冬よりもよい」

古い症例の紹介

この薬は古くから知られていますが、明の嘉靖時代、道人である邵應節は明世宗・粛帝に「七宝美髯丹」の処方を献上し、帝はそれを服し、たくさんの子供を授かりました。そのため「何首烏」の処方は有名になりました。

宋代、懐州の知事李治という人は、友人の武官が七〇歳余りにもかかわらず動きはすばやく、顔色もよいので、その秘密を聞いたところ「何首烏丸」という処方を教えてくれました。その後、李治は、暑中でも半身に汗がないので「何首烏丸」を飲んでみました。一年のみ続けたところ治ったということです。

豆知識

何首烏の苗にはオス・メスがあり、オスの苗は黄白、メスは赤黄色です。二つの苗は三尺くらいの距離に生え、夜になると両苗が絡んで昼は離れます。採取する場合は早春、秋・冬の三つの時期の晴れの日を選び、オス・メス一緒に採取し、布で表面をふきます。日干しし、切る場合は銅の刃もしくは竹刃を使い、鉄は使いません。常に服用すると若返ります。五〇年育つと根は人の拳大になり、「山奴」と呼ばれ、一年服用すると白髪が黒くなります。一〇〇年もの根は、大きいお椀くらいとなり「山哥」と呼ばれ、これを服用すると顔色は桃色になります。だいたい深山で採取したものは大きく質もよいとされます。

【加工法】

❶何首烏の赤黄色・黄白色を各五〇g。竹刃で粗い皮を除き、米のとぎ汁で一晩漬け、薄く切る。また、黒豆を水に漬けておく

❷❶の黒豆を土鍋の下層に入れ、その上に同量の何首烏を入れる。全部なくなるまでこれを繰り返す。

❸この土鍋を蒸し器で蒸す。黒豆に火が通ったら豆は取り出し、何首烏は強い日差しの下で日干しにしたあと、再び豆で蒸す。これを九回繰り返した後に薬として使う。

天門冬（てんもんどう）

ユリ科
学名　*Asparagus cochinchinensis* Merr
英語名　Cochinchinenese Asparagus
中国名　天門冬（TenMenDong）
和名　クサスギカズラ
処方用名　天門冬（テンモンドウ）
出典　《神農本草経（しんのうほんぞうきょう）》

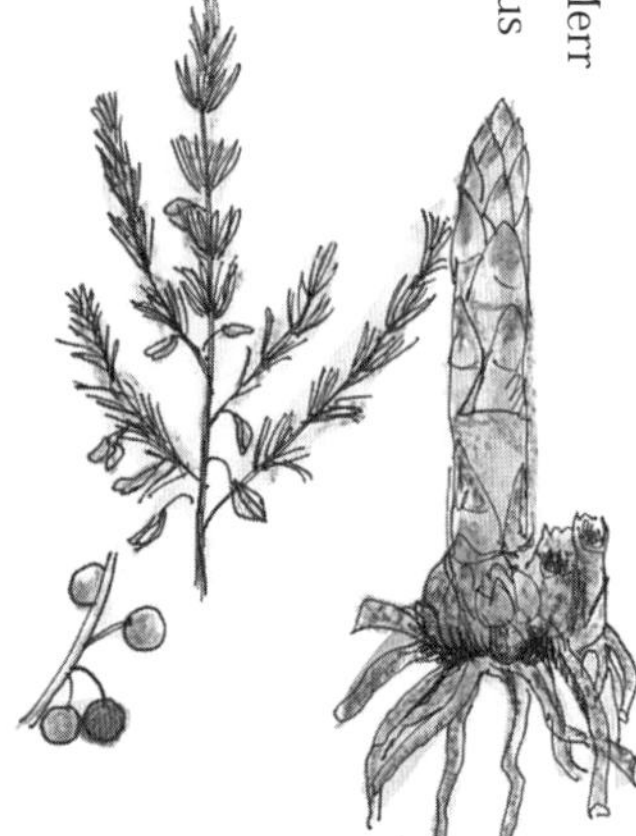

体質との相性	
気血両虚・胃腸弱い	×
食積痰湿・寒タイプ	△
気滞うっ血・血行悪い	△
肝陽亢盛・高血圧	◎
陰虚・微熱	○
陽虚・下痢	×

自然の属性	
寒熱	大寒
五味	甘・苦
昇降 収散 潤燥	潤
臓腑	肺、腎
毒性	無毒

解説　天門冬は大寒性で「陽虚」と「気血両虚」、下痢っぽいタイプには不向きで避けたほうがよいでしょう。また天門冬は肝の熱を収め、血圧を降下する働きがあるため「肝陽亢盛」で高血圧の人には非常によく、毎日摂ってもよいでしょう。「食積痰湿」の寒タイプには天門冬の潤の性質と寒性が逆効果になります。

ルーツ

ユリ科の半蔓性多年草本植物クサスギカズラの塊根です。日本にはあまりなじみのない漢方薬の名ですが、実際は日本全土に自生するクサスギカズラは食用にするアスパラガスの仲間です。アスパラガスの原産地はヨーロッパから西アジアですが、中国原産とされています。北半球でそのクサスギカズラ属には約三〇〇もの種があります。暖かい海岸の砂地などで自生します。日本には江戸時代にアスパラガスが観賞用として伝来しましたが、食用になったのは明治時代以降のことです。

品質と別名・由来

紡錘状の根を「天門冬（テンモンドウ）」といい、表面が薄い黄褐色（おうかっしょく）で半透明、特有のにおいがあり、味は甘味や苦味があります。根は肥大し潤いのあるものが品質がよいとされています。

別名に娑蘿樹（サラジュ）があり、古くは「満冬（マントウ）」といい、「満」というのは草が茂るという意味で、同じ意味で「娑蘿樹」ともいいます。他にも地域により異なる名前があり、効能が「麦門冬（バクモンドウ）」に似ているので「天門冬」と呼ばれています。「生地黄（ショウジオウ）」「貝母（バイモ）（アミガサユリの乾燥鱗茎）」は「天門冬」との相性がよいもので、いつもよく組み合わせて処方をする薬物です。

日本での利用法

強壮：天門冬（テンモンドウ）を瓶に入れてハチミツで漬け、一〜二カ月置いてから天門冬を一日に二〜三個食べます。

むくみ：刻んだ天門冬一〇〜一五gを一日量として、水二〇〇㎖に入れて煎じ、汁を一日三回分けて飲みます。

咳：天門冬のハチミツ漬け二〜三個を小さく刻み、水二〇〇㎖で煮ます。沸騰したら火を止め、少し冷やして、一日二回に分けて服用します。

中医学的効能と応用

①**「清肺火」「滋腎陰」**▼肺の熱を取る、腎陰を滋養して熱を収める。

○肺熱による空咳、痰が少ない、痰が粘っこい、喀血、呼吸困難などの症状に、人参、生地黄などと組み合わせて使用する。☆処方例「三才湯」

②**「潤腸通便」**▼腸の粘膜を潤し、便通をよくする

○腸の乾燥による便秘に、白芍、麦門冬、肉蓯蓉、生地黄、当帰、玄参などと組み合わせて使用する。

【用量】六～一五g、煎服用。

【使用上の注意】

①脾腎虚寒、胃腸が弱く食事量が少なく便の形がない人には禁忌。

②陰不足がある時に使用するので、初期の咳には使わない。

現代の研究より

有効成分：天門冬には、糖類（オリゴ糖）が六種類含まれ、アスパラギン酸、セリン、スレオニン、プロリン、グリココルなど一九種類のアミノ酸が含まれ、サポニン、ベータ・シトステロール、多糖も豊富に含まれる。

免疫力を高める作用：ウサギの免疫の抗原・抗体の実験で、天門冬にはその抗体の働く時間を延長する作用があると認められ、免疫力を高める作用が確認された。

抗ガン作用：実験で急性リンパ性白血病や慢性骨髄性白血病、急性単球性白血病を抑制する作用が認められた。また、天門冬の五g／kg濃度の煎じ汁を、S180肉腫に植えたマウスに服用させると、一〇日で腫瘤が二五％減少した。天門冬の八〇％アルコール抽出物質の抗ガン効果は三五～四五％で、天門冬のタンパク質は抗ガンの有効成分だと考えられている。

コラム

古くから薬物の組み合わせは重要視されています。いくら主な薬が体によいとされていても、一つの薬だけで処方になるのは、例えば「独参湯」の野山人参などごく少ないものです。処方の組み合わせについては「君薬」という主薬があれば、「臣薬」という補助薬が必ず必要です。また、「佐薬」という補佐薬と「使薬」という使者のように働く薬も欠かせないものです。昔の道教の名人・張三豊が推奨した「長生不老方」という処方は、天門冬（君薬）一五〇〇g、生地黄（臣薬）五〇〇gで、「君」「臣」のある処方です。

また、道学において「仙人」と呼ばれた抱朴子は、「『天門冬』を蒸して、または煮て食べたので、深く山に入る時、食料がない場合でもお腹が空すかず、食べなくてもよいほどであった。できれば『天門冬』を百日摂ると、強壮され、白朮と黄精と一緒に摂ると、より効果がある。二百日摂ると筋と骨髄まで強壮され老いにくく、若返る。松の木の脂とハチミツと一緒に丸剤にするともっとよい」と訓ています。

《列仙伝》には、「赤須子という仙道を修練する人が、毎日「天門冬」を食べて、抜け落ちた歯の所から新しい歯が再生され、黒い髪の毛も再生された」と記されています。

李時珍曰く「『天門冬』は体を巡り、上部で肺の激しい熱を収め、水の巡りを助けることにより気血の巡りも正常にする。下部は腎気まで通じる。しかし、脾胃が弱く冷えている人は、天門冬だけを摂ると、下痢をして、腸が冷えてしまう恐れがある」と注意を喚起ています。

抗菌作用：天門冬の煎じ汁には、炭疽菌、ジフテリア菌、肺炎球菌、黄色ブドウ球菌などを抑制する作用がある。

鎮咳と去痰作用：天門冬の煎じ汁五g／kgには著明な鎮咳作用・去痰作用がある。

殺虫作用：細かく砕切した天門冬の茎葉を水に浸した〇．五％～一％の薬液中では七二時間後、蚊の幼虫はすべて死亡する。

子宮頸口の拡張作用：人工流産の二時間前、天門冬を子宮頸管に挿入すると、自然拡張することができる。八四例中、九四％に効果があり経過良好で、**感染する人はいなかった。**

抗疲労作用：天門冬にはブドウ糖の含有量が多く、体力補充に優れ疲労回復の作用がある。

強心作用：天門冬には天門冬素が含まれ、心血管の拡張、心筋の収縮、心拍数の安定などの強心作用がある。

狭心症の予防作用：天門冬にはマグネシウムや天門冬酸カリウムが含まれ、心筋の血液供給を改善し心筋梗塞を予防する作用がある。

仙人食の紹介

【仙人粮】
天門冬五kg、杏仁五〇〇gをすり潰して粉末にし、ハチミツに漬ける。毎日九gを服用する。

【辟穀粮】（古代仙人修練時断食時用）
天門冬一キロ、熟地黄五〇〇gをともに粉末にしてハチミツで二㎝くらいの大きさの丸剤を作り、毎日九丸を三回に分けて温かい酒と一緒に飲む。山で食料がない場合に役に立つ。これを十日間服用すると、体が軽く視力がよくなる。二十日間服用すると、あらゆる病が改善し、顔色もよくなる。三十日間服用すると、髪の毛が黒くなり、抜けた歯も再生し、一〇〇日間服用すると寿命が延びる。

著者の話

古くから「天門冬」を推奨する人は多く、歴代の有名な医学・薬学の専門家にもいます。「若返り」「寿命を延ばす」などの効能があるといわれています。これは本当？という素直な疑問があるかもしれません。様々な古籍に記載されていますが、特に《本草綱目》は李時珍がは二六年間を費やして、いろいろな効能を繰り返し確認したもので、「童に返す」「不老不死」ほどではないものの、ある程度の効果があると思います。

古典の訓え

宋代の皇帝が編集した《太平聖恵方》には、「天門冬」を主な薬とし、ゴマ、ハチミツ、黒大豆と組み合わせた「神仙服天門冬餅」という処方があります。「バランスをとった薬膳」とされ、腎虚により体がやせ、肌が乾燥し、髪の毛は早く白くなり、歯も抜けて、皮膚病、ED、耳の難聴、目の視力低下などの症状によい処方です。

「神仙服天門冬餅」の作り方：
新鮮な天門冬六六kgをすり潰してその汁一九ℓを取り、ハチミツ一．三二八ℓ、ゴマ二．六五六kg（少し炒めて粉末にする）を用意する。土鍋で先に天門冬の汁を六．六四〇ℓまで煎じ、白ハチミツとすりゴマを入れて十分に混ぜ、黒大豆の粉末適量を入れて餅にして（三寸径、厚さ半寸）、蒸して毎日三個を温かい酒で服用する。

注意：李時珍曰く「鯉と天門冬と一緒に食べると中毒する恐れがある」。その他、麦門冬と鮒を一緒に摂ると中毒の恐れがあるという勧告もある。

話題の栄養素と有効成分

アスパラギン酸：アスパラギン酸はアンモニアを排除して、疲労回復、内臓強化、美肌などの作用があります。また毛細血管を拡張する働きもあります。

麦門冬（ばくもんどう）

ユリ科
学名　*Ophiopogon japonicus* KER-GAWL.
英語名　Dwarf Lilyturf Tuber Root
中国名　麦門冬（MaiMenDung）
和名　ジャノヒゲ
処方用名　麦門冬、麦冬、寸冬
出典　《神農本草経》

体質との相性	
気血両虚・胃腸弱い、下痢	△
食積痰湿・寒タイプ 熱タイプ	× ×
気滞うっ血	○
肝陽亢盛	△
陰虚	◎
陽虚	×

自然の属性	
寒熱	微寒
五味	甘・微苦
昇降収散潤燥	潤
臓腑	肺、心、胃
毒性	無毒

解説　微寒性の麦門冬は、陰分を滋養する働きがあり、「陰虚」タイプには非常に合います。「気虚」の人は少しずつ摂ると気を補い肌もきれいになります。下痢で胃が冷えている場合は使えません。痰湿では、寒・熱タイプともに使えません。「陰虚」の人は、カゼを引いた時でも使えません。

ルーツ

ユリ科の多年生草本植物ジャノヒゲの塊根を湯通ししたのち外皮を取って乾燥させたもので、中国の主な産地は、浙江、四川、湖北などの地域です。日本では山地の木陰、日蔭の地に自生する多年草で、多数群がって生えています。初夏、葉の隙間から花茎に淡い紫色の小花をたくさん咲かせ、塊状にふくれる根を「麦門冬」といい、薬になります。二〜三月か、八〜十月に採取して陰干しして使います。

名の由来

麦門冬、禹糧、不死薬
李時珍曰く「麦のヒゲ根は『虋』といい（中国語の発音は「門」と同じ）、この植物は葉が麦に似ていて冬でも枯れないため、『麦門冬』と名付けられた。また〝断谷〟（不老長寿の修行の一つ）をするための『仙人食』であるため、『禹糧』（パワーのある『禹の食糧』で、禹は夏の初代の帝王の名で、非常に力があり、藤の根を食料にしたという。黄河の水害を収めて功があり、舜から位を譲られた）、「不死薬」とも呼ばれる」

栽培法

李時珍曰く「昔の人は野生しか使わなかったが、現在は多量に栽培されている。その方法は四月初め、その根を採取して黒く栄養豊富な砂地に植え、毎年六月、九月、十一月の三回肥料を与えて育てる。水を多くあげること。夏至の一日前に塊根を取り、洗い、陰干しして保存する。種子も植えるが、塊根になるまで年月がかかる」

薬として使うには、沸騰したお湯に浸してその芯を取り除き使います。あるいは瓦で弱火で乾燥させて使います。

中医学的効能と応用

①**「清肺養陰」「止咳」**▼麦門冬の芯を除去したもの：肺の熱を収め、肺を潤し、咳を止める

○肺の熱で陰を消耗した場合、あるいは肺の「陰虚」による乾咳、粘って切れにくい痰、少痰、無痰あるいは血痰などに、竹葉、半夏、石膏、人参、甘草などと配合して用いる。☆処方例「竹葉石膏湯」

②**「養胃生津」**▼麦門冬の芯を除去したもの：胃の「陰」を滋養して唾液を生じさせる

○胃の陰不足の口渇、舌の乾燥に、沙参、玉竹、生地黄などと配合して使用する。☆処方例「益胃湯」

③**「清心除煩」**▼麦門冬の芯のまま使用する：心の熱を取り、いらだちを解消する

○温熱病の営分証（高熱、夜間熱盛、いらだち、不眠、あるいは意識不明、うわごと、皮膚の血斑、舌があずき色、苔黄乾燥、脈細数に、生地黄、丹参、黄連、金銀花、連翹、竹葉、犀角、玄参などと配合して使用する。☆処方例「清営湯」

④**「潤腸通便」**▼腸を潤して便秘を解消する

陰不足による腸燥便秘に、生地黄、玄参などと配合して使用する。☆処方例「増液湯」

【用量】六〜一二g、煎服

【使用上の注意】

①寒性であることから、外感風寒や痰飲湿濁による咳嗽、脾胃虚寒の泄瀉には禁忌。

②肺・胃を滋養して熱を収めるには芯を除いて使用し、滋陰清心火には芯が付いたままの連心麦門冬（帯心麦門冬）を用いる。

似た効能の漢方薬の比較

麦門冬と天門冬

麦門冬と天門冬はともに滋陰清肺に働き、燥咳、喀血、陰傷口渇、腸燥便秘に適する。天門冬は甘苦、大寒で潤肺と滋腎の効能をもち、肺腎陰虚の重要な薬であり、熱を収める力が麦門冬より優れている。麦門冬は甘、微苦、微寒で潤肺清心、養胃に働き、肺胃陰虚には両者を併用するが、胃陰虚には天門冬は用いず、腎陰虚には麦門冬は使用しない。

家庭でできる利用法

吐血、鼻血：（いろいろな治療で効かなかった人に）芯を除いた麦門冬五〇〇gを水に浸し、軟らかくなってから取り出してすり潰し、その汁を取る。ハチミツ一二〇gと混ぜて二回に分けて飲む《活人心鏡》

歯茎出血：麦門冬を煎じた汁を用いて口をすすぐ。《蘭室宝鑑》

慢性咽頭炎：麦門冬三〇g、黄連一五gをともに粉末にしてハチミツで〇・五cm大の丸剤を作り、一日に二〇丸を麦門冬のスープで飲む。

下痢、のどが渇く：（飲んでものどが渇く場合）麦門冬九〇gの芯を除き、砕き潰した烏梅肉二十個分と一緒に、水六〇〇mlで煎じて四五〇mlの汁を取り、少しずつ飲むとのどの渇きが解消される。

古典より

麦門冬の相性は、生地黄、車前は「使薬」であり、款冬、苦瓠、苦参、木耳、石鐘乳などとは相性が悪い。李時珍曰く「《儒医精要》に、「麦門冬」の「使薬」は地黄、これを服せば令人髪の毛白くならず」。麦門冬は主薬で、「使薬」とする薬がなければ「独行無力」（一つの薬では効果が強くない）。この薬は体力のある熱っぽい人にはよいですが、胃が冷えて気が虚している人には使えません。

のどの痛み（のどの渇きを伴う）：麦門冬九g、金銀花九g、桔梗六g、生甘草六gを白湯に漬け、お茶の感覚で飲む。

不整脈（のどの渇きを伴う）：人参一五g、麦門冬一五g、五味子五gを煎じ、その汁を二回に分けて飲む。これは「生脈散」という有名な処方で、脈の気と陰を滋補する。

現代の研究より

有効成分：麦門冬の塊根にはオフィオポゴニン（ophiopogonin）のA、B、C、Dを含み、果糖、ブドウ糖など糖類が含まれている。

冠状動脈の血流量増加作用：麦門冬の成分はマウスの心臓の冠状動脈の血流量を増加させるという報告がある。

心筋の保護作用：麦門冬には酸欠からマウスの心筋の損傷を防ぐ作用がある。

抗菌作用：麦門冬はブドウ球菌、大腸杆菌、ジフテリア菌などに強い抑制作用がある。

血糖値の降下作用：麦門冬多糖には著明な血糖値降下作用がある。

コラム

麦門冬と秦の始皇帝

始皇帝が雲台山（連雲港市）巡りの時、鳥が口に草を含んでいるのを見ました。その草の葉は、細長く韮に似ていて、その花は薄青色で種実も藍色でした。始皇帝はこの草の名は何かと尋ねました。御殿医は「これは麦門冬で、東海の八仙島瀛州の長生不老草です」と答えました。それがきっかけで、始皇帝の不老不死の思いが強まり、徐福に「不老草」を探すことを命じ、東瀛（日本）に登陸しましたが、「不老草」を見つけられず、大陸に戻ることができずに日本に留まることになりました。

この伝説により、秦の時代（紀元前六〇〇年頃）以後、「麦門冬」が「不老草」として世に知られていきました。

大病の治療後のフォロー役に麦門冬

症例と使用方

激しい咳、横になると咳がひどくなる、塩味の泡沫のある痰が次々出て眠れないと同時に、発熱・悪寒・頭痛・節々の痛み・口が乾かない・むかつき等の症状を伴う「証」の症例の特効薬として、「小青竜湯」を用います。しかし「小青竜湯」を使いたくない理由は、心臓に悪い麻黄を含み、心肺腎に毒副作用がある細辛もあるからである。長期間の使用はできません（「麻黄附子細辛湯」も同様の扱いです）。患者の負担が最小になるように、できるだけ短時間使用します。

臨床体験で分かったことですが、「小青竜湯」を用いて治療して、二〜三日で横になると出る咳が止まっても、必ず「小青竜湯」の一日分の追加が必要です。日中の空咳が残りなかなか止まらないのです。そこで、「麦門冬湯」を昼の空咳が止まるまで飲み続ければ、病の根を残さない完全な治癒となります。

「小青竜湯」の副作用を軽減するためには、食事にも注意が必要です。最初の二〜三日は食欲もなくむかつきがあったりするので一日中「おもゆ」のみを飲ませます。「おもゆ」は米の精華成分ビタミンB1が多く、消化吸収がよいのです。

横になると出る咳痰が完全に止まって昼の空咳のみ残り、食欲が少し回復した時、「麦門冬湯」を飲み始め、食事を「お粥＋野菜」の食事を摂らせるとよいでしょう。空咳も完全に止まると、普通食をしても少しずつ増量したほうが胃腸の機能の回復にはよいとされています。

よく使われる薬膳

1 麦門冬と蓮根の飲み物「麦冬藕汁飲（バクトウグウジュウイン）」

早漏、不眠に

【材料】

生の蓮根汁……二〇g
麦門冬……二〇g
生地黄（ショウジオウ）……二〇g
芡実（ケンジツ）……一二g
山茱萸（サンシュユ）……二〇g
金櫻子（キンオウシ）……一五g

【作り方】

❶蓮根汁以外の材料を二〇分煎じてその汁を取る。
❷❶に蓮根の汁を混ぜて再び少し沸騰させるとできあがり。

【服用法】

毎回六〇㎖を少しずつ飲む。一日二回。お茶の感覚で飲む。

【効能】

「滋陰補腎（ジインホジン）」「安神固精（アンシンコセイ）」。腎の陰を滋補（ジホ）して安定した睡眠ができるようにし、早漏を解消する。

2 天門冬、麦門冬の酒「二冬酒（ニトウシュ）」

肺の陰不足の空咳に

【材料】

麦門冬……一五〇g
天門冬（テンモンドウ）……一五〇g
五味子（ゴミシ）……一五g
氷砂糖……適量
ワインリカー……一・八ℓ

【作り方】

❶天門冬、麦門冬を縦に垂直に切り、その芯を取り除く。
❷❶の薬材と五味子、氷砂糖と一緒に土鍋に入れ、ワインリカーを加えて弱火で三〇分煎じて冷まし、瓶に入れて封をし、一週間寝かせてできあがり。

【服用法】

少しずつ飲む。

【効能】

肺の気と陰分（インブン）を補い、空咳を解消する。

3 麦門冬の粥「麦冬粥（バクトウガユ）」

萎縮性胃炎の陰不足タイプ（食欲なく、舌が紅、苔少、口渇、便乾燥）に

【材料】

新鮮な麦門冬汁……三〇㎖
新鮮な生地黄（ショウジオウ）汁……三〇㎖
米……一五〇g
薏苡仁（ヨクイニン）……六〇g
生姜汁……一五g

【作り方】

❶薏苡仁を冷水に四時間漬けておく。米と一緒に粥にする。
❷残った三種の汁を粥に混ぜ、再び沸騰したらできあがり。

【注意】

三種の汁がない場合、麦門冬と生地黄を十分くらい煎じた汁六〇㎖を粥と混ぜる。

【解説】

この処方は明代の《飲饌服食箋（いんぜんふくしょくせん）》に記載されたもので、胃の陰分（インブン）不足、食欲がない、大便が乾燥しているなどの症状を解消します。麦門冬は胃の陰分不足の時の主薬で、かの名医・葉天士（ようてんし）の益胃湯（エキイトウ）はこの処方を参考にしたといわれています。

玉竹（ぎょくちく）

ユリ科

学名　*Polygonatum odoratum*（Mill.）Druce
　　　Polygonatum officinale All.

英語名　Rhizoma Polygonati Odorati

中国名　玉竹（YuZhu）

和名　アマドコロ（甘野老）、萎蕤（いずい）

処方用名　玉竹、肥玉竹、葳蕤、萎蕤、地節

出典　《神農本草経》

ルーツ

ユリ科のアマドコロの根茎を乾燥または蒸乾したもの。中国各地に自生していますが、河北、江蘇産はよいとされます。日本では各地の原野、山林の木陰によく見られる多年草で、葉が滑らかな広い楕円形で、竹の葉に似ているので玉竹といい、その根には節が多いため、「地節」ともいいます。「葳蕤」（萎蕤）というのは、その生き生きした繁盛の様子により名付けられました。山谷と丘に生息し、根には節が多くひげ根も多数あり、とても繁殖しやすく、水平方向に伸びます。二、九月に採根。日陰干しはしにくいです。

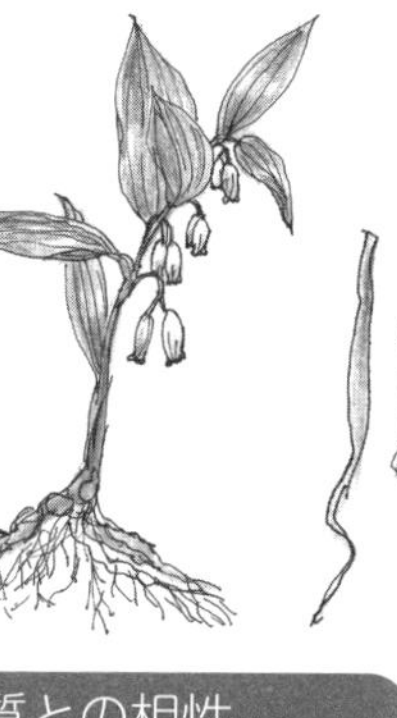

体質との相性

体質	相性
気血両虚・胃腸弱い	◎
食積痰湿・熱タイプ	×
気滞うっ血	○
肝陽亢盛・高血圧	×
陰虚・空咳	◎
陽虚	△

自然の属性

寒熱	微寒（平の説も）
五味	甘
昇降収散潤燥	潤
臓腑	肺、胃
毒性	無毒

解説　玉竹は気を補う効能があり、体を乾燥させる副作用がないため「気血両虚」の人には非常によいですが、甘いものは水をもたらし血圧を高めるため「肝陽亢盛」には効きません。その甘さと潤性があるために湿熱を生じやすく「食積痰湿」の人には合わないので避けたほうがよいでしょう。玉竹は「陰分を滋養」する働きがあるため、「陰分」不足の「陰虚」の人 には非常によいとされています。

日本での利用法

新鮮な根茎をすりおろしたものに酒と小麦粉を加え、練り、患部に塗ります（乾かしたものも同じ）。その柔かい葉と根を煮ると食べられます。若苗を摘み、塩ひとつまみを入れて熱湯でゆで、水にさらしてアク抜きをしてから調理します。和え物、炒め物にします。根は甘味で煮て食べられます。

華道の世界では花や実がよく生けられています。

塗り薬：生の根をすりおろして打撲傷、捻挫の箇所に貼ります。

湿布：根茎一〇gをコップ三杯の水で煎じ、その煎じ汁で冷湿布します（打撲傷に）。

中医学的効能と応用

①**「養陰潤燥」「生津止渇」**▼陰を滋養して乾燥の症状を改善し、のどの渇きを解消する

○乾燥を伴う熱の陰分の損傷によるのどが渇く、多飲、のどの乾燥、空咳、粘って切れにくい痰、舌の乾燥、苔が少ないなどの症候に、沙参、麦門冬、生地黄などと配合して用いる。☆処方例「益胃湯」

○陰分不足の人の風熱の邪による発熱、咳嗽、無汗、のどや口の乾燥、咽痛などの症候に、桔梗、大棗、炙甘草、薄荷、淡豆豉、葱白、白薇などと配合して使用する。☆処方例「加減葳蕤湯」

【用量】一〇～一六g、煎服。

【使用上の注意】

①薬力が緩慢で、長期服用しないと効果がない。

②脾虚の痰湿には禁忌。

伝説中の真実

三国時代の名医華陀は、山地薬草を採集していたところ、ある「仙人※」が玉竹を食べるところを見ました。華陀自ら試食すると体がますます元気になったので、弟子の樊阿に「玉竹をよく摂ると百歳まで長寿で肌が美白になる。黄精より効果がある」と「漆葉青粘散」を授けました。華陀は六十歳の頃、曹操に殺されましたが、樊阿は華陀の教えを施行し続けて、百歳以上生きました。この伝説により、華陀は絶えず民間から役立つ薬を探し、利用し伝授することで貢献していたことがわかります。また玉竹は仙人食として体を強壮にし、抗老化作用、肌の美白効果、足腰を温める作用があると分かりました。

※仙人：「不老長寿」を求めて普通の食をせず、山で修行する人たち。

似た効能の漢方薬の比較

玉竹と黄精

玉竹と黄精（ナルコユリ）はよく似ているが、黄精の花は花径から五～六個付き花托があり、茎は丸く滑らかである。玉竹の花は二～三個で、花托がなく、茎は二～三本の稜があるようである。

玉竹と石斛

玉竹と石斛はともに陰を滋養して津を生じる効能をもつ。石斛は胃陰を滋養して津液を生じる力が強く、腎陰によく、虚熱を収めることにも働く。玉竹は甘味で潤性がある肺胃を滋潤して燥熱を除き、作用が緩慢である。

古今、漢方の巨匠　華陀《古代名医録》

華陀は東漢沛国・譙（安徽省亳県）人、いろいろな学問に精通し、特に養生術が世に知られています。かの曹操の長年治らなかった頭痛を針で治したので、曹操は自分専用の医者になるよう命じましたが、華陀は「庶民にこそ自分が必要だ」と言って受け入れなかったため殺されました。彼の偉大な功績の一つは「麻沸散」を利用した全身麻酔で外科手術をし、四、五日後には手術の傷口が癒合したことで、これは西洋医の全身麻酔手術の初成功の時期（一八四八年）より一六〇〇年も早いものでした。また、予防医学の先駆者として、虎、鹿、熊、猿、鳥などの動物から学んだ健康法「五禽戯」を普及させ、中国の偉大な医学の巨匠と尊敬されている人物です。

家庭でできる利用法

冠状動脈硬化：玉竹一二gを煎じてお茶の代わりに飲む。

肺結核、微熱、咳：玉竹・地骨皮・葎草（ホップ）各一二g、甘草三gを煎じて、朝夕飲む。

発熱、口渇、尿少黄色：萎蕤一〇〇gを煎じて、その汁をゆっくり飲む。《外台秘要》

目が赤くゴロゴロ痛む：萎蕤、当帰、赤芍、黄連を同じ量で煎じて、温かいうちにその湯気に目を当て、適度な温度になったら目を洗う。《衛生家宝方》

気不足の咳（年配の人で動くと気力のない咳が出る）：玉竹一五～三〇gを豚肉六〇gと一緒に煮込む。毎日朝夕、少しずつ摂る。

現代の研究より

抗老化作用：玉竹の水煎汁には著明な抗酸化作用があり、老化を緩和する作用がある。

血圧を上昇させる作用：二〇%の玉竹煎じ汁で、ウサギの血圧を徐々に上昇させる作用が認められた。

血脂値の降下作用：一〇〇%の玉竹煎じ汁には、血脂値を降下させ、粥状動脈を改善する働きがある。一〇九例、有効九五・四%、無効五例

血糖値の降下作用：玉竹の水溶性物質とアルコールの抽出物には著明な血糖値を降下する作用がある。

古典の訓え

萎蕤（玉竹）は上古から知られ、主に気不足のカゼで汗が多い、体がだるいという症状の時、主な薬として「萎蕤湯」が使われました。また、萎蕤は強い寒性ではなく、潤す力があり、古くから人参、黄精の代用品として用いられています。聡明になり、気血を巡らせ、体を強壮にし、動作がすばやくなり、肌は美白になる仙人の不老薬の一つとして知られています。

しかし、玉竹は微寒性をもつといっても、体が発熱、炎症、熱っぽい、高血圧、肝炎、甲状腺機能亢進症、いわば「熱性体質」の人には役立たないため、使いません。

仙人食の紹介

「玉竹丸」《臞仙神隠書》

二、九月、玉竹の根を採取して乱切りにして、一石（六六・四一kgに相当）を、水一三三ℓで、大きい土鍋で一日煮込む。手で潰して布袋に入れてその汁を取り出し、濃縮するまで煮込む。その薬カスは天日で干して、濃縮した薬汁に入れ、ウズラの卵ぐらいの大きさの丸剤にし、日に三丸を三回に分けて白湯で飲む。

解説：現実的ではないかなりの量ですが、古人はこのとおりの量で作ったそうです。利用したい人は同じ比例で量を減らして作ってください。一日煮込むのは、玉竹の中の不都合な成分を減らすためだと思います。また、十分な時間煮込まなければ、六六kgもの玉竹が粉々にはならないでしょう。

日本の「アマドコロ酒」（萎蕤酒）

材料　アマドコロ二〇〇g、ホワイトリカー一・八ℓ、グラニュー糖二〇〇g

作り方　乾燥した根を細切りにして布袋に入れて漬け込む。

保存場所　冷暗所

熟成期　六カ月、材料を引き上げ保存三カ月

用い方　一回一～三杯（六〇mℓ）を飲む。

効能　老化防止、肌美白

よく使われる薬膳

1 玉竹と沙参と鴨の煮込み「玉参燗老鴨」

空咳を伴う便の乾燥に

【材　料】

玉竹……………五〇g
沙参……………五〇g
老いたオス鴨……一匹（あるいは二五〇g）
ネギ（みじん切り）…少々
生姜……………少々
塩………………少々

【作り方】

❶老いた鴨を洗い、一口大に切る。生姜の皮を剥き、薄切りにしておく。
❷土鍋に❶の鴨、沙参、玉竹、生姜と水を八割まで入れ、強火で沸騰させたあと弱火にして一時間煮込む。塩で調味し、最後にネギをのせてできあがり。

【効　能】

気を補強し、陰分を滋養する。
《大衆薬膳》

【解　説】

古くから老いた白色のオス鴨がよいとされています。それは気陰を補い、利水消腫の効果があるためです。しかし、市販のものは老若もオスメスも区別されていません。そのため老いた鴨ほど効果はないものの、年配の人の補強には市販のもので十分だと思います。調理の途中で水が不足した場合はお湯を加えてください。冷水は不可です。

2 玉竹と椎茸、竹の子の鶏の蒸し物「玉竹蒸鶏」

産後体弱、頻尿に

【材　料】

玉竹……………二五g
干し椎茸………一〇g
竹の子…………三〇g
鶏肉……………一羽（あるいは二五〇g）
鶏がらスープ…五〇〇㎖
塩………………少々
調味酒…………少々

【作り方】

❶玉竹と干し椎茸を温水で戻す。竹の子を薄切りにし、鶏肉を一口大に切り、お湯に通しておく。
❷大きな陶器に鶏肉を入れて、椎茸、竹の子、鶏がらスープ、塩、調味酒を入れて四〇分間蒸し器で蒸す。
❸箸を肉に刺し込むことができたら玉竹を入れ、再び蒸す。玉竹が柔らかくなったらできあがり。

【効　能】

「清虚熱補気、縮尿」（産後体内にこもった熱を収め、気を補い、頻尿を回復する）
《中国薬膳大観》

【解説】

玉竹は体を補強して、副作用が少なく、人参、黄耆の代用品として広く使われていますが、熱っぽい人に向かないため、寒性の竹の子と一緒に使い、そのバランスをとります。注意点として、腎機能の悪い人、痛風の人、高血圧の人、「陽虚」の人には不向きですので、この膳は使わないようにしましょう。

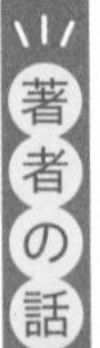

玉竹には高脂血症、糖尿病、脳卒中を防止する効能があり、主成分である玉竹のサポニンの働きと認められています。玉竹は副作用が少ないですが、誰にでもよいものではありません。その潤す働きにより体に水をもたらすので、水分の排泄能率が低下している「食積痰湿」「陽虚」タイプと体が熱っぽいタイプには向かないため、避けたほうがよいでしょう。田舎に生活している人は新鮮なものを使うほうがよいですが、都会の人は漢方薬店で購入すればよいと思います。漢方薬店に必要な漢方薬が揃っているか、あらかじめ電話で問い合わせてください。

石菖蒲（せきしょうぶ）

サトイモ科
学名　*Acorus gramineus* Soland.
英語名　Grassleaved Sweetflag
中国名　石菖蒲（ShiChangPu）
和名　石菖（せきしょう）、石あやめ
処方用名　石菖蒲、九節菖蒲
出典　《神農本草経》

ルーツ

サトイモ科の常緑多年性草本植物セキショウブの根茎です。原産地は中国で、産地は四川、浙江、江蘇などです。日本全土の谷川の淵などに群れで自生する小型の多年草として知られています。

別名

菖蒲、菖陽、九節菖蒲

菖蒲は繁盛しているもので、繁盛は「昌」であるので、「菖蒲」と呼ばれ、《呂氏春秋》には「冬至後五十七日菖は百草より先に生じる。その菖蒲を見て春の農業を始める」。《典術》には「菖蒲の葉は堯帝の時代、庭のニラ（韮）の葉の形に似ているため、「堯韮」とも呼ばれる。様々な「陰」の気を受け、菖蒲になり、いつも滝の下の滝壺から生じて石菖蒲と呼ばれ、一寸の長さに九つの節があるものは最高な品質とされる」。秋冬二季でその根を掘り出し、洗い　銅刀でその黒黄色の節皮を除き、日陰で干す。干した物は硬く、折ると中心部はやや赤色、噛むと辛味で香りがある。常食として炒めれば食べられる。柔らかい桑の枝と一緒に蒸して干して使う。菖蒲は麻黄との相性は悪いと伝わっている。

知っていてお得

南北朝時代から江南地区では、端午節に菖蒲酒を飲む風習があります（節の前に、菖蒲をすり潰して、雄黄と混ぜて酒に漬けておく）。朝、鳥が鳴く前に出発して、人の形のヨモギを選んで玄関の上に掛ける。菖蒲、艾葉とニンニクで人形を作り、そのにおいで瘴気（感染症の原因となる悪い気）を追い払うという習慣があり、菖蒲、艾葉、ニンニクは端午節に欠かせないもので、殺虫、殺菌、病気の予防に役立つ「端午三友」という。

体質との相性

体質	相性
気血両虚・多汗	×
食積痰湿・寒タイプ	◎
気滞うっ血	○
肝陽亢盛	△
陰虚・寝汗	×
陽虚	○

自然の属性

寒熱	温
五味	辛・苦
昇降収散潤燥	散
臓腑	心、脾、胃
毒性	無毒

解説　石菖蒲は辛味、温性で去痰、脳の活性化の作用があります。「陰分」が不足でいつも微熱っぽい人や、血瘀で汗が多い人は、その温性発散する力に合いません。食積痰湿の寒タイプは寒性の痰湿が多く、めまいがよく起こります。温めて寒性の痰湿を除くのに役立つので、非常によいです。熱痰（黄色く粘る痰）の場合は、熱を収める薬と一緒に使うとよいでしょう。

中医学的効能と応用

①**「除痰開竅」**▼痰を除いて意識障害を解消する

○痰濁による意識障害、譫語、舌苔が厚いなどの症候に、山梔子、連翹、菊花、滑石、竹葉、牡丹皮、牛蒡子、竹瀝、鬱金などと組み合わせて使う。☆処方例「菖蒲鬱金湯」。

②**「化湿開胃」**▼体内に溜まっている水分を排泄し、胃腸の機能を回復させ食欲を増進させる

○水分の排泄障害により起こる食欲不振、胸腹部が張る、舌苔が厚いなどの症候に、蒼朮、厚朴、半夏、佩蘭などと組み合わせる。

【用量】五～一〇g、煎服。外用には適量。

【使用上の注意】

燥性であるので、「陰虚」「血虚」、遺精、多汗には使用しない。

似た効能の漢方薬の比較

①去痰開竅（痰を除き、意識をはっきりさせる）には九節菖蒲（一寸間に九節有るもの）が適し、熱痰の場合は鮮菖蒲がよく、化湿開胃には干し石菖蒲が適している。

②石菖蒲と水菖蒲は効能がほぼ同じであるが、石菖蒲は水菖蒲より意識をはっきりとさせる「開竅」に優れ、水菖蒲は化湿開胃、化痰止咳及び化膿症、湿疹などに対して効果が優れている。

③菖蒲、麝香・竜脳は辛香ですばやく気を巡らせる力が強く、少量でも開竅回蘇の効能が得られる。菖蒲は芳香化痰を通じて開竅の効果を表すので、「開竅」力は弱く、痰濁で意識障害のみに適する。

家庭でできる利用法

心腹冷痛：石菖蒲一～二寸をすり潰す。呉茱萸と一緒に煎じてその汁を飲む。または生の石菖蒲一～二寸を熱湯あるいは酒で飲む。

目によい：観賞用に石菖蒲を机の上に置く。目に見えない汚染した空気（タバコなど）を浄化してくれる。夜の読書でも目によい。または、外で星の下に置き、早朝、その葉の先の露を採取して、目を洗うと視力を改善する。

邪気よけ：端午の日、菖蒲を酒で漬け、あるいは雄黄（鶏冠石）を少し加え飲む。《洞天保生録》

頭の瘡が治りにくい：菖蒲を粉末にして油で軟膏状にし、瘡に湿布する。日中

著者の話

著者が若い頃、恩師の趙紹琴先生と一緒に往診した症例です。八〇歳の男性患者。普段から各種の慢性疾患があり、今回は気管支炎で微熱があり、急に高熱で三九℃になり、意識不明に陥って、死にかけで病院は受け入れてくれないので、往診に行きました。ひと目みただけで、極端にやせて熱が高く意識がもうろうとして横になっており、私は〝これは病院で救急処置をして、抗生物質を静脈注射するしかない〟と思いましたが、意外にも趙先生は漢方薬二日分を処方しました。すると一日目で熱が下がり、二日目には意識が回復し、そのあとゆっくり治療できるようになりました。この症例から、処方は「菖蒲郁金湯」加減でした。この症例から、漢方は急性熱性疾患に即効性があり、ケースバイケースで「陰虚」で熱があっても使えることを身をもって知りました。趙師は、石菖蒲はそれくらいパワーがあるものだと教えてくれました。

三回、夜二回。《法天生意》

陰部に汗が多く痒い：石菖蒲と蛇床子（おかぜりの種実）を同じ量で粉末にし、一日に二～三回陰部に塗る（外用する）。《済急仙方》

現代の研究より

記憶障害の改善作用：石菖蒲〇・一g／一〇gの濃度の煎じ汁をマウスに七日間服用させると、明らかに記憶障害が改善した。

てんかんの抑制作用：石菖蒲五〇gの煎じ汁を毎日三〇㎖、三回に分けて三十日間飲ませ、各種誘因のてんかんを治療した。六〇例中、一七例著明な効果、二八例有効で、有効率七五％という報告がある。

鎮咳、喘息を止める作用：石菖蒲から抽出した注射液を使う。一五～二〇分後に喘息が止まり、止咳作用が出始め一時間くらい維持される。

鎮静作用：石菖蒲の精油成分には中枢神経の興奮を抑制する作用がある。

消化促進作用：石菖蒲には消化液の分泌を促進する作用と、腸の平滑筋けいれんを抑制する作用がある。

真菌の抑制作用

仙人食の紹介

「菖蒲散」（菖蒲エキス）《千金方》

甲子の日（干支組み合わせの最初の火日、六〇日毎に訪れる物事を始めるのによい日という）、上等の石菖蒲を採取し、日陰で百日間干し、粉末にして日に六gを三回に分けて酒で飲む。長く飲んでいると、視力・聴力があがり記憶力もよくなる。

古典の訓え

李時珍曰く「菖蒲は四季常緑で、五種類ある。池沼で生えるものは葉が太く、高さ二、三尺のものは『泥菖蒲』また『白菖蒲』ともいう。泉と滝の周囲に生えるものの葉はやせ、高さ二、三尺のものは『水菖蒲』と呼ばれ、高さは二、三分、葉が一寸くらいのものは『銭蒲（センボ）』という。水と石の間に生えるものは葉に筋があり、剣に似ている。根はやせ節が多く、高さが尺くらいのものは『石菖蒲』と呼ばれ、葉は韮と似ている。根の太さが二㎝くらいのものも『石菖蒲』といわれ、『仙人食』に使えるのは、この二種類の『石菖蒲』しかないという。その根が土の上に露出したものは使わない。また石菖蒲は、飴糖、羊肉と一緒に使わない。鉄器を使用しない」

「菖蒲茶」

【材　料】

九節石菖蒲（薄切り）……………二g
百花露あるいは泉水……………一杯
漢方薬の烏梅（日本の烏梅ぼしではない）…肉二粒分
ナツメ………………………二粒分
黒砂糖………………………適量

【作り方】

❶ナツメ、烏梅、黒砂糖を、泉水と一緒に沸騰するまで煮る。
❷コップに菖蒲片を入れて、❶の熱湯をコップに注いで蓋をして、少し待ってから飲む。

【服用法】

松の実、甘い杏仁、クルミなどのナッツ類と一緒に食べながら菖蒲茶を飲むと、絶妙な旨みを楽しめる。

【注　意】

①菖蒲は五月初めの端午節に採取するのが最もよい。九節は上品で天日で干すと香りを失う恐れがあるので、日蔭で乾燥させるほうがよい。
②水か百花露水で煎じる時、大きな泡が立たないようにする。「蝦須沸水」（エビのひげ「須」のように細やかな水面の動きになる程度で沸騰する水）

よく使われる薬膳

1 菖蒲の酒「菖蒲酒（ショウブシュ）」

白髪に

【材料】

新鮮な九節菖蒲の絞り汁…三三〇〇㎖
もち米を炊いたもの………三・三kg
酒麹……………………二・五kg

【作り方】

菖蒲の汁ともち米ご飯と酒麹を一緒に撹拌して陶器に入れ、蓋をして密封して二十一日でできあがり。

【服用法】

一日三回飲む。

【効能】

血行をよくして抵抗力を高める。

【解説】

この薬膳の処方は《飲饌服食箋（いんぜんふくしょくせん）》に記載されたもので、古くから「仙人食」の一つとして「仙人」修行の人々に愛用され、百日服用すると顔色がよくつやが出ます。足の力を増強し、視力、聴力がよくなり、白髪は黒くなり寿命を延ばすとされています。

用量については古典の原文のまま引用しましたが、その量の比率で適度に少量を使えばよいでしょう。

2 菖蒲と豚の心臓のスープ「菖蒲湯（ショウブトウ）」

不眠、物忘れに

【材料】

豚の心臓………………一個
石菖蒲…………………一・五g
遠志（オンジ）……………………五g
当帰（トウキ）……………………六g
丹参（タンジン）……………………一〇g
ナツメ…………………六粒
ネギ……………………一本

【作り方】

❶菖蒲、遠志、当帰、丹参、ナツメなどの漢方薬をガーゼで包み、土鍋に入れて、水一二〇〇㎖で三〇分煎じておく。
❷豚の心臓を洗い、沸騰したお湯に通し、血の塊を除く。
❸❶に豚の心臓を入れて、弱火で三〇分煮て、その心臓を薄く切り、塩などの調味料で味を調節してできあがり。

【効能】

脳を活性化して心臓の血流を改善し、不眠、物忘れを改善する。

【解説】

冠状動脈の血行をよくして、不眠、物忘れを改善するための薬膳で、「菖蒲湯」に気・陰両方を補い、利尿消腫によい豚の心臓を配合して用いる一品です。心臓が入手しにくい場合、豚肉の赤身でも同じ量で使えます。妊娠中の人には丹参（タンジン）を使わないようにしましょう。

石菖蒲の副作用について

石菖蒲は無毒で目立った副作用もありませんが、陰虚血熱（インキョケツネツ）の人とカゼで発熱中の人には使用禁忌です。病状を重篤化させ、回復しにくくなるからです。また、石菖蒲の精油は発育中の小児に不向きです。嘔吐や腹痛などの中毒反応を起こし、健康的発育に悪影響を与える恐れがあります。それ故に、小児が発熱や意識不明状態になったとしても「菖蒲郁金湯（ショウブウコントウ）」など菖蒲が含まれる処方は使わないように。

茯苓（ぶくりょう）

サルノコシカケ科

学名　*Poria cocos*（Sehw）Wolf

英語名　Cocos poria

中国名　茯苓（FuLing）

和名　マツホド

処方用名　茯苓、白茯苓、雲苓、赤茯苓、ブクリョウ

出典　《神農本草経》

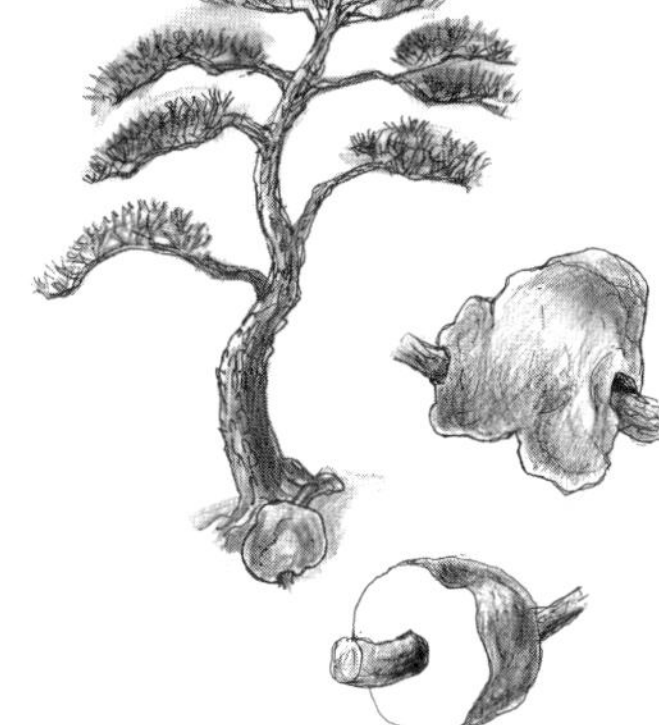

体質との相性	
気血両虚	○
食積痰湿	◎
気滞うっ血	○
肝陽亢盛	○
陰虚	×
陽虚	○

自然の属性	
寒熱	平
五味	甘・淡
昇降収散潤燥	降
臓腑	心、脾、胃、肺、腎
毒性	無毒

解説　茯苓は平性で気を降下させ、胃腸を丈夫にして水分の排泄機能があるため、「気血両虚」「食積痰湿」「気滞うっ血」「肝陽亢盛」「陽虚」などのタイプの人に使えます。もともと体内に水分が不足している「陰虚」の人には不向きなので使わないようにしましょう。

ルーツ

サルノコシカケ科のマツホドは主として松の根に寄生して菌核を形成します。茯苓はその外層を除いた乾燥菌核です。黒褐色の外皮が「茯苓皮」、内側の肉部が淡紅色を呈するものを「赤茯苓」、白色を呈するものを「白茯苓」、松根を抱くものを「茯神」といいます。

李時珍曰く、『「茯苓」はまた『茯霊』ともいい、松の木の元の神霊の気で結合して成るものとされている」。人工栽培も成功し、栽培後、二～三年で採取することができる。主産地は雲南、安徽、湖北、河南、四川などで、雲南山地のものを「雲苓」といい、品質がよいとされる。

中医学的効能と応用

①**「利水滲湿」**▼体の水分の排泄を促進し、体内に溜まった余分な水分「湿邪」をゆっくり排除する

○尿量が少なく、体にむくみがある人に、茯苓、白朮、猪苓、沢瀉、桂枝などと組み合わせて使う。☆処方例「五苓散」

②**「補脾益胃」**▼胃腸など消化吸収に関わる機能を丈夫にする

○胃腸が弱く、疲れ、食欲不振、腹脹、腹鳴、大便が泥状～水様便などの症候に、人参、白朮、山薬、蓮子肉などと組み合わせて使う。☆処方例「参苓白朮散」

○水の排泄障害によるむかつき、嘔吐、多痰、めまい、動悸など痰飲の症候に、桂皮、白朮、甘草、陳皮、半夏と組み合わせて使う。☆処方例「苓桂朮甘湯」

③**「寧心安神」**▼心神を安定させる

○心脾不足による心神不安の不眠、不安感、驚きやすい、動悸などの症候に、

人参、竜眼肉、酸棗仁などと配合して使用する。☆処方例「帰脾湯」

【用量】六〜一五g、煎服。

【使用上の注意】

①尿量が多い時には使用しない。

②現在では、茯苓皮を除いた菌核全部を「茯苓」として利用することが多い。

③白歛、地楡、牡蒙、雄黄、秦艽、亀甲、米酢などの酸っぱいものと相性が悪い。一緒に使わないこと。

家庭でできる利用法

夢中遺精：白茯苓を粉末にして一二gに分けておもゆで飲む。《蘇東坡方》

糖尿病（上盛下虚タイプ）：白茯苓五〇〇g、黄連五〇〇gをともに粉末にし、天花粉を加えて〇・五cm大の丸剤にし、毎日五〇丸を一日二回に分けて白湯で飲む。《徳生堂経験方》

そばかす（雀斑）：白茯苓の粉末をハチミツで練り、毎晩顔に塗る。二七日後によくなる。《姚僧坦集験方》

むくみ、尿少：茯苓皮・花椒目各一〇gを煎じてその液を飲む。《普済方》

古い症例の紹介

蘇東坡は唐宋代の大文豪ですが、養生の名人としても世に知られています。一〇九五年、蘇東坡は恵州（当時の開化されていない地域）に左遷され、生活に慣れないうちに痔疾にかかりました。痒く痛み、血便があり、歩くことも座ることも困難な状態で、彼は最も自然な療法を選びました。それは、日常の飲食を止めて調味料を使用せず、小麦粉とゴマと茯苓で作られた泥状の物しか食べないという方法です。すると、数カ月後、痔が全快しました。この方法はゴマの油が便通をよくすると刺激物を中止すると、大便時の刺激が減り、茯苓と少食により免疫力が発揮されたのが全快の理由と考えられます。

著者の話

茯苓は諸家の本草書に神話もたくさん載せられています。ところが、それらは古人の体験した結論ですが、時に誤伝もあります。例えば楕円形の茯苓より、ウサギや馬に似たものがよく効くという説があり、「それは根拠のない話だ」という意見もあります。しかし、茯苓が円形ではなくいろいろ形になっているのは、年月が長い証しで、松の「気」を集め、その形になります。効果は小さい円形の新しいものより当然よいでしょう。このような表現には科学的な内容が含まれています。

古典より

茯苓はよく切られた松の根に、あるいは枯れた松の根に出る。その木は切られても、気は根内にこもっていて有効成分はまだ絶えず、津気が盛んでいるのは外へ発展して「茯苓」になる。津気の弱いものは根の木の周囲に結して「茯神」になる。

昔の茯苓の採取法

山で切られた古い松の根に新しい枝が生えないものには、茯苓がある。周囲一丈の地面に鉄頭の錐を刺し、当たれば、印として錐を抜かずにその場所を掘る。また、地面の上に糸状のものがある所（山で生活する人にはよく見られるもの）は、その下に茯苓がある。茯苓が重く堅い石のようになっているものは品質がよく、軽いものはよくない。

また、茯苓を砕いて水に入れて、よく撹拌して浮いたものは必ず取り除く。服用してはならない。沈下したものを少し煮た後で日干しし、弱火で乾燥させる。

昔からの製薬法

七〜八月茯苓を掘り、地面に積み重ねておく。茯苓の表面に水分が出てくる。それを平らにならべて日干しして、再び積み重ねておくと、水分がまた出て、更に日干しを繰り返し、しわになったら陰干しにする。噛むと少し歯に粘着する感じがするのがよい品質である。

現代の研究より

免疫力を高める作用：マウスの貪食細胞の機能を高め、胸腺の萎縮を抑制する作用などがある。

抗ガン作用：茯苓の多糖には多種のガンを抑制する作用がある。

抗菌作用：茯苓の一〇％水煎液はブドウ球菌、大腸菌などを抑制する作用がある。

平滑筋のけいれん緩解作用：ウサギの実験で腸の平滑筋のけいれんを緩解することができるという報告がある。

利尿作用：茯苓のカリウムには利尿作用がある。

血糖値の降下作用：茯苓の水を用いての抽出物あるいはアルコール製剤には、ウサギの血糖値を降下する作用がある。

造血を促進する作用：マウスの実験で、赤血球の増加を促進する作用が認められた。

豆知識

「茯苓皮」：皮膚の湿疹、むくみなどに桑白皮、生姜皮などと組み合わせる。「五皮飲」に使う。用量：一五〜三〇g

「赤茯苓」：湿熱による尿少黄赤色、頻尿、尿の出が悪い場合、車前子、山梔子と組み合わせて使う。用量：六〜一〇g

「茯神」：心神を安定させる作用があり、不安、動悸、物忘れに、遠志、竜歯などを組み合わせて「遠志丸」として使う。用量：六〜九g

よく使われる薬膳

茯苓の粥「茯苓粥」

慢性肝炎、不眠に

【材料】

茯苓……………三〇g
米………………一〇〇g
ナツメ…………一五粒

【作り方】

❶洗ったナツメを弱火で柔らかくなるまで煮る。
❷米を粥にして茯苓を粉末にして入れ一〇分煮る。
❸❶のナツメと汁を一緒に❷の粥に入れて混ぜてできあがり。

【服用法】

一日二回に分けて食べる。

コラム

茯苓とジンギスカン

ジンギスカンの軍隊が中国内陸で戦争中、梅雨になり、乾燥した蒙古大草原に慣れた兵士たちは、風湿病で困っていたところ、一部の兵士が偶然に茯苓を摂ると病状はよくなり、ジンギスカンは大喜びしました。羅田から大量の茯苓を購入し、飲用した兵士は回復して戦争に勝ちました。同時に茯苓の効果も広く知れわたりました。

西太后と茯苓餅

西太后がむくみ、食欲不振に困っている時、御膳房のコックはいろいろな「健脾開胃」の薬の中で、茯苓には利尿の効果があり、胃腸を丈夫にする働きもあるため、茯苓の粉末を米と混ぜて水で溶き、それを薄い餅状に焼いたものに松の実、桃仁、桂の花、ハチミツを挟んで点心にしました。西太后はこれを食べて食欲が回復したといいます。それから時々この茯苓餅を大臣に賜ったところ、宮廷の名物点心の一つになりました。その後民間に伝わり、北京の名物「小吃」となりました。

梁武帝のプレゼント

茯苓は二千年前から《神農本草経》で上品薬物として記載されており、「精神安定、長寿延年」として紹介されていましたが、南北朝時代にブームになり、その時代の有名な道家養生医家・陶弘景が退官隠居すると、梁武帝から、毎月茯苓二・五kg、白いハチミツ一kgを賜りました。当時、茯苓は寿命を延長する貴重品として大事にされていました。

冬虫夏草（とうちゅうかそう）

バッカクキン科
学名　*Cordyceps sinensis*（Berk）Sacc.
英語名　Tong-chon-ha-cho
中国名　冬虫夏草（DongChungXiaCao）
和名　トチュウカソウ
処方用名　冬虫夏草、冬虫草、虫草
出典　《本草従新》

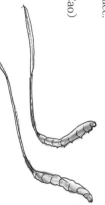

ルーツ

コウモリガ科のHepialus armoricanus Ober.などの幼虫にバッカクキン科のフユムシナツクサタケが寄生して形成したものです。初めて記載されたのは、清代呉儀洛の《本草従新》（一七五七年）ですが、それ以前にも民間では常に使われていました。一七二六年に仏国の伝教士が、市場で冬虫夏草を購入しましたが、ただの珍しい菌類としてパリの科学院の会にこれを紹介しました。一九二七年に論文も発表されましたが、その薬用には言及されませんでした。

日本に伝わったのは享保一三年（一七二八年）に中国から輸入したのが初めてです。しかし江戸時代の漢方医らは、この菌のことには言及しませんでした。日本にも似たものがありますが、広くは使われていません。

品質と真偽

虫体が充実して表面が黄色でつやがあり、内側の色が純白色のものはよい品質で、黒いものは劣る。四川省巴塘県の「瀘草」が最もよく、次は雲南（うんなん）の「滇草」「虫草王」、他に残るのは小さく細かく虫体六〜八条を糸で束にする「把虫草」で、日本への輸入品はこの「把虫草」だそうです。

体質との相性	
気血両虚・カゼを引きやすい	◎
カゼを引いた時	×
食積痰湿・不眠	×
気滞うっ血	○
肝陽亢盛・高血圧	△
陰虚・肺陰虚	○
微熱	×
陽虚・ＥＤ	◎

自然の属性	
寒熱	温
五味	甘
昇降収散潤燥	潤（温潤）
臓腑	肺、腎
毒性	無毒

解説　冬虫夏草は名高い補剤ですが、誰にでもよいものではなく、本当に体のエネルギーに不足がある時、特に「陽虚」の冷えの場合に非常によく、「陽虚」のＥＤを強壮にする作用があります。「食積痰湿」の不眠は多食により睡眠しにくいので、夕飯を少なくし粥を摂ればよくなるはずです。「陰虚」で熱っぽい人にも不向きですので、摂らないようにしましょう。「気血両虚」タイプはカゼを引きやすく、日頃から摂って補強することによりカゼを引きにくくします。しかし、カゼをひいてしまった時には、摂ると治りにくくなる恐れがあるため、外来のカゼの治療を優先すべきで、冬虫夏草を使ってはいけません。

中医学的効能と応用

①**「滋補肺陰」「止血化痰」**▼肺の陰分を滋補して止血・去痰する

○肺の陰虚による慢性咳、喀血などの症候に、沙参、麦門冬、阿膠、川貝母などと配合して用いる。

②**「益腎陽」**▼腎の陽気を回復する

○腎の陽虚による腰や膝がだるく無力、インポテンツ、遺精、早漏などの症候に、杜仲、淫羊藿、巴戟天、肉蓯蓉などと配合して使用する。

③**補虚**

○病後の衰弱、自汗、寒がる、食欲不振などの虚弱症候に、鶏、鴨、豚肉などと煮つめて服用する。

【用量】六〜一〇g、粉末を呑服する時は一回三g。鶏、鴨、豚肉などと煮つめて服用する時は一五〜三〇g。

【使用上の注意】

①陰虚で熱っぽいタイプには単独で使用しない。

②外感風寒など表証による咳痰の人や肺の熱による喀血には禁忌。

古典の訓え

趙学敏曰く「冬虫夏草は陰陽の二つの気に影響され、宇宙は夏至から陰が始めて生じ、そのため静にして草になり、冬至から陽が始めて生じ、虫になり…」。薬としては各種の虚弱や損傷を治し、陰陽の気を両方補強することができる。ただし、採取する時期は必ず冬で、夏の草の形の時は取らない。その理由は「その陽の成長するパワーを残すためである」

冬は雪が積もって、その菌頭部が雪を押しのけて上に出るので採取しやすい。遅れると、雪が溶けて雑草と混ざって分かりにくい。しかし現在では、六〜七月の夏至の頃にその菌体から虫体を掘り出すようになった。採取後、外の膜や泥を除き、日干しして紹興酒をスプレーして柔らかくし、真っすぐにして弱火で乾燥させる。

家庭でできる利用法

病の回復期の不眠：冬虫夏草一五gをホワイトリカー五〇〇㎖に七日間漬ける。毎日六〇㎖を三回に分けて飲む。「虫草酒」《中国薬膳学》

貧血、ED：冬虫夏草一〇g、豚肉五〇gを一緒に肉が柔らかくなるまで煮る。一日に二回食べる。《雲南中草薬》

コラム

冬虫夏草は高級な強壮剤です。昔の中国の名中医・蒲輔周の処方には「虫草二〇本を水一〇〇〇㎖で蒸して食べる。三日に一回」とあります。

また、《柑園小識》には「冬虫夏草数本を酒に漬け、その酒を飲むと腰膝の痛みが解消する。また、老鴨と一緒に煮込むとよい」との記載があります。

中国の薬膳には、冬虫夏草を使うものが多くあります。しかし、陰虚で熱っぽい人には不向きなので使ってはいけません。

現代の研究より

有効成分：冬虫夏草は脂肪が八・四％を占め、そのうち八〇％以上が不飽和脂肪酸である。

免疫機能を高める作用：ガン細胞の殺し屋キラー細胞や免疫貪食細胞マクロファージの活性を高める作用があり、免疫力を増強する作用が確認された。

抗ガン作用：冬虫夏草の煎じ液には、肺ガンを抑制する作用があり、天然虫草と人工虫草の菌の効果には大差がない。

抗菌作用：ブドウ球菌、レンサ球菌、真菌を抑制する作用がある。

造血機能の調節作用：冬虫夏草には骨髄造血を促進して、血小板・赤血球・白血球の生成を促す作用がある。

血脂値の降下作用：冬虫夏草には血中コレステロール値を降下する作用がある。

古い症例の紹介

冬虫夏草(トウチュウカソウ)は人参(ニンジン)と鹿茸(ロクジョウ)とともに中国で最も有名な補養薬です。中国唯一の女帝・則天武后(そくてんぶこう)は晩年、体弱で咳が止まりませんでした。その御膳のコック康(こう)調理長は、自分の故郷の老人からいつも冬虫夏草を鶏と一緒に煮つめる食で補養できることを聞いていましたが、鶏は「発物(はつもの)※」なので、使わずに鴨と一緒に煮てそのスープを献上しました。武則天は黒い虫のようなものを見て康料理長が毒物を食べさせようとしていると誤解して、康を牢に投獄しました。康の友人の李(り)調理師は康調理長を助けるため、冬虫夏草で女皇の病を治すしかないと考え、冬虫夏草を鴨の口に入れて見えないようにしました。女皇はこの鴨のスープを好みよく飲むようになりました。その結果、顔色もよくなり、咳も止まりました。食事中、李料理師を呼び出し褒めました。李師は鴨の口から冬虫夏草を取り出して、事情を説明しました。武則天は康料理長を牢獄から出しました。こうして「虫草全鴨(チュウソウゼンオウ)」は有名な薬膳となり、千年にわたり伝わっています。

※**発物**：炎症、赤腫、カゼなどを悪化させやすい物。例えば、チョコレート、酒、落花生、香菜、魚介類（黒魚、青魚、鮒、イカ、エビ、フグ）、ネギ、ニンニク、脂っこいもの、ニラ、芥子、カレー、ウナギ、唐辛子、羊肉、花山椒、カニ、タンパク質など

【虫草全鴨】

【材料】雄鴨一羽、冬虫夏草一〇g、ネギ少々、生姜少々、塩少々

【作り方】鴨の内臓と羽毛を取り除き、土鍋に冬虫夏草と塩、生姜、ネギを入れ、沸騰したら弱火で鴨の肉が柔らかくなるまで煮つめて、そのスープを飲み、肉を食べる。

「冬虫夏草」の正体

虫体は蛾の一種の幼虫で、長期にわたり地下で生息する。そこに土壌中の真菌の胞子が幼虫体に侵入し、虫体の栄養を吸収して菌が成長する。菌は地表から三～五㎝深さから、草根の近くに頭が地表に向いて菌株が伸びる。虫体には菌が充満して、虫の中身はなくなり、その表皮の殻だけが残る。五月に菌草が成長して高さ三～五㎝、太さ〇．七㎝ほどになり、成熟後、地表へ伸びた頭部を開裂して、胞子を地面に放出する。雨水が地下に浸透して幼虫の体内に侵入することを繰り返し循環している。

昔はその正体が分からず、虫体のままで冬を越し夏には草になり、また冬に虫になると考えられ、「冬虫夏草(トウチュウカソウ)」と名付けられた。

よく使われる薬膳

スッポンとナツメと虫草の煮もの「虫草紅棗炖甲魚(チョウソウコウソウドンコウギョ)」

ED、早漏に

【材　料】

スッポン……………一匹（一kg）
冬虫夏草……………十本
ナツメ………………十粒
調味酒・塩・ネギ・生姜・ニンニク
…………各少々
鶏がらスープ………適量

【作り方】

❶スッポンを一口大に切る。冬虫夏草を洗いナツメはお湯に漬ける。

❷沸騰した土鍋にスッポンを入れて、少し煮て取り出す。

❸土鍋に冷水を入れて、❷のスッポン、冬虫夏草、ナツメ、酒、塩、ネギ、生姜、ニンニク、鶏がらスープを入れ、二時間煮てネギと生姜を取り除く。

【服用法】

二、三日に分けて、朝夕食べる。

【解　説】

カゼをひいた時は使わないように。体虚ではない人には不向きです。

霊芝（れいし）

サルノコシカケ科

学名　*Ganoderma japonicum*（Fr.）Lloyd
Ganoderma lucidum（Leyss.ex Fr.）Karst

英語名　Ganoderma

中国名　霊芝（LingZhi）

和名　マンネンタケ

処方用名　霊芝（レイシ）、紫芝（シシ）

出典　《神農本草経（しんのうほんぞうきょう）》

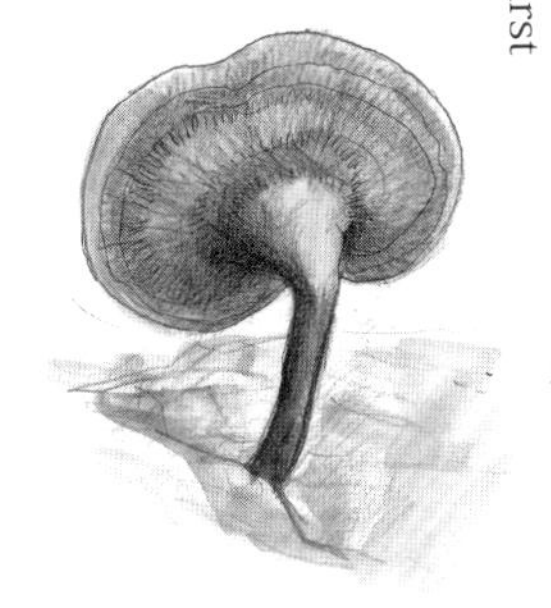

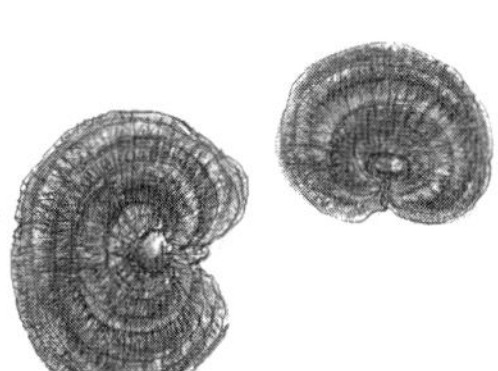

体質との相性	
気血両虚・胃腸弱い	◎
食積痰湿・胃もたれ	×
気滞うっ血・食欲不振	△
肝陽亢盛・高血圧	○
陰虚	△
陽虚	○

自然の属性	
寒熱	平
五味	甘
昇降収散潤燥	収
臓腑	心、肝、脾、肺、腎
毒性	無毒

解説　霊芝（レイシ）は平性で、体を補強する働きがある。体が弱く、衰弱、老衰の人には非常によい。しかし、体に老廃物が詰まり溜まっている人には使えず、「食積痰湿」「気滞うっ血」タイプには不向きです。

ルーツ

サルノコシカケ科の多年生植物紫芝（しし）、赤芝（せきし）の乾燥したの全株を薬として利用しています。高い山のくぬぎの樹幹や、落葉木の樹幹、倒れた木に生長します。稀少ですが、近年、人工栽培も成功し、効果は天然株と大差がありません。

日本の事情

霊芝（レイシ）の和名はマンネンタケで、《日本書記（にほんしょき）》に「天武（てんむ）八年、紀伊国伊刀郡から『芝草（しそう）』を貢ぐ。茎の長さは一尺、蓋は二周くらい有る」と記載され、江戸末期の《福草考（ふくそうこう）》には「顕宗（けんそう）天皇（四八五〜四八七）の時代、宮廷で茎に三つ枝のあるマンネンタケを栽培していた。天皇に貢いだところ大変喜ばれ、貢いだ者に〝三枝部連（さえぐさ）〟の苗字を賜った」と記載され、今の三枝姓の由来になりました。

中医学的効能と応用

①**「益精気（エキセイキ）」「止咳平喘（シガイヘイゼン）」**▼肺を補強して気不足による咳・喘息を解消する
○気の不足による長引く咳・喘息に適用する。

②**「益胃健脾養肝（エキイケンピヨウカン）」**▼消化機能を高め、肝を補養（ホヨウ）する
○胃腸を丈夫にして肝の機能を回復し、肝の損傷防止に用いる。

③**「養心安神（ヨウシンアンシン）」**▼心（シン）を補養（ホヨウ）し安定させる
○心（シン）の気の不足による狭心症や不整脈に効果がある。

【用量】一・五〜三g

【使用上の注意】

①霊芝は不足した五臓を助け、機能回復させる効果があるが、多く使えばよいものではなく、使用量に注意すること。

②消化しにくいので、気滞や食滞で腹脹の人は摂らないように。

家庭でできる利用法

神経衰弱：霊芝の飲料「霊芝糖漿」三〇％四〇㎖を、一日に二回に分けて飲む。または霊芝六～九gを煎じて飲む。

高血圧：霊芝六～九gを煎じて飲む。

慢性肝炎：霊芝六g、甘草四．五gを煎じて飲む。

慢性気管支炎：霊芝九g、南沙参六g、北沙参六g、百合九gを水で煎じて飲む。

アレルギー性喘息：霊芝一六g、半夏三g、蘇葉六g、厚朴三g、茯苓九gを煎じて飲む。一日に二～三回飲む。

アレルギー性鼻炎：霊芝を濃く煎じて濾過し、鼻に頻繁に入れると回復する。

古代「仙人」の霊芝の服用法

霊芝十斤を日干しし、粉末にして、三六時間蒸し、再び日干し。更に細かくすりつぶしてハチミツでペースト状にする。それを日に二回一さじを空腹時に温かい酒で飲む。

【解説】この方法は、宋代の《太平聖恵方》で、美容と、体を軽くする効能があると説明されています。

豆知識

「仙人」修業と「霊芝」

「木威喜芝」は、松の木の脂が地面に落ち千年たって茯苓になり、万年たって茯苓の上に小さい蓮花の形になり、夜になると、光る。これを服用すると、仙人になる。

「飛節芝」は、三千年の老松の上に竜の形で生え、服用すると長寿になる。

「木渠芝」は、大木に寄生、形は蓮花、茎九つで一つの芝になり、味は甘くピリ辛い。

「黄檗芝」は、千年の黄檗という木の根の下に寄生し、細い根は多く服用すると〝地仙（仙人の中でも、人間として生き、人間の食事を摂らず「仙人食」で生き、長寿、不老を求めている人）〟になる。

「参成芝」は、赤色、光りがあり、叩くと金属や石の音がする。

「千歳芝」は、枯れ木の下にあり、その根は太く、切ると血の色の汁が出る。その汁を足に塗ると、寿命を延長し薬としても使える。

以上は、「木芝」という。その他、草芝、石芝、水芝など、二一〇種類がある。青芝、赤芝、紫芝、黄芝、白芝など、五色芝というものもある。

古典より

土質がよいと芝は土から生えます。深い山腹中、大木の下で泉のとなりに生えます。しかし、山に入っても見つけられない人が多いです。霊芝を採取するためには、よく採れる有名な山に入ります。三月、九月は山に神薬が出る時期。山に着く時は必ず白い犬、白い鶏、白い塩を持参しなければならないといいます。山の入口に着いたら、巨石に開山符と持参した白いものを置き入山すると、見つかるチャンスが増えます。もしルール違反をすると、霊芝があっても見つからない、といわれています。

著者の話

李時珍は「芝は皆、腐壊した木の残った気から生まれ、人間の腫瘤と似ている。しかし、仙人草などの説は愚かである」と述べました。しかし冬虫夏草のような菌類である芝について、現代の研究により、古くから伝わってきた菌類のパワーがだんだん明らかになってきました。この点では李時珍は見落としていたといえます。

現代の研究より

抗ガン作用：霊芝の成分には抗ガン作用がある。

免疫細胞の活性促進作用：免疫細胞の貪食細胞、T細胞などの活性を促進する作用がある。

抗老化作用：霊芝の抗酸化作用により、老化を防ぐ働きがある。

抗放射性物質の作用：体を放射性物質から保護する働きがある。

古典の訓え

霊芝の生える場所は高山の断崖絶壁で、稀少であり、入手しにくいため、歴代医学者たちも薬として使うチャンスが少なく、それを用いて研究する機会も少なく、李時珍《本草綱目》にも詳しい説明はありません。ただ、虚労を補養し痔を治すことを記載し、古代からの〝吉祥の草〟である。ただ、「仙人になる」という説は愚かな発想だ、と評価しています。

しかし、現代の研究により霊芝の成分多糖には、抗酸化、抗ガン、抗放射性物質、抗老化、抗疲労などの効果が判明しています。それにより霊芝の生薬としての価値が昔の伝説ほどではありませんが、再確認されました。

コラム

古くから霊芝は「仙草」とされています。古代奇書《山海経》には、炎帝の娘の霊気からできた草を食べると、自分の会いたい人と夢の中で会うことができると記載され、古代の伝説により「霊芝」は、炎帝の娘（姫様）からなった「仙草」といわれています。中国でよく知られる《白蛇伝》の中で、ある女が意識不明になった恋人・許仙の命を回復させるため、命がけで崑崙山に登り、「仙草」を守る天神と戦い、「仙草」を取ってきて恋人の命を救いました。これらの伝説は民間に広く伝わり、その愛情深いエピソードは、中国では結婚式の時に霊芝を送るという習慣として広まりました。霊芝は、死にかけた人を回復させる、若返らせるというイメージが定着しました。

附・霊芝胞子（れいしほうし）

出典《滇南本草》

「霊芝胞子」は霊芝の生殖細胞である。その胞子には、霊芝にある一〇〇種類以上の化合物の含有量よりは少ない。その化合物は生物パワーの源であり、胞子にはそれほどないため、薬としての価値は異なる。ところが近年、霊芝胞子の粉末は中国では抗ガン剤の補助薬としてよく使われ、高価でも愛用されている。抗ガン剤による衰弱を回復させるサポート的効果がある。

現代の研究より

抗アレルギー作用：霊芝胞子にはマウスのアレルギー反応を抑制する作用がある。

実験用マウスの糖尿病を抑制する作用：霊芝胞子には実験用マウスの薬物で誘発された糖尿病を抑制する効果がある。

抗ガン作用：霊芝胞子のアルコール漬け液には、体外実験で、ヒトの子宮頸ガン、肝ガン、胃ガン、白血病に対する抑制力が強く、ガン細胞を抑制する作用があることが認められた。

血中コレステロール値の降下作用：霊芝胞子の粉末をラットに与えたところ、血清の総コレステロール値の上昇を抑制する作用が確認された。

石斛（せっこく）

ラン科
学名 *Dendrobium nobile* LINDL.
英語名 Nobile Dendrobium
中国名 石斛（ShiHu）
和名 セッコク
処方用名 石斛、金釵石斛、鮮石斛、鮮鉄皮石斛、耳環石斛、藿山石斛
出典 《神農本草経》

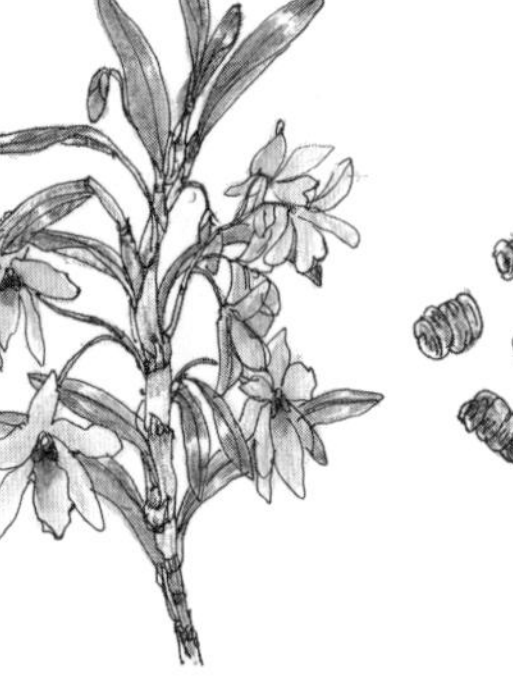

ルーツ

ラン科の多年生常緑草木セッコクとその他同属植物の新鮮な茎、あるいは乾燥した茎です。中国の主な産地は広西、四川、雲南、貴州などの地域で、夏季に採取したものは良品とされ、採取したものの新鮮さを保つため、砂に植えます。乾燥したものは、採収したあと根と葉を除いて蒸し、柔らかくなってから粗皮を除き適度の長さに切って日干しし、煎じて服用します。

茎が円形、外皮が鉄のような濃い緑色を呈するものは「鉄皮石斛」といい、清熱生津に最も優れる最高品です。茎が扁平で外皮が黄緑色を呈するものは、「金釵石斛」といい、効能はよいですが鉄皮石斛よりは劣ります。鉄皮石斛の軟らかい先の部分を炒めながら螺旋状の形にして弱火で干したものは「耳環石斛」といい、津液を生じさせ、胃腸を寒涼にせず、お茶の代わり飲んでもよいものです。

四川産の「川石斛」（細石斛、黄石斛）は、養胃生津の力が弱く清熱が主であり、安徽省、雲南省の「藿山石斛」は寒性が弱く、老人や虚弱者の津虚に適しますが高価です。

中医学的効能と応用

①**「養胃生津」「滋陰清熱」**▼胃を潤して唾液などの分泌を促し「陰」を滋養して熱を収める

○熱病で津液を消耗したあずき色の舌、舌苔が黒色、口がひどく渇く、あるいは胃の「陰虚」タイプの糖尿病（消渇）に、生地黄、麦門冬、天花粉などと配合して用いる。☆処方例「清熱保津方」

○陰虚かつ体内に熱がこもったことによる微熱、いらだち感などに、生地黄、玄参、麦門冬、白薇、地骨皮などと配合して使用する。☆処方例「石斛湯」

体質との相性	
気血両虚・胃腸弱い	△
食積痰湿・消化不良、口が渇く	×
気滞うっ血・気滞、胃痛	△
肝陽亢盛・口が渇く	○
陰虚・微熱、口が渇く	◎
陽虚	×

自然の属性	
寒熱	微寒
五味	甘
昇降収散潤燥	潤
臓腑	肝、胃、腎
毒性	無毒

解説 やや寒性の石斛は、「陰」を滋養してのどの渇きを解消するため「陰虚」の人には非常によい。石斛は視力の回復にもよいが、「陽虚」の人は、陽不足で陰分を滋養する石斛は逆効果。「食積痰湿」の人は、口が渇くが、これは湿邪の阻害によるもので、痰湿を除けば唾液の分泌は自然に回復する。

②**「滋陰除熱」**▼「陰分」を滋養して陰虚による微熱を収める
○陰虚による津液不足、のどが渇く、微熱があるなどの症候に、沙参、麦門冬、玉竹、白微、生地黄などと配合して用いる。

③**「明目」**
○腎陰虚による視力減退、無力などの症候に、熟地黄、菟絲子、菊花、青箱子、生地黄、草決明、枸杞子などと配合して用いる。☆処方例「石斛夜光丸」

【用量】六〜一二g、鮮品は一五〜三〇g、煎服。

【使用上の注意】
①石斛は堅く粘りがあるため、他の薬材より先に煎じる必要がある。
②邪気を追い払う時に妨げとなるので、温熱病の早期に使用してはならない。
③湿邪を助けるので、のどがひどく渇く症状がみられなければ使用しない。一般の陰虚には乾石斛を使用する。
④凝水石、巴豆、雷丸、白僵蚕との相性が悪いため、使用時は注意が必要。

【用量】一・五〜三g

豆知識

新鮮な石斛は、熱を収め唾液などが生じるのを促進する働きが乾品より強いとされています。熱病で唾液が少なく、舌の色はあずき色で、イライラ、のどが渇く人には鮮石斛がよいとされています。一般に陰分不足によりのどが渇く人には、干し石斛でよいとされています。

古典より

李時珍曰く「石斛の名の由来は不明。石斛は石の上に生え、石に根を繋らせるため、分けにくく、乾燥すると根が軟らかくなる」（著者注：斛は十斗の意味で、量が多いことを示します。石の上にたくさん生えているため「石斛」と名付けられたのではないかと思います）もともと茎と葉は青色で、乾燥すると黄色になります。赤色の花が咲き、茎の節の上にひげ根を生じるため、折った茎を砂石に挿して栽培できます。時々水を与えるだけで枯れないため、「千年潤」とも呼ばれます。石斛は茎が短く中は空洞にはなっていません。「木斛」は「石斛」に似ていますが、茎が長く中が空洞なので見分けるのは容易です。

古代の製薬法

根の先を除いて酒に一晩浸し、日干しして蒸して、巳の時刻から酉の時刻まで徐々に弱火で干す。このような方法で作った薬はよく効く。

家庭でできる利用法

外陰部が湿っぽく、精子が少ない、残尿感：石斛六g、生姜一切れを煎じた汁をお茶の感覚で飲む。

熱っぽい、イライラ、のどが渇く、食欲不振：新鮮な石斛一五g、氷砂糖少々を沸騰させた白湯に入れてお茶のように飲む。

「陰虚」体質の人の胃痛、便乾燥：新鮮な石斛三〇g、ピーナッツ五〇g。先に石斛を煎じて二〇分後にピーナッツを加え、水がなくなるまで煎じる。少しずつ食べる。

現代の研究より

解熱作用：石斛の抽出成分には解熱作用がある。

胃酸分泌の促進作用：胃炎の患者に石斛の煎じ汁を飲ませると、胃液、唾液の分泌が著明に高まる。

抗菌作用：石斛にはブドウ球菌を抑制する作用がある。

血圧の降下作用：石斛には軽度の血圧降下作用がある。

小腸の蠕動促進作用：小腸平滑筋の収縮を促して腸の蠕動を促進する作用があるが、高濃度の場合は逆に抑制する作用になる。

副交感神経の興奮作用：石斛の成分には副交感神経を興奮させ心臓の頻拍を抑える作用がある。

免疫力を高める作用：石斛の煎じ汁にはマウスのマクロファージの貪食能力を高める作用がある。

抗ウイルス作用：石斛の煎じ汁にはウイルスを抑える作用がある。

萎縮性胃炎の補助治療：胃の常在菌を抑える作用がある。萎縮性胃炎や十二指腸潰瘍の輔助治療に用いられる。

コラム

石斛は一五〇〇年前の《神農本草経》に記載されたラン科の植物であり、千年来、霊芝、人参、冬虫夏草と同じ上品薬で有名です。温州の雁蕩山は中国の十名山のうちの一つです。その雁蕩山の十八滝や奇異な峰々の中で、「懸崖飛渡」という風習は遊客に深い印象を残します。それは、懸崖絶壁を人が縄だけで飛んで降りて薬を採取するもので、一つの観光名物となっています。この命がけで何を取りたいかというと、それは「鉄皮石斛」です。このやり方のきっかけとして一つのエピソードがあります。

昔、雁蕩山の一人の山民が重い病で起きられず、親孝行の息子はいろいろな医者にみせましたが、病は一向によくなりませんでした。困っていたところ、ある老人が「雁蕩山の深くに、石の上で生息し、根は土に入らず、山の霧、雲、雨露で生えている仙草があり、天地の霊気、日月の精を受けているために効果がある」と教えてくれました。彼は命がけで絶壁からその鉄皮石斛という「仙草」を採取して父に飲ませました。すると父の病がよくなったため、附近の人々はみな彼にならって絶壁を飛び降りながら薬を取り始め、その光景はやがて観光名物となったそうです。今は薬はなくなりましたが、伝統を示すために観光客に演じて見せているのだということです。

古い症例の紹介

中国の有名なアナウンサー、宋世雄は「耳環石斛」を飲んで三〇年間ずっとのど声を維持しています。その秘訣を、《傷寒論》研究の権威である名老中医・劉渡舟教授が教えてくれました。のどによい高名な「胖大海」は「耳環石斛」より効果が劣るとのことです。また有名な京戯の芸術家、梅蘭芳、馬連良らも「耳環石斛」の常用者でした。その処方は以下のとおり。「耳環石斛」（風斗ともいう）一〇gを三〇分煎じて保温できる器に入れてゆっくり飲む」。また、干した石斛は長時間煎じなければその有効成分が抽出できません。

著者の話

私は腎不足で小学生時代から目が悪く、教室の最前列に座っても黒板が見えませんでした。検査をすると近視と分かりました。そのため「石斛夜光丸」「石斛明目丸」を長期に服用したところ、近視の進行が止まり、大学生になってもあまり進んでいませんでした。

石斛は名が高く、値段もけっこうします。庶民にとっては高嶺の花です。耳環石斛はのどによく効くので、お金があれば歌手やアナウンサーにはお薦めします。

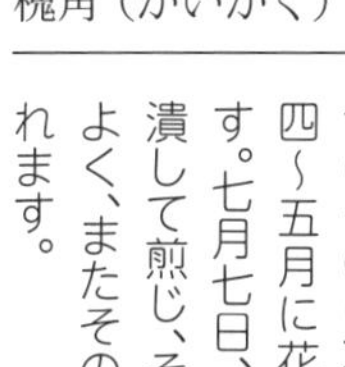

槐角（かいかく）

マメ科
学名　*Sophora japonica L.*
英語名　Japanese Pagodatree
中国名　槐角（Huaijiao）
和名　エンジュ
処方用名　槐角、槐実
出典　《本草備要》

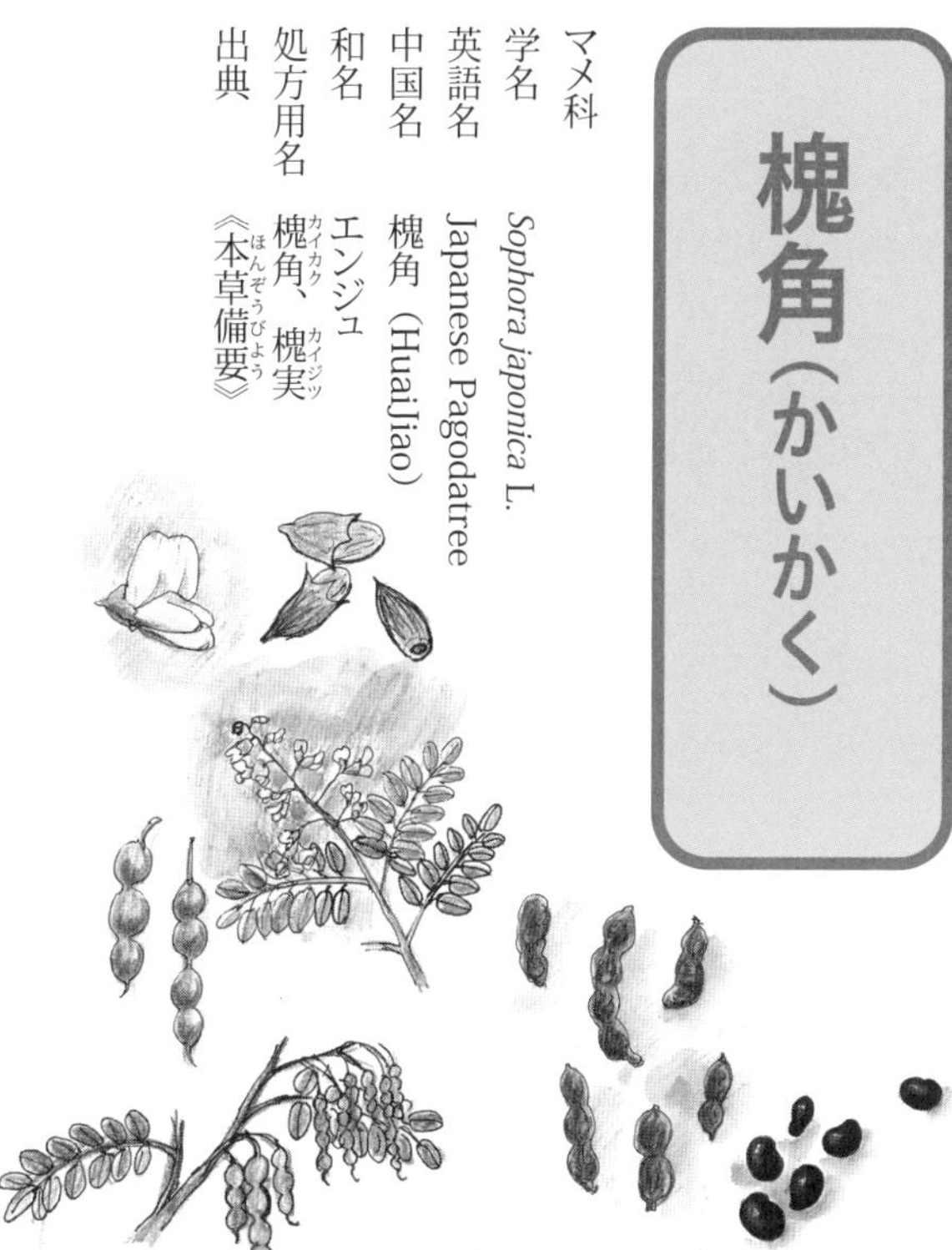

体質との相性

体質	相性
気血両虚・下痢しやすい	×
食積痰湿・寒タイプ	×
食積痰湿・熱タイプ	◎
気滞うっ血	○
肝陽亢盛	◎
陰虚	○
陽虚	×

自然の属性

寒熱	寒
五味	苦
昇降収散潤燥	降、収
臓腑	肝、胆、大腸
毒性	無毒

解説　槐角は寒性で降性をもち、「肝陽亢盛」や「食積痰湿」の熱タイプには非常によいものとされていますが、もともと冷え症で下痢しやすいタイプ、「陽虚」「気血両虚」のタイプには不向きなので、使わないほうがよいでしょう。

ルーツ

マメ科の落葉低木の「槐」の乾燥した花蕾が「槐花」で、「槐米」ともいい、成熟した果実を「槐角」という。

「槐」は数種類があり、葉が大きく色が黒いのは「櫰槐」といい、対生する葉が昼に開きます。夜に締まるものを「守宮槐」といい、葉が細い青緑色のものは「槐」といいます。効能は同じです。四～五月に花が咲き、六～七月に実がなります。七月七日、その柔らかい実を採取してすり潰して煎じ、その汁を用いて座浴すれば痔瘡によく、またその花や実は染料としてもよく使われます。

中医学的効能と応用

①**「清熱降火止血」**▼体内にこもっている強い熱を収め、血便や痔の出血を止める

○体内にこもった強い熱による血便、痔の出血に、地楡、黄芩、当帰など配合して使う。☆処方例「槐角丸」

②**「清肝瀉火」**▼肝の強い熱を取り、昇った肝気を降下させ症状を緩和する

○強い肝の熱が昇ることによる高血圧、頭痛、めまい、目の充血などに、決明子、黄芩、赤芍などと配合して使う。

【用量】五～一〇g

【使用上の注意】

①本品は寒性なので、胃腸の弱い人は避けたほうがよい。体が虚弱で冷え症の人には用いない。

②生用すると清肝瀉火に、炒炭すると涼血・止血に働く。

③毒性：槐角は血中の赤血球を減少させる恐れがあるため慎重に使う。

④妊娠を妨げる成分があるため、不妊治療中の人や妊娠中の人には不向き。

古くからよく使われる処方

疥癬、できもの：「槐葉茶」（槐葉の芽を沸騰した湯に入れ軽く煮て、冷水で洗って日陰干ししてお茶として飲む。葉を食べる。《本草綱目》

痔、視力の改善：槐葉二五〇gを洗い、火が通るまで蒸して日干しして粉末にする。毎日一撮（三g）を煎じてその汁をお茶として飲む。（※過労や怒りっぽいなどで肝経に熱がこもったための視力低下には効くが、老化による視力の低下には効かない）

歯茎の腫痛：柔らかい新葉を食べる。孟詵《食療本草》

鼻づまり：水五ℓ、槐葉六〇gを三ℓまで煎じて、三本の白ネギと淡豆豉一〇gを入れて煎じてその汁を飲む。《千金方》

視力を高める：冬季頃、槐実を採集し、牛の胆のうに入れて胆汁で漬けて一〇〇日を置き、そのあと出して日陰で干しておく。食後に一粒を飲む。常服すると視力を高め、白髪が黒くなる。痔※と下血によい（※便の前に下血するのは「外痔」で、便の後で下血するのは「内痔」という）。

現代の研究より

避妊作用：槐角にはマウスの妊娠を抑制する作用がある。

血中血糖値を高める作用：ウサギに槐実の抽出物を注射すると一時間は血糖値が著明に上昇するが、一日置くと正常に戻るという報告がある。

抗酸化作用、抗菌作用：槐実には抗酸化・抗菌作用の成分がある。

出血の防止作用：槐実には血管の正常な滲透圧を維持する作用や毛細血管の変性、出血を防止する作用がある。

毒性：槐角には赤血球を凝集させる成分があり、血中赤血球が減少する恐れがある。

古い症例の紹介

古代、西川の安撫使判官王及はロバに乗った長い旅の途中、痔が発生しました。その痔の大きさは胡瓜の如く、あまりの痛さに王及は途中で倒れてしまいました。その宿の人は槐枝を煎じた汁でその痔を洗い、次は艾灸を五壮（艾を山の形にして痔の先に置く。尖部に火をつけ全部灰になるのをお灸の数え方で「一壮」という。その痔に熱を感じるまでお灸をする）し、王及はその熱気が腸まで伝わったことを感じ、急に汚い血を下して痛みを甚だしく感じた後、その胡瓜のような痔がなくなり、旅を続けることができたという症例です。

コラム

古籍によると、周代から帝王は「槐」を大事にし、重要な周礼では槐は欠かせない木でした。例えば、朝廷にえんじゅ（槐）を三本植えて三公の位置を示し、三公がこれに面して座るという規定があります。また、古くて大きい槐樹の下で公訴すると皆が本当のことを言うため、よく「槐」を証人としていました。日本でもよく知られている七月七日のおりひめ伝説でも、二人の結婚の証人は「古い槐」でした。なぜ人々は「古い槐」をそんなに大事にするのでしょうか。昔から「槐」は星の精気を受け、極めて「陰」のものであり、肝経に働くものとされるため、「老槐生丹」（古い槐樹には「丹」のようなパワーを生じる）という伝説もあります。

古典の訓え

《神仙上品服槐子方》によると、長い槐実を選んで十月巳日に採集し、土盆に入れて蓋をして気が漏れないように周囲を泥で封じておきます。四十九日後にその泥を取り除き、腐敗した皮を除き、黒い大豆のような実を取り、洗い保存する。毎月の初一日に一粒を食べ、毎日一粒を加え十日まで十粒に、十一日からまた一粒ずつ増やすことを繰り返します。《仙書》に、「槐実を食べて一年髪が黒く二年は体が軽く行動若く、三年は脳を補い視力が回復する。常に食用して寿命を延ばす」とあります。《太平聖恵方》

体質との相性

体質	相性
気血両虚・下痢しやすい	△
食積痰湿・寒タイプ	×
熱タイプ	◎
気滞うっ血	○
肝陽亢盛	◎
陰虚	○
陽虚	×

自然の属性

寒熱	微寒
五味	苦
昇降収散潤燥	降、収
臓腑	肝、大腸
毒性	無毒

解説　槐花は微寒性で、「肝陽亢盛」や「食積痰湿」の熱タイプにはよいものですが、もともと冷え症で下痢しやすいタイプ、「陽虚」「気血両虚」のタイプには不向きなので、使わないほうがよいでしょう。

ワンポイント

槐花の花がまだ咲いていない時期に採集しておくのは「槐米」といいます。薬としては炒めるものがよいとされています。

槐花の味は苦く、色は黄色、「涼性」で「陽明経」「厥陰経」の「血分薬」（血のトラブルを解消する薬）です。そのため適応症は「陽明経」「厥陰経」二経の症状が多いのです。例えば痔、痔出血、不正出血、熱っぽい頭痛、鼻血などがあります。

附・槐花（かいか）

中医学的効能と応用

①**「涼血止血」**▼血の熱を取り、出血を解消する

○大腸の強い熱や気滞の阻害などによる便秘、血便、痔出血に、側柏葉、荊芥、枳殻、地楡などと組み合わせて使用する。☆処方「槐花散」

②**「清肝降火」**▼肝の甚だしい熱を収め、熱による頭部の症状を治す

○強い肝の熱による頭痛、目の充血、イライラなどの症候に、槐角単味で、あるいは黄芩、菊花、夏枯草などと組み合わせて使用する。

【用量】六～一五g、煎服。

【使用上の注意】

①虚寒タイプには用いない。

②生用は清肝瀉火に、炒炭は涼血・止血に働く。

家庭でできる利用法

鼻血が止まりにくい：乾槐花とイカの骨（烏賊骨）を同量で少し炒めて、槐花を半分熟するまで炒め粉末にしておく。鼻血に吹き込む。《普済方》

咳で出血：槐花を炒めてすり潰して毎回九gをもち米のおもゆで飲む。あお

むけ、横にすると咳血が止まる。《朱氏方》

血尿：槐花を炒めて三〇g、鬱金（煨※1）三〇gをともに粉末にして、毎回六gを淡豆豉の煎じ汁で飲む。即効性がある。《篋中秘宝方》

血便：槐花、荊芥穂同量を粉末にして、酒で二gを飲む。「経験方」

アルコール中毒でよく下血する場合、槐花を半生まで炒めて三〇g、山梔子（焙※2）一五gをともに粉末にして、一日二回水で飲む。《経験良方》

不正出血（婦人漏血、止まらない場合）：槐花を黒くなるまで（芯は黒くないように）空煎りして粉末にする。毎食前温かい酒で六～九gを飲む。《太平聖恵方》

一般に熱毒を受け、めまい、目がはっきり見えなくなる、口が苦く、のどが渇く、背が熱く動悸がする、手足がしびれると感じる時、槐花米一把を褐色まで炒めて温めた酒で飲む。汗をかくとよくなる。もしまだその症状が残っていれば、もう一度飲むとよくなる。《劉松石保寿堂方》。この処方は三十年間臨床で試した処方で、効能が確実である。

おりもの：同じ量の槐花を炒めて牡蛎（煅※3）、粉末にして九g酒で飲む。《摘玄方》

※1 煨：薬剤を包み（綿の生地・紙）、熱い灰に埋めてその余熱で薬材に熱を加える製薬方法。
※2 焙：弱火でゆっくり乾燥させる炮製方法。
※3 煅：薬材を高温（七〇〇℃以上）で処理してその成分を変える炮製方法。

現代の研究より

抗真菌作用：槐花には真菌症（白癬、カンジタ）、様々な皮膚の真菌を抑制する作用がある。

喘息を鎮める作用：槐花の quercetin という成分には喘息を止める作用がある。

抗大腸潰瘍の作用：槐花のルチンには、腸や気管支平滑筋のけいれんを緩和する作用があるため、大腸潰瘍や気管支喘息の抑制に働く。

血圧降下作用：槐花には血圧を降下させる働きがある。

毛細血管の滲透圧を正常に維持する作用：主に槐花の活性成分ルチンにはその働きがある。

止血作用：槐花を焼いた灰は確実に止血時間と凝血時間を短縮させる作用がある。

抗放射性物質作用：マウスに皮下二mg／kgルチンを注射すると、放射線の照射によるマウスの死亡率が減少するという報告がある。

著者の話

北京の春末、春風とともに槐樹の花の香りが漂います。私は子供の頃、好奇心で何でも食べてみました。槐の花はもちろん毎年口にするもので、少し甘く苦く、あまり味がありません。芯の所が甘く香りがいいので、癖になります。よく採取して小麦粉と混ぜて、フライパンで焼いて食べたことも鮮明に覚えています。これは洋槐ですが、上述の漢方薬の槐ではなく、中国の槐は花、実をはじめ、枝、白い皮はともに薬で、枝が皮膚の滲出汁のある痒みや湿疹によいし、木の皮は「根白皮」と呼ばれ、それを煎じて、その汁で瘡や腫痛を洗うとよくなります。槐樹の皮に分泌されるものは「槐膠」といい、苦味寒性で、けいれん、皮膚が痒く虫が這う感じがあるものによいです。ところが、体を補養する効能がないため、以上に紹介した各疾患・症状があっても、体弱の人には不向きなので使ってはいけません。

第7章

カゼの予防・治療の薬草

○カゼの予防・治療の薬草の利用法を身につければ、半分以上の病気に罹らないようになるでしょう。

葛根（かっこん）

マメ科
学名　*Pueraria lobata*（Willd.）Ohwi
英語名　Pueraria root; Kudzuvine root
中国名　葛根（GeGen）
和名　シナノクズ
処方用名　葛根（カッコン）、粉葛根（フンカッコン）、煨葛根（ワイカッコン）、粉葛（フンカツ）、カッコン
出典　《神農本草経（しんのうほんぞうきょう）》

ルーツ

マメ科で落葉性の蔓性の草の根です。葛根は、掘り出す際に深く掘らなければなりません。土の中で五～六寸以上のものは「葛脰（カットウ）」といいます。「脰（トウ・ズ）」とは「頸」の意味です。葛は無毒といわれていましたが、その「葛脰」を生で摂ると多くの人はむかつき、嘔吐します。葛根を七～八月頃に採取します。若いうちは緑色をしており、生で食べると生臭い味がします。別名は「葛（クズ）」「鹿藿（ロッカク）」。鹿は九種の草しか食べないといわれており、「葛」はその中の一つであることから「鹿藿」と呼ばれています。

日本の事情

日本産のものは、中国産のシナノクズの変種であり、日本産が繊維質であるのに対して中国産は粉質です。葛は日本でよく生え、秋の七草の一つで、全国各地の日当たりのよい山野に群生します。夏から秋にかけてフジの花に似た赤褐色の蝶形花が咲き、よい香りがします。地中には肥大した根があり、葛

体質との相性	
気血両虚・胃腸弱い、下痢	○
食積痰湿・多汗	△
気滞うっ血・肩こり	○
肝陽亢盛・高血圧	○
陰虚	○
陽虚	△

自然の属性	
寒熱	涼
五味	甘・辛
昇降収散潤燥	散、潤
臓腑	脾・胃
毒性	無毒

解説　生の葛根（カッコン）は唾液の分泌を促進し、煨（ワイ）葛根（生地で包み、火でゆっくり焼いたもの）は下痢を止める働きがあります。「気血両虚（キケツリョウキョ）」の胃腸が弱く下痢っぽい人は少量摂るとよいとされています（過量とならないように注意）。「食積痰湿（ショクセキタンシツ）」で多汗の人は、体内に老廃物が多いため治療の原則は体内（特に胃腸）の大掃除をすることで、そのため、汗を促進し気を上昇させる葛根は不向きなので、控え目にしましょう。葛根は平性なので、冷えにより余分な水分の排泄能力が低下している「陽虚（ヨウキョ）」に対して、そのでん粉は排泄能力を更に低下させるので、摂らないようにしましょう。

でん粉をたくわえています。葉裏が白色という特徴があります。吉野などの産地のものは繊維の強いものが多く、良品とされます。クズの名は、吉野の国栖という産地名に由来しています。

日本での利用法

発汗、解熱、鎮痛剤に：根を乾燥させた葛粉はカゼの時に利用される。これは発汗、解熱、鎮痛剤として漢方で盛んに使われている「葛根湯」の主原料である。

和え物、炒め物に：新芽、若葉を摘み、塩を入れた熱湯でゆで、和え物、炒め物に。花はゆでて酢の物や天ぷらに。

古典より

葛根は太陽経の薬ではなく陽明経のすばらしい薬です。医聖・張仲景の著書《傷寒論》では葛根を上手に使い、太陽病、陽明病のどちらにもよく使われています。

その意図は、葛根を用いて太陽病が陽明に伝入する路を遮断することとされ、太陽病がまだ陽明に伝入していない場合、すぐに葛根を使うことで、その邪気が陽明経に入るのを防ぐことができます。そのためにカゼの早期に使うのがポイントです。

お菓子に：葛粉は、葛湯、葛餅などお菓子に利用されます。

二日酔いに：花五gをコップ二杯の水で煎じて冷まし、飲む。

外傷の出血に：葉を粉末にしたものを油と混ぜて塗ると効く。

中医学的効能と応用

①「解肌退熱」▼外来の邪による体表にある症状を解消して解熱する

○外来の寒邪による悪寒、無汗、首・肩・背がこるなどの症候に、麻黄、桂枝などと配合して使う。☆処方例「葛根湯」

○外来の熱邪による発熱、無汗、頭痛、咽痛が強いなどの症候に、柴胡、石膏、黄芩などと配合して用いる。☆処方例：「柴葛解肌湯」

②「透疹」▼麻疹の初期あるいは麻疹の透発（発疹の中味が外部に抜け出すこと）が不十分な時に使う

○麻疹の初期あるいは透発が不十分な時に、升麻などと配合して用いる。☆処方例「升麻葛根湯」

③「生津止渇」▼唾液の生成を促進してのどの渇きを解消する

○熱病の口渇や消渇などに、麦門冬、芦根、天花粉などと配合して使用する。

④「昇陽止瀉」▼陽気を高め、陽気の不足による下痢を止める

○脾気不足による泥状～水様便に、党参、白朮などと配合して用いる。

○湿熱下痢と同時に発熱した場合、生葛根、黄芩、黄連などと配合して用いる。☆処方例「葛根芩連湯」

【用量】六～一五g、煎服。

【使用上の注意】

①気虚で多汗や斑、発疹がある時には用いない。

②熱を収める時は葛根を生（生葛根・粉葛根・乾葛根）で使う。下痢止めの場合、微黄に炒す（煨葛根）と止瀉に働く。

③多食すると胃腸の働きを阻害する。

豆知識

葛の乾燥した花と小豆の乾燥した花同量を粉末にします。飲酒する前に酒でこれを少し服用すると、悪酔いしません。葛の枝葉を焼いて、その灰を水と混ぜたものをニキビやできものに塗ると改善します。

著者の話

葛根（カッコン）は日本人にとってなじみのある食材であり、薬材でもあります。昔は家庭でカゼをひいたら葛粉を溶いた葛湯を飲んだものですが、今は「葛根湯（カッコントウ）」というエキス剤がよく知られています。しかし「葛根湯」には葛粉だけではなく「麻黄」という副作用の強い生薬が配合されています。とても効果がよいのですが、カゼのタイプも様々あるため、間違った使用により症状を悪化させることもあります（使用量が多すぎると不眠や鼻血が出やすくなることも）。そのため使う前に以下の点が揃って当てはまるか確認してから使用してください。当てはまらない場合は使用しないほうがよいでしょう。

①寒けがある。または、今はないが二～三日前まで寒けがあった。

②のどは渇かない。明確にのどが渇き、水をよく飲む場合は不向き。

③全身症状がある、だるい（昨日は元気だったのに急に来るだるさ）、節々の痛みがある。急に熱っぽくなるが体温は上がらない、しかしのどは渇かない。

④急に耳が痛い。後頭部の頭痛、肩こり、汗が出ない。

現代の研究より

有効成分：葛根には一〇～一四％のでん粉を含むほか、イソフラボンとその配糖体であるダイジンやダイゼイン、プエラリンなどを含む鎮痛・鎮けいれん作用がある。

冠状動脈の血流量を増加させる作用：葛根には血流量を増やす働きがある。同時に血液の供給不足による血行異常を回復する効果が著明にみられる。

抗凝集作用：葛根には脳血管の血流量を増加する作用がある。葛根には血小板凝集を抑制する働きがあり、体内の血栓形成を抑止する作用がみられる。

抗ガン作用：葛根の有効成分はガン細胞の増生を著しく抑制する作用がある。

糖尿病及び高脂血症の改善作用：葛根素をある程度大量に投与すると血糖値の降下がみられる。また、葛根素には総合コレステロール値の降下作用が認められている。

細胞性免疫機能を改善する作用：「葛根湯」に免疫機能回復効果が認められている。

抗インフルエンザ作用：「葛根湯」はインフルエンザウイルスを抑制する。

よく使われる薬膳

葛根の麺「葛粉索餅（カップンサクモチ）」

脳卒中、手足の運動障害に

【材　料】

葛根……………………二四g（粉末一二g）

荊芥穂（ケイガイホ）（細かく切る）…一握り

淡豆豉（タントウシ）……………………二〇〇g

【作り方】

❶淡豆豉と荊芥末を二五〇〇㎖の水に入れて沸騰させ、三十秒後に火を止めてその汁を取る。

❷葛根の粉を生地にして麺づくりのようにして❶の汁に入れて火が通るまで煮る。少し塩を入れ味付けし、完成。

【服用法】

空腹時、適量葛のいと（麺のようなもの）を食べ、スープを少し飲む。

【解　説】

この処方は宋代の《聖済総録（せいさいそうろく）》に記載されており、適応症には、脳卒中による言語障害、精神不振、手足運動障害などがあります。また葛根粉と粟の粥や粟飯にも同じような効果がみられます。

荊芥（けいがい）

シソ科
学名　*Schizonepeta tenuifolia* Briq.
英語名　Japanese Catnip
中国名　荊芥（JingJie）
和名　イヌハッカ
処方用名　荊芥、荊芥穂、炒荊芥、荊穂炭、ケイガイ
出典　《呉普本草》

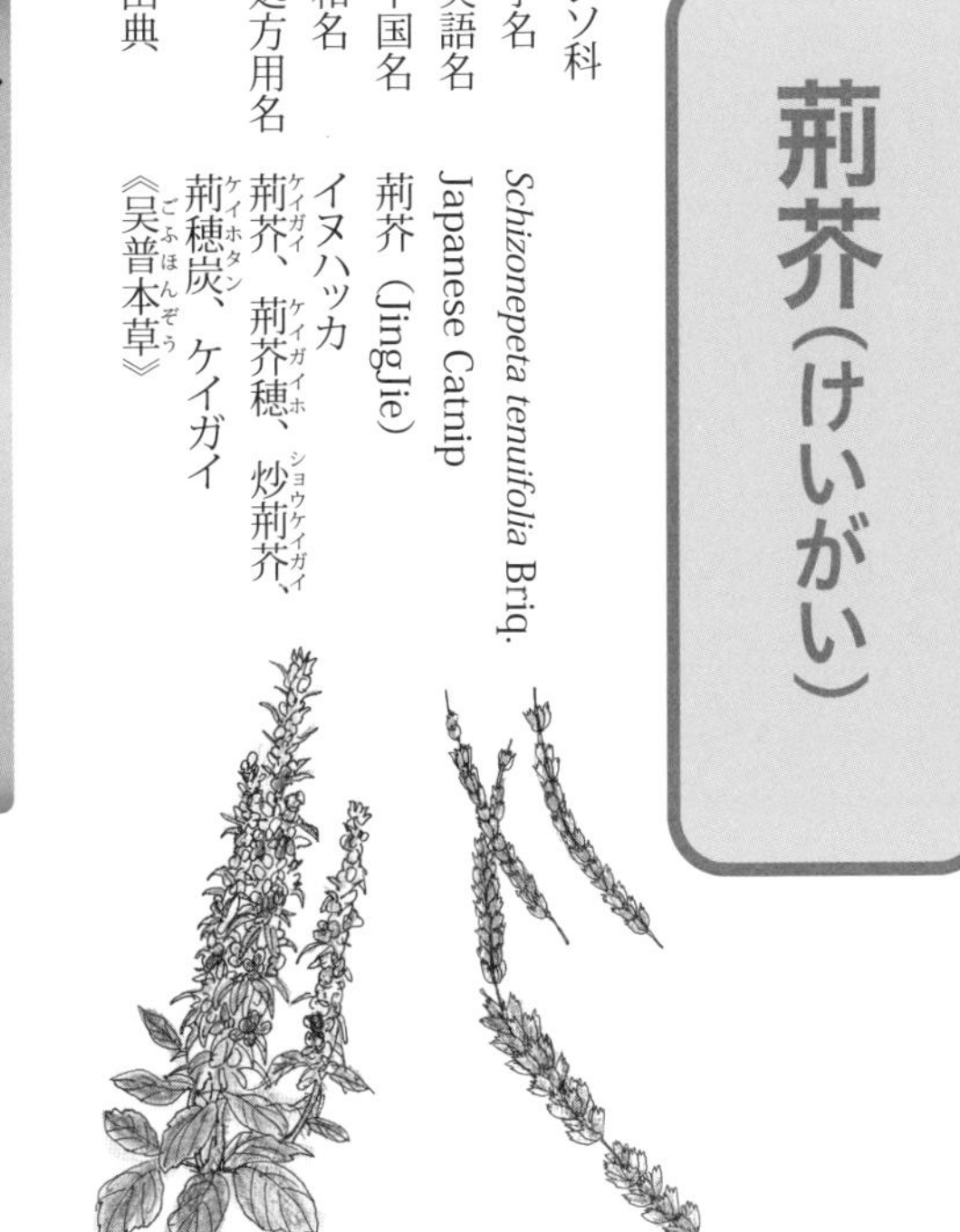

ルーツ

シソ科の一年草本植物で、中国北方が原産地です。八月になると、花穂の下から花が咲き始め、順次上へ開花していき、特有の香りがします。この花穂の開花が半分以上過ぎたころ、地上部分を刈り集め、天日で干し花穂を取り使います。古くから生で食べる習慣があり、古い本草書では「荊芥」を菜部に置いていましたが、《本草綱目》では草部に移しました。古代処方には、あまり「荊芥」は使われていませんが、後世(近代)では重要な生薬とされています。別名は假蘇、薑芥と呼ばれましたが、これはその香りが「紫蘇」に似ているためです。また「薑芥」の「薑」はショウガ(生姜)のように辛く、「芥」はカラシ(芥子)のように辛いという意味です。

体質との相性	
気血両虚・胃腸弱い	△
食積痰湿・消化不良	◎
気滞うっ血・血行悪い	○
肝陽亢盛・高血圧	×
陰虚	×
陽虚・多汗	×

自然の属性	
寒熱	温
五味	辛
昇降収散潤燥	昇、散、燥
臓腑	肺、肝
毒性	無毒

解説　「食積痰湿」や「肝陽亢盛」のタイプは、脳卒中を起こしやすく、「荊芥」は温性、昇性のある薬であるので、使ってはいけません。「荊芥」入りの漢方処方は多いので注意すること。もともと体に水分が少ない「陰虚」タイプは発汗作用のある「荊芥」は悪化させる恐れがあるので使えません。「陽虚」タイプは汗を止めるパワーがないため、汗っぽい症状があっても、「荊芥」は使わないほうがよいでしょう。「陽虚」のタイプはカゼをひいた時は「桂枝湯」を使えばよいでしょう。

中医学的効能と応用

①「去風解表」▼外来の風の邪を追い払い、正常に回復させる

○外来の風の「邪」による悪寒、発熱、頭痛などの症状に、防風、羌活、生姜などと配合して使用する。☆処方例「荊防敗毒散」

②「宣毒透疹」▼外来の毒を排除し、麻疹などの発疹を促進する

○麻疹の透発不足、蕁麻疹の瘙痒の初期などに、石膏、地黄、当帰、防風、蝉退、牛蒡子、薄荷、金銀花などと組み合わせて使用する。☆処方例「消風散」

③「散瘀止血」▼うっ血による出血を止める

○吐血、鼻出血、血便、血尿などに、荊芥炭に他の止血薬を配合して使用する。

④「去風止痙」▼外来の風毒の邪を追い払い、痒みとけいれんを解消する

○外来の毒邪による産後の項背部の強

直、牙関緊閉などの症状に、単味「華陀愈風散」を使用する。

【用量】三～一〇g　煎服。

【使用上の注意】

①「発散」の効能をもつので、風邪がない場合や、体虚で汗がある人には使用してはならない。「気血両虚」の人、汗が多い人にも不向きなので、避けたほうがよい。

②「荊芥穂」は芳香で気が強いので、効能が「荊芥」よりも強く、炭になるまで炒めると味が苦渋に変化して止血に働く。

③生用すると発汗に働く。炒用すると発汗の力が緩和になるので、無汗には生用し、有汗には炒用するのがよい。

④煎じるのは五～一〇分程度とする。長時間で煎じると、荊芥の中の精油成分は揮発しやすく、そのビタミン成分も破壊されてしまうので、短い時間で煎じるのがコツ。

伝説中の真実

昔から「うろこのない魚を摂る時、『荊芥』を摂ってはいけない」「フグを摂る時、「荊芥」を含む薬を服用してはいけない」という説があります。

昔、魏児道という人は、この説を信じないで、うろこのない魚のスープを食べたあと、わざと「荊芥」を採取してお茶と一緒に飲みました。間もなく、足が痒くなり、我慢できず狂ったように走り、足の皮は剥けそうで苦しく、すぐに薬を飲んで二日後に回復しました。しかし、そのために亡くなった人もいます。フグのようなうろこのない魚はよく食べる食材で、また「荊芥」もよく使用する薬物です。このことは、今、知識が乏しく、健康ブームに乗ってメチャクチャな「創作料理」を作る人にも警告になるでしょう。死亡するという警告を記録したのは李時珍です。

似た効能の漢方薬の比較

荊芥と紫蘇

荊芥と紫蘇はともに発汗、「去風解表」に働くが、紫蘇は散寒に、荊芥は去風に優れている。紫蘇は気分に働いて気を巡らせ胃腸などの消化機能を回復し、胎児を安定させ嘔吐を止めるのに対し、荊芥は血分に働いて風と熱の邪を除き、血の巡りを回復して止血する。それ故、血の巡り「理血」の処方には荊芥を、気の巡り「理気」の処方には紫蘇を用いることが多い。

現代の研究より

有効成分：d－メントン(d-menthone)、Schioneptoside、Schizonl

抗アレルギー作用：荊芥の油には、ラットのアレルギー反応の抑制作用がある。

抗菌作用：荊芥の煎じ汁には、体外でブドウ球菌、ジフテリア菌、サルモネラ菌、赤痢菌、結核菌に対し特に強い抗菌作用が認められる。

抗ガン作用：荊芥の体外実験により、荊芥にはガン細胞に対する抑制作用があるという報告がある。

去痰作用、喘息の治療：荊芥油には、気管からの排痰を促進する作用があり、喘息を収める作用がある。

腸のけいれん性の収縮に対する双方向作用：低濃度の荊芥の抽出物質は、平滑筋を興奮させ、高濃度のものは腸のけいれんを緩和する働きがある、という両面の報告がある。

心拍を抑え、心筋収縮力を増強する作用：4μg／mℓの荊芥油は、カエルの心臓の心拍数を降下させ、心筋収縮力を増強するという報告がある。

鎮痛作用：荊芥の煎じ汁には著明な鎮痛作用があり、その有効成分はd－メントンと考えられている。

解熱作用：荊芥の煎じ汁には、ウサギのサルモネラ菌による発熱を収める作用がある。

止血作用：荊芥には直接の止血作用はないが、荊芥炭には著明な出血時間短縮作用がある。その止血効果は、生体内での凝血を巡らせるというメカニズムである。

よく使われる処方

インフルエンザ治療薬：荊芥、防風、柴胡、射干などを配合した煎じ汁は、インフルエンザ二〇一例に対し有効と確認された。

蕁麻疹による皮膚の痒み：日干しした荊芥穂を粉末にして水でペーストにし、患者の痒い部に湿布する。病状が軽いものは一～二回で有効、重篤なものは二～四回で効果がある。

痔の治療：劉寄奴や蝉退と配合して水で煎じた液の蒸気を痔に当てる。温度が四五℃くらいになったら、そのまま座浴すると効果がある。

アレルギー性皮膚炎：「荊礬液※」を湿布する。毎日二回、三日間続ける。

※「荊礬液」の作り方：新鮮な荊芥五〇〇gを水二五〇〇㎖で五分くらい煎じて、その汁を取る。汁に明礬粉末二〇〇gを入れ、弱火で五〇〇㎖まで煎じる。

血小板減少症：荊芥炭三〇gと側柏炭一〇gを煎じ、その汁を三〇〇㎖として、毎日二回に分けて飲む。七日間一クールとする。患者二一例中、著効果一六例、有効四例、無効一例。

著者の話

各薬典では、「汗家」（よく汗をかく者）には発汗作用のある漢方薬は禁忌とされています。ところが「荊芥」の発汗作用は、「麻黄」「桂皮」より強くありません。私が若かった頃、老人のカゼを診ました。肥満で、七日間もなかなかカゼが治らない、汗のある症例です。

汗が十分に出なければカゼは治りませんが、「麻黄」は心臓病があるため使えません。「荊芥」も発汗作用があり、処方に入れるかどうか迷いました。結局、「荊芥」六gを入れて一剤で観察することにしました。一剤を服用したあと、微汗がゆっくり出てむかつきや頭痛、微熱などカゼの症状はよくなり、おもゆくらいうすい粥を飲ませ、静養したあと全快しました。この症例から「荊芥」のよさがわかり、汗が少しあっても少量かつ少ない日数であれば使えることが分かりました。古典を守るべきか、変化球を投げるのか、ケースバイケースではないかという体験でした。

古典より

明の時代から「荊芥」を推奨する声が多く、例えば丞相（総理大臣）賈似道はこれを「再生丹」といい、許学士はこれに「神聖功」があるといい、戴院使は「出産後に欠かせない薬」と、粛存敬は「一捻金」と呼びました。いずれも明代の著名人ですが、それ以前はあまり重視されなかったものが、なぜ明代から賛美されるようになったのでしょうか。李時珍は、これは「荊芥」の幅広い治療効果を後世の人が発見し、またそれぞれの処方には隠された秘密があるという理由ではないか、と述べました。

コラム

荊芥の英語名はJapanese Catnipで、荊芥の苗に猫が頭を突っ込むほどその香りが好きで、猫を陶酔させるという意味です。昔は、野生のものしかなかったのですが、後世の人がよく使うようになると、菜園で栽培されるようになりました。二月に種を撒くと間もなく苗が伸び、その苗を炒めて食べると、香りがよく味には辛味があります。八月に花が咲き、八月中旬から九月にかけて収穫します。

防風（ぼうふう）

セリ科
学名　*Saposhnikovia divaricata*（TurcZ.）Schischk.
英語名　Divaricate Saposhnikovia
中国名　防風（fangfong）
和名　ボウフウ
処方用名　防風（ボウフウ）、青防風（セイボウフウ）、炒防風（ショウボウフウ）、防風炭（ボウフウタン）、ボウフウ
出典　《神農本草経（しんのうほんぞうきょう）》

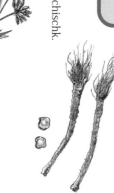

ルーツ

セリ科の多年草で根部を薬として使用します。古くから利用されている漢方薬の一つです。李時珍（りじちん）曰く「防という字は防衛の意味で、その効能は『風』のような変化しやすい病症（アレルギーなど）に最も効能があるため、この名が付けられた」。八～九月に花が咲き、その根を収穫するのは、春と秋の二回。春は花の茎が出る前、秋は葉の枯れた頃、根を掘り、頭の部分と細い根を取り除き、一度日干しにした後、水に漬けて戻し薄切りにして漢方薬に使います。地域により違うものが使われているので、真偽を鑑別する必要があります。主な産地は中国東北地方の三つの省、内蒙古（うちもうこ）・山西（さんせい）・河北（かほく）などです。

日本での利用法

日本のハマボウフウ

日本では防風（ボウフウ）は見られないが、ハマボウフウは全国の海岸砂丘に群生します。浜に生える茎と全草に軟らかい毛のはえた植物が、漢方薬の有名な「防風」に似ていることから、「浜防風」と呼ばれるようになりました。効能も違

コラム

正月頃、小さい円形の葉で、青、黒、黄色があり、五月に黄色い花が咲き、六月には黒色の実がなる。その根は黄色で潤いのあるものは上質とされ、白色のものはよくないとされる。李時珍（りじちん）曰く「江淮（江蘇北部、淮河州南）（こうそ、わいか）には山の石の間に生える『石防風（セキボウフウ）』が多く、二月その若苗を採集する。味は辛く甘く、香りよく、根は太く粗く、種子で植える。庶民はこれを『珊瑚菜（さんごな）』と呼ぶ」

体質との相性	
気血両虚・カゼをひきやすい	◎
食積痰湿・寒湿タイプ	○
気滞うっ血	△
肝陽亢盛・高血圧	△
陰虚	×
陽虚	○

自然の属性	
寒熱	微温
五味	辛・甘
昇降収散潤燥	昇、散、燥
臓腑	膀胱、肝、脾
毒性	無毒

解説　温性で発散力のある防風（ボウフウ）は「気血両虚」でカゼをひきやすい人には非常によい。湿邪を発散する効果もあるため、「食積痰湿」で寒湿タイプにはよく使います。もともと体の水分不足の「陰虚」タイプには不向きですので使わないようにしましょう。

います。

食べ方：癖がないので生で食べられる。刺身のつま、サラダに使える。さっとゆでたものは、和え物、酢の物、おひたしに使える。炒め物、煮ものにも使える。根は、味噌漬けにする。

カゼ、発熱に：全草三〇〇～五〇〇gを木綿の袋に入れて鍋で煮出し薬湯にする。

カゼの発熱、リウマチに：天日で乾燥した根、根茎を使う。五～八gをコップ三杯の水で煎じ、一日三回に分けて服用する。

注意：セリ科 Umbelliferae のハマボウフウ *Sapo-shnikovia divaricate* Schischkin (*Ledebouriella seseloides* Wolff) の根及び根茎。日本ではハマボウフウで代用することがあるが、ハマボウフウは中国ではボウフウではなく「北沙参」であり、区別すべきである。

豆知識

防風はあらゆる「風」のような変化しやすい症状の疾患に使われる。上半身の病には防風の根の上部を使い、下半身の病には防風の根の先を使う。根の頭には「芦」という密集した環状節があり、薬にする時はこの「芦」の部位は使えないとされ、取り除く。

中医学的効能と応用

①「散風解表」「去湿」▼外来の邪気を追払い、カゼ、アレルギーなどの症状を解消する

○風寒による表証（発熱、悪寒、のどが渇かない、頭痛、身体痛などの症候）に、薄荷、荊芥、白芷などと配合して用いる。☆処方例「川芎茶調散」

○風熱による表証（発熱、咽痛、のどが渇く、微悪風寒などの症候）に、薄荷、連翹、桔梗などと配合して用いる。

風寒湿痺の関節痛、筋肉のひきつけに、羌活、姜黄、当帰、黄耆、赤芍、防風、甘草などと配合して用いる。☆処方例「蠲痺湯」

②「去風止痙」▼破傷風など外感によるけいれん、ひきつけを解消する

○破傷風など外感によるけいれん、ひきつけに、白芷、羌活、天南星、天麻、白附子などと配合して用いる。☆処方例「玉真散」

③その他

○アレルギーを抑制して痒みを止める効能があるので、「風の邪」（アレルギー）による瘙痒にも用いる。

【用量】五～一〇g、煎服。

【使用上の注意】

①風寒湿邪に関与しない場合や、陰虚タイプで熱っぽい場合には禁忌である。

②萆薢、附子、藜芦、白蘞、干姜、芫花と一緒に使わないように。

似た効能の漢方薬の比較

防風と荊芥

防風、荊芥ともに風寒の邪を発散し、外来の「邪」を追い払う働きがあるため、よく一緒に処方される。効能は同じカゼの薬でも、猛烈な効能の麻黄、桂枝のコンビに比べ緩徐で弱めである。防風より荊芥のほうが発汗の力が強く、湿気を除く力は防風のほうが強い。リウマチや風湿による筋肉痛、関節痛によく使われる。

家庭でできる利用法

汗（自汗（ジカン））が止まらない：防風（ボウフウ）の根の頭部を取り除き、残った部分を粉末にし、一二gを朝夕二回に分けて、「浮小麦（フショウバク）」の煎じ液で飲む。

偏頭痛：防風と白芷（ビャクシ）の粉末同量にハチミツを加え二cm大の丸薬を作る。朝夕各一丸をお茶で飲む。《普済方（ふさいほう）》

寝汗：防風の根の頭部の「芦（ろ）」を取り除き六〇gを、川芎（センキュウ）三〇g、人参一五gとともに粉末にして、毎晩寝る前に九gを白湯で飲む。《易簡方（いかんほう）》

老人の便秘：防風・枳殻（キコク）各三〇gを、小麦の殻を用いて炒めて（刺激性を緩和し消化によい）、甘草一五gと粉末にして混ぜ、一日一八gを三回に分けて白湯で飲む。《簡便方（かんべんほう）》

現代の研究より

免疫機能を高める作用：防風（ボウフウ）の煎じ汁四〇g／kgをマウスに四日連続服用させたところ、マクロファージの貧食機能を著明に増加させたという報告がある。

抗菌作用：防風の煎じ汁には赤痢菌、溶血性レンサ球菌、肺炎球菌、ブドウ球菌などに対する抗菌作用が認められた。

解熱作用：防風の煎じ汁には強い解熱作用があり、その効果は二五時間以上持続する。

鎮痛作用：防風の煎じ汁には中枢神経の鎮静作用がある。

著者の話

初めて防風（ボウフウ）のパワーを体験したのは中学二年生の時でした。祖父の秘書として漢方を暗記しながら手伝いをしていた時期です。私は朝からめまい、頭痛、むかつき、嘔吐で意識もうろう。急病で症状が激しく、漢方薬のにおいを嗅ぐだけで嘔吐するため、薬が飲めないと思い、病院に行って点滴しなければと考えました。しかし祖父が［防風一〇、蘇木（ソボク）一〇、全葱（ゼンソウ）一本、生姜二切れ］の煎じ汁を飲ませてくれました。すると、吐き気は失せ、むかつきもよくなり、汗をかくとウソのように元気になり、不思議に思いました。祖父の漢方の腕前に敬服しました。

※ここでのネギは根のヒゲから葉の先まですべてを使います。これを「全葱」といいます。パワーが逃げないために効果が強いのだと祖父は言っていました。

よく使われる薬膳

防風の粥「防風粥（ボウフウガユ）」

風湿（フウシツ）の邪による関節痛に

【材　料】

防風……………………一〇g

ネギの白い部分…………二本

米………………………五〇g

【作り方】

❶防風と白ネギを煎じて汁を取る。

❷米で粥を作り、❶の汁を粥に入れて混ぜる。

【服用法】

朝夕二回に分けて食べる。

【解　説】

この粥は、関節痛で無汗の人によいですが、自汗の傾向のある人には不向き。陰虚の人も不向きです。

昔の養生のルールでは「正月に粥」があり、その中の一つに「地黄粥（ジオウガユ）」があり、腎を補います。もう一つは「防風粥（ボウフウガユ）」で、体の風を追い払います。三つ目は「紫蘇粥（シソガユ）」で、解毒し湿気を追い払います。

香豉（こうし）
淡豆豉（たんとうし）

マメ科
学名　*Glycine max* (L.) Merr.
英語名　Perpared Soybean
中国名　淡豆豉（DanDouchi）
和名　ずし
処方用名　豆豉、淡豆豉、香豆豉、炒豆豉
出典　《本草綱目》

ルーツ

マメ科の飼料用の黒豆の成熟種子を蒸して発酵加工したもので、市販の納豆は大豆が原料ですが、「淡豆豉」の原料は飼料用の黒豆で、蒸して冷却したあと、発酵させて塩を加えないで日干ししたものです。これが漢方薬として使われています。

塩で漬けて日干ししたものは「豆豉」で、中華料理の調味料としてよく使われています。塩を加えないもので日干ししたものが「淡豆豉」です。漢方薬として使われています。

製薬法：

①黒豆（まん丸い黒大豆は使用せず、飼料として使われる黒豆が一番よい）を蒸して日干しし、その上を桑葉、青蒿（新鮮なもの）で覆い、少し発酵させ、豆が黒色から黄色になったら豆を取り出してきれいな水と一緒に大きい陶器に入れて蓋をし、密封して日光の下に三週間置く。そのあと取り出して日干しし、淡豆豉として使う（薬局で使用しているものはほとんどこれです）

②一〇〇斤の飼料用の黒豆を蘇葉と麻黄各四斤とともに水に漬け、そのまま黒豆が柔らかくなるまで煮込む。薬味を取り出したあと、その汁がなくなるまで煮る。日干しして、八割くらい乾燥したら大きい陶器に入れて封をする。夏期なら三日間発酵させ、日干しして再び蒸して日干ししてを繰り返し保存する。

中医学的効能と応用

①**「疏散解表」**▼風邪を追い払い、カゼを解消する

体質との相性	
気血両虚・カゼをひきやすい	◎
食積痰湿・寒湿タイプ	△
気滞うっ血・カゼをひきやすい	○
肝陽亢盛・高血圧	×
陰虚・虚熱	×
陽虚・カゼをひきやすい	◎

自然の属性	
寒熱	微温（涼説も）
五味	辛・甘・微苦
昇降収散潤燥	散
臓腑	肺、胃
毒性	無毒

解説　豆豉は製法により、涼性と温性に分かれます。漢方薬局で販売されるものは涼性が多く、風寒のカゼの場合、ネギ、生姜、麻黄、紫蘇を配合します。風熱のカゼの場合は、桑葉と青蒿を配合します。昔から「豆豉には麻黄を加え、利尿効果があっても陰分を消耗しない」との説がありますが、汗が多いと「陰分」には不利ですので、慎重に使用しましょう。

○外来の風寒の邪による発熱、悪寒、頭痛、のどが渇かない無汗などの症候に、葱白（ネギの白い部分のみ）と用いる。☆処方例「葱豉湯」

○外来の風熱の邪による発熱、微悪風寒、のどが渇く、咽痛などの症候に、金銀花、牛蒡子、薄荷、連翹などと配合して使用する。☆処方例「銀翹散」

②「宣鬱除煩」▼鬱熱を発散して取り、イライラを解消する

○発病後の胸中の余熱残存により胸熱苦しく、気分が悪い、不眠などの症候に、山梔子と用いる。☆処方例「梔子豉湯」

【用量】一〇～一五g、煎服。

【使用上の注意】

香豉は飼料用の黒豆を加工したものである。黒豆は風邪を追い払う薬理作用はをもたないが、他薬と同製発酵させることにより効能が生じる。同製する薬物の種類により温・涼の違いが生じ、桑葉、青蒿などと製すると涼性に、麻黄、紫蘇などと製すると温性に偏する。

古い症例の紹介

王勃と豆豉

王勃は唐代の詩人であり、好奇心が旺盛な人でした。南昌の町を訪れたところ、黒豆を日干ししているある老人を見つけました。老人に「なぜ豆を干しているのか」と尋ねると、老人は「料理に使う」と答えて、二つの大きい陶器を指差し、相手にしませんでした。長安で名医から薬草について学んだことがある王勃はすぐに、一つの陶器には、辣蓼、青蒿、藿香、佩蘭、蘇葉、荷葉などが入っていることを言い当てました。老人は漢方薬に詳しい王勃に感心して丁寧に教えました。もう一つの陶器は「麻黄」の濃縮した汁で、二つの陶器の汁を混合したものに豆を入れて漬け、煮たあと発酵させて豆豉ができあがります。その豆豉にネギ、とうがらし、ニンニクを入れて炒めたものは、香りがよく辛く、地域の民の好物であると聞き、王勃はできた豆豉を食べてみるとその清らかな香が気に入り、喜んで数斤も購入したといいます。

「藤王閣」の修繕を祝すためにかの有名な「藤王閣序」を作文した宴の翌日のこと、都督（官名）はカゼをひいてしまいました。汗はかかず、節々が痛み、咳、喘息で寝られませんでした。十数名の医者はみな「麻黄」を主薬として使うべきだと答えましたが、都督は「麻黄は激しい薬なので老人には使ってはだめだ」と拒絶したので、医者たちは困っていました。そこに、宴に招かれていた王勃が〝お別れ〟を言いに来ました。そこで都督の病状を聞き、「麻黄の代わりに「豆豉」が使えるかもしれない」と言いました。医者たちは笑って、「豆豉は庶民の調味料で、薬にならないのでは」と言いました。王勃は「食べ物だから体に害がないので、試してみませんか」と答えました。そして三日間使用してみたところ、汗が出てカゼは全快しました。都督は謝礼に大金を渡したいと申し出ましたが、王勃は、「あの老人の豆豉の生産を拡大して、その製法が失われないようにしたい」と告げました。このことがきっかけとなり、豆豉は全国に広まりました。

古代の名人：王勃

唐代初期の文豪で、「初唐四杰」の一人。唐の上元二年（六七五年）、南昌の都督は藤王閣を修繕した祝賀宴を設けました。王勃が南昌を経由して招請され、宴の途中、都督は藤王閣に「序」をお願いしたところ、王勃はひと息に後世で絶賛されている「藤王閣序」を書きあげました。

似た効能の漢方薬の比較

淡豆豉と豆巻

淡豆豉と豆巻はともに外来の邪を追い払うことに働くが、淡豆豉は辛味で邪を追い払うことに偏し、豆巻は薄い甘味で熱を収めることに偏する。ただし、両薬ともに力が弱いので軽症に用いるのがよい。

家庭でできる利用法

カゼ、汗をかかない場合：ネギの白い部分のみ二本、淡豆豉六〇g、水三杯を水一杯になるまで煮て、その汁を飲む。それでも汗をかかない場合、おもゆも一碗飲む。また、ネギ、豆豉を粥に入れ、それを食べて布団に寝かせて汗をかかせる。

下痢（血を帯びた便）：豉とニンニク同量を混ぜ、〇・五㎝の大きさに丸め、毎日六〇丸を二日に分けて、少しの塩を入れた白湯で飲む。

尿血：淡豆豉九gを煎じてその汁を空腹時に飲む。あるいは酒で飲む。

寝汗：淡豆豉六五〇gを炒めて、清酒一・八ℓに三日間浸け、その汁を取り出して温めて飲む。適量。治らない場合は再び続けて飲む。三剤まで。

皮膚の化膿疹：淡豆豉適量を少量の水で煎じて泥状にして患部に貼る。三〜四回でよくなる。

現代の研究より

免疫機能を高める作用：豆豉にはマウスの細胞免疫を高める働きが認められている。

抗血栓作用：豆豉のサポニンには、血液の血栓形成を抑制する作用がある。

血脂値の降下作用、血糖値の降下作用：豆豉のサポニンには、血中脂質や血糖の値を降下する作用がある。

抗酸化作用：豆豉のサポニンには、SODを活性化する作用、抗酸化作用もある。

抗ウイルス作用：豆豉のサポニンには単純疱疹ウイルスの複製を抑制する作用がある。

抗ガン作用：豆豉には、ガン細胞の増加を抑制する働きがある。

古典の訓え

李時珍曰く「豉というのは嗜好の意味で、豉を作るにはいろいろな大豆が使えるが、薬になるのは黒豆で、淡豆豉、咸（塩味）豆豉の二種類がある。病を治すためなら淡豆豉を使い、料理のためなら咸（塩味）豆豉を使う」。豉は苦寒無毒、陰中の陰なるものです。

よく使われる薬膳

豆豉と竹筎の粥「豉粥方」

心神不安、注意力、集中力によい

【材料】
豆豉……六〇g
竹筎……一五g
米……一〇〇g

【作り方】
❶水六〇〇㎖、豆豉、竹筎を入れて煮る。
❷❶の汁を取り出して、米を入れて粥にする。

【服用法】
温めて食べる。

【解説】
この処方は、宋代《太平聖恵方》の安神剤に記載されています。豆豉粥は安心できず、イライラして集中できない人のために作られた薬膳です。

白芥子（はくがいし）

アブラナ科
学名 *Brassica alba* Boiss.
英語名 Semen Sinapis
中国名 白芥子（BaiJieZi）
和名 シロガラシ
処方用名 白芥子、炒芥子
出典 《名医別録》

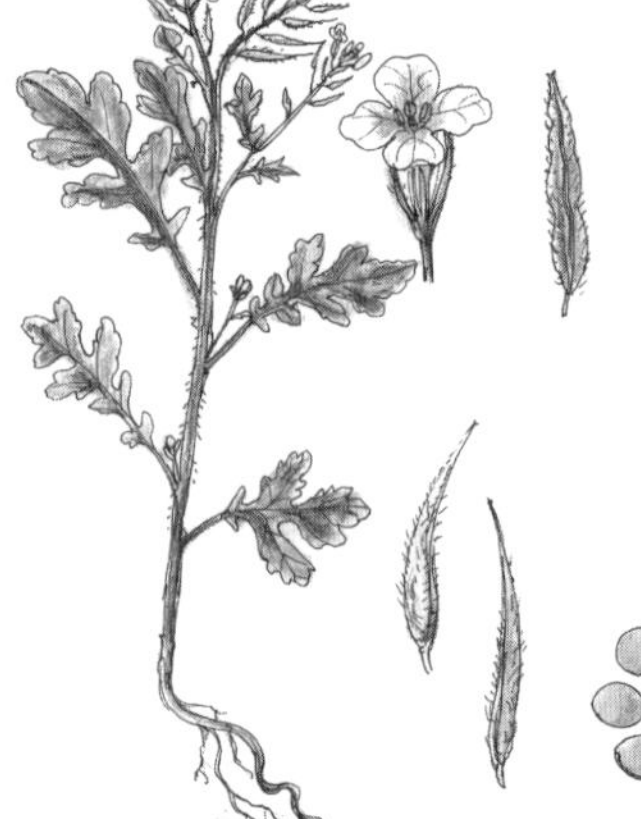

ルーツ

アブラナ科の一～二年生草のシロガラシの成熟種子です。原産は中央アジアで、中国の主な産地は安徽、河南で、一〇世紀ごろ日本に入ってきました。夏季に種子を採集して、日干しし、炒めて薬にします。葉も種実も辛味をもち、タカナ（高菜）とは近縁種になります。白芥子の利用が多く、日本では黄芥をよく使っています。別名は「胡芥」「蜀芥」で、昔、西域の人を「胡人」と呼び、西域がルーツである白芥は「胡芥」といいます。また、盛んに使われる四川省は昔、「蜀」と呼ばれていたため「蜀芥」ともいいます。特有の辛味は、からし油配糖体のシニグリンが多く含まれるので、日本では香辛料（和がらし）として用いられます。近縁の西洋カラシナの種子は白色も黒色もあります。栽培は関東、東北地方で行われ、冬季に多く出荷されています。

中医学的効能と応用

①**「豁痰利気」**▼強い去痰の働きにより気の巡りを回復する

○寒痰が肺に詰まることによる（薄い多量の痰）咳嗽、呼吸困難、胸脇部が張って苦しいなどの症候に、蘇子、莱菔子などと配合して用いる。☆処方例「三子養

体質との相性	
気血両虚・空咳	△
食積痰湿・ 痰が多く透明・白色 痰が黄色で粘り出にくい	◎ ×
気滞うっ血	○
肝陽亢盛	×
陰虚・空咳	×
陽虚・痰白くサラサラ	◎

自然の属性	
寒熱	温
五味	ピリ辛
昇降 収散 潤燥	昇、散、燥
臓腑	肺、胃
毒性	小毒

解説 温性・燥性の強い白芥子は熱性体質である「肝陽亢盛」「陰虚」「食積痰湿」の黄痰のある人には不向きなので、使わないようにしましょう。痰が多く出やすく、白色サラサラの「食積痰湿」の寒タイプ、「陽虚」「気血両虚」で寒性痰が透明サラサラで出やすい人にはよく、使えます。

知っていてお得

寒痰と熱痰

痰症といっても寒熱性において正反対の痰があります。熱痰は黄色で粘りがあり、出にくい痰で、胸が張っているような感じがあります。寒痰はサラサラで出やすく咽部が痒くイガイガし、胸を刺すような痛みがあります。それぞれの治療法は異なるため、痰が寒性か熱性かを見分けることが大切で、治療薬はその基本により定まるということになります。

親湯」
○痰飲による胸脇症状、咳嗽、呼吸困難、胸痛などの症候に、甘遂、大戟などと配合して用いる。☆処方例「控涎丹」
②**「散結消腫」「止痛」**▼老廃物の阻害を除き、腫れ・痛みを解消する
○痰により経絡が通じないための四肢・関節の疼痛に、木香、桂芯、没薬、木鼈子などと配合して用いる。☆処方例「白芥子散」
○急・慢性化膿疹や、慢性で化膿傾向に乏しい炎症巣（陰疽：傷口が内陥して蒼白でなかなか治らない化膿疹）に熟地黄、鹿角膠、麻黄、肉桂などと配合して使用する。☆処方例「陽和湯」

豆知識

李時珍曰く「白芥はどこでも栽培できる。ただし、その栽培法を知っている人は少ない。これは、八、九月に種を撒き、冬に苗が出て、葉を採取して食べられる。春になると茎が二、三尺に伸び、花は青を帯びる白色である」
ある種類は茎が太く、空洞で折れやすいので、強風や大雪に注意して保護する。三月に黄色の花で香りが強く、種子は大きく黄白色。「芥」と全く異なるように見えるが、その種子を薬として使っても効果抜群。

【用量】三～一〇g、煎服。外用には適量。

【使用上の注意】
①炒めてやや焦がした炒芥子を使用する。
②白芥子は燥性で辛味温性、気を消耗し陰分を損なう小毒があるため、慢性の気不足による空咳には使用不可。肺虚の乾咳、陰虚火旺には禁忌。

似た効能の漢方薬の比較

白芥子と栝楼

白芥子と栝楼はともに気の巡りを促進し去痰に働き、痰濁が胸肺を阻害して、気の巡りの障害により胸が張って痛む時に有効である。栝楼は寒性で潤す働きがあり、熱痰（痰が粘い黄色）、喘咳や痰熱による胸が張った痛みに適する。白芥子は温性燥性が激しく、寒痰（痰が薄く量多く白色・透明）、喘咳、寒痰による胸脇の刺すような痛み、及び痰による経絡の不通で肢体麻木、疼痛に適する。この他、いずれも消腫するが、栝楼は隆起して赤味があり熱っぽい化膿疹、特に内臓の化膿症に用いられ、白芥子は陰疽（凹陥して蒼白、化膿傷口が締め難い化膿症）に使う。

日本の古来の利用法

カラシナは春の若苗を摘み、軽くゆでて水にさらし、アク抜きしてから調理します。おひたし、からし和え、白和えなどの和え物に、また一夜漬けなども食欲を誘います。生のまま「ころも」を付けて天ぷらにもします。

家庭でできる利用法

慢性咽頭炎・声が嗄れる：芥葉の日干しした物に、毎日一五～三〇gお湯を注いで（お茶のように）少しずつ飲む。
慢性気管支炎、咳が頻繁で息苦しい：白芥子六g（炒める）、大根の種子（炒める）六g、陳皮六g、甘草六gを水煎して飲む。
打撲傷、坐骨神経痛：白芥子を粉末にして小麦粉適量でペースト状にして患部に塗布する。刺激により痛みが我慢でき

ない時は、外して水疱が出ないように注意すること。

頸部リンパ節結核：白芥の花三〇gを黄色くなるまで炒め、粉末にしてゴマ油で練り混合して潰瘍していない患部に塗る。そして芥菜の花の粉末を潰瘍した患部に散布する。毎日一回を二〇〜三〇日続ける。

げっぷ：白芥子の粉末三〜六gを酒で飲む。《普済方》

離乳：子供が一歳のころ離乳しなければ、生長発育によくないために使う：子供に哺乳せず、白芥子の粉末を乳周に塗る（数回続けると子供が諦める）。

老人によい「三子養親湯」

李時珍曰く「凡そ、老人は痰、喘、咳があり、胸が苦しい。食欲不振の場合、強い乾燥させる薬を投与してはならない。そのため「三子養親湯」をお薦めする。何回使ってもその効果が確認できる。白芥子は白色温性で痰を除去し、気の巡りを回復させる。紫蘇子は紫色温性で、気を主り、喘息、咳を解消する。莱菔子（大根の種子）は白色寒性で食積を解消して、気を降下する。各々少し炒めて粉末にし、九gくらいを布に包み煎じてその汁を飲む（注意：煎じる時間を長くしないように、苦く辛くしすぎないように）。便秘の場合はハチミツで服用する。冬期は生姜の薄切りを一切れ入れるとよい。

現代の研究より

抗菌作用：一：三の白芥子の水浸液は真菌を抑制する作用がある。

去痰作用：白芥子は気管、気管支の排痰作用を促進する作用がある。

皮膚への刺激作用：白芥子の油には、皮膚の発赤、充血、水疱を引き起こす作用がある。

古典の訓え

痰が脇下にあり、皮膚の下、筋膜の外にある時（脂肪）、白芥子を使わなければ効果がなく、古代「控涎丹」に白芥子を使うのはその理由による。

著者の話

「三子養親湯」は老人の痰のトラブルによい有名な処方です。三子というのは白芥子、紫蘇子、大根の種子（莱菔子）という三種類の種実で、老人の痰、咳、気喘息苦、食滞で苦しいのが常にみ見られる症状を解消します。一般に咳痰といえば「二陳湯」（陳皮、半夏、茯苓、炙甘草）を使いがちですが、それは表面的に咳痰を鎮めますが、痰を胸から隔（中焦）に降ろすだけで、根本の問題は解消していないため、二陳湯を用いての治療が長く続くと、中焦の「痰積」になり、解消されず除去しにくく、更に齢を取ると、息苦しくなります。その症状は「礞石滾痰丸」で治療することができますが、処方中の青礞石は老人には強すぎて、正気も破れる副作用があります。そのため安易に「二陳湯」を使わず、表面の症状を取るだけでなく、その痰を根治することが重要です。「三子養親湯」は効きますが、もっと重要なのは、どうすればその痰を生じさせないかということで、それは日頃の食養生により、痰が詰まらないようにすることです。「日頃から散歩して、気を補強すること。胃腸を丈夫にして消化吸収、新陳代謝をよくし、痰の生じにくくなるように努力すること。それを継続することが新しい習慣となり、健康長寿の道である」とは祖父がいつも言っていたことで、このことを皆さんにも知っていただきたいと思います。

浮萍（ふひょう）

ウキクサ科

学名　*Lemna polyrrhiza* L.
Lemna minor L.

英語名　Common Duckweed

中国名　浮萍（FuPing）

和名　ウキクサ

処方用名　浮萍、浮萍草、紫背浮萍

出典　《神農本草経》

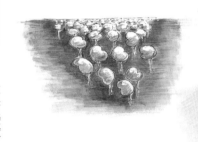

ルーツ

ウキクサ科の多年生浮き小草本ウキクサの全草を薬として使います。各地に自生し、一葉であれば一晩で数葉が生じ、小さい葉の下には細く白い根があります。春に生じ、七月採集、雑草を除いて竹器で天日で乾燥して使います。「浮萍」には表裏ともに緑色の「水萍」と、表が緑で裏は紫赤色の「紫萍」の二種があります。「紫萍」のほうが品質がよく、「紫背浮萍」ともいいます。

中医学的効能と応用

①「発汗解表」▼外来の熱邪を追い払い、風熱表邪を解消する

○風熱の邪による発熱・無汗を呈する時に、薄荷、牛蒡子、蝉退などと配合して使用する。

○麻疹の出が不十分な時に、薄荷、葛根、西河柳、防風などと配合して使用する

②「利水消腫」▼利尿してむくみを解消する。

○外邪による熱を伴う風邪・湿邪による水腫、尿量減少に、赤小豆、連翹、車前子などと配合して使用する。

【用量】三～一〇g、鮮品は一五～三〇g、煎服。

【使用上の注意】

虚弱者、自汗（動かなくても汗が出る）には慎重に用いる。

似た効能の漢方薬の比較

浮萍と麻黄

浮萍と麻黄はともに発汗利尿の効

体質との相性

体質	相性
気血両虚・胃腸弱い	△
食積痰湿・消化不良	○
気滞うっ血	○
肝陽亢盛・高血圧	△（昇散性）
陰虚	×
陽虚	×

自然の属性

属性	
寒熱	寒
五味	辛
昇降収散潤燥	昇、散
臓腑	肺、膀胱
毒性	無毒

解説　寒性の浮萍はもともと寒がりの「気血両虚」「陽虚」には合わないので使わないほうがよいでしょう。体の熱を収めるため肝熱タイプには一見よいですが、その「辛味」は発汗、気を上昇させるので、高脂血症、動脈硬化、足寒頭熱の高血圧の人には不向きで、避けたほうがよいでしょう。利尿の効果は木通（あけび）より強いので、もともと体内の水が乏しい「陰虚」のタイプには逆効果です。

能をもち、カゼで発熱、無汗、小便不利、水腫に用いる。麻黄は辛味で温性をもち、カゼの風寒タイプ(悪寒、のどが渇かない、汗が出ない)の人に適し、喘息を解消し止咳にも働く。浮萍は辛味で寒性をもち、カゼの風熱タイプ(発熱、のどが渇く、汗がない)の人に適し、また、熱を収め、麻疹の透発を促進し、痒み止めの効能をもつ。

昔からよく使われる処方

浮萍(紫背)はどこでも見られますが、昔からよく使われる処方を紹介します。漢方医や薬剤師などをはじめ、家庭でも参考になると思います。

糖尿病でよく水を飲む(多飲):生の浮萍を適量採集してすり潰し、その汁を飲む。《千金方》

糖尿病が三年治らない:日干しで乾燥した浮萍と栝楼根を同じ量で混ぜて粉末にし、人乳で丸剤(〇・五㎝大)にして、毎日空腹時に二十丸を飲む。《千金方》

尿の出が悪い、足のむくみ:乾燥した浮萍を粉末にして一八gを二回に分けて飲む。《千金翼方》《聖恵方》

鼻血:日干しした浮萍の粉末を鼻腔に吹き込む。《聖恵方》

脱肛:「水聖散」乾燥した紫浮萍を粉末にして、その脱出部に塗る。《危氏得效方》

乾燥し弾力のない肌が痒い:紫背浮萍の粉末三g、黄芩三gを四物湯(当帰一〇g、芍薬六g、生地黄六g、川芎三g)と一緒に煎じて飲む。《丹渓纂要》

熱隠疹(疹がうまく出ない):浮萍を洗い蒸し火で乾燥させ粉末にして三〇g、牛蒡子を酒で煮て日干しして炒めて粉末にして三〇g、これを混ぜて、毎日六gを二回に分けて、薄荷の煎じ汁で飲む。《古今録験》

現代の研究より

有効成分:オリエンチン(orientin)β-カロテン、スチグマステロール(stigmasterol)

抗ウイルス作用:体外研究でE-CHO1ウイルスの抑制作用が認められた。

利尿作用:利尿作用がある。その有効成分はカリウムの化合物と指摘されている。

血管の収縮作用:浮萍の水溶液には血管を収縮する作用があるため血圧を上昇させる。

解熱作用:浮萍の煎じ汁には弱い解熱作用がある。

強心作用:青い浮萍には強心作用がある。

古典より

伝説によると、宋代、大陸の東京で河を掘っていると、一つの石碑が掘り出され、大篆体の詩が彫刻されていました。道家の「真人」霊素が説明していますが、その内容は、漢方の脳卒中の処方で、処方名は「去風丹」です。その詩のだいたいの意味は「天生ある『霊草』は根も茎もなし、山にも陸地にもない。楊樹の白い花が咲いて漂う時期に、始めに水面に浮かぶ。これは一つの薬で、それだけで、こじれた重篤な病気、脳卒中の半身不随に効果がある。採集の時期は七月中旬で豆淋酒で三丸を溶化して飲めば、『鉄人』の頭にも汗をかく」文中の「霊草」は浮萍のことです。浮萍を日干しして粉末にしてハチミツで三㎝くらいの丸剤にしたものを「紫萍一粒丹」といいます。一日三丸、毎回一丸を豆淋酒で溶化して飲みます。適応症は半身不随、口と眼の運動障害、脚気などです。

ワンポイント

「風寒（フウカン）」カゼと「風熱（フウネツ）」カゼの見分け方

「風寒」のカゼと「風熱」のカゼはどちらもウイルスが侵入したもので、発病の様子は似ていますが、詳しくみれば、全く異なります。うまく治療するためには、見分ける方法を身に付けることが重要です。寒性・熱性ともに共通の症状は、体の防御システムにより、くしゃみ（ウイルスを噴出する）、鼻水（ウイルスを流出させる）があり、また、頭痛、発熱、尿少などもあります。

異なるポイント

	「風寒」	「風熱」
寒け・熱の感じ	寒けがある	熱感が強い
のどが本当に痛いか	イガラっぽい 唾や飲食物を飲み込む時は痛くない	痛い 唾や飲食物を飲み込む時も痛い
咳の原因	のどが痒いあるいは横になると咳がひどくなる	のどが痛い 胸が苦しい
食欲の変化	食欲不振	食欲がある
のどが渇くかどうか	渇かない、あるいは口が渇くがたくさん飲めない	渇く、たっぷり水を飲める
痰の様子	泡がある透明サラサラ	痰が黄色、粘りがある
治療 初期の時 咳がひどい場合	温性漢方薬を使う 葛根湯 小青竜湯	寒涼性漢方薬を使う 天津感冒片 麻杏甘石湯
同時に便秘がある場合	カゼの治療を優先 下剤を使用すると邪気が内陥してこじれる恐れある	カゼと便秘を同時治療可 むしろ宿便が熱を収めにくくする原因となる
冷たいのもの飲食	禁忌	可
栄養補充	不可、難治になる	不可、難治になる

漢方薬はカゼの初期に正しく選べば、すばやく治ります。服薬の間は、温かい物を飲食し、少食や素食、あるいは流動食にするのも重要です。タンパク食を摂ると、治療しにくくなり、時間がかかります。飲食に気を付けることで、新型のインフルエンザウイルスに対しても、タミフルより早く、副作用も少なく完治できます。

著者の話

浮萍（フヒョウ）は発散の効能の強い漢方薬で、〝浮萍の発汗作用は麻黄（マオウ）より強く、利尿作用は漢方の利尿剤である通草（ツウソウ）より早い〟と昔からいわれています。しかし、麻黄は温性で風寒（フウカン）の邪に当たり、汗がないタイプに効きますが、浮萍は寒性で風熱（フウネツ）の邪に当たり汗がないタイプに効きます。二者は正反対の異なるタイプに適応するので、実際に使う時は、それぞれの適応症を見分けて使わなければいけません。浮萍が発汗利尿の強い薬材というのは、間違いありません。日本料理にはよく刺身のつまとして「浮萍」が出されますが、その量は、ほんの少量で十分だと思います。

話題の栄養素

β-カロテン：紫色の浮萍（フヒョウ）には赤色脂溶性β-カロテンが含まれ、動物が体内に摂り入れるとビタミンAに変わります。体内のビタミンAの仲間で、ビタミンAとして最もよく働くのがβ-カロテンです。体内で必要な分だけ徐々にビタミンに転換して、余りは活性酵素の生成を抑制する働きをします。そのため抗酸化作用や抗老化、抗ガン作用が注目されています。しかし、少量のβ-カロテンを摂れば喫煙者の発ガンを抑制する働きがありますが、三〇mg以上毎日摂ると反対に発ガン促進の作用も現れます。栄養素が多ければ多いほどよい効果が期待されますが、現実としては肝の負担になり、解毒の必要が出てきます。解毒しきれない場合、中毒になる恐れがあり、逆効果になります。

蝉退（せんたい）

セミ科
学名 *Cryptotympana atrata* FABR.
英語名 Cicada Slough
中国名 蝉衣（Chanyi）、蝉蛻（ChanTuei）
和名 セミの殻
処方用名 蝉退、蝉蛻、蝉衣、センタイ、蝉殻
出典 《名医別録》

ルーツ

クマゼミの仲間で、大型セミ類の羽化後の抜け殻を漢方薬として使います。夏秋に採取して泥を除き日干しして保存。中国の主産地は河北、山東とされています。

文献にも早くから記載があり、二〜三世紀の医書《名医別録》に「蝉殻」として記載され、日本では「蝉退」は《秘伝眼科龍木論》で記載されました。別名は様々ですが、効能はだいたい同じです。

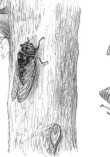

中医学的効能と応用

①「疏散風熱」▼風熱の邪（熱性のカゼなど）を追い払い、のどの嗄れなどを解消する

○風熱タイプのカゼによる発熱などの症状に、薄荷、蓮翹、生石膏などと配合して用いる。☆処方例「清解湯」

○風熱の邪が肺の機能を阻害することによる嗄声、失声、咽喉部の腫れ痛み、咳、黄色い痰に、胖大海などと配合して使用する。☆処方例「海蝉散」

②「透疹止痒」▼初期の発疹を促進して痒みを解消する

○麻疹の初期や透発が不十分な時に、

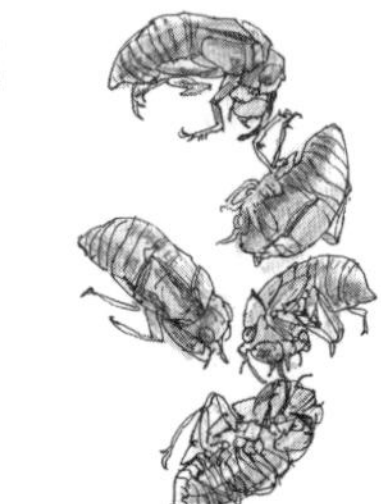

体質との相性

体質	相性
気血両虚	△
食積痰湿・熱タイプ：蕁麻疹	◎
気滞うっ血・アトピー性皮膚炎	○
肝陽亢盛・痒疹	◎
陰虚・乾燥掻痒	○
陽虚・下痢	×

自然の属性

属性	
寒熱	寒
五味	甘
昇降収散潤燥	散
臓腑	肺、肝
毒性	無毒

解説 蝉退は寒性で熱を収め抗アレルギー効果が抜群。そのため「食積痰湿」熱タイプの蕁麻疹や「肝陽亢盛」の痒疹、「気滞血瘀」のアトピー性皮膚炎には合います。しかし寒性の「気血両虚」「陽虚」タイプには不向きです。のどの熱っぽい症状、発疹、けいれん・目の翼状片※などに効果があります。ただし、妊娠している場合は禁忌です。

※翼状片：目頭側の結膜から角膜にかけて、赤みを帯びて盛り上がった膜が広がってきます。それが三角形で翼のように見えることから名付けられました。五〇歳以降の中高年に多くみられます。失明の心配はないのですが、角膜まで発達してしまうと視力低下の恐れがあります。

薄荷、牛蒡子、葛根などと配合して用いる。

○蕁麻疹、湿疹など風熱や風湿熱による皮膚の瘙痒に、荊芥、防風、石膏、地黄、苦参などと配合して使用する。☆処方例「消風散」

③「退翳明目」▼角膜混濁（翳障）を解消して視力を回復する

○風熱による目の充血、角膜混濁（翳障）などに、羌活、防風、草決明、蔓荊子、山梔子、荊芥、川芎、菊花、白蒺藜などを用いる。☆処方例「蝉花散」

④「去風解痙」▼風邪を追い払い、けいれんを解消する

○破傷風のけいれんに天南星、天麻、白僵蚕、全蝎などと配合して用いる。☆処方例「五虎追風散」

○熱極生風のひきつり、けいれん、また小児の夜泣きに、釣藤鈎、薄荷などと配合して用いる。

【用量】三～一〇g、去風解痙には一五～三〇g、煎服あるいは呑服。

【使用上の注意】

妊娠中の人には慎重に用いる。

家庭でできる利用法

子供の夜泣き：

①蝉退四九匹、蝉退の体の前半部を除き、後半部を粉末にして四回に分けて「鈎藤湯」の煎じ汁で飲む。《心鑑》

②「蝉花散」。蝉退の後半部を粉末にして一gを　薄荷のスープに酒を少々加えて飲む。《普済局方》

（注：薬を飲んで夜泣きが止んだが、効果を信じない人が蝉の前半部を粉末にして同じ方法で飲ませたところ、再び夜泣きが始まったというエピソードがあった）

破傷風：

①熱の場合：蝉退を炒めて三gを酒で飲む。《医学正傳》

②「追風散」。蝉退の粉末をネギの粘汁で練り、傷口に塗る。すると悪水が傷口から外に流れ出す。すばやくその汁をふき取るとよくなる。

古典より

紀元一～二世紀の薬草の書《神農本草経》には「蚱蝉」という名の記載があり、これは蝉の虫体のことでしたが、後世になり蝉の殻が注目されるようになりました。李時珍曰く「凡そ、蝉の殻を使用するためには、沸騰したお湯で洗い、その泥を除き、日干しして使う。蝉は土と木の精気をもつ。空気を吸い、露を飲むことで生きているため、その気は清らかで、あらゆる「風熱」（熱性のカゼなど）の病によい。明代以前の人々は蝉を使い、明代の人々は蝉の殻を使うようになる。だいたい内臓病には蝉を使い、皮膚、外傷、風熱の邪による病など表面の病には蝉殻を使うとよい」

中国の中薬の専門店では「金進」「金蝉」「双進」「只進」などの商品名があり、「金進」と「金蝉」は「金蝉退」といい、「双進」と「只進」は「土蝉退」といわれ、「金蝉退」のほうが良質とされています。

古典の訓え

陶弘景曰く「蚱蝉は鳴かず、オスである。蝉は五月（旧暦）から鳴き出す。もし五月に蝉が鳴かなければ、その年は赤ちゃんに災難がある恐れがある」。そういう民間の説があります。

蝉は夕方に土から出て樹に登り、殻を脱皮します。朝日が昇る前までに脱皮しなければ、日光で乾燥してしまい脱皮は不可能になります。また天気が悪く寒い時は登る途中で墜落します。人がそれを拾い助けても、数日間はそのままの形で何も食べることなく生きています。

李時珍曰く「夏に鳴く黒蝉は薬とされ、他のものは使えない」

小児痘瘡、痒み：蝉退三七匹、甘草（ハチミツであぶる）三gを水で煎じて飲む。《心鑑》

小児陰腫：蝉退一五gの煎じ汁で陰部を洗う。更に「五苓散」を内服し腫れと痛みを解消する。

現代の研究より

抗アレルギー作用：蝉退の水煎液にはマウスのアレルギー反応を著明に抑制する作用がある。

鎮痛作用：蝉退の煎じ液はマウスに対して著明な鎮痛作用がある。

抗ガン作用：蝉退の煎じ液には、腹水ガン細胞に対して、高度な抗ガンの活性がある。

抗破傷風作用：蝉退の水抽出液には、マウスの破傷風毒によるけいれんを抑制する作用がある。蝉退粉末四〇gを毎日二回、紹興酒一〇〇㎖でペースト状にして飲む。八例ともによくなった。

抗マラリア作用：白胡椒と蝉退同量を粉末にして「身柱」穴に貼る。よくなると確認された。

白内障、視力改善：蝉衣九匹を粉末にして白湯で飲む。

著者の話

祖父の教えでは、「蝉退は肺経の回復を助け、肝経の亢盛した肝気を収め回復させる効果がある。現代の言葉でいえば、熱を収め、アレルギー反応を抑制すると憶えると、役立つ」というものでした。しかし、印象として小児の病によく使います。

私が若い時、ある患者は夏、暑いので外で寝ました。すると陰のうが痒く腫れあがり、数時間後には二〇×一二㎝くらいの大きさにまでなりました。陰のうの皮は透き通って発赤し、腫れにより尿が出ない状態となりました。これは何かの局部的アレルギーのようであると判断しましたが、設備の乏しい地方の診療所では、抗アレルギーの注射をすると眠くなる副作用があるため、もっとよい方法がないかと考え、蝉退を使うことにしました。

その処方は「蝉退」六〇gを煎じて、その汁で腫れた陰部に座浴する方法です。座浴を始めて間もなくすると、痒みが止まり、そのまま二～三時間もすると、普通の皮膚に戻りました。陰のうを詳しく調べると、虫に刺された跡が見つかりました。この症例をきっかけに「蝉退」の効力を確信しました。

日本に来て、アトピーの入浴剤に蝉退を入れると、よい止痒効果があることが分かりました。しかし、入浴中にその蒸気を吸い込むと、くしゃみが出たり気分が悪くなる人もたまにいます。そのため現在は、患者の体質により蝉退を入れない処方も使います。

よく使われる薬膳

蝉退の特効茶「蝉退茶」

脾胃虚寒で腹痛による小児夜泣きに

【材　料】

Ⓐ生山薬……………二〇g
茯神………………一〇g
蝉退………………五g
Ⓑ紫蘇梗……………一〇g

【作り方】

Ⓐの生薬を冷水に二〇分浸し強火で沸騰させ弱火で二〇分煎じた後、Ⓑを入れて一緒に五分ほど煎じて完成。

【服用法】

お茶のように数回に分けて飲む。

【解　説】

このお茶は健脾寛中・虚寒腹痛に効果があります。辛温発散の紫蘇梗を加えるのは、紫蘇葉は強い発汗作用があるが、紫蘇梗には主に理気寛中・止痛安胎の作用がある。

牛蒡子（ごぼうし）

キク科
学名　*Arctium lappa L.*
英語名　Fructus Arctii
中国名　牛蒡子（NuBangZi）、大力子（DaLiZi）
和名　ゴボウの種子
処方用名　牛蒡子（ゴボウシ）、大力子（ダイリキシ）、鼠粘子（ソネンシ）、悪実（アクジツ）、炒牛蒡（ショウゴボウ）
出典　《名医別録（めいいべつろく）》

体質との相性

体質	相性
気血両虚・下痢っぽい	×
食積痰湿・消化不良、便秘	◎
気滞うっ血	○
肝陽亢盛・高血圧	×
陰虚	×
陽虚	○

自然の属性

寒熱	寒
五味	辛・苦
昇降収散潤燥	昇、散
臓腑	肺、胃
毒性	無毒

解説　牛蒡子（ゴボウシ）は寒性で、辛味があります。気を発散・上昇させる働きがあり、小児の痘疹がうまく出ず、命の危険がある時、牛蒡子を利用して痘疹の出を順調にします。その気を発散・上昇させる働きは「肝陽亢盛」の人には不向きで、避けたほうがよいでしょう。「陰虚」の人は、気が常に上昇する傾向があるため、昇性のある牛蒡子は避けたほうがよいでしょう。また、牛蒡子には油分が多く、いつも便の形がない人は控え目にしましょう。反対にその特性から「食積痰湿」で便秘の人にはよいでしょう。

ルーツ

キク科の二年生草本植物ゴボウの成熟種実です。秋に採集して天日で乾燥し、生で、あるいは炒めて使います。

原産はヨーロッパから中国の東北部にかけてで、野生のゴボウは広い地域でみられますが、野菜として栽培されるのは日本が主で、千年以上前からと推定されています。中国では古くから、特に種が薬として用いられています。野菜として食用する習慣は明代までありましたが、現代ではなくなりました。福建省（ふっけん）産のササガキゴボウが輸入されていますが、当地では食べないようです。

『東方栄養新書』では「牛蒡」という日本の食材を紹介しましたが、今回はその種子のパワーを紹介します。

名の由来

牛蒡の実の別名には「鼠粘子（ソネンシ）」「大力子（ダイリキシ）」「悪実（アクジツ）」などがあります。牛蒡の実に棘が多いため「悪実」と呼ばれ、鼠に当たるとくっついて離れないため「鼠粘子（ネズミに粘着する種子）」ともいいます。

上手な利用の仕方

根や茎葉、種実ともに薬材とされています。必要な時、新鮮な茎葉を利用し、七月に牛蒡子（ゴボウシ）を採集し、十月にその根を収穫します。牛蒡子は採集後、酒を混ぜて蒸します。牛蒡子の表面に白い霜のようなものができるので、布でふいて取り除き、弱火でゆっくり乾燥させます。

中医学的効能と応用

①**「疏散風熱」**▼体表にある急性熱性症状を発散して収める

○体表にある急性「熱邪」による発熱、喉痛などの症候、「風熱」などの症候に、桔梗、金銀花、連翹などと組み合わせて使う。☆処方例「銀翹散」

②**「去痰止咳」**▼痰を除き、咳を止める

○風熱や肺熱による咳、黄色の痰が多くすっきり出ないなどの症状に、貝母、桔梗、桑葉、生甘草などと組み合わせて使う。

③**「宣肺透疹」**▼麻疹の出が悪い時、気の発散する力により疹を出させる

○麻疹の出が悪い時や風疹（蕁麻疹など）などの症候に、升麻、葛根、蟬退、薄荷などと組み合わせて使う。

④**「利咽」**▼咽頭部の発赤、痛みを収め、腫れを解消する

○体表の「熱邪・熱毒」による急に発症したのどの腫脹、疼痛、発赤、化膿などの症候に、大黄、薄荷、防風、荊芥穂などと組み合わせて使う。☆処方例「牛蒡湯」

【用量】三～一〇g、煎服。

【使用上の注意】

①煎剤にはつき砕いて使用する。

②寒性で便通をよくするので、消化器の弱い人の水様～泥状便には使用しない。

似た効能の漢方薬の比較

牛蒡子と薄荷

牛蒡子と薄荷はともに風熱の邪を発散する効能をもつが、薄荷は発汗に優れ、牛蒡子は発汗の力は弱く、熱を収め、解毒に優れているので、風熱のある症状には併用することが多い。また、薄荷は頭目の風熱を散じ皮膚瘡疹を発し、気の巡りを調節して憂うつを解消し、また、その香りが不潔な気を払うことにも働くのに対し、牛蒡子は去痰、透疹、消腫に働く。

豆知識

牛蒡子の茎葉は寒性で苦味があり無毒であるため、すり潰して外傷に湿布すると血行をよくする働きがあります。また、その茎葉を煮て入浴剤として使うと、皮下に虫が這っているような症状を解消することができます。

牛蒡子は頭痛によい生薬である

牛蒡子は辛苦味微寒性・疏散風熱・解毒透疹作用があり、歴代の中医たちは風熱による頭部疾患によく使ってきました。例えば、「牛蒡子と石膏の組み合わせ」は、頭痛と眼痛を伴う症例に使ってきましたが、その清熱止痛の効果が注目されてきました。牛蒡子の適応する頭痛には以下の条件が必要です。

①頭痛とともに頭が張れている（ポーッとする）感じがする。
②頭痛とともに眼球が痛む。
③頭痛発作時に疲れて寝込む。
④偏頭痛時にも張れている（ポーッとする）感じがする。

上記に加えて便秘の症状がある場合は、特に効果があります。

臨床では、牛蒡子を単味または一～二味の生薬と配合し、使用する前には炒めた後に搗き砕いて、煎じて服用します。処方量は一五～二一gで、これより量が少ない場合は効果が期待できません。また、頭痛であっても脾寒で便の形のない（泥状便）体質の人には使えません。《中薬新識》

話題の有効成分

リノール酸：体内で合成できない必須脂肪酸のｎ－６系列（植物由来）の代表的存在である多価不飽和酸です。現代の研究によると、植物性脂肪の不飽和脂肪酸、特にリノール酸にはコレステロール値を下げる効果があり、動脈硬化の予防と治療に用いられます。しかし、摂りすぎると善玉コレステロールも減少させるなどの恐れがあります。また、リノール酸は、不飽和酸でそれ自体が酸化しやすいため体内で過酸化脂質を生じやすく、ガンの原因となり、肺ガン、乳ガン、大腸ガン、前立腺ガンなどは、リノール酸によって促進されるという報告もあります。アトピー性皮膚炎、花粉症などの人は摂りすぎないようにしましょう。

家庭でできる利用法

目の痛みを伴う頭痛：牛蒡子（ゴボウシ）と生石膏（ショウセッコウ）を一：一の割合で粉末にする。一・二gを二回に分けて薄いお茶として飲む。

虫歯の痛み：適量の牛蒡子を煎じてその液を口に含む。冷めたら吐き出す。

現代の研究より

有効成分：牛蒡はミネラル成分のカリウム、カルシウム、鉄分、リンなどを含み、ビタミンA、B_1、脂肪二五～三〇％、不飽和脂肪酸とリノール酸が豊富である。

抗ガン作用：牛蒡子（ゴボウシ）の製剤の体外での子宮頸部ガン細胞（Te－26）の抑制率は九〇％以上である。

抗菌作用：試験管における牛蒡子一〇〇％の煎じ液は、ブドウ菌、肺炎球菌、溶血型レンサ球菌とチフスのジフテリア菌などに対しては抑制効果があるが、インフルエンザウイルスと結核杆菌には効果がない。

血糖値の降下作用：牛蒡子のある成分にはラットの血糖を持続して著しく降下させる作用がある。

血管の拡張作用：牛蒡子の成分は、カエルとウサギの体外の心臓の血管を拡張させる作用があるという報告がある。

著者の話

脂肪酸には飽和脂肪酸と不飽和脂肪酸があります。健康を維持するため、リノール酸、特にDHAが推奨されており、毎日一gのDHAを摂らなければいけないと考えられています。これだけで十分と思う人が多いかもしれませんが、しかし一つの重要なことを忘れてはいけません。それは、バランスをとることです。n－6系列（リノール酸）とn－3系列（DHA）脂肪酸の摂取量のバランスをとることが重要です。健康のために、よい比率は四：一（n－6系列：n－3系列）です。DHAばかり摂るのはよい健康法とはいえないのです。

また、DHAの主な効能は血小板の凝集作用を抑制することで、バランスを無視してDHAばかり長期また大量に摂ると、血小板の機能低下による自発性出血、特に脳出血を引き起こしやすくなります。アラスカのエスキモーは魚を主食として、狭心症や脳梗塞は少ないのですが、主な死因は脳出血ということはよく知られています。

ところが、日本伝統食は、何も計算せず、世界一の長寿国を作ったではありませんか。また、肉の多食をせず、海の魚も少ない世界屈指の中国広西（こうせい）チワン族自治区の長寿村「巴馬（ばーま）」の村民たちも、魚の油を十分（一g）摂っていないし、計算はしていません。血がサラサラになるメカニズムはDHA以外に別のメカニズムがあるではないかと思います。日本の伝統食も巴馬の食も、どちらも東洋医学の「医食（薬）同源」に基づいていたからこそ、うまくできたのではないでしょうか。

よく使われる薬膳

1 牛蒡の実のエキス剤「牛蒡子散」

急性糸球体腎炎の激しいむくみに

【材　料】
牛蒡子……六〇g

【作り方】
牛蒡子を炒めて粉末にする。

【服用法】
一八gを三回に分けて白湯で呑服する。

【効　能】
牛蒡子の「散風利水」発散する働きにより、急性糸球体腎炎※1や風水※2の外来の「邪」を追い払い、尿の出の機能を正常に回復させ、むくみを解消する。

※1急性糸球体腎炎：細菌やウイルスに感染して扁桃炎などが起こり、その後急に腎臓に炎症が起こり、明らかな血尿、むくみが突然現れ、高血圧となる。重度の場合はけいれんや急性心不全、意識障害を引き起こす恐れもある。

※2風水：東洋医学では「風」は急に変化する病気、その外来の「邪（菌）」に過剰に激しく反応が出ると「風（アレルギー反応など）」の特徴をもつ。その急な激しい血尿症状を伴うむくみ、特に顔のむくみが激しく見られるのを東洋医学では「風水」と呼ぶ。

2 牛蒡の実ののどの腫れ痛みに効くエキス「扁桃腺消腫粉」

扁桃腺の腫れ・痛みに

【材　料】
牛蒡子……二g
馬藺子……三g

【作り方】
牛蒡子と馬藺子を2：3の比率で混ぜて粉末にする。

【服用法1】
一二gを二回に分けて空腹時に白湯で呑服する。

【服用法2】
①とともに温めて袋に入れ、のどに当てて温める。

服用法2の温める袋の作り方：牛蒡子九〇g、塩六〇gをよく混ぜてフライパンで炒めて袋に入れ、頸部の痛い所に当てて温めるとより効果が高まる。

3 牛蒡子のスープ「牛蒡子糾偏湯」

顔面神経麻痺に

【材　料】
牛蒡子……一〇g
白　芍……六g
女貞子……一五g
旱蓮草……一五g

【作り方】
❶材料すべてを七〇〇㎖の水で、弱火で二〇分煎じてその汁を取る。
❷再び水を入れて弱火で二〇分煎じて、その汁を❶の汁とよく混ぜ合わせる。

【服用法】
朝夕二回に分けて飲む。

【解　説】
この処方で実際、顔面神経麻痺の患者四七人に治療を施したところ、四〇人が治癒、七人が好転した。

藿香（かっこう）

シソ科
学名　*Pogostemon cablin* Benth.
Agastache rugosa O. Ktze.
英語名　Cablin Patehouli
中国名　藿香（HoXiang）
和名　パチョリ
処方用名　藿香（カッコウ）、鮮藿香（センカッコウ）、広藿香（コウカッコウ）、藿香葉（カッコウヨウ）、藿梗（カッキョウ）、カッコウ
出典　《名医別録（めいいべつろく）》

体質との相性

体質	相性
気血両虚・胃腸の冷え、むかつき	◎
食積痰湿・寒タイプ	◎
熱タイプ	△
気滞うっ血・むかつき	×
肝陽亢盛・高血圧	×
陰虚・微熱	×
陽虚・冷え	◎

自然の属性

寒熱	微温
五味	辛
昇降収散潤燥	昇、散、燥
臓腑	肺、脾、胃
毒性	無毒

解説　藿香（カッコウ）は温性（オンセイ）で、発散する働きがあります。余分な水分の排泄を促進します。胃腸の蠕動（ぜんどう）を促進するため、「気血両虚」「陽虚」「食積痰湿」の寒タイプには非常に合います。しかし、熱っぽい「肝陽亢盛」「気滞うっ血」、「陰虚火旺」の人には逆効果で、もともと体内に水が不足している「陰虚」の人には、その強い利尿作用により悪化する恐れがあるため、使わないようにしましょう。

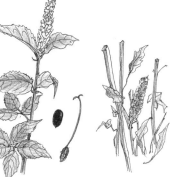

ルーツ

シソ科の多年生草本植物パチョリの全草・葉（地上の部分）で、茎枝を乾燥したものは「藿梗（カッキョウ）」といいます。中国の主な産地は広東（かんとん）、海南島（かいなんとう）などです。広東産のものは「広藿香（コウカッコウ）」と呼ばれ、上品質とされています。四川（しせん）省産は同科のカワミドリ *Agastache rugosa* O. Ktze. の全草または葉で、「土藿香（ドカッコウ）」「川藿香（センカッコウ）」と称されます。初秋に根まで採集して、日に干し、適度に切り、生で使うか、新鮮なものを使用します。

中医学的効能と応用

①「解暑和中（ゲショワチュウ）」▼暑邪（ショジャ）あたりを解消する

○夏季に生ものや冷たいものを摂取して、脾（ヒ）胃の機能が湿邪（シツジャ）で阻害されると同時に、風寒（フウカン）の邪に侵襲されたための、悪寒、発熱、頭痛、腹痛、むかつき、嘔吐、下痢などの症候に、紫蘇（シソ）、白芷（ビャクシ）、白朮（ビャクジュツ）、陳皮（チンピ）、桔梗（キキョウ）、生姜（ショウキョウ）、半夏（ハンゲ）、厚朴（コウボク）、大腹皮（ダイフクヒ）、茯苓（ブクリョウ）などと配合して用いる。☆処方例「藿香正気散（カッコウショウキサン）」「藿香正気水（カッコウショウキスイ）」

②「化湿止嘔（カシツシオウ）」▼消化機能を阻害する体内に溜まっている余分な水分（湿邪（シツジャ））を除き、むかつきを解消する

○「寒湿（カンシツ）」の邪の阻害によるつかえ、むかつき、嘔吐、しゃっくりなどの「胃気（イキ）上逆（ジョウギャク）」の症候に、半夏（ハンゲ）、陳皮（チンピ）、丁香（チョウコウ）などと配合して用いる。☆処方例「藿香半夏湯（カッコウハンゲトウ）」

○湿邪が脾胃の機能を阻害することによるむかつき、嘔吐、腹脹と痛み、泥状～水様便などに、厚朴、蒼朮、半夏などと配合して使用する。☆処方例「不換金正気散」

○つわりに、砂仁、香附子、蘇梗などと用いる。「経験方」

③副鼻腔炎に、猪胆と配合して用いる。

☆処方例「藿胆丸」

【用量】六～一二g、鮮品は一五～三〇g、煎服。

【使用上の注意】

①長時間煎じてはならない。「後下」（できあがり二分前に鍋に入れて混ぜ、二分くらいだけ煎じること）

②ピリ辛味で、発散する働きが強いので、暑気あたりや、陰分が不足して熱を生じ、甚だしくなると様々な症状や舌燥光滑を起こして「陰虚火旺」になった場合は用いない。

古典より

初めて薬として記載されたのは、《名医別録》で、上質の沈香を紹介する中で「藿香」が紹介されました。

李時珍曰く「豆葉植物は『藿』ともいう。『藿香』の葉は豆葉に似ているため、『香りのある藿だ』ということで『藿香』となった」

《南州異物誌》には「『藿香』は海の辺りの国から伝わってきたもの」と記載されています。広東、海南島などの人々が栽培し、二月に苗が生じ、茎梗が茂り、葉は桑葉に似ているが小さく薄く、六～七月に採集します。藿香の方茎には節があり、中は空洞で、葉はナスの葉に似ています。

古典の訓え

《楞厳経》には、仏壇の前で煎じ汁を用いて仏身を洗うという記載があり、使う煎じ汁の薬材は「藿香」です。

張潔古、王好古、李東垣らの名医は藿香の葉しか使いません。今、枝葉を併用するのは、葉には偽物が多いためだといいます。

王好古曰く「藿香の適応症は、肺の気が不足していることや寒邪侵襲などの『証』で、『順気烏薬散』にて肺を補い、『黄耆四君子湯』にて脾を補う」

張元素曰く「藿香は体を温める力が強く、においが強く、味は薄く、邪気を発散し、気を昇らせる性質をもつため、『陽薬』という」

似た効能の漢方薬の比較

藿香葉と藿香梗

藿香葉は「表」にある暑の邪・湿の邪の発散に、藿香梗はお腹の機能の乱れを調えることに優れる。また、鮮藿香は解暑の力がかなり強いので、清暑の飲料として用いる。

藿香と紫蘇

藿香と紫蘇はともに「表」にある暑の邪・湿の邪を発散することにより、お腹の働きの回復に効果がある。藿香は特に胃腸など消化機能の回復に優れ、紫蘇は発汗解表、理気安胎に優れている。

家庭でできる利用法

夏季の嘔吐・下痢：滑石（炒）六〇g、藿香九g、丁香一・五gを粉末にして、毎日六gを三回に分けておもゆで飲む。《禹講師経験方》

胎児不安定、つわりの液が酸っぱい：香附子・藿香・甘草各六gを混ぜて粉末にする。六gを一日三回に分けて、塩少々を入れた白湯で飲む。《太平聖恵方》

口臭：藿香を洗い、煎じた汁で口をすすぐ。

色が蒼白で内陥している化膿症「陰疽」：藿香葉と茶葉同量を日干しして、灰になるまで焼き、それを油で練り患部に貼る。

現代の研究より

有効成分：藿香には揮発油が二～三%、主成分(Patchoulic Alcohol)

消化機能の促進作用：藿香の揮発油には、消化力を増強し腸のけいれんを解消し、胃液の分泌を促進する作用がある。

抗ウイルス作用：藿香の成分には抗ウイルス作用がある。

伝染性下痢の治療：藿香と香薷などを配合した処方の煎じ汁は、流行性下痢に対し、一～二日で下痢を止め、諸症状も消失させる。三日内治癒率は九九%。これに対し抗生物質の三日内治癒率は四六%。

抗真菌作用：藿香の煎じ汁には多種真菌に対する抑制の作用がある。

胃腸性のカゼの治療：市販の「藿香正気水」を胃腸のカゼの子供に浣腸した三四例中、二三例が九時間で体温が正常に(六八%)。対して対照組三四例で、九時間で体温が正常に戻ったのは五例(一五%)のみであった。

コラム

疫病(伝染病)において漢方が抜群の効果を発揮するということはあまり世間に知られていません。一九世紀世界的に大流行したコレラ(霍乱)を例にとって、漢方の威力と名医を紹介します。

清代、浙江にコレラ(霍乱)が大流行した時、死者が多数出て、「温病四大家」という温病派の四人の著名医の一人、コレラの第一人者、王孟英は、そのコレラが「寒性」「熱性」の二種類があることに気付き、寒性コレラには「藿香正気丸」「理中湯」を用い、熱性コレラには「蚕矢湯」（蚕の糞）を用い、分けて治療しました。コレラの寒熱タイプを見分けた上で治療することによってコレラの流行を止めることに成功しました。

彼は自分の経験を《霍乱論》という本にまとめて出版しましたが、これは伝染病の書としては、西洋よりもはるかに早いものでした。

ちなみに、二〇〇三年、コロナウイルスによって起こる重症急性呼吸器症候群サーズ(SARS)が広州で爆発的に流行し、広州中医薬大学病院に収容された感染患者は五〇人余りでしたが、平均三日で平熱になり、死亡者なし、医師と看護婦の感染もありませんでした。

他院では西洋医学の方法で治療した四六人の患者のうち、九人が死亡、生存者の多くは肺の繊維化と大腿骨頭部の壊死の後遺症が残りました。その同じ病院では、中医のみの治療を受けた七一人の患者のうち、死亡は一人、漢方治療で治った七〇人には後遺症がありませんでした。

著者の話

私の母の話です。母が九歳の時、祖父と綏遠(内モンゴル)に行ったのですが、それがコレラの大流行の時期でした。毎日祖父の診療の手伝いに追われ、亡くなった患者を馬車に載せ火葬場に送ることも母の仕事でした。毎日コレラ菌と接していましたが、家族全員コレラにかかりませんでした。それは、北方のコレラは「寒性コレラ」が多く、毎日、藿香が主薬材である「藿香正気湯」を飲んでいたからでした。現代の視点でみれば、予防薬を飲んでいたということと、もう一つの理由として、常にコレラ菌に接していたおかげで抵抗力が高くなったからではないかと考えられます。

よく使われる薬膳

1 藿香と菊花（キクカ）の茶 「藿香菊花茶（カッコウキクカチャ）」

暑気あたりの解消に

【材　料】

藿香……………五g
菊花（キクカ）……………三g
氷砂糖…………少々

【作り方】

藿香と菊花を水で洗い、菊花のみを土鍋に入れ一〇分間煎じて藿香をその後入れ、二分ぐらい煎じて氷砂糖で調味して完成。

【服用法】

朝昼二回に分けて飲む。

【注　意】

①夕方飲むと夜間尿が増え、睡眠の妨げになるので避けましょう。

②気あたりがあっても「陰虚（インキョ）」「肝陽亢盛（カンヨウコウセイ）」の人には不向きなので、使わないように。

2 藿香と鮒（ふな）の蒸し料理 「藿香蒸鯽魚（カッコウジョウセキギョ）」

湿気によるむかつき、口臭に

【材　料】

藿香……………五g
鯽魚（セキギョ）(鮒)……………一匹(三〇〇g)
生姜……………三切れ
コショウ・ゴマ油・白ネギ、醤油…各少々

【作り方】

❶藿香と鮒を洗い皿に載せる。塩コショウ少々を鮒の腹内と皮面に塗り、千切りにした生姜を上に散らす。

❷蒸し器に❶を入れ、強火で一五分間蒸す(魚の大きさで蒸す時間を加減する)。魚に箸を刺してスッと通ったら火が通っている。魚と一緒に小杯に入れた醤油を蒸しておく。

❸蒸し上がったらすぐに別の皿に移し、残った汁にソース(醤油、ゴマ油、コショウ。鶏油でも可)を加える。魚の上に合わせたソースをザーッとかけて、ネギの千切りを散らして完成。

【服用法】

ごはんと一緒に食べる。

「藿香正気水」を用いる臍療

藿香を主薬とした飲み薬「藿香正気水」は、即効性があり北京市民の常備救急薬です。

子供が夏季に発熱した場合、解熱剤を服用して一時的で熱が下がっても、また熱が上がりなかなか治まらず、単なるカゼが気管支炎や肺炎・喘息など重篤な疾患に進展する恐れがあります。ここで子供の発病を予防する一つの方法として、「藿香正気水」を用いる「臍療法」を紹介します。

適応症としては

①子供が冷たいものを食べて頭痛になる。

②子供が冷房で腹痛や下痢になる。

③子供の食欲がなく舌苔（ゼッタイ）が真っ白な場合。

④子供が寝不安の場合。

やり方は、藿香正気水五㎖を減菌綿球に浸み込ませ、臍の上に置きラップで巻いて二～三時間固定します。ただこれは発病予防の対策なので、明らかに発熱が起こり発症した場合は速やかに医療機関を受診してください。

「藿香正気水」が入手困難な場合、漢方薬局などで「藿香正気軟カプセル」を求め、そのカプセルを割って中身を5㎖の熱湯で希釈し減菌綿球に浸み込ませ、臍の上に置いて固定すれば、同様の効果が期待できます。

紫蘇（しそ）

シソ科
学名　*Perilla frutescens* (L.) Britt.
英語名　Common Perilla
中国名　紫蘇（ZiSu）
和名　シソ
処方用名　紫蘇、紫蘇葉、蘇葉、蘇梗、ソヨウ
出典　《名医別録》

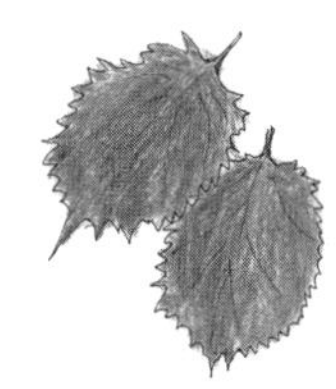

体質との相性

体質	相性
気血両虚・胃腸弱い	△
食積痰湿・消化不良　寒タイプ	○
食積痰湿・消化不良　熱タイプ	△
気滞うっ血・血行悪い	○
肝陽亢盛・高血圧	△
陰虚・微熱	△
陽虚・全身冷え	◎

自然の属性

寒熱	温
五味	辛
昇降収散潤燥	散、燥
臓腑	肺、脾、胃
毒性	無毒

解説　紫蘇は「温性」で胃腸の働きを改善してくれます。そのため「陽虚」で下痢しやすい人や飲みすぎで「食積痰湿」の寒タイプで胃腸の働きが弱くなっている人に適します。また、紫蘇はピリ辛味で体を温め、気を昇らせて発汗させる作用をもつので「肝陽亢盛」で高血圧の人や、もともと体内の水分不足があって発汗を避けるべき人、「陰虚」で微熱の人などには、その症状を改善するのに不利なので、控え目に摂りましょう。また、辛味により、発散して気を消耗するため「気血両虚」の人も控え目に摂りましょう。

ルーツ

シソ科の一年生草本植物シソの茎・葉、またはその他近縁植物の葉で、時に枝先まで混じったものの総称です。中国が原産地とされ、品質は、広東、広西、湖北などの産品がよいとされています。十世紀頃日本に渡来しました。青シソ、赤シソに分かれ、乾燥させておけば家庭の常備薬として使えます。夏～秋に採取して日干しし、適度に切って保存します。保存により香りが減じやすいので、新しいものが良品です。「蘇梗」はシソ茎枝で、効能は少し異なります。

薬名の由来

李時珍曰く「『蘇』は『穌』を意味し、気血を巡らせ、気持ちいいという感じが『穌』であるため、『蘇』と呼ばれる。蘇には白色と紫色、青色があり、シソはその色で名付けられた。葉の両面が紫色のものは良品とされている。夏季に茎葉を採取して秋には種子を採取し、二月三月に植え、新葉が柔らかいうちに採取して野菜として利用できる」。夏はすり潰した新葉に熱湯をかけて飲みます。五月六月根ごと採取して火でその根を焼き、日蔭干しすると葉が落ちにくくなります。八月に花が咲き、九月、半分枯れた時にその種子を採取します。

日本の事情

紫蘇は古くから日本に伝わり、各地で広く栽培されています。植物全体に高い香りがあり、その葉や花、果実、茎（「蘇梗」という）すべてが役立ちます。葉は梅干しや漬物の色付けに使われ、

果実は塩漬けや刺身のつまとしてよく利用されています。葉と種子は精神を安定させ、発汗、咳止め、利尿の効果があります。茎は食欲増進、腹部の病気に使います。紫蘇の種子（蘇子）は血行をよくし、寒気を取り、体を温め、カゼを治し、痰を消し、肺の機能を回復し、食欲を回復させ、胎児を安定させるなどの働きがあります。

日本での利用法

咳止め、鎮痛、利尿、発汗、解熱に：（透明でサラサラのタイプの咳痰に合いますが、空咳や黄色い痰は不向き）蘇子一五gをコップ三杯の水で煎じ、一日三回に分けて温かいうちに飲みます。

健脳、解毒に：蘇葉二〇gをコップ二杯の水で半量に煮つめて服用します。

神経痛、腰痛、リウマチ、痔、打ち身、精神安定に：蘇葉や果実を取った残りの茎を浴槽に入れて入浴します。

中医学的効能と応用

①**「散寒解表」**▼外来の風寒の邪気を追い払いカゼを解消する

○表寒で胸苦しい、つかえ、食欲不振など気滞の症候を伴う時に、香附子、陳皮などを配合する。☆処方例「香蘇散」

○風寒邪気による咳で息苦しいなどの症状を伴う時に、杏仁、前胡、桔梗などと配合して使用する。☆処方例「杏蘇散」

②**「理気寛中」**▼気の巡りをよくして気滞による諸症状を解消する

○脾胃の気滞による胸脇腹満、悪心、嘔吐下痢などに、藿香、白芷、半夏、生姜などと配合して用いる。☆処方例「藿香正気散」

○痰と気滞が原因で「梅核気」による咽喉部に異物の詰まる感じがする時に、半夏、厚朴、生姜、茯苓を配合して用いる。☆処方例「半夏厚朴湯」

③**「行気安胎」**▼気の巡りを回復して安胎する

○気滞や気うつによる胎児不安（切迫流産）やつわりに、縮砂、木香、陳皮などと配合して用いる。

④**「解魚蟹毒」**▼魚介類、カニの毒を解毒する

○魚介類の中毒で悪心、嘔吐、下痢、腹痛を呈する時に、単品を煎じ服用するか、藿香、生姜などと煎じて用いる。

【用量】六～一二g、魚蟹中毒には三〇～六〇g、煎服。

【使用上の注意】

①長時間煎じてはならず、煎じ薬のできあがり前に入れて一～二分で香りが立ったら火を止める。

②辛味で気を消耗するので、気の不足による冷え症などには本剤は使わず、気を補うべきである。

古典の訓え

李時珍曰く「紫蘇は近世（明代）の重要な薬で、その味の辛みで気の系統に働き、色が紫色で血分に働き、桔皮、砂仁と配合して気を巡らせ、胎児を安定させる。藿香、烏薬と配合すると、お腹を温めて痛みを止める。香附、麻黄と配合すると、発汗し、カゼを解消する。川芎、当帰と配合すると、血分の巡りをよくする。木瓜、厚朴と配合すると、湿邪を排泄し、夏バテを解消する。杏仁、莱菔子と配合すると、去痰し、喘息を解消する」

辛温で無毒だが、鯉と一緒に摂ると、肌に難治性皮膚疹を引き起こす恐れがあるので要注意。

似た効能の漢方薬の比較

蘇葉と蘇梗

蘇葉は発散風寒に、蘇梗は理気寛中、胎児安定に、それぞれ優れている。蘇梗は理気解鬱に働くので気鬱や梅核気にも有効であり、性質が緩やかであるので虚弱者にもよい。しかし、現在は葉・梗をまとめて紫蘇として用いるほうが多くなってきている。

紫蘇と麻黄、桂枝

紫蘇と麻黄、桂枝はともに風寒タイプのカゼなどに対し発汗して風寒を追い払う効能がある。しかし、紫蘇は麻黄・桂枝ほどの発汗力はなく、風寒に湿邪を伴った場合（特に胃腸カゼ）に用いる。

家庭でできる利用法

寒邪による喘息（のどが渇かない、食欲がない、寒けがある）：紫蘇一〇g、白芥子一〇g、麻黄二gと煎じて飲む（子供には不向き）。

ナイフの傷で出血が止まらない：紫蘇葉（新鮮なもの）と桑葉を同量ですり潰してその傷口に貼ると、血が止まる。《永類鈴方》

打撲傷：紫蘇葉（新鮮なもの）をすり潰して患部に湿布する。

狂犬による咬傷：（新鮮なもの）紫蘇葉をよく噛んで傷口に貼る。《千金方》

カニの食中毒：紫蘇を煎じてその汁を一ℓくらい飲む。《金匱要略》

乳瘡が腫れた痛み：紫蘇を煎じてその汁をよく飲む。また新鮮な紫蘇をすり潰して患部に貼る。《海上仙方》

現代の研究より

有効成分：揮発油は〇・五％を締め、主な成分としてペリルアルデヒド

古典より

華陀と紫蘇

昔、華陀が河の岸で薬を採取していたところ、一匹の小さなカワウソが大きい魚を一気に食べているのを見ました。ところが、すぐに地面に伏せて悲惨な声で叫び、苦しそうな様子になりました。すると、水から大きなカワウソが現れ、小さなカワウソの様子を見ると、また水に戻っていきました。そして間もなく一束の紫色をした野草をくわえてきて、小さなカワウソに食べさせたところ、小さなカワウソは徐々によくなりました。華陀はその小さなカワウソの様子から魚の中毒と判断し、その紫色の草は解毒の作用があると思い、同じものを患者に服用させました。そのあと、紫蘇には解毒作用だけではなく、寒気を発散してお腹の機能を回復し、更に胎児を安定させることもできると、いろいろな効能が判り、気持ちよくなるという意味の「穌」という字を付け、「紫蘇」と命名しました。これが現代の「紫蘇」の語源です。

コラム

魚やエビなど魚介類は中毒現象をたびたび引き起こします。紫蘇にはその毒を解毒する働きがあります。《紅墻医生》によると、中国の中央幹部が住む北京中南海のコックは、毛沢東に魚とエビのスープを作る時、いつも紫蘇を入れて中毒を予防し、同時にお腹を温めたといいます。

紫蘇は高い効能の防腐剤であり、新鮮な紫蘇葉で魚や肉を包むと腐敗しにくく、室内の風通しのよい所に置けば常温で四〜五日保存できるそうです。

蘇子は油の含有量が高く四五％前後、タンパク質の含有量は二五％、ビタミンE、Bなども含まれています。蘇子の油は一般の植物油より栄養価が高く、一般に消化しにくいシナピン酸（sinapic acid）の含有量が少ないため消化吸収されやすく、コレステロール値を降下する作用と、血栓の形成を防止する作用があります。

(Perilladehyde)が五五%含まれる。

抗ガン作用：紫蘇の煎じ液は、発ガン物質の発ガン性を促進する機能を阻断する作用がある。

抗放射線作用：紫蘇には放射線による皮膚への害を防ぐ作用がある。

抗酸化作用：紫蘇からの抽出物質には、著明な抗酸化作用がある。

抗菌作用：紫蘇にはブドウ球菌、真菌などを抑制する作用がある。

止咳、止喘息作用：紫蘇の葉には、気管支の分泌物を減少させる働きがある。また気管支のけいれんを解消する作用がある。

嘔吐、むかつきを解消する作用：紫蘇の煎じ液には、嘔吐、むかつきを抑制する作用がある。

皮膚のイボ（疣贅）の治療：新鮮な紫蘇をすり潰してその液を患部に湿布する（毎日一回、毎回一五分。三～六回行う）。

趙師の症例紹介

ある在アメリカ華人は、産後の尿が出が悪く半月入院し、数万ドルも費やし、毎日導尿管を挿入して苦しかったので、国際電話をして趙紹琴師匠に助けを求めました。趙師は「紫蘇葉を適量お茶のように飲む」という処方をしました。数日後、患者は自力で排尿できるようになりました。

【名医紹介】趙紹琴名老中医

趙紹琴師匠は一九一七年北京で生まれ、清王朝に三代にわたって仕えた御殿医の家伝を受け、一九三四年北京で開業しました。同時にお父さんの同僚の医師・瞿文楼、韓一斎から学び、弟子になり、更に、北京四大名医の一人、汪逢春先生の弟子になり、腕を磨きました。中国で温病学派の第一人者になり、薬をできるだけ少ない用量で処方をしましたが、治療効果はすばらしく、中医学界で高く評価されました。

古い症例の紹介

漆中毒に紫蘇とカニ

清代初めの安徽省の名医・崔黙庵の医案（症例）です。

ある青年が結婚し、突然全身に発疹ができ、全身が腫れました。医者は痘疹として治療しましたが、症状がひどくなったので、崔黙庵の診察を受けました。一般的な治療をしても発疹は大して治まらず、飲食にも問題はありませんでしたので、崔医師は彼の新婚の部屋をよく観察したところ、家具は漆で、そのにおいが我慢できないほど強烈でした。そこで新しい家具による漆中毒と判明しました。すぐに紫蘇とカニをすり潰して患部に湿布すると、二～三日で全快しました。この方法は、旧《淮南子》に「紫蘇とカニの煎じた汁で入浴するとよい。紫蘇は魚とカニの中毒を防止することができる」と記載されています。

シソの葉のエキス

のどの痛みや喉頭炎、扁桃炎、気管支炎に

【材　料】
紫蘇の葉……………三束
（あるいは新鮮な葉　……三〇g）
水……………………三〇〇㎖

【作り方】
紫蘇の葉をよく洗い、細かく刻み、水三〇〇㎖とともに鍋に入れ火にかける。沸騰したらごく弱火にして煮つめ、全体が半量になったら火を止め、冷めてから取り出す。

【使い方】一回五〇㎖でうがいをする。一日に三回行う。鼻づまりの強い人は、綿棒に紫蘇の葉エキスを付けて鼻の周りに塗る。

【注　意】
紫蘇は辛味で発汗、温性の去寒薬である。風寒湿により発病した人には相性がよいが、風熱及び表虚で多汗の人には不向きなので使わないように。

薄荷（はっか）

シソ科
学名　*Mentha haplocalyx* BriQ.
英語名　Wild Mint
中国名　薄荷（BueHe）
和名　ハッカ
処方用名　薄荷、薄荷葉、鮮薄荷、薄荷梗、鶏蘇、ハッカ
出典　《新修本草》

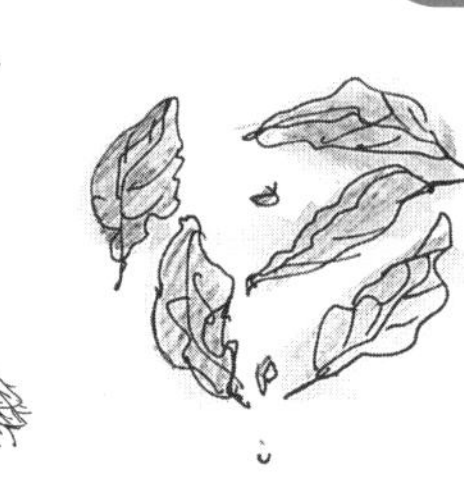

ルーツ

シソ科の多年生草本植物ハッカ、またはその種間雑種の地上部あるいは葉を薬として使います。新しいものが良品です。中国の主な産地は江西、江蘇、湖南などの地域です。毎年二〜三回採取することができます。

原産はアジア東部。初めて《新修本草》に記載されたのは唐代（紀元六五九年）ですが、当時既に薄荷は薬として使われていた。唐代から薬としてヨーロッパに伝わり、その後欧州のセイヨウハッカの食生活が再び中国に伝わってきました。

日本では、一八世紀《大和本草》に薄荷の栽培法の記録が残されています。現在、中国の薄荷の生産量は世界一ですが、日本でも、その油を採るため、現在北海道で大量に栽培されています。外国種の薄荷の油はにおい、味ともによいとされています。

中医学的効能と応用

①「疏散風熱」▼風と熱の邪を発散して熱性のカゼを解消する

○風熱のカゼによる発熱、頭痛、無汗、のどが渇く、咽喉痛、粘りのある黄色い痰などの症候に、金銀花、連翹、竹葉、荊芥、牛蒡子、淡豆豉、菊花などと配合して用いる。☆処方例「銀翹散」

②「清利咽喉」▼熱を取り、咽喉などの炎症を解消する

○風熱による頭痛、目の充血、咽喉の腫脹疼痛などに、桔梗、荊芥、生甘草、牛蒡子、菊花などと配合して用いる。

③「透疹」▼ハシカなどの発疹を促進し痒みを解消する

○麻疹の透発が不十分な時や、風熱の皮膚疹、瘙痒に、蝉退、牛蒡子、荊芥、

体質との相性	
気血両虚・自汗	×
食積痰湿・寒タイプ 熱タイプ	× ○
気滞うっ血・冷え症	○
肝陽亢盛・胃痛	○
陰虚・胃に熱	△
陽虚・全身冷え	×

自然の属性	
寒熱	涼
五味	辛
昇降 収散 潤燥	昇、散
臓腑	肺、肝
毒性	無毒

解説　薄荷は涼性で、気を昇らせ、汗を発散する働きがあるため、常に気が弱く動くと汗をかきやすい「気血両虚」の人は不向きです。「食積痰湿」の寒タイプも、食べると冷や汗をかきます。「気滞うっ血」タイプは体内に熱がこもり、緊張したり怒ると手足が冷たくなりやすく、その冷えの原因は体内にこもった熱であるため、薄荷でその熱を発散すると、体内の熱が収まり、四肢の気の巡りがよくなり、手足も温かくなります。適量摂れば胃も冷えなくてよいでしょう。

連翹などと配合して用いる。

④「疏肝解鬱」▼肝の気滞を解消する

○肝の気滞により胸脇部が張って苦しい時に、少量を柴胡、白芍、白朮、茯苓、生姜、甘草、当帰などと配合して用いる。☆処方例「逍遙散」

⑤「避邪気」▼邪気よけ

○暑邪の濁気による腹脹、腹痛、嘔吐、下痢などに、藿香、香附子、連翹などと配合して使用する。

【用量】一・五～六g、煎服。

【使用上の注意】

①煎剤には後下すべきで、長く煎じると有効成分が揮発してしまう。

②芳香辛散で発汗耗気しやすいので、虚弱者の多汗には用いない。

③薄荷葉は発汗に優れ、薄荷梗は気と経絡の巡りをよくすることに優れている。

古典の訓え

《本草求真》曰く「薄荷は気味辛涼、辛以て発散、頭痛発熱に。辛により通気、心腹悪、気痰結に。涼以て清熱に」

李時珍曰く「薄荷は手太陰経、足厥陰経に働き、その辛味の発散、涼性により熱を収める。よって外来の風熱の邪を発散させ、頭部諸病の重要な薬である」

家庭でできる利用法

頭が熱っぽくのど痛：薄荷の粉末とハチミツを混ぜ、○・五cm大の丸剤にして毎回一個を口に含む。

目尻が赤く炎症：薄荷を生姜の汁に一晩浸け、日干しして粉末にし毎回三gを沸騰した湯に溶かして適当な温度まで冷えたら目を洗う。《明目経験方》

下血（下痢に血を帯びる）：薄荷を常用する。

ハチに刺された時：薄荷の葉をすり潰して患部に貼る。

現代の研究より

毒性作用：薄荷は一〇〇mg／mlの濃度で細胞に対する毒性をもつ。中枢神経を興奮させる作用もある。

抗ウイルス作用：薄荷は単純疱疹ウイルス、とびひウイルス、流行性耳下腺炎ウイルスに対する抑制作用があるが、

著者の話

漢方では、外来のウイルスの侵襲による生体の反応は、大きく分けて、寒性に偏るタイプと熱っぽいタイプに分かれます。その病原菌は目に見えませんが、歴代の医師の経験で、インフルエンザは何らかの外来の「邪」に侵襲されたと考え、寒気を引き起こすウイルスを「寒邪」、熱っぽい痛み、痒みを引き起こす邪を「熱邪」と呼び、対策は、それぞれ正反対の寒性・熱性をもつ漢方薬を投与するとよいと主張しています。

例えば、おたふくかぜは「熱邪」で、涼性の薄荷は適応しますが、インフルエンザウイルスに侵襲された体は寒気になり、その場合の治療薬は「葛根湯」や「麻黄湯」が正解で、涼性の薄荷は効かないあるいは逆効果が出るのは当然のことです。

寒邪に侵襲されると食欲が急激に不振になることも生体の自己防衛反応で、高カロリー食はウイルスのエサになります。人体は八万年もの食糧不足の時代をへて、遺伝子はその半飢え状態に応じて健康を保ち、生き残るのは本来得意で、短期的な半飢え状態は人体にあまり悪い影響を及ぼしません。

食欲がない時は〝おもゆ〟と静養（よく寝ること）。食欲が回復しても、食事はお粥に野菜を入れる程度が正解で、いきなり高カロリーのタンパク質を摂ると、弱くなったウイルスが再び強くなる恐れがあるのです。

インフルエンザウイルスには効果はない。これは漢方の主張と一致し、漢方の主張が裏付けられた。

抗菌作用：ブドウ球菌、連鎖球菌、腸炎球菌、ジフテリア菌、大腸菌などに対し抗菌作用がある。

呼吸器系の粘膜の分泌促進作用：気道粘膜の分泌を促進する作用があり、痰の排出を促すので諸症状を改善させる。

利胆作用：利胆と肝臓保護作用がある。

猫薄荷（西洋名：キャットニップ）の作用：猫薄荷は猫が好む匂いで、猫を興奮させる作用がある。お風呂に入れて入浴すると、その匂いに猫が引き寄せられ仲よくされる。

発汗作用：薄荷には毛細血管を拡張させる作用があり、汗腺分泌を促す。

古典より

李時珍曰く「薄荷は俗名で、もともとの『茇葀』と発音が似ているので名付けられた。また、孫思邈の《千金方》には「蕃荷」と記載されているが、それも発音が似ていることに由来する。明代には蘇州産が最良とされていた。そのため薄荷は「呉菝葀」とされ、外来の薄荷は「胡菝葀」とされて、区別された。

薄荷は、二月に根から苗が出て、清明節前後に枝を分け、茎が方形、赤色、葉が半赤半緑になった頃、人々はこれをお茶にして飲む。病が治りかけの人は薄荷を使わないように。使うと冷や汗が出やすくなる。また、疲れて弱った人が長期服用すると「消渇」（糖尿病）を誘発する恐れがある。犬、ネコ、虎が薄荷を食べると酔うので要注意」

よく使われる薬膳

1 薄荷のお茶「薄荷茶」

暑熱による頭、顔の熱っぽさを解消する

【材料】

生の薄荷の葉……五枚

百花露※……一碗

【作り方】

百花露を土鍋に入れ、松の柴で煮て、百花露が沸騰するかまたは沸騰していない時点で、火を止めて薄荷を入れる。それを茶碗に入れ、蓋をする。飲む時に干し杏などをつまみとして薄荷茶を飲む。

【解説】

百花露には驚異的なパワーがある。これは専門的なお茶の作法で、これを理解してこのお茶を飲むと、体がよくなると同時に精神上の満足感を得られます（普通の水でも可。しかし、美味度は減る）。

※百花露の採集法：竹一本、消毒ガーゼ（六六㎝四方）を用意し、ガーゼの中心を竹につないで四隅をぶら下げる。清潔な容器も用意する。黄色と白の花を探してその花芯に付いた露をガーゼで接触させ吸い込ませる。いっぱいになったら容器に搾り出す。

2 薄荷のうどん「薄荷麺」

げっぷ、舌赤を伴う胃痛に

【材料】

小麦粉……適量

紫色の薄荷……一把

【作り方】

紫薄荷一把をすり潰してその汁を取り、小麦粉と練り、面の生地を作りうどんにして煮て食べる。

【解説】

この処方は宋代の《聖済総録》に記載され、その効能は胃の熱を収め、げっぷ、むかつき、嘔吐などを解消します。薄荷は腸のけいれんを抑えます。抗菌作用も著明です。

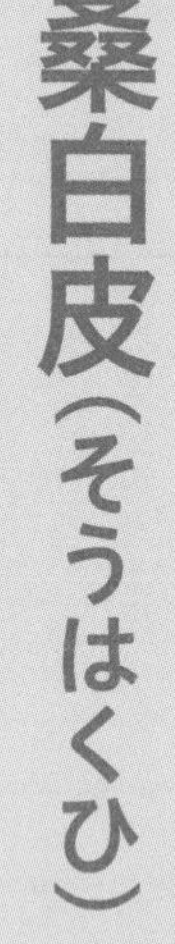

桑白皮（そうはくひ）

クワ科
学名　*Morus alba L.*
英語名　White Mulberry
中国名　桑白皮（SangBaiPi）
和名　クワの根皮
処方用名　桑白皮、桑根白皮、炙桑皮、ソウハクヒ
出典　《薬性論》

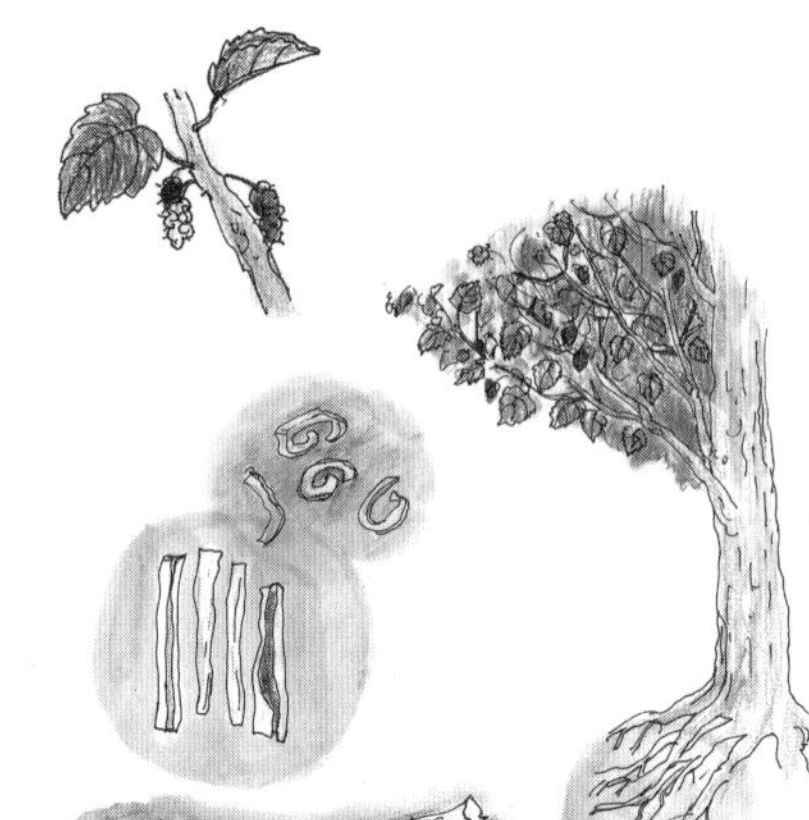

ルーツ

クワ科の落葉小低木カラグワのコルク層を除去した根皮です。冬に掘り取って、表層のコルク層を除去して洗い、適度に切って日干しして生で、あるいはハチミツであぶって使います。

日本での利用法

顔のむくみに：利尿剤や緩下薬として用いられる。

消炎利尿、咳止めに：根皮を日干しにして一〇gをお椀三杯の水で煎じ、日に三回に分けて服用する。

乾燥を伴った皮膚の痒み、手足のひきつれに：改善の効能がある。長期服用すると、半身不随の予防となる。

中医学的効能と応用

①「瀉肺平喘」▼肺の熱を取り除き、喘息を解消する

○肺の熱による咳、呼吸困難、息苦しい時などに、地骨皮、粳米、生甘草などと配合して用いる。☆処方例「瀉白散」

②「利水消腫」▼利尿してむくみを解消する

○肺気の巡りが悪いことによる浮腫、呼吸困難、尿量減少に、茯苓皮、大腹皮、生姜皮、陳皮などと配合して用いる。☆処方例「五皮飲」

【用量】六～一二g、煎服。

【使用上の注意】

①寒性で肺寒による咳（寒けと咳が頻繁に出てのどが痒い）や、肺気が不足す

体質との相性	
気血両虚	△
食積痰湿・寒タイプ	△
熱タイプ	◎
気滞うっ血	○
肝陽亢盛	◎
陰虚	×
陽虚	×

自然の属性	
寒熱	寒
五味	甘
昇降収散潤燥	降
臓腑	肺
毒性	無毒

解説　桑白皮は寒性のため「気血両虚」「陽虚」の人には内服では使えません。利尿作用があるため、もともと体内水分の少ない「陰虚」の人にも不向きです。寒性で痰湿を取り除くので「食積痰湿」の人で熱タイプには合いますが、寒タイプで下痢っぽい人には不向きなのです。

ることによる冷え、尿が多い人には使用しない。

②生用にすると利水に、炙用（炙桑皮）すると咳、喘息を解消することに働く。

似た効能の漢方薬の比較

桑白皮と桑葉、桑枝

桑白皮・桑葉・桑枝はともに熱を収める。桑白皮は肺に働き、下降の性質をもち、肺中の火を瀉し、痰を除去する。桑葉は軽くて上昇の性質をもち、肺・肝の風熱を発散する。桑枝は経絡（体の気の巡る経路）に入り、風湿の邪を追い払い、関節の動きをよくする働きがある。

自家製「桑白皮茶」

【材料】

採集した桑白皮の表皮とコルク層を取り除いた桑白皮…………三〇g

水（泉の水ならよりよい）…………一碗

【作り方】

❶桑白皮を洗い、短冊切りにする。

❷陶器の急須に水を入れ、沸騰したら桑白皮を入れ弱火で三～五分、再沸騰後五秒で火を消し、二～三分置いて完成。

【服用法】

お茶のように飲む。

【適応症】

高血圧を伴う肥満、いつも痰が多く出る、喘息などによい。

家庭でできる利用法

出産後の血便：桑白皮をあぶってから煮て、その汁を飲む。《肘後方》

産後の悪露が止まらない：桑白皮の粉末5gを一日三回、酒で飲む。

脱毛：桑白皮一二〇〇gを水に漬け一分煮て煎じ汁を取る。その汁で頻繁に髪を洗うと改善する。

現代の研究より

血圧降下作用：桑白皮の各種製剤で、各種実験動物（犬、ラット）の高血圧の血圧降下作用が認められた。

子宮筋の興奮作用：桑白皮には子宮筋を興奮させる作用があり、流産する恐れがあるため妊娠中に使用してはならない。

解熱・鎮痛作用：桑白皮の煎じ液には解熱・鎮痛作用がある。

抗菌作用：桑白皮の煎じ汁にはブドウ球菌、ジフテリア菌、赤痢菌、真菌などを抑制する作用がある。

抗ガン作用：桑白皮の煎じ汁には子宮頸ガンを抑制する作用があり、有効率は七〇％に達する。

古典より

秋に落葉した後から、春の芽が出るまでの間に掘り出し採取します。土の上に露出している根は「馬領」といい、毒があるため使えません。十年以上の桑樹で、東に向かって伸びる柔らかい根先を銅や鉛の刀で切り出して（鉄と鉛は不可：鉄と鉛（Pb）は相性が悪いので、薬を加工する時にはそれを使わないように注意する）、青黄色の外皮を除き、白皮のほうを弱火で乾燥させます。これを「焙干」といい、その根皮が強い熱を受けると液体が出ます。その液体はこの薬の最も重要な活性成分ですので、喪失しないように弱火で乾燥させるのがコツです。桑の白皮は煮汁を色褪せしない染料として使います。

自然の属性は甘味多く、辛味少なく、手太陰肺経に働き、気を降ろす働きがあります。陽中の陰です。続断、桂心、麻子仁とは相性がよく、漢方の処方ではよく一緒に使われます。

陳皮（ちんぴ）
橘皮（きっぴ）

ミカン科
学名　*Citrus tangerine* Hort. Ex Tanaka
英語名　Tangerine Orange
中国名　陳皮（ChenPi）・橘皮（JuPi）
和名　ミカンの皮
処方用名　陳皮、広陳皮、新会陳皮、橘皮
出典　《神農本草経》

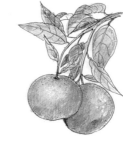

ルーツ

ミカン科の常緑低木柑橘とその他同属植物の成熟果皮で、橘は初めて《神農本草経》に上品として、「橘柚」の名で記載されました。正式名は「橘皮」で、古いもののほうが品質がよいとされ「陳皮」と名付けられました。中国の主な産地は広東、福建、四川、浙江などです。

日本市場のものはウンシュウミカンの成熟した果実の皮です。熟した果実を採集し、その皮を日干しして千切りにして生で使うか、あるいは浮き粉で炒めて使います。

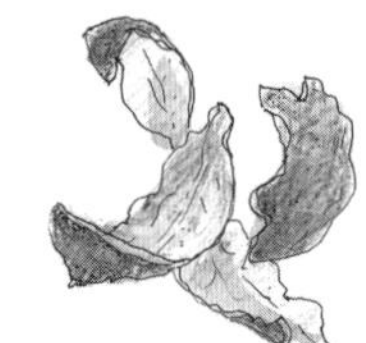

体質との相性	
気血両虚・胃腸弱い	○
食積痰湿・痰が多い	◎
気滞うっ血・気滞	○
肝陽亢盛・痰が多い	△
陰虚・空咳	×
陽虚・痰サラサラ	○

自然の属性	
寒熱	温
五味	辛・苦
昇降収散潤燥	昇、降、散、燥
臓腑	脾、肺
毒性	無毒

解説　「橘皮」は温性で痰湿を除きます。体の水分を排泄する働きを促進させるため、もともと体の水分の少ない「陰虚」空咳の人には不向きです。出血のある人にも不向きです。

「肝陽亢盛」の人は痰が多いのですが、いつも体が熱っぽいため、温性の陳皮は清熱の効能がないため不向きです。他の熱を収めて去痰する薬を選ぶのがよいでしょう。

中医学的効能と応用

①**「理気健脾」**▼気を巡らせ消化器の機能を回復する

○脾胃の気滞による腹脹、むかつき、嘔吐、下痢などに、木香、縮砂仁、半夏、枳殻などと配合して用いる

○痰湿の阻害による腹脹、むかつき、嘔吐、舌苔に粘りがあるなどの症候に、蒼朮、厚朴などと配合して用いる。☆処方例「平胃散」

○胃腸の虚弱による食欲不振、腹脹、倦怠無力などに、人参、白朮、茯苓などと配合して使用する。☆処方例「六君子湯」

○肝気が胃腸の機能を低下させることによる腹痛、下痢などの症候に、白芍、防風などと配合して用いる。☆処方例「痛瀉要方」

②**「燥湿化痰」**▼湿邪を排泄して痰を除く

○痰と湿の邪が肺の機能を阻害することによる胸苦しい、咳・痰が多いなどの症候に、半夏、茯苓、炙甘草などと配合して用いる。☆処方例「二陳湯」

【用量】三〜九g、煎服。

【使用上の注意】

①温性に偏るので、実熱には用いない。

②気を消耗するので、気滞と痰湿がない場合は使用せず、気が不足する時や吐血時には慎重に用いる。

③陳皮は単品で使わず、補助薬として用いられる。

古典より

元代の王好古曰く「橘皮は色が赤色のほうがよく『紅皮橘皮』という」

李時珍曰く「『矞』は二色の意味で、『橘』は外赤内黄の二色の様子で『矞』により名付けられた。『橘』『柑』『柚』の三者は似ているが異なるもの。『橘』の実は小さく、皮が薄く赤く、味は辛くて苦い。『柑』は『橘』より大きく、皮は厚く黄色、味は辛くて甘い。『柚』は大きく、皮は厚く黄色、味は甘くあまり辛くない。『柚』の皮は使ってはいけない」

著者：「橘」の果肉は食べすぎると痰を生じやすい。反してその皮は、去痰し、気を巡らせます。表裏の効能が正反対であるものは、世の中にはよくあり、例えば、小麦のふすまは涼性で、小麦粉は温性ということもそうです。

似た効能の漢方薬の比較

陳皮と橘紅、橘白

陳皮、橘紅、橘白はともに「痰湿」を除去する働きがある。消化吸収の機能を回復するには「陳皮」が、肺の気を巡らせ痰を除くには、皮内の白い部位を取り除いた「橘紅」が、湿邪を除くのみで燥散したくない時には、皮内の白い部位である「橘白」が、それぞれ適している。

家庭でできる利用法

むかつき、嘔吐、手足の冷え：橘皮一二〇g、生姜三〇gを水一・八リットルに入れて、一ℓになるまで煎じ、その汁を少しずつ飲むと諸症状が解消する。《仲景方》

嘔吐、下痢が止まらない：橘紅一五g、霍香一五gを水二碗が一碗になるまで煎じ、その汁を温かいうちに少しずつ飲む。《百一選方》

古い症例の紹介

莫強という患者が豊城の「中令」という官として仕えていた時のことです。彼は胸脇が張って食欲がなく苦しんでいました。いろいろ治療はしましたが、効果がありませんでした。

偶然にも家族との食事で「橘紅湯」が出てきて、飲んでみたところ、少し楽になりました。そのため、数日間それを飲み続けてみました。すると、急に胸が墜落するように感じて、汗が雨のように出てびっくりしました。更には、お腹が痛くなり、鉄ダンゴのような形で臭くてたまらない宿便が出ました。すると、胸の張る感じはなくなり全快しました。この「橘紅湯」の処方は現在は「二賢散」といいます。

【処方】
橘紅五〇〇g、甘草一二〇g、塩一二〇g、水五碗

【作り方】
弱火で水がなくなるまで煮る。乾燥後、粉末にして「二賢散」完成。

【服用方】
「二賢散」五〜一五g（体の強さで加減）を白湯に溶かして飲む。

【解説】
朱丹渓曰く「『二賢散』は温めて、腸を潤し、下剤として使用すると痰症にも効く。しかし、この方法は元気で丈夫な人には使えるが、気不足の人には合わないので使わないように」

げっぷ：橘紅六〇g、水六五〇gが半量になるまで煎じて飲む（枳殻を加えるともっとよい）。《孫尚薬方》

突然声が出ない：橘皮一五gを水で煎じ少しずつ飲む。《肘後方》

魚・カニ中毒：橘紅一五g煎じて飲む。《談野翁方》

風痰麻木（経絡が詰まることによる肥満、両手十指のしびれ）：橘紅五〇〇gを水五碗で煎じて、橘皮を潰してその汁を取り再び煮る。一碗くらいまで煮つめる。それを頓服すると、間もなく嘔吐し痰飲が出る（嘔吐できない場合、「瓜蒂」の粉末六gを加え、一緒に煮る）。痰が多い肥満の人によい。《摘玄方》

慢性気管支炎：日干ししたミカンの皮二〇gをお湯に浸け、毎日お茶感覚で数回飲む。

古典の訓え

陶弘景曰く「橘皮（陳皮）は気を巡らせる薬である。『東橘』がよい。次は西江のもの。陳久のものがよいとされる。橘を多食すると痰が生じ、肺気の巡りを阻害する。カニと一緒に食べると化膿疹になる恐れがある」

李時珍曰く「橘皮はにおいがより薄く、味は濃厚で、その『陰陽』の属性は『陽』の中の『陰』で、気を昇らす・降ろす、どちらも堪能で、更に発散作用もある（橘皮のにおいは強烈なものではなく、濃厚な苦味があり、体内の「湿邪」を除きます。補強する薬と配合すると補い、瀉下する薬と配合すれば気を降ろす。昇らせる薬と配合すれば気を昇らせます）」

腐敗した橘には強い抗菌作用があり、皮膚のやけどに塗ると感染しにくいので、瓶に密封して保存しておくとよく、古いほうがよいです。たいていの薬は新鮮なものがよいですが、橘皮は旧品を大事にします。

伝説中の真実

中国にある中薬店の看板には、「橘井」と「杏林」という文字がよく見られます。「橘井」の由来は《列仙伝》に記載されています。

漢文帝の時代、桂陽郡に「蘇耽」という人がいました。小さい頃に父が亡くなり、母と二人暮らしでしたが、親孝行で有名でした。蘇耽は道の修行に熱中していて、よく修練していました。母が、魚が食べたいというと、すぐに出かけて、間もなく魚を持ち帰宅しました。自宅は市場からはるかに遠く、本当に市場まで行ったのかという信じられない母の様子に、息子は言いました「市場でおじさんと会って、明日家に来ると約束した」と。翌日本当におじさんがやってきて母は、息子の道の修行がよくできていると分かりました。

蘇耽が家から旅立つ時、庭の井戸の

コラム

柳宗元と橘葉杉木湯

柳宗元は唐代の大文豪ですが、改革推進派だったので、失敗すると、柳州（未開拓地域）へ左遷されました。その時のエピソードです。

柳宗元は「脚気」病がこじれて、夜間突然の発作を起こし、三日間意識もうろうとなりました。家族は泣き止みませんでしたが、民間医が「橘葉杉木湯」を飲ませると、意識が回復し、病状が緩和して、三日間飲むと全快しました。

【処方】

橘葉・杉木の節・檳榔各同量を砕き粉末にして、九〜一五gを小児の尿（五歳以下）一㎖と適量の水で一緒に煮て、その汁を取り、二回に分けて飲む。

【著者注】

小児の尿は漢方薬で「童尿」といい、尿には他の有効成分は未解明ですが、アンモニアを含んでおり、意識もうろうには回復効果があります。

そばの橘の木を指差し「来年、疫病が流行した時、井戸の水と橘の葉で病が治る」と言いました。蘇耽は「仙人」になって行ってしまいました。

それから母は、疫病の流行中に数えきれないほど人を助けました。感謝した人たちは、蘇耽を記念するため彼の故郷に「蘇仙観」を作り、今でも訪れる人が絶えません。その道観は湖南省郴州市にあり、「橘井」は医生への尊敬の象徴になりました。

現代の研究より

去痰、止喘（喘息を解消）： 陳皮の抽出物には気管支のけいれんを抑制する作用がある。陳皮の油には、去痰作用がある。

抗ウイルス作用： 陳皮の成分には、ウイルスを抑制する作用がある。

胆石を溶かす作用： 陳皮の油には、胆石を溶かす作用があり、濃度が七〇％以下になると、溶解作用が弱くなる。

血圧上昇作用： 陳皮の注射液には血圧を高める作用があることが確認された。

抗酸化作用： 陳皮には、著明な抗酸化作用がある。

よく使われる薬膳

1 橘皮と豚の赤身のスープ「陳皮瘦肉湯」

痰が多い人に

【材　料】

陳皮……………三g
豚の赤身………二〇〇g
油………………少々
塩………………少々
ネギ……………少々

【作り方】

❶陳皮を洗い千切りに、肉は薄切りにしておく。
❷熱したフライパンに油を引いて、肉を炒め、陳皮を入れ少し炒める。そこに水二〇〇㎖を加え肉が柔らかくなるまで煮る。ネギを入れ塩で調味して完成。

【服用法】

肉を食べ、スープを飲む。

2 陳皮の粥「陳皮粥」

食欲不振、腹の張り、むかつきに

【材　料】

陳皮……………一五g
米………………一五〇g

【作り方】

❶陳皮を十五分煎じてその汁を取る。
❷米を粥にして、最後に❶の汁を入れ混ぜて完成。

【服用法】

一日に一回、夕飯に食べる。

著者の話

ミカンについては『東方栄養新書』で紹介しましたが、その皮の効能が説明不足でしたので、今回の薬の本できちんと紹介したいと思います。

福島の原発事故のあと、放射性物質が全国的に風に乗り散らばりました。それが原因か分かりませんが、最近、急性甲状腺腫瘤の患者が増えています。ミカンと大根を一緒に食べると甲状腺腫瘤を引き起こす恐れがあるため、大根やミカンを禁食したほうが、治療しやすくなります。ある患者は半年治療しても一進一退でしたが、二カ月ミカンと大根を摂らず、食事制限をしたところ腫瘤が消えました。

桑葉（そうよう）

クワ科
学名　*Morus alba L.*
英語名　White Mulberry
中国名　桑葉（SangYie）
和名　クワの葉
処方用名　桑葉、霜桑葉、冬桑葉、炙桑葉
出典　《神農本草経》

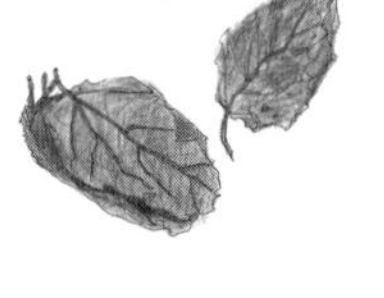

ルーツ

クワ科の落葉高木で中国大陸南北各地に自生し、栽培もされています。雌雄異株ですが、時に同株のものもあります。霜が降りた後、その葉を採取して日干しし、生用します。霜が下りて黄変してからの桑葉は薬効が強く、「霜桑葉」と呼ばれ、古く《神農本草経》に桑の根「桑白皮」とともに記載されています。日本にも山地に広く自生しています。桑の葉は蚕の食べ物で、蚕を養うため畑でも広く栽培されています。四～五月、新しい枝に淡緑色の小さな雌花を穂状に付けます。果実は七～八月に赤から紫黒色に熟すと甘味が増します。

中医学的効能と応用

中医薬学的効能と応用ポイント

①**「散風熱」**▼風熱を発散する

外感の風熱タイプの発熱、頭痛、咳、のどの渇き、食欲がある※などの症候に、薄荷、菊花、連翹などと配合して用いる。☆処方例「桑菊飲」

※のどの渇き、食欲がある：熱性カゼの「証」で、弁証論治の重要な基準となる。

②「清肺潤燥」「止咳」▼肺の熱を取り、

体質との相性	
気血両虚・胃腸弱い	△
食積痰湿・寒タイプ	△
熱タイプ	○
気滞うっ血	○
肝陽亢盛・高血圧	◎
陰虚	△
陽虚	×

自然の属性	
寒熱	寒
五味	苦・甘
昇降収散潤燥	昇、散、潤
臓腑	肺、肝
毒性	無毒

解説　甘寒性の桑葉は胃腸の弱い「気血両虚」「陽虚」には合いません。利尿作用があるため「陰虚」にも不向きです。熱を収める働きがあるので、熱っぽい高血圧の「肝陽亢盛」のタイプには非常によいです。「食積痰湿」の熱タイプにはよいのですが、寒性タイプには不向きなので使わないようにしましょう。

豆知識

《説文解字》によると、叒（発音：の）は東方自然神の木の名で、桑は「神」の木のような木との意味です。桑には数種あります。「白桑」は葉が大きく、手のひらの大きさで厚い。古くから葉が大きく、色が黄緑色のものは、品質よいとされます。「鶏桑」は葉が薄い。「子桑」は先に実り、後に葉が出ます。「山桑」は葉が細長く先端が鋭いという特徴があります。桑の木の下に亀甲を埋めれば虫が来ないといわれます。

のどの乾きを改善し咳を止める
○乾燥と熱により肺を損傷したことによる咳、のどが渇くなどの症候に、杏仁、沙参、麦門冬などと配合して使用する。
☆処方例「桑杏湯」「清燥救肺湯」

③「平肝潜陽」▼亢盛になった肝の熱を取り、のぼせた陽気を回復させる
○肝陽の亢盛による頭のふらつき、めまい、頭痛などに、白芍、菊花、石決明などと配合して用いる。

④「清肝明目」▼肝の熱を収め視力を回復する
○風熱や肝火による目の充血、異物感、光線を嫌がるなどに、菊花、決明子などと配合して使用する。
○肝腎不足による視力減退、目のかすみに、胡麻仁などと配合して用いる。☆処方例「桑麻丸」

⑤「涼血」「止血」▼血の熱を取り、出血を止める
○軽度の涼血止血の効能をもつので、血熱の吐血にも補助的に使用する。

【用量】三～一〇g、煎服。

①晩秋に採取するた霜桑葉・冬桑葉の効能が特に優れている。
②蒸して蜜炙(フライパンで桑葉にハチミツをシュッシュして炒める)する(蒸桑葉・炙桑葉)と、肺熱、空咳によい。

桑の各部にある優れた効能

「桑椹」の効能も多様。

「桑の葉」は苦く甘い味、寒性で、「散風熱」「清肺潤燥、止咳」「清肝明目」に。

「桑の枝」は苦味、平性で、風の邪を追い払い痒み止め、けいれんの解消、利尿に。

「桑の根の白皮」(桑白皮)は甘味、寒性で、無毒、気を補い、湿の邪を除き利尿する(肺中の水気を除く)。むくみ解消、去痰、気を降ろし、散血に。

古くからの利用法

熱湯やけど:乾燥した葉を粉末にして、ゴマ油で練って患部に塗る。《医学正傳》

動脈硬化症、便秘、貧血、高血圧の予防、咳止め:乾燥した若葉を細かく刻み、急須に入れて熱湯を注ぎお茶のように飲む。

寝汗:霜がおりたのち採取した桑葉を日干しして粉末にしたもの一〇gをおもゆで飲む。

糖尿病(消渇):霜後の葉の日干し一〇gをお茶のように飲む。

風に当たると涙が出る:十二月、桑樹に残った葉を煎じてその汁が温かいうちに洗眼。《集簡方》

赤目、乾燥目、(痛みを伴う):日干しした桑葉を紙で巻いて、焼いて、鼻に煙りを当てるとよくなる。《普済方》

手足のしびれ(しびれに痛痒の感覚を失うことを伴う):霜後の葉の煎じ汁で頻繁に患部を洗う。

古典より

蘇頌曰く「桑の葉は、常に食べればよい。神仙の服用法:四月に葉を採取し、日干ししておく。霜ののち桑の木の葉が三分の二落葉し、残った三分の一の葉は『神仙葉』といい、その葉を採取し日干しにする。四月の葉と混ぜ合わせ粉末にし、丸剤にして飲むか、お茶のようにして飲む。霜の後の葉の煎じ汁を入浴剤に使うと『風痺※』を解消できる」
※風痺:風のような変わりやすい、あちらこちら手足に変化のあるしびれの症状が現れる病。

古い症例の紹介

青盲（緑内障）

昔、宋仲孚は「緑内障」になり、二〇年たってからこの処方で目を洗い続け、二年たつと、見えない目が正常に戻ったといいます。その製薬法は少し面倒ですが、「不治の病」といわれる「緑内障」が治るなら、試す価値があるのではないでしょうか。

【製薬法】

新しい桑葉を大量に日陰干しして、指定の月日にその桑葉を焼く（少し桑葉の色が残る程度）。「焦桑葉」（桑柴灰）という。六六・四gを適度な水で煎じて一五分間。その汁を取り温かいうちに目を一〇〇回くらい洗う。

【指定月日】

（旧暦）正月初八、二月初八、三月初六、四月初四、五月初五、六月初二、七月初七、八月二十、九月十二、十月十七、十一月初二、十二月三十《普済方》

家庭でできる利用法

風熱タイプのカゼ：桑葉一〇g、菊花一〇g、薄荷一〇g、甘草一〇gにお湯を注いでお茶のように飲む。（桑葉菊花飲）《中国薬膳大観》

めまい（熱っぽい高血圧を伴う）：桑葉九g、菊花九g、枸杞子九g、決明子六gを煎じて、その汁を一日お茶として飲む。

高血圧、頭痛：新鮮な桑葉を日干しして黒ゴマと同量で混ぜる。ハチミツを入れて丸剤を作り、毎日二一gを三回に分けて飲む。

のどの腫れ痛み、歯痛：桑葉一〇～一五g煎じて、その汁を口に暫く溜めてから少しずつ飲む。

現代の研究より

有効成分：ビタミンB、カロチン、エルゴステロール(ergosterol)、多糖、ペクチン、ブドウ糖、ルチン(rutin)、ベルガプテン(bergapten)

抗菌作用：桑葉の煎じ汁にはブドウ球菌、溶血性レンサ球菌、大腸菌を抑制する作用がある。

血糖値の降下作用：桑葉の有効成分には各型のマウスの高血糖値を降下する作用がある。しかも正常の血糖値には影響がないという報告がある。

血圧の降下作用：桑葉の有効成分には、血圧を降下する作用がある。

毒性はない：一〇％の桑葉注射液でマウスに腹腔注射を二日間続けた。人の使用量の二五〇倍にあたるが毒性はみられなかった。

抗菌作用：桑の色素にはブドウ球菌、赤痢菌、ヂフテリア菌に対する強い抑制効果がみられた。

抗ガン作用：桑の色素は、腺ガン、リンパ白血病に対して強い抗ガン活性をもつと判明した。

著者の話

「桑柴灰」の処方は小さい頃から、祖父の臨床を見学して、その効果を目の当たりにしてきました。製薬の際の指定月日がどう定められたか詳しくは分かりませんが、おそらく「天人相応」の理論に従うのではないかと思います。指定の月日に目を治療すると、よりよい効果が得られていました。

漢方では青盲のメカニズムは「肝気」にあります。「肝気」は心との関わりが深く、いつも小さなことにこだわったり、腹を立てたりするタイプの人はこの病になりやすいのです。そのため治療の間も、激怒や悩み、考えすぎたり、悲しんだりすることは避けたほうがよいとされています。平常心でいられるようこころのもち方を改善すれば、もっと治りやすくなるでしょう。

胖大海（はんだいかい）

学名　アオギリ科
Ster-culia Scaphigera Wall
Sterculia lychnophore Hance.
英語名　Boat-fruited Sterculia Seed
中国名　胖大海（PangDaHai）
和名　ハクジュ（伯樹）の実
処方用名　胖大海、大海子
出典　《本草綱目拾遺》

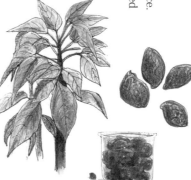

ルーツ

アオギリ科の多年生落葉低木植物ハクジュの成熟乾燥した果実で、四～六月に種子を採取し、日干しして使用します。日照の強い場所に生えて、乾燥に強いですが、根は発達せず、茎が細く高く、幹木質が丈夫ではないため、強い風に当たらない場所に植えます。原産地はインド、ベトナム、マレーシア、タイ、インドネシアで、ベトナム産のものがよいとされています。ベトナムやタイでは果実をデザートとして食べます。日本では膨張した果実を懐石料理の酢の物や刺身のつまなどに利用しています。

中医学的効能と応用

①「開肺気」「泄肺熱」▼肺熱を取り、肺気の巡りを促進する

○肺の熱による声嗄れ、咽頭部の腫れ、痛みがあるなどの症候に、蝉退を配合してお茶のように飲む。☆処方例：「海蝉散」

②「清腸通便」▼腸の熱を取り、便通をよくする

○腸の熱による頭痛、目の充血、歯痛、それに伴う便秘に胖大海を白湯に入れて飲む。

【用量】一回二～三粒服用（白湯に浸す）。

【使用上の注意】

①熱湯に入れるとすぐに数倍の大きさまで膨れ上がり、海綿状になる。その中に種仁があり、その種仁は取り除く。食べると中毒の恐れがある。

体質との相性	
気血両虚・胃腸弱い	△
食積痰湿・ のどに痰が詰まる　寒タイプ のどが痛い　　　　熱タイプ	 △ ◎
気滞うっ血・慢性咽頭炎	○
肝陽亢盛・咽頭炎	◎
陰虚・微熱	×
陽虚	×

自然の属性	
寒熱	涼
五味	甘・淡
昇降 収散 潤燥	降、潤
臓腑	肺、大腸
毒性	種仁有毒

解説　寒性で利尿作用のある胖大海には様々な病原菌を抑制する作用があり、熱っぽく（平熱なのに）、体が強い人には非常によいとされています。しかし、もともと体に水分が不足している「陰虚」の人、また、「陽虚」タイプには不向きなので控え目に。更に、糖尿病、低血圧などのタイプも使わないほうがよいでしょう。

②糖尿病、低血圧、陰不足による空咳には用いない。

家庭でできる利用法

急性扁桃腺炎：胖大海四粒を白湯に漬けて飲む。（一〇〇例著明な効果があった）

便血：胖大海数粒に白湯をかけて種仁を取り除く。氷砂糖で調味して液を飲む。海綿状になったものを食べる。《医界春秋》熱邪による下血に効果がある。

慢性の咽頭炎：板藍根一五g、山豆根一五g、甘草一〇g、胖大海五g。これらを保温できる器に入れて沸騰したお湯をかけて二〇分置く。お茶のように飲む。

のどの痛み、声嗄れ：（妙茶）錦橙籠（ほおずき）二個の芯を除く。麦門冬五gを砕き潰す。胖大海一～二粒。お湯をかけて四～五分置いてからお茶のように飲む。歌手で声が出にくい人も飲むと声がよく出るようになる。

空咳（乾燥による咳、時に少量な黄色い粘っこい痰がある）：胖大海一～二粒、麦門冬五gを砕き潰す、蔵青果二枚にお湯をかけて四～五分置いてからお茶のように飲む。

現代の研究より

殺菌作用：胖大海には大腸菌、赤痢菌の殺菌作用がある。

抗インフルエンザ：インフルエンザを抑制する強い作用がある。

利尿作用：胖大海には利尿作用がある。

鎮痛作用：胖大海を水に漬けると、その液は鎮痛作用がある。

血圧降下作用：胖大海の種仁（有毒）から抽出した成分には血圧を下降する強い作用がある。

通便作用（緩和性）：腸の蠕動を促進することによる軽度な通便作用がある。

毒副作用：種仁には、呼吸困難を引き起こすなどの毒性がある。

著者の話

胖大海は日本人になじみのない漢方薬材です。日本に留学してきた時、急・慢性咽頭炎の人をよく見ました。その中でも、ある歌手は声が嗄れて困り、私に解決策を求めて来られました。そこで手元にある自家用の胖大海などいくつかの漢方のお茶を薦めました。お茶にお湯を注ぐと、乾燥した胖大海の果実がふわっと、数倍の大きさまで膨れ上がるという奇妙な現象を見て、友人たちから、「不思議！」「これの名は？」と聞かれて困りました。このお茶は、その場で臨時に考えて組み合わせたもので、名前はないのですが、果実の膨れ上がる現象や、のどの痛み、イガラっぽさ、異物感、声が嗄れて歌う時に声が出にくいなど、いろいろな症状に効果があります。更に、インフルエンザの予防にも役立つという効能の妙なることから、このお茶を「妙茶」と名付けました。

胖大海の副作用について

①胖大海の核（実）には毒性があるので使えません。
②胖大海を服用する時、核実を白湯で飲むので、多少胃に負担となる成分が含まれます。
③胖大海は服用すると癖になることがあります。涼性で小腸の蠕動を促進するため長期の服用は下痢などの恐れがあります。
④カゼをひいている人には使わないようにしましょう。
⑤胖大海は血中血糖値を高める作用があるので、糖尿病の人にも使わないようにしましょう。

大青葉（だいせいよう）

アブラナ科
学名　*Isatis tinctoira* Fort.
英語名　Indigoblue Woade
中国名　大青葉（DaQingYie）
和名　タイセイ
処方用名　大青葉、大青
出典　《名医別録》

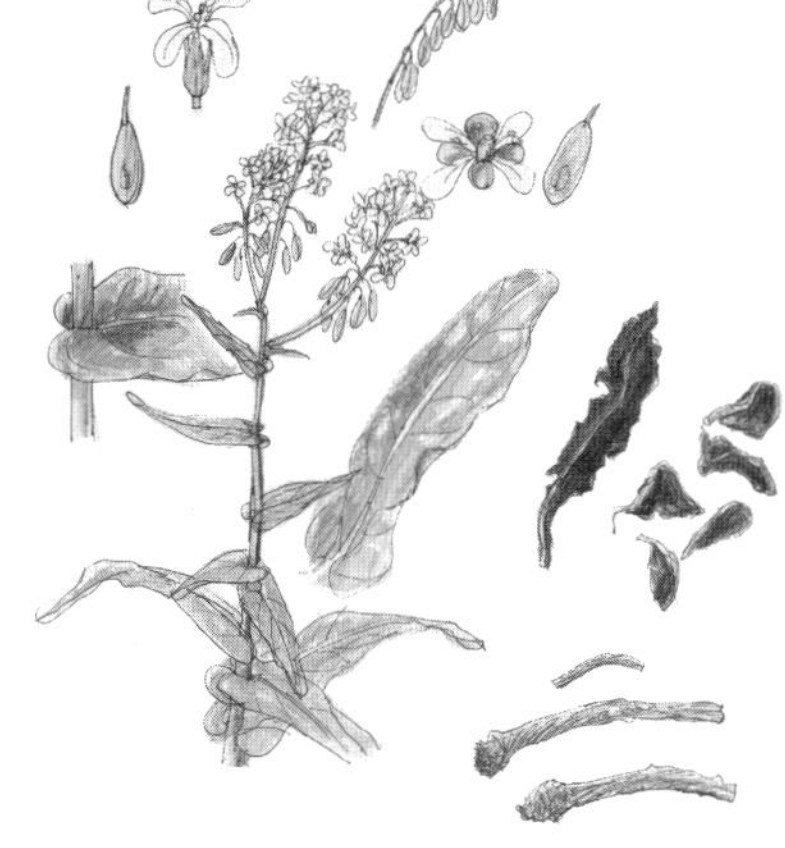

ルーツ

大青葉の種類は多く、混乱しています。中国二千年で出版された薬典では、アブラナ科二年生草本植物、菘藍の葉を「大青葉」といい、その根が「板藍根」と規定されています。中国の主産地は華東、西北などで、各地で栽培されています。二～四月に苗が生じ、高さは三尺ほど、その葉は水蓼に似ています。花が赤白色、実の大きさは蓼子と似て、その色は黒色であり、五～六月にその実を採収することができます。実は「蓼藍」といいます。

大青葉は夏・秋分で二～三回その葉を採収し、乾燥して薬として使われます。昔は民間で青色を染めるために利用されました。

近年、流行性耳下腺炎、日本脳炎、ウイルス性肺炎、流行性肝炎などのウイルス性疾患や、流行性脳脊髄膜炎、扁桃腺炎などの細菌性疾患にもよく用いられて有効であり、流行性肝炎の肝腫大にも使用されています。

大青葉の分類

「藍」には五種類あり、それぞれ主な効能がある。藍の種実を漢方薬として使えるのは「蓼藍」しかないという。「蓼藍」（Polygonum tinctorium 前述した）は年に三回収穫できる。「菘藍」（Isatis tinctoira Fort）は葉が白菜の如し、別名を「烏藍」という。

「馬藍」（Baphicacanthus cusia Bremek）の葉は苦蕒菜の如し、「大葉冬藍」、いわゆる「板藍」は花と実は「蓼藍」と同じである。

「呉藍」は茎が長く、蒿の如し、花が白色で、呉人が栽培するため「呉藍」という。

「木藍」は茎が長く、葉は槐の葉の如くにその実は小さく、形は馬蹄決明子の如し。

いろいろな藍があるが、解毒し、熱を収めるという効能はみな類似している。ただ「木藍」は別物で、薬として使わない。嘔吐の患者に諸薬が効かない場合、藍汁を飲ませるとすぐに止まるという効果がある。

体質との相性	
気血両虚・嘔吐	×
食積痰湿・寒タイプ 熱タイプ	△ ○
気滞うっ血・むかつき	○
肝陽亢盛・むかつき	◎
陰虚・微熱	○
陽虚・食欲不振	×

自然の属性	
寒熱	大寒
五味	鹹・苦
昇降収散潤燥	降、収
臓腑	心、肝、胃
毒性	無毒

解説　苦味寒性の大青葉の汁には優れた解毒の効能があり、そのため体の解毒をする肝臓を助けます。
寒性であるため、「肝陽亢盛」の肝熱や、「食積痰湿」の熱タイプには非常によいでしょう。胃腸の弱い「気血両虚」「陽虚」のタイプには不向きですので使わないようにしましょう。

中医学的効能と応用

①**「清熱解毒」**▼熱を収め、解毒する

○熱毒による発熱、頭痛、のどの腫脹疼痛、口内炎、膿腫、丹毒などに、単味で、あるいは玄参、黄連、板藍根、山梔子などと配合して用いる。

②**「涼血化斑」**▼血の熱を収め、斑疹を解消する

○熱の邪が血分に侵襲することによる高熱、意識障害、紫斑などの症候に、犀角、山梔子、牡丹皮などと配合して用いる。☆処方例「犀角大青湯」

【用量】六～一五g、鮮品は二四～三〇g、煎服。外用には適量。

【使用上の注意】

熱感のある「実熱」証の「火毒」にのみ用いる。

家庭でできる利用法

咳、咽喉部の痰の粘りが強く出にくい：大青葉を少し水に漬けて砕き潰し、汁六〇〇mlを取り、空腹時に少しずつ飲む。杏仁を水で研き、汁を取って粥にして食べる。一、二日くらいで全快する。《梅師方》

目が発赤し、熱く痛い：大青葉六〇g、車前六g、淡竹葉一把を、水四〇〇mlに入れて半量になるまで煎じ、その汁を取る。温かいうちに目を洗い、汁が冷めたら加熱して目を洗うことを繰り返す。痛み、赤みはすぐ癒える。《聖済総録》

唇辺瘡疹（難治性）：八月の大青葉五〇〇gをすり潰してその汁を取り、患部を洗う。三回くらいで全快する。《千金方》

天泡熱瘡：大青葉をすり潰して患部に貼る。《集簡方》

精子奇形症：外陰に汗が多い：板藍根二〇g、ナツメ一五粒を水に三〇〇分浸す。煎じてその汁を氷砂糖で調味する。朝夕二回飲む。

現代の研究より

抗菌作用：大青葉にはブドウ球菌、レンサ球菌、肺炎菌、ジフテリア菌、大腸菌、赤痢菌、インフルエンザウイルス、おたふくかぜウイルス、日本脳炎ウイルスを抑制する作用がある。

解熱、抗炎症作用：大青葉には解熱、抗炎症の作用がある。

白血病の治療：大青葉の成分には白血病を抑制する作用がある。

免疫機能を高める作用：大青葉は貪食細胞の貪食機能を促進する作用がある。

古い症例の紹介

張荐は、剣南で判官として仕えていた時、毒蜘蛛に咬まれました。一晩、傷口周囲が赤く腫れ、二日目は顔面も腫れ、腹部も段々と腫れてきてしまいました。張判官は大金を払って医者を招請しました。ある民間医は治療できると断言しましたが張判官は信じず、「その薬を検証したい」と求めました。医者は一碗の大藍（大青葉）の汁の中に毒蜘蛛を入れ、即死するのを見せました。また、その藍汁に麝香、雄黄を入れて更に毒蜘蛛を入れると、水のように溶けてしまいました。そこで張判官は治療させることにし、藍汁を咬傷に当てると、二日で正常に戻ったということです。その処方は《刘禹錫傳信方》に次のように記載されました。「大藍汁一碗に雄黄と麝香各少々を加え、その汁を傷口に塗り、その汁を少しずつ飲む」

板藍根（ばんらんこん）

アブラナ科
学名　*Isatis tinetoria* Fort
英語名　Indigoblue Woade
中国名　板藍根（BanLanGen）
和名　タイセイ
処方用名　板藍根
出典　《名医別録》

ルーツ

アブラナ科の二年生草本植物、菘藍の乾燥した根です。苦味で寒性、臓腑は心・胃です。効能としては、血分の熱を収め解毒します。大青葉と互いに代用することができ、葉の汁は「散」の力が大きいです。根は気を降下させる効能があります。

中医学的効能と応用

「清熱涼血解毒」▼熱を収め、血分の熱を解消して解毒する

○インフルエンザ、日本脳炎などの高熱、頭痛、顔面丹毒（激しい細菌感染症の一種）、流行性耳下腺炎の腫脹疼痛、猩紅熱などに、薄荷、牛蒡子、連翹、黄芩、玄参などと配合して用いる。☆処方例「普済消毒飲」

【用量】三～一五g、大量で一五～三〇g、煎服。

【使用上の注意】
感染による熱は「実熱」で、甚だしくなると「火毒」といい、板藍根の適応症となる。

似た効能の漢方薬の比較

板藍根と大青葉

板藍根と大青葉はともにほぼ同じ効能をもち代用できるが、大青葉は発散に偏り、皮膚の赤斑や口内炎に適し、板藍根は気の降下に偏り、おたふくかぜや扁桃腺炎に適する。

臨床応用と効果

流行性日本脳炎：大青葉を煎じて飲む。一～四日間で治癒率は九三～九八％。

【用量】五歳一五g、一四歳まで三〇g、三～四時間に一回服用。病状が軽減したら一日に三回に減らす。体温が正常に戻ったら薬を中止する。

現代の研究より

抗インフルエンザ作用：板藍根五〇gを煎じて三日間服用するとよい。

毛細血管の保護作用：板藍根には末梢血管の通過性を正常に維持する作用があり、末梢血管の出血を防ぐ。

免疫力を高める作用：板藍根にはリンパ球の過度の増生を抑制する作用があり、免疫力が高まる。

抗ガン作用：板藍根の色素成分にはガン細胞の活性化を抑制する作用がある。

著者の話

大青葉（菘藍）、板藍根、青黛は同種類の植物の異なる部分です。いずれも熱から肝と血を守るとともに、ウイルスからも体を守ります。肝炎大流行の際に欠かせない薬として有名になりました。予防にも治療にも役立ちます。インフルエンザの予防にもなりますが、適応症は、脳と肝の血や体に激しい実熱がある人に合い、寒湿がある胃腸の弱い人には合わないとされています。

牛黄（ごおう）

ウシ科
学名　*Bos taurus* (L. var.) *domesticus* GMELIN
英語名　Cow-bezoare
中国名　牛黄（NionHuang）
和名　ゴオウ
処方用名　牛黄、生黄、丑宝
出典　《神農本草経》

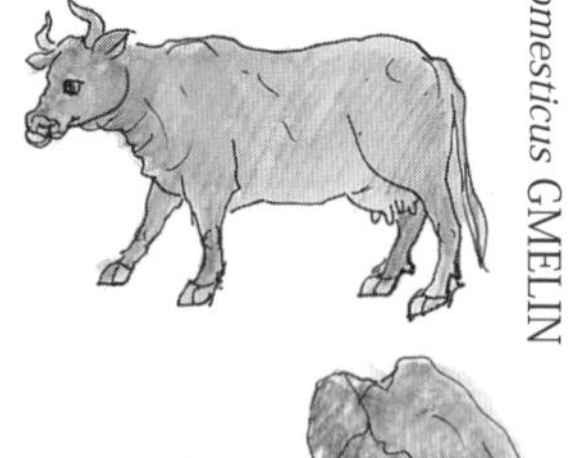

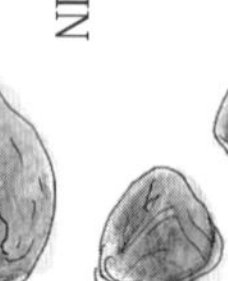

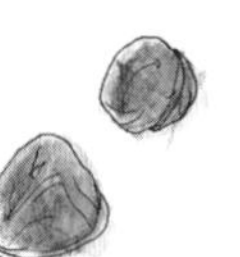

ルーツ

ウシ科の胆のうもしくは胆管中に病的に生じた結石が「天然牛黄」で、牛は丑ともいい、そのため、「丑丑宝」とも呼ばれます。最も古い記載は《神農本草経》にあります。現在は牛や豚の胆汁を原料として化学合成した牛黄を「人工牛黄」として使用しています。効能は天然牛黄と同じです。

中医学的効能と応用

①「開竅豁痰」▼痰を除去し熱を収める働きにより、痰と熱の結びつきによる意識障害を解消する

○熱病の痰と熱の結びつきによる意識障害、譫語、高熱、いらだちや、甚だしい痰熱による脳卒中の意識障害に、水牛角、黄連、山梔子などと配合して用いる。☆処方例「安宮牛黄丸」

②「熄風定驚」▼熱を収める働きにより、高熱が原因で起こるけいれん、意識障害を解消する

○高熱による小児急驚風、手足けいれん、意識障害、高熱に、天竺黄、胆南星、雄黄などと配合して使用する。☆処方例「牛黄抱竜丸」

③「清熱解毒」▼熱を収め、解毒する

○頸部リンパ節腫、痰核（しこり）、肺癰（肺化膿症）、腸癰（虫垂炎など）、乳ガンなどに、乳香、没薬などと配合して用いる。☆処方例「犀黄丸」

○癰腫瘡瘍（皮膚化膿症）に、金銀花、草河車、生甘草などと配合して使用する。☆処方例「牛黄解毒丸」

体質との相性	
気血両虚・胃腸弱い	×
食積痰湿・寒タイプ 熱タイプ	△ ◎
気滞うっ血	○
肝陽亢盛・高血圧	◎
陰虚・微熱	△
陽虚	×
妊婦	×

自然の属性	
寒熱	涼（寒性説も）
五味	苦
昇降収散潤燥	降、燥
臓腑	心、肝
毒性	無毒

解説　牛黄は多くは救急の時に使う薬です。酒酔いにも効果があります。ところが、誰にでも合うものではなく、虚弱の人や、実熱のない人には合いません。相性が分からない場合も使わないほうがよいでしょう。
「片子癀」（牛黄成分を含む）は、熱性の肝障害や肝炎によいのですが、一時ブームなって、どんなタイプか診断せずに誰にでも使った時期があり、合わない人の舌が真っ白になったり、むかつき、食欲不振になったケースを多く診ました。どんなタイプか診断せずに「片子癀」を続けて使うと逆効果の恐れがあるため、注意しましょう。

【用量】〇・一五～〇・三g、丸・散として用いる。外用には適量。

【使用上の注意】

①中風(脳卒中)に対しては、痰が詰まり、意識障害の熱証の場合にのみ使用する。単なる四肢の不随、顔面神経麻痺、知覚低下などを呈している時に用いると、邪を裏に陥入させて病状を悪化させる恐れがあるので、使わない。

②実熱ではない人や妊娠中の人には慎重に用いる。

著者の話

牛黄は貴重な漢方薬の一つです。そのため偽物も多いので、見分け方を紹介したいと思います。

①本物の牛黄はその粉末を少々取って、水で練り、爪の上に塗ると、すぐに黄色に染まります。これは「掛甲」と呼ばれ、本物です。

②無色透明のグラスに水を半分ほど入れ、その中に牛黄を入れます。牛黄は水を吸い込みますが、形は変わりません。煎じると水の色が黄色で透明のものは本物です。

③本物は、舌で舐めると先に苦く後に甘みが増します。涼しい感覚を咽頭部に感じ、その甘味は変化しません。清涼感のないものは偽物です。

現代の研究より

解熱作用：牛黄の成分には著明な解熱作用がある。

鎮痛作用：牛黄の注射剤でマウスの鎮痛作用が著明にみられたが、服用では鎮痛作用を示さなかった。

血圧降下作用：牛黄には血圧降下作用がある。

高脂血症の治療：牛黄には血中コレステロール値を降下させる作用がある。

利胆作用：牛黄には利胆作用がある。

古い症例の紹介

鄧鉄涛教授は広州市中医薬大学の教授で著名な中医学者です。ある一酸化炭素中毒の患者が西洋医の治療をして二日たちましたが、意識不明で全身がむくみ、死にかけていた時、鄧鉄涛が診察しました。意識は「心」と関わり、舌も「心」とつながっているため「安宮牛黄丸」を温水に溶かし、患者の舌下に一滴ずつ滴入しました。同時に漢方薬の浣腸を行いました。三つの「安宮牛黄丸」を服用すると、中毒患者は目を醒ましました。その後、危機を脱してゆっくり治療できるようになりました。

古典より

「牛黄」を体にもっている牛はよく大きく叫びます。その時、いろいろな方法で突然牛を驚かせ、吐き出すものを「生黄」または「生神黄」といい、最も良質のものとされています。牛黄は日光と月光に当てると色が変わり、砕きやすくなります。そのため、日に当ててはいけません。

コラム

牛黄の治療薬としての起源にはインド説があり、インドでも昔から牛黄を薬として使用していました。《金光明経》にある「瞿盧折娜」は牛黄のインド語の発音であり、寺院には〝牛黄宝印〟や「牛玉」のお守りがあります。牛黄と墨で書いたお守りは災難を消すという言い伝えがありました。江戸期の本草家・小野蘭山の《本草綱目啓蒙》には「昔、寺院で「生土宝印」を「牛玉宝命」と誤写したため、今でも誤伝が風習として残ってしまった」とあります。

これらの記載より、初めて「牛黄」と記載された《神農本草経》（紀元一～二世紀）のほうが古く、この時代以前に既に薬として使われていたということです。

「金光明経」は紀元四世紀頃の経典で、またインドの民間では牛は「神」とされているため、牛黄を取るために牛を驚かせて吐き出させることは不可能と思われます。どちらが早く牛黄を使用したかについては、インド説は弱いと思われます。

黄連（おうれん）

キンポウゲ科

学名　*Coptis chinensis* Franch.
　　　日本産 *Coptis japonica* MAKINO.

英語名　Chinese Goldthread

中国名　黄連（HuangLian）

和名　オウレン

処方用名　黄連、川連、雅連、酒連、炒黄連、姜連、萸連

出典　《神農本草経》

ルーツ

キンポウゲ科の多年生草本のオウレン及びその他同属植物のひげ根をほとんど除いた根茎です。中国の主な産地は四川、湖北で、「川連」「鶏瓜黄連」は栽培品が多く、「雅連」「峨嵋連」「三角叶黄連」も栽培品です。野生の「野黄連」は、産生量は少ないですが品質は最良とされます。

黄連は一般的に秋季～冬の初めに採取し、その茎葉を除いて日干しにし、あるいは弱火で乾燥させ、生であるいは炒めて使います。酒で炒めたものを「酒連」といい、生姜で炒めたものを「姜黄連」といいます。

日本での利用法

日本の山地の木陰に自生する多年草で、群生し、長柄で三出複葉で、早春に花茎の先に白色の花を付けます。根茎には多数のひげ根が付き、切断面は橙黄色で、天日で乾燥させた根茎を使います。

○**下痢止め、健胃、整腸に**：干した根茎三～五gを、一日の摂取量としてコップ一杯半の水で半量になるまで煎じて服用する。

ただれ目、結膜炎に：根茎一～二gをコップ二杯の水で煎じ、一日三回に分けて服用する。

口内のただれ、歯茎の痛みに：根茎二～三gをコップ二杯の水で半量になるまで煎じ、冷ましてうがいする。

中医学的効能と応用

①**「清熱燥湿」**▼熱を取り、湿邪を除く

○大腸の湿邪と熱邪による下痢、残便

体質との相性

体質	相性
気血両虚・下痢っぽい	×
食積痰湿・寒タイプ	×
食積痰湿・熱タイプ	◎
気滞うっ血・下痢、腹痛	○
肝陽亢盛・下痢	◎
陰虚	×
陽虚・下痢っぽい	×

自然の属性

寒熱	寒
五味	苦
昇降収散潤燥	昇、降、収、燥
臓腑	心、脾、胃、肝、胆、大腸
毒性	無毒

解説　苦寒性の黄連は、体を乾燥させ、熱を収めるため、「食積痰湿」の熱タイプには非常によいのですが、その寒性のため、寒湿タイプには合いません。また、胃腸の弱い冷え症の人の下痢にも合わないため使わないようにしましょう。「陰虚」のタイプはもともと体に水分不足で、黄連の苦味の乾燥させる効能が合わないため、使わないようにしましょう。

感、発熱、汗が出るなどに単品で、あるいは黄芩、葛根などと配合して用いる。☆処方例「葛根芩連湯」

②「**清熱瀉火**」▼熱を取り、ひどい熱を解消する

○強い熱による出血、吐血、鼻出血などに、大黄、黄芩などと配合して使用する。☆処方例「三黄瀉心湯」

○胃の熱が盛んなことによる食欲過剰、歯茎出血、歯痛、口内炎、舌炎などの症候に、当帰、生地黄、牡丹皮、升麻などと配合して用いる。☆処方例:「清胃散」

○肝の実熱が胃にまで及ぶことによる胃痛、嘔吐、胸やけに、呉茱萸などと配合して用いる。☆処方例「左金丸」

○肝の実熱によるめまい、便秘、尿量が少なく赤黄色、目の充血、腫脹、疼痛などの症候に、黄芩、竜胆草、山梔子、芦薈、当帰、黄柏、大黄、青黛などと配合して使用する。☆処方例「当帰竜薈丸」

③「**清熱解毒**」▼熱を取り、解毒する

○甚だしい熱による高熱、いらだち、高血圧、不眠、胃炎、めまい、鼻出血、嘔吐などの症候や皮膚の化膿症に、黄芩、山梔子、黄柏などと配合して用いる。☆処方例「黄連解毒湯」

【用量】一・五〜六g、煎服。粉末を呑服する時は一日三回、一回一〜一・五g

【使用上の注意】

①苦寒であるから、多量に用いると胃を損傷するので、湿熱や激しい熱がない人、胃腸が弱く冷えた人には用いてはならない。

②生姜汁で炒めると嘔吐を止める。酒で炒めると上焦の火を収める。豚の胆汁で炒めると肝胆の実火を収める。普通に炒めるとその寒性を減弱できる。

古典より

李時珍曰く「その根が連珠の如く、色が黄色なことから『黄連』と名付けられた。群生し、一本の茎に三枚の葉を生じて冬も枯れない。四月、花は黄色で、六月、黄色の実を実らせる。漢代の本草書では、四川の黄色で肥大して硬いものが良質とされている。黄連はだいたい二種類あるが、一つは根が粗く毛がなく連珠があり、その連珠が堅実で鶏爪の如く色が濃い黄色である。もう一つは連珠がなく、毛が多く中は空洞で色は淡い。それぞれの適応症がある。黄芩、竜骨とは相性がよいが、菊花、玄参、白鮮皮、芫花、白僵蚕、款冬花、牛膝との相性は悪い。豚肉、冷水との相性も悪い。烏頭、巴豆の毒を解毒することができる」

李時珍曰く「道家の文献には黄連は豚肉と相性が悪く、三年黄連を使用したら一生豚肉を食べてはいけないという説がある。薬膳には『豚肚黄連丸』（豚肚：豚の胃）がある。これは豚肉のみを禁忌とし、豚の臓腑を摂取してもよいといっているのではないだろうか」

張元素曰く「黄連は寒性、苦味、気と味ともに濃い。気を昇らせて降ろすどちらの働きもあり、陰の中の陽で、手の少陰心経の薬である。また、黄連の使い方としては、古い処方にある、乾姜と黄連の『姜連散』、黄連と呉茱萸の「変通丸」は肝火を治す。また、口内炎には黄連と細辛を使うとある。これらの処方はすべて一寒一熱（一陰一陽）であり、ここから、「陰陽平衡」の処方のコツを得た。それで成功して副作用が少なくなった」

宋爽曰く「今、人々が黄連を用いて下痢を治すことができるのは、その苦燥の性質を把握したという訳だが、人々は下痢の寒熱の具合を全く考えないため、問題が起きている。黄連は熱っぽい血便なら使えるが、胃腸が虚弱で冷え症の人には安易に投薬してはいけない」

家庭でできる利用法

熱っぽく、心拍早い（頻拍）：黄連（オウレン）二一gをコップ一杯半の水で一杯になるまで煎じて、空腹時温かいうちに飲む（小児には使えない）。

糖尿病の多尿：黄連の粉末をハチミツで〇・五cm大の丸剤にして一日三〇丸、白湯で飲む。《肘後方（ちゅうごほう）》

下痢で腹が痛い（下痢数十回、腹部の絞るような痛み）：黄連六六g、酒三三〇mℓを一〇〇mℓになるまで煎じ、一日数回に分けて飲むと、痛みが解消する。《肘後方（ちゅうごほう）》

飲酒、痔病、下血：黄連の粉末を酒に漬け、弱火で酒がなくなるまで煎じ、粉末を面糊で〇・五cm大の丸剤にして、毎回四〇粒を白湯で飲む。

急性の目の痒みと痛み：乳（母乳のほうがよい。ない場合は牛乳で代用）で黄連の粉末を溶かす。その汁で点眼する。

歯痛（熱飲するとひどくなる）：黄連の粉末を患部に塗る。即効性がある。《李楼奇方（りろうきほう）》

現代の研究より

抗菌作用：黄連（オウレン）には幅広い菌や真菌、ウイルスを抑制する作用がある。

免疫機能を高める作用：黄連には免疫細胞の貪食細胞の貪食機能を高める作用がある。

狭心症の改善作用：黄連には冠状動脈の血流量を増加させる作用がある。

血圧降下、血糖値の降下作用：これらの作用が認められた。

抗ガン作用：黄連の抗ガン作用が確認された。

抗放射性物質作用：黄連には放射性物質から体を保護する作用がある。

その他：血小板の凝集作用を抑制する。

子宮筋の興奮作用：子宮筋を興奮させる作用がある。妊娠中の人は注意。

よく使われる薬膳

黄連の咳止め飲み物「黄連止咳飲（オウレンシガイイン）」

慢性化した咳と息苦しい症状に

【材　料】
黄連……………………五g
杏仁（キョウニン）……………………二〇g
大根の乱切り…………五〇〇g

【作り方】
材料を洗い、土鍋に入れて強火で十五分蒸し、弱火にして（大根が軟らかくなるまで）一〇〜二〇分蒸す。

【服用法】
少しずつその汁を飲む。大根、杏仁は食べる。

【解　説】
この処方は寒性が強いため、熱っぽい人にしか使えません。誤用しないように。

豆知識

数千種類の漢方薬の中で一番苦いのは黄連（オウレン）です。どのくらい苦いか試したところ、一gの黄連の粉末を二五〇ℓの水に混ぜても苦味がまだ感じられました（他の苦い薬だとこの量の水に溶かすと全く苦味がない）。天然の黄連は山の岩の絶壁にあるので、採取する時は藤の蔓を腰に縛り、絶壁の上から下まで探して採取しなければならず、しかも、採れる量は少ないのです。「黄連の里」といわれた四川（しせん）省石柱県は産生量が多いです。

大黄（だいおう）

タデ科

学名　*Rheum palmatum* L.,
R. tanguticum Maxim. etRegel
R. officinale Baill.

英語名　Rhubarb

中国名　大黄（DaHuang）

和名　ダイオウ

処方用名　生大黄、熟大黄、酒大黄、川軍、錦紋、将軍

出典　《神農本草経》

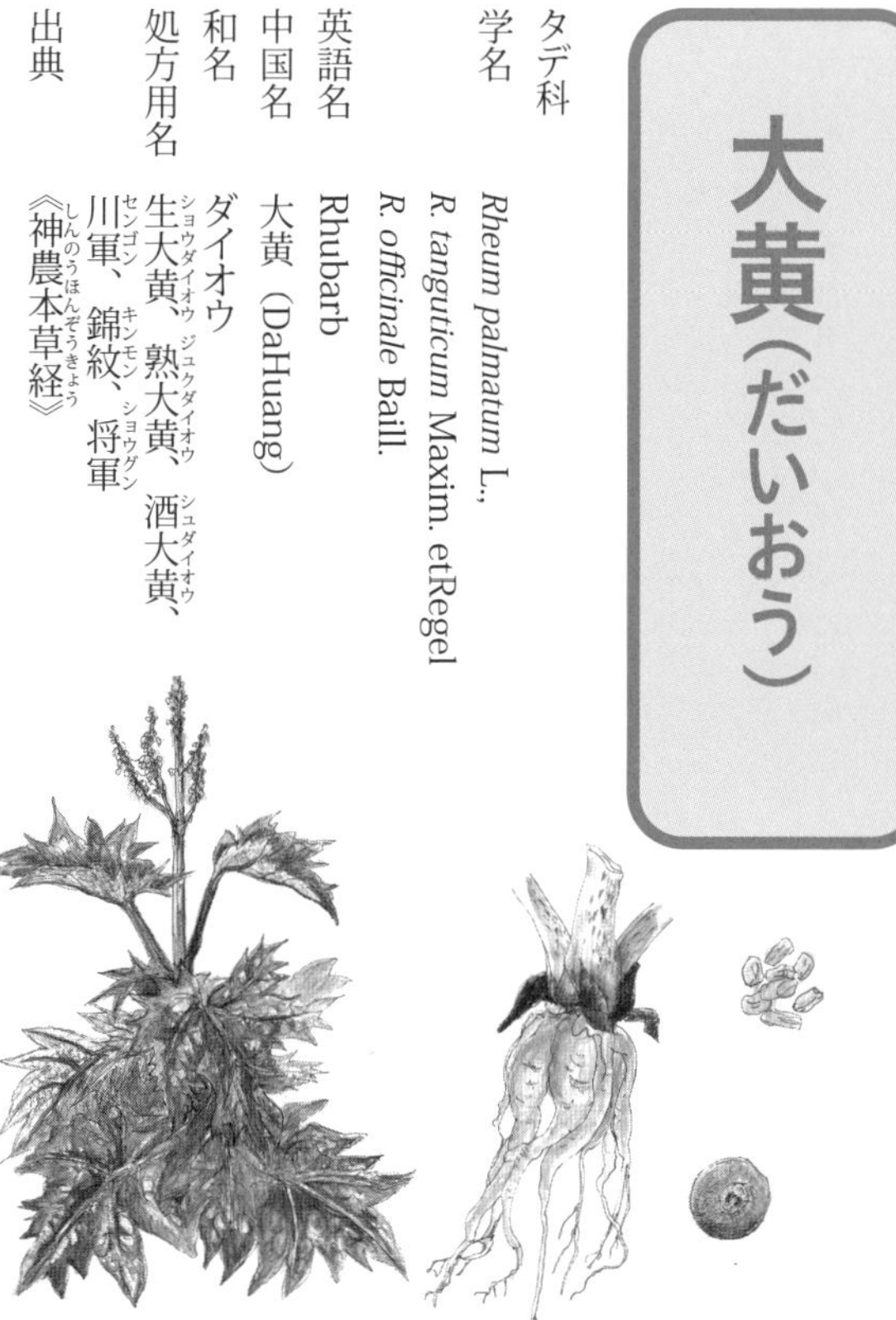

ルーツ

タデ科の耐寒性のある多年草ダイオウ属植物の根茎で、中国の主な産地は青海、甘粛、四川、湖北、雲南などで、広い地域で生えます。立冬前後、葉が枯れた時に掘り出します。水は使わず刀で外皮を削り除き、日陰干しあるいは弱火で乾燥させます。古くから薬として使われている植物であり、日本でも江戸時代からは、その劇的な効果で「将軍」と呼ばれ、現在は北海道など寒い地域で栽培されています。

食用として改良した野菜ルバーブはシベリア原産で、紀元前からヨーロッパでも栽培していたようです。最近、ルバーブを使った西洋菓子が日本でも少しずつ広まっているようです。

別名と品質

中国西部山岳地帯に産するタデ科の大型草類、ダイオウ属の根茎。断面に錦紋があり、よく締まったものが良品で、「錦紋」ともいいます。四川産の錦紋のある大黄は最良品で「川軍」といいます。トラブルをすばやく解決する将軍のように、便秘などのトラブルを解消するため、「将軍」と呼ばれ、茎の色が赤色、葉が大きく、根がお碗のように巨大で、割面には紫色の「錦紋」があります。

二月(旧暦)に茎は黄赤色で高さ三尺くらい、三月に黄色い花が咲き、五月に黒い実を付け、八月に根を採取します。その根は黄色の汁が出、薄切りにして日陰干しにしたものは「生大黄」といい、蒸して火で乾燥したものは「熟大黄」といいます。焦げるまで焼いたものは「焦大黄、焦軍」といいます。酒で撹拌して炒めるのは「酒大黄、酒軍」といいます。

日本の事情

食用ルバーブ(Rheum rhabarbarum)(ショクヨウダイオウ、マルバダイオウ)は野菜の一種として扱われ、茎に砂

体質との相性	
気血両虚・下痢っぽい	△
食積痰湿・便秘	◎
気滞うっ血・便秘	○
肝陽亢盛・便秘	◎
陰虚・便秘	×
陽虚	×

自然の属性	
寒熱	寒
五味	苦
昇降収散潤燥	降
臓腑	脾、胃、大腸、肝、心包
毒性	無毒

解説　大黄は寒性、便通をよくする効果があり、量により猛烈な通便作用があるので、「熱っぽく便秘がち」「食積痰湿」「肝陽亢盛」には非常によいのでお薦めです。逆に下痢っぽい人の「気血両虚」「陽虚」には不向きです。

糖などで甘味を付けてジャムにし、パイの具にするなど、果物と同様の調理で食用にされています。欧米では広く菓子類のフレーバーとして定着しています。日本でも長野県でジャム加工用に栽培されています。しかしルバーブはセンノサイドを含むので、下痢をする恐れがあるので注意が必要です。

中医学的効能と応用

①**「瀉熱通便」**▼熱を収めて便通をよくする

○胃腸の実熱や積滞による便秘、腹痛、高熱、意識障害、うわごとなどの症候に、芒硝、枳実、厚朴などと組み合わせて用いる。☆処方例「大承気湯」

○大腸湿熱の下痢膿血、腹痛、テネスムスなどに、黄連、黄芩、白芍、肉桂、木香などと配合して用いる。☆処方例「芍薬湯」

○食積による下痢ですっきりしない、腹満、腹痛などの症候に、木香、檳榔子、陳皮、黄連、黄柏、香附子、牽牛、青皮などと配合して使用する。☆処方例「木香檳榔丸」

②**「涼血解毒」**▼甚だしい熱を取り、血分の熱を収め、解毒する

○火熱上亢による目の充血、咽喉の腫痛、歯痛、あるいは血熱による鼻出血、吐血など上部の火熱の症候に、黄芩、黄連などと組み合わせて用いる。☆処方例「瀉心湯」

○気滞血凝による腸癰（虫垂炎など）に、芒硝、冬瓜子、牡丹皮、桃仁などと使用する。☆処方例「大黄牡丹皮湯」

○癰腫疔瘡（腸の化膿症）に、野菊花、蒲公英、黄芩、連翹、金銀花などと配合して使用する。

③**「行瘀破積」**▼血瘀を解消し、体の機能を阻害する老廃物を排泄する

○血瘀による無月経や産後瘀阻の腹痛に、牛膝、赤芍、杏仁、桃仁、紅花、䗪虫などと配合して用いる。☆処方例「大黄䗪虫丸」

【用量】三～一二g　煎じる場合あとで入れる。長時間煎じてはいけない。粉末を呑服する時は一回〇・五～一g、外用は適量。

【使用上の注意】

①本品は甚だしい下剤で気を損なうため、実証でなければ使わない。妊娠期、月経期、哺乳期は使用禁止。

著者の話

私が若い頃、恩師・趙紹琴先生の臨床助手をしていた時、処方の中によく大黄一～二gを入れていることに気づき、「便秘がないのになぜか」と聞きました。恩師は、「大黄はごく少量ならば、下剤のためではなく、瘀血のある場合に〝推陳出新〟（古いものを除いて、新血の生成を促進する）の目的で使用した。より臨床効果を得るためだ」と教えてくれました。

大黄は、煎じる場合は、できあがる直前に入れて一～二分くらいで沸騰させるとできあがり。長く煎じるのはよくありません。生で使うとその下剤の効能が強く（将軍の勢い）、副作用として、激しい下痢、むかつき、嘔吐、腹痛があるので気を付けてください。下剤として使う場合、煎じる時間は一～二分くらいとし、長時間煎じません。酒を噴入して炒めると、上半身の炎症を解消することができます。炭になるまで炒める（切り口の芯に少し黄色が残る程度）と瘀血を治し、出血を止めます。体力のない人、特に妊娠中の人、授乳中の人には不向きです。使わないようにしましょう。

古い症例の紹介

漢方薬の名店「同仁堂」と清の康熙帝

北京城の南、前門の城楼（今も残っている）の南西一〇〇mに、「大柵欄」という細い街（胡同）があります。長さ二七五mで幅は六mくらい。創業百年以上の老舗がひしめき合い、異常なほどの活気です。ここに康熙八年（一六六九年）創建の漢方薬店・北京「同仁堂」があります。世界的に有名な信頼の厚い店で、三四二年にわたり繁盛しています。

店内には祖訓の看板があります。「修合無人見、存心有天知」。意味は「薬の丸・散薬を製薬する時は見る人はいないが、良心は冥冥の中、神霊の測る尺である」。もともとの店名は「楽仁堂」といい、ただの小さい薬店で、祖業代々は店はなく、「走方郎中」といって、歩きながら出会った患者を診る民間医でした。しかしその治療効果が評判となり、やがて小さな店を開業、生計を立てることとなります。そして康熙八年、あるエピソードで運命が変わりました。

ある日、康熙帝の全身に赤い発疹が出ました。御殿医はなかなか治せなかったため、帝は腹を立て、あらゆる薬を中止して、庶民の服を着て宮殿の外によい方法を探しに行きました。夜になり、ある小さな薬店で本を読む声が聞こえ、門を叩きました。病状を説明すると、店の医者は「たいした病ではなく、普段よい物を摂りすぎて、また高麗人参を長期に服用した結果、甚だしい熱により痒くなり、かきむしってできた発疹です」。帝は「この病は根本治療できますか」と尋ねると、店の医者は店内の一種の薬、七、八斤くらいを出してきて、「この薬を使うと治ります。これは『大黄』で、服用するのではなく、入浴剤です。百斤の水で煮て三〜五回入浴すると全快するでしょう」と答えました。そして客の半信半疑な様子を見て、「安心して持って帰って使ってください。よくならなかったらお代はいらないよ」と言って渡しました。

康熙帝は指示に従い三日間入浴すると、全快しました。店にお礼を言いに行ったところ、店の医者は「自分の医術で天下の庶民を治療したいのですが、資本金がないため何もできず、困っているところです」と話しました。帝は「同仁堂」という店名を賜られ、出資すると約束しました。するとそこで店の医者は、自分が治した患者が皇帝であると知り、驚きました。これがきっかけとなり、店名が広く知れ渡ったということです。

家庭でできる利用法

嘔血、鼻血：大黄六〇g、黄連（オウレン）三〇g、黄芩三〇g、水一八〇〇mℓを、六〇mℓまで煎じて、「瀉心湯」を作る。温めて飲む。下痢になると血が止まる。《金匱玉函》

嘔血、胃の刺すような痛み：川大黄（四川産）三〇gを粉末にして、毎回三

古典の訓え

張元素曰く「大黄は苦味、寒性で、気味ともに濃厚で沈、かつ降ろす働きがあり、陰に属するものである」

李杲曰く「大黄は苦味、下に行くので、下部の病に生で使う。もし邪が上部にあれば、必ず酒で漬けたあと使う」

李時珍曰く「病が気分にある（陽経）、あるいは胃寒、血分が不足の人、妊娠、産後には使わないように。その苦寒性で気を損ない、血分を消耗するためである。冷水や乾漆と相性が悪く、一緒に使用してはいけない。血行が悪い場合、大黄は血の流れの改善に働く」

古代名医・張子和は「陰虚則補之以大黄」（「陰虚すなわち大黄を以てこれを補う」）と。大黄の使用量（少量）が上手であれば、新しい血の生成を促進して陰血を助けるという。

gを、生地黄の汁六〇mℓに水一五〇mℓを加えたものに入れ、煎じて三〜五回沸騰すればできあがり。少しずつ飲む。《簡要済衆方》

消化不良、黄色い痰が多い：大黄二〇g、白黒二丑生のもの二〇g、炒めたもの二〇g。すべてを粉末にして、ハチミツで〇・五cm大の丸剤にしておく。毎回一〇粒を白湯で飲む。（解説：この量なら体を損なうことはない。もし便通をよくするためなら、二〇粒を追加する）《衛生宝鑑》

小児の熱：大黄三〇gを弱火で「熟大黄」にして、黄芩三〇g、黄連一〇gとともに粉末にして、ハチミツで〇・三cm大の丸剤にしたものを「三黄丸」という。毎回五〜一〇粒を薄めたハチミツで飲む。《銭氏小児方》

皮膚化膿症の初期：大黄・五倍子・黄連各同量を粉末にし、水で練り、患部に一日四〜五回塗る。《簡便方》

現代の研究より

有効成分：アントラキノン配糖体、精油、タンニンなどがある。

免疫機能の調節作用：大黄の調節作用のメカニズムとして、細胞DNAの合成を抑制することにより、免疫機能を調節することができる。

抗酸化作用：大黄は脂質の過酸化を抑制することができる。

抗菌作用：ブドウ球菌、溶血性レンサ球菌、痢疾菌、肺炎球菌、大腸桿菌、ジフテリア菌、結核桿菌などの菌に幅広い抗菌作用がある。

抗インフルエンザウイルス作用：大黄の水煎液は、強いインフルエンザウイルスに対する抑制作用がある。

コラム

現代の研究によれば、中高年の人は時々大黄を適量使い、体内の老廃物をしっかりと除くことで病気を予防し、延命の助けになります。山東省陽谷県の趙金鳳医生は、毎月大黄の含まれる薬「清寧丸」を服用していました。七五歳になっても視力はよく、歯は一本も脱落せず、耳もよく聞こえ、非常に健壮でした。

また、中国の西北地方で大黄の水をラクダに飲ませると、よく草を食べ、病気が少なく、飲ませないラクダと比べて平均五年以上長く生きるそうです。そのためラクダの世話人たちも大黄水を飲み、より長寿になりました。

二十年ほど前、大黄には突然変異を起こす発ガン物質があるという報告がされましたが、中国各地の専門家が《中華人民共和国薬典》に載せた大黄には、発ガン物質の記載はありません。発ガン物質が検出されたのは偽物の大黄だったようです。逆に大黄には、胃ガン、肺ガン、腸ガンの治療効果があることが判っています。

古典より

有名な南北朝の梁武帝は、発熱のため大黄を服用しようとしていたが、名医である姚僧坦は「大黄は将軍のような薬で、作用が強いので、帝は齢を重ねているので軽々に使ってはいけない」と。しかし帝は従わず、自ら大黄を使い、全身が脱力してしまった。武帝の子、元帝は心腹の病があり、御殿医たちは緩和の薬でゆっくり治療すればよいとした。ところが、名医・姚僧坦曰く「帝は脈が洪かつ実で、これは宿便がある症で、大黄しか使わない」と異なる主張をした。帝はその言葉に従って全快した。

解説：便秘には様々なタイプがあり、それを分析して正しい診断を決め、体の負担を最小限にするために努力し、最も相応しい薬を与えれば、最大の治療効果を発揮します。しかし今の医師は病の「証」をなかなか把握できず、一つの下剤を様々なタイプの便秘に使い、偶然効いた場合は、その処方に神奇の力があると宣伝しますが、効かない時には、苦情が続々と出るのを無視するのが現状で、これは戒めるべきことだと思います。

よく使われる薬膳

1　大黄とハチミツ「大黄蜜（ダイオウミツ）」

長期便秘による口臭、咽干、咽痛に

【材　料】
熟大黄……………六〇g
紹興酒……………六〇㎖
ハチミツ…………五〇〇㎖

【作り方】
❶熟大黄を洗い、弱火で少し乾燥させ、紹興酒に入れて一時間くらい漬け、土鍋に入れて冷水一ℓを加え、弱火で一〇分くらい煎じて、その汁三〇〇㎖を取る(a)。再び水五〇〇㎖を加え、一〇分煎じて汁二〇〇㎖を取る(b)
❷(a)と(b)を混ぜて、ハチミツを加え陶器に入れ、水気が入らないように蓋をして、蒸し器で強火で三〇分蒸したあと、火を止めて暫く置く。

【服用法】
一回二〇㎖を二回に分けて朝夕飲む。便の出の具合により量を加減する。

【効　能】
「潤腸通便（ジュンチョウツウベン）」「消熱解毒（ショウネツゲドク）」。腸を潤し、便通をよくする。熱を収め解毒する。

2　茭白筍（マコモダケ）、玉米筍（ベビーコーン）のラーメン「鮮筍面（センソンメン）」

便通によい

【材　料】
こんにゃくラーメン…二〇〇g
茭白筍……………一〇〇g※
小玉米（ベビーコーン）……………一〇〇g
ブロッコリー……三〇g
冷水………………八〇〇㎖
大黄………………五g
甘草（カンゾウ）………………五g
塩…………………少々
醤油………………大さじ二分の一
ゴマ油……………少々
白ゴマ……………小さじ1

※日本人には馴れていない食材です。台湾と大陸ではよく食用されていますが、神戸の南京町の八百屋などで購入できます。ない場合は、中華メンマで代用します。

【作り方】
❶大黄、甘草を水に入れて弱火で沸騰させ、三分煮て火を止める。その汁を取っておく。
❷茭白筍を洗い薄切り、玉米筍を縦半分に切る。ブロッコリーを洗い一口大に切り、一分半ゆでて取り出す。
❸こんにゃくラーメンは特有のにおいを除くため、湯通しして取り出してお碗に入れ、❷の食材をトッピングし、調味料をかける。
❹❶の薬汁を土鍋に入れて沸騰させ、❸のお碗にかけてできあがり。

【服用法】
ラーメンを食べ、汁を飲む。

【効　能】
便通をよくし、美肌を保つ。

【解　説】
この膳は、寒性に偏り、粗繊維素も多いので、胃腸の弱い「気血両虚」「陽虚」「陰虚」の人には不向きです。

豆知識

清の宮殿で使われていた薬は常に八～一〇種類で、大黄（ダイオウ）は、ハチミツ、灯心（トウシン）、麦門冬（バクモンドウ）、神曲（シンキョク）、山楂（サンザ）、麦芽（バクガ）、薄荷（ハッカ）の次に重要な薬で、常用薬でした。宮殿では皇帝をはじめ太后、貴妃、宮女、太監は安逸にして食べすぎで、食積（ショクセキ）、便秘、気滞（キタイ）、月経不調をよく発症し、そのため大黄は通便・瀉熱（シャネツ）の必要不可欠な薬だったのです。一般的には高齢者には力が強いため使わないのですが、西太后（せいたいごう）がよく服用していた「通経甘露丸（ツウケイカンロガン）」は熟大黄（ジュクダイオウ）を含み、高齢になってもずっと使い続けていたということです。

決明子（けつめいし）

マメ科

- 学名　*Cassia obtusifolia* L., *C. tora* L.
- 英語名　Sickle Senna
- 中国名　決明子（JueMingZi）
- 和名　エビスグサ
- 処方用名　決明子、草決明、ケツメイシ
- 出典　《神農本草経》

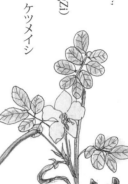

体質との相性

体質	相性
気血両虚・下痢っぽい	×
食積痰湿・便秘	△
気滞うっ血・朝の下痢	○
肝陽亢盛・高血圧	◎
陰虚・熱っぽい	△
陽虚・下痢っぽい	×

自然の属性

寒熱	微寒
五味	甘・苦・鹹（塩味）
昇降収散潤燥	降
臓腑	肝、胆、腎
毒性	無毒

解説　決明子は寒性で降下作用があります。「肝陽亢盛」で高血圧の人には非常に合います。胃腸が弱く冷えて調子が悪い「気血両虚」「陽虚」の人には不向きです。「気滞うっ血」の人にはよく、朝に腹痛を伴う下痢をしますが、これは、肝の気の滞りが胃腸に悪影響を与えて引き起こした下痢で、決明子が滞りから生じる熱を収めるため、改善できます。

ルーツ

マメ科の一年草のエビスグサやコエビスグサ *C. tora* L. の成熟種子です。原産は北米、中南アジアとされていますが、中国では、安徽、四川、浙江などの各地で、小決明子は自生、大決明子は、栽培されています。夏頃、五つ花弁の黄色い花が咲き、秋にさや状で線形の果実の中に黄褐色の種子を多数付けます。十月に採取し、弱火で煎って使います。市販ではハブ茶があり、お湯で煮出してカスをこして飲みます。便秘、むくみ、視力を増す薬として日本に伝わりましたが、日本の天候、風土では、エビスグサのほうが作りやすく、薬効もよいので、現在市販されているハブ茶には、ほとんどエビスグサの種子が使われています。

名の由来

李時珍曰く「視力を増す(明目)効能があるため〝明を決する〟(明が開く:つまり、目がよくなる)の意味で名付けられた」

栽培法：
暖かい地域では、手軽に庭で栽培できます。四～五月頃に種をまくと、一週間で発芽し、七月中頃までに除草、土寄せ、肥料をやると草は伸び、枝を分かち花が咲いて実ります。

中医学的効能と応用

①**「清肝明目」**▼肝の熱を取り、風熱を除き視力を改善する

○風熱による目の充血、腫脹、疼痛や頭痛に、菊花、蔓荊子、蝉退、木賊などと配合して用いる。

○肝の強い熱による目の充血、腫脹、疼痛や頭痛、イライラ、怒りっぽいなどの症候に、竜胆草、黄芩、夏枯草などと配合して使用する。

○肝腎の陰不足により視力低下を呈する時は、生地黄、山薬、枸杞子、沙苑子、女貞子などと配合して用いる。

②「潤腸通便」▼腸を潤し便通をよくする

○体内にこもった熱で腸を乾燥させる便秘や習慣性便秘に、単味で、あるいは麻子仁、郁李仁などと配合して用いる。

【用量】一〇～一五g、煎服。

【使用上の注意】

①潤腸通便には、長時間煎じると効果がなくなる。

②脾虚の泥状～水様便には禁忌。

似た効能の漢方薬の比較

決明子と夏枯草

決明子と夏枯草はともに肝の熱を収め、視力改善に働き、肝の熱による赤目に用いられる。夏枯草は肝の強い熱を収め、気滞を巡らせる作用に優れ、頸部リンパ結核、甲状腺腫の重要な薬である。決明子は肝の熱を収め、腎の機能を改善し、風熱を発散することに優れ、潤腸通便にも働く。

家庭でできる利用法

視力が弱い：決明子を粉末にして、食後におもゆ三gに入れて飲む。《外台秘要》

とり目：決明子の粉末六六〇g、地膚子の粉末一五〇g（割合六六g：一五g）をおもゆと混ぜて五㎜大の丸剤を作り、日に二〇粒、おもゆで飲む。《普済方》

目の腫れや痛み：決明子を炒めて粉末にし、緑茶で泥状に溶き、両コメカミ（太陽というツボ）に貼る。乾燥したら張り替える。一夜でよくなる。《医方摘玄》

鼻血：決明子の粉末を緑茶で泥状にし、頭頂の百会穴に貼る。

盲目（急性）：決明子粉末二〇〇gを日に六gずつ粥で飲む。《僧深集験方》

高血圧（肝陽亢盛タイプ）：決明子一五g、昆布三〇gを煎じ、昆布とスープを食べる。《中国薬膳宝典》

現代の研究より

免疫機能：決明子は細胞免疫機能をある程度抑制する。しかし、貪食細胞マクロファージの機能を増強する効果がある。

抗ガン作用：体外試験で、ヒトの子宮頸ガン細胞を九〇％以上抑制することが判った。

抗菌作用：決明子の煎じ液には、真菌、ブドウ球菌、赤痢菌、レンサ菌、大腸球菌、肺炎球菌などの菌の抑制作用が確認されている。

血圧降下作用：各種の原因による高血圧に対して、血圧を降下する作用がある。

視力の改善作用：決明子には、目の中のＬＤＨの機能を活性化させ、ＡＴＰの含有量を高める効果がある。故に、近視だけでなく老年性白内障にもよいと考えられている。

便通をよくする作用：便の通りをよくする。

血中コレステロール値の降下作用：ウサギの実験により、その作用が認められる。

古典の訓え

李時珍曰く「庭に決明を植えると、蛇が入れないため、蛇毒を解毒する。決明の若葉は、料理にできるし、花は日陰干しにして食べられる。しかし、その葉はお茶にしてはいけない。また多食をしてはいけない」

山梔子（さんしし）

アカネ科
学名　*Gardenia jasminoides* Ellis,
英語名　Cape Jasmine
中国名　山梔子（ShanZhiZi）
和名　くちなしの実
処方用名　山梔子、梔子、炒山梔、焦梔子、黒梔子、サンシシ
出典　《神農本草経》

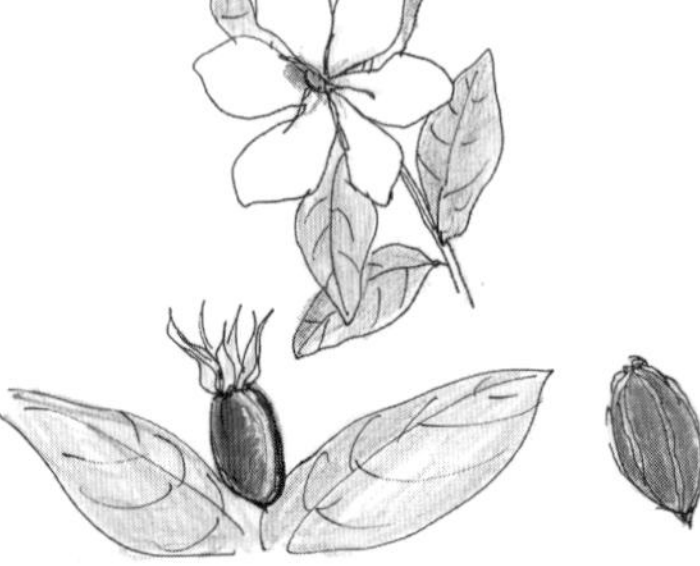

ルーツ

アカネ科の常緑低木クチナシまたはその他同属植物の成熟果実。紡錘形に近いものを山梔子、細長いものを水梔子として区別します。秋、果実が熟した時に採取して日干しして生で使います。あるいは、焦げるまで炒めて出血などに使います。中国の産地は湖南、江西、浙江、四川で、浙江産の品質がよいとされています。

日本の生態と利用法

日本では暖かい山中に自生し、庭木としても人工栽培されている常緑の低木です。

初夏になると六枚の花びらをもった大きな白い花が咲き、よい香りがします。果実は楕円形で両端はとがり、六つの筋線があり、晩秋になると果実の色が橙黄色に熟します。熟しても実が裂けず、口を開かないので口無し（クチナシ）と名付けられました。その黄色の成分はクロセチンで、サフランの色素（カロチノイド）と同じ成分です。

打撲症、腰痛に：五、六個の山梔子を粉末にし、卵白一個と小麦粉を混ぜて練って患部に塗る。

○黄疸に：山梔子とカワラヨモギの花穂（茵蔯蒿）各一〇gを煎じてその汁を飲む。

○黄色の染料として、食品着色などに使用する。

中医学的効能と応用

①**「清熱除煩」**▼熱を収め、いらだちを

体質との相性	
気血両虚・胃腸弱い	×
食積痰湿・寒タイプ	△
熱タイプ	◎
気滞うっ血	○
肝陽亢盛	◎
陰虚	×
陽虚	×

自然の属性	
寒熱	寒
五味	苦
昇降収散潤燥	降
臓腑	心、肺、肝、胃、三焦
毒性	無毒

解説　寒性の山梔子は苦寒で、熱を収めて降し緩徐に下行し、心・肺・三焦の熱を収めて利尿します。もともと体内に水分が少ない「陰虚」の人は不向き。胃腸の弱い「気血両虚」や「陽虚」の人には逆効果なので使わないように。

解消する

○熱性の風の邪、いらだち、不眠に、豆豉と組み合わせて使う。☆処方例「梔子豉湯」

○高熱で意識がもうろうとしている時に、黄芩、黄連、黄柏と組み合わせて使う。☆処方例「黄連解毒湯」

②「清熱利尿」▼熱を取り、利尿する

○湿熱による黄疸に、茵蔯、大黄と組み合わせて使う。☆処方例「茵蔯蒿湯」

○湿熱で膀胱の機能が阻害されることにより起こるむくみ、排尿痛、排尿困難、尿の混濁に、猪苓、茯苓、白朮、桂枝、沢瀉などと配合して使用する。☆処方例「五苓散」

③「涼血解毒」「止血」▼血分の熱を取り、解毒して止血する

○激しい熱による吐血、鼻血、血尿、目の充血、腫れ、痛みに、大黄、黄連、黄柏と組み合わせて使う。☆処方例「梔子金花丸」

④「清熱解毒」▼熱を取り、解毒する

○熱毒による小児神経症、慢性扁桃腺炎、湿疹に、柴胡、黄連、黄芩、黄柏、連翹などと配合して用いる。☆処方例「柴胡清肝湯」

【用量】三～九g、煎服。外用には適量。

【使用上の注意】

①山梔子は緩い下剤であり、下痢っぽい人には不向き。脾虚の軟便や下痢傾向のものには用いない。

②生用すると清熱瀉火に、炒用（炒梔子・焦梔子・黒梔子）すると涼血止血に働く。姜汁で炒めると止嘔除煩の効能が得られる。

③古来より外熱には皮（山梔皮）、内熱には仁（山梔仁）が用いられた。また生用は熱を収める。黒くなるまで炒めて止血に用いるのがよいとされたが、現在では全体を用いている。

家庭でできる利用法

膀胱炎（血尿渋痛）：生の山梔子を粉末にして、同量の粉末にした滑石（カッセキ）と混ぜ、一八gを二回に分けて、ネギのスープで飲む。「経験方」

やけど：梔子の粉末を鶏卵の白身に混ぜて患部に塗る。

現代の研究より

肝臓の保護作用：山梔子の成分には肝機能を回復させる働きがある。

利胆作用：山梔子には、胆汁の排泄を促進する作用がある。

抗菌作用：ブドウ球菌、溶血性レンサ菌、ジフテリア菌、真菌に体する抑制作用がある。

止血作用：炭まで焼いた山梔子には止血作用がある。

解熱作用：山梔子には脳の発熱中枢を抑制し熱を収める作用がある。

黄疸型の肝炎の治療：山梔子の一〇%煎じ液一五〇mℓを三回に分けて飲む。一九例症例中一九症例が全快。

豆知識

「巵」は酒器の一種で、クチナシの果実は六つの筋の形で、その酒器と似ているため、「梔」と名付けられました。古くは、霜が降りた後に採取して染料として使われましたが、薬としてはあまり使われませんでした。皮が薄く、小さく、稜が多いものは品質がよいとされますが、大きく長いものは中国では「伏屍梔子」といって薬としては使いません。

浮小麦（ふしょうばく）

イネ科
学名　*Triticum aestivum* Linn.
英語名　Wheat
中国名　浮小麦（FuXiaoMai）
和名　フショウバク
処方用名　浮小麦、浮麦
出典　《本草綱目》

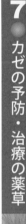

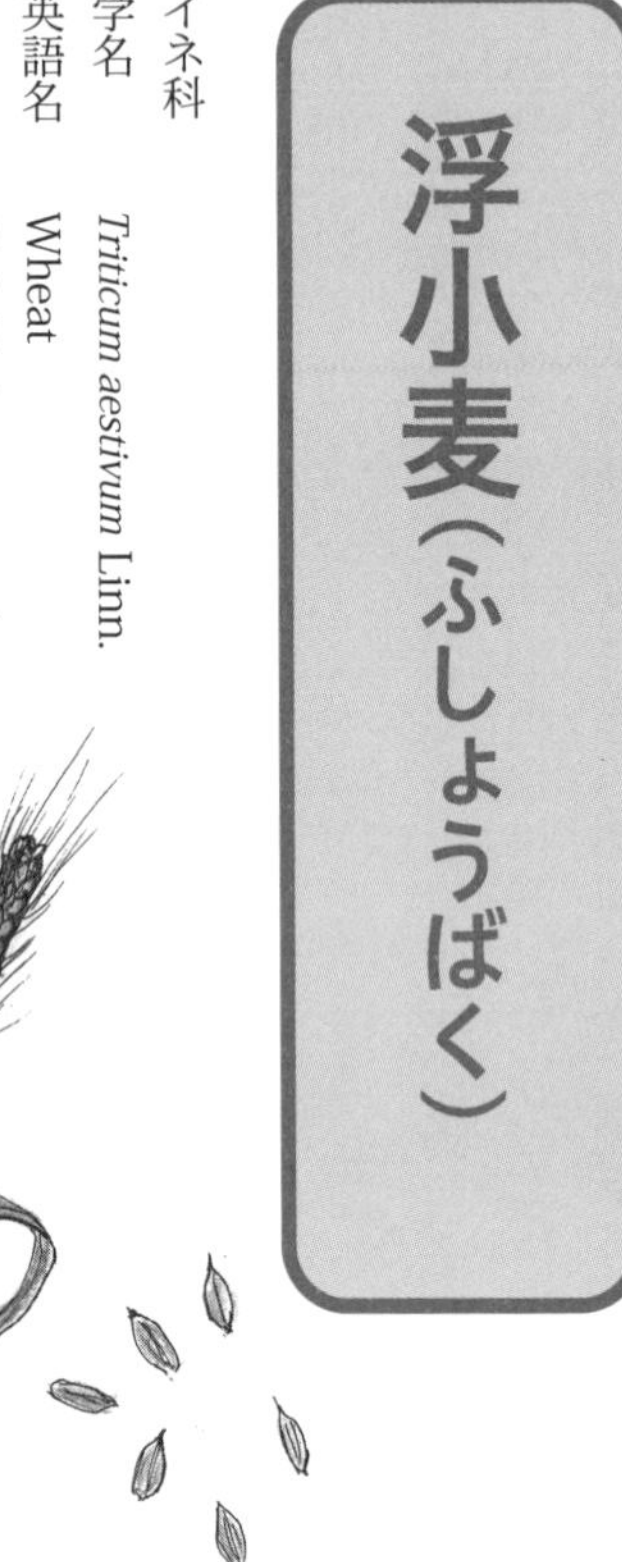

体質との相性	
気血両虚・虚汗（気虚による症状）	○
食積痰湿・多汗	×
気滞うっ血	○
肝陽亢盛・多汗	△
陰虚・寝汗	◎
陽虚	×

自然の属性	
寒熱	寒性（涼性説も）
五味	甘
昇降収散潤燥	降、収
臓腑	心
毒性	無毒

解説　浮小麦は涼性で気を降下する作用があり、主に「陰虚」で熱がある場合に使いますが、「肝陽亢盛」の熱を収めるには弱く効果があまり期待できません、涼性の浮小麦は「陽虚」の人には逆効果で使わないようにしましょう。

ルーツ

イネ科の越年生草本小麦の未成熟な果実で、水中に投じた時に浮いてくる、中身が満たされていないもので、生で使います。初めて記載されたのは《本草綱目》で、小麦の内容の中で「浮麦」として紹介されました。小麦の原産地はアフガニスタンからカスピ海南岸地域の西アジアとなっています。紀元前三千年の古代エジプトの遺跡から、原始時代に麦類を石で粉砕し、水で練ったものを石の上に置き焼いて食べていた、という考古の報告があります。人類最初の作物は今から一万五千年ほど前に栽培されていたという説があります。日本への経路は二つ説があり、一つはアフガニスタンからインド、ミャンマーをへて中国に入った東方経路、一方、モンゴルをへて中国北部に入った北方経路の説もあります。四～五世紀、朝鮮半島より北九州に伝えられたとされています。

浮小麦の名の由来

宋代の紀元九七八年、著名な《太平聖恵方》の編著者の一人で宋代の名医・王懐隠は、薬店で干した漢方薬としての「小麦」を検査したところ、その中にたくさんの小麦が空っぽなのを見つけました。店員に聞くと、これは張大戸という薬商人のものと分かりました。

ある婦人が王懐隠の所へ診察にやって来ました。症状は心神不安で、泣いたり怒ったりするものでした。診断名は「臓躁症」で、炙甘草九g、小麦三〇g、ナツメ九gを処方しました。この処方は漢代の張仲景の《金匱要略》中の名処方である「甘麦大棗湯」でした。薬を受け取ると家族は「先生、彼女は夜の寝汗がひどく毎日寝巻がぬれてしまいます」。王懐隠は、まずは「臓躁症」が治ってから考えてみようと答えました。三日後、家族と連れ立って婦人が再診に来ると、「お陰で病状がよくなった」とのことです。王懐隠が「寝汗のほうは？」と聞くと、「寝汗もよくなった」と答えました。この症例のあと、王懐隠は寝汗の患者に「甘麦大棗湯」を投与してみましたが、なぜか全然効きませんでした。不思議に思っていたある日、張大戸の小麦の品質が劣ると店員と言い争いをしていたところ、王懐隠は急に閃きました。「もしかしたら寝汗によく効いたのは、品質の劣るはずの張大戸の小麦だったのかもしれない」と思い、張大戸の小麦を全部買って帰りました。使ってみるとやはり多汗の患者によく効くため、その小麦を「浮小麦」と名付けました。そして、牡蛎、麻黄根、黄耆などの漢方薬と一緒に使い、もっとよく効く新しい漢方薬を誕生させました。

中医学的効能と応用

①「止汗」「益気退熱」▼汗を止め、気を補い微熱を収める

○気が不足する多汗症に使う。黄耆、牡蛎、麻黄根などと配合して用いる。

○「陰」不足の寝汗に、浮小麦を炒めて粉末にしおもゆで服用するか、煎じて飲む。

②「退骨蒸」▼夜になると寝汗、四肢特に下肢まで汗をかく「骨蒸」症状を解消する

○体の虚弱、発熱を伴う「骨蒸」に、地骨皮と合わせ煎じて飲む。

【用量】九〜三〇g、水で煎じて服用する。

著者の話

現代食ではいろいろな食べ物の半成品がスーパーで販売され、ラーメン、うどんなどの（小麦の）麺類が人気となり食べてきました。

ところが、麦麩には麺類よりも栄養価が高くあります。近年の健康ブームで麦麩が残る小麦の料理が登場しています。主な栄養素はビタミンB族のパワーで、心臓病、不整脈、脚気病などによく効きます。B_1は水溶性で、麦麩のままの食用より、スープのほうが胃腸の弱い人にはよいでしょう。

似た効能の漢方薬の比較

浮小麦と麻黄根

浮小麦と麻黄根はともに汗を止める働きがある。気不足の「多汗」と陰不足の「寝汗」に、よく一緒に合わせて使う。浮小麦は気を補い、微熱を収めて汗を止め、「正気」を助け「邪気」を除く働きがある。麻黄根はただの汗を止める作用で、補益作用はない。

浮小麦と小麦

浮小麦と小麦はともに益気退熱の効能をもつ。浮小麦は止汗退熱もするので、虚汗と骨蒸労熱に用いる。小麦は益気退熱の効能が強いので、「臓燥」によるいらだちに使用する。

家庭でできる利用法

多汗（動かなくても汗をよくかく）、寝汗：浮小麦を炒めて粉末にして二七gを日に三回分けて米のおもゆで飲む。

産後の虚弱、よく汗をかく：浮小麦、牡蛎同量を粉末にして一二gを日に二回分けて、豚肉の汁で服用する。

皮膚の瘢痕：春夏は大麦麩を用いて、秋冬は浮小麦を用い、細かい粉末にして油と混ぜて毎日患部に貼る。《聖済総録》

血尿：麩を香り立つまで炒め粉末にして、豚の白身を煮て切ってその粉末を付けて食べる。

動悸、自汗、寝汗：浮小麦三〇g、茯苓九gを水で煎じて飲む。

現代の研究より

血中脂質の降下作用：高脂血症のマウスに小麦麩をエサとして食べさせると、著明な血中脂質の降下作用がみられた。

肝臓の保護作用：マウスの実験により確認された。

止汗作用：牡蛎、麻黄根、黄耆と合わせて使うと著明な止汗作用がみられる。

打撲傷：麦麩の粉末を適量の酢に入れて炒め、温かいうちに患部に当てる。関節痛や胃の冷痛に効く。

古典より

李時珍曰く「麩は小麦の皮、浮小麦と同じだが、汗を止めるのは浮小麦より弱い」

川貝母（せんばいも）

ユリ科
学名　*Fritillaria cirrhosa* D.Don
英語名　Tendrilleaf Fritillary
中国名　川貝母（ChuanBeiMu）
和名　センバイモ
処方用名　川貝、川貝母、青貝母、松貝母、西貝母
出典　《滇南本草》

ルーツ

ユリ科の多年草本植物センバイモの地下鱗茎で、中国の主な産地は四川、雲南、甘粛です。栽培物の場合、夏秋に種を植え三年後の秋季の苗が枯れる時に掘り出して、日干し、あるいは弱火で乾燥させ生で使います。川貝母の最良品で主産地の松番産のものを「暗紫貝母」または松貝母といいますが、ほとんど見られません。ちなみに「バイモ」にはだいたい二種類があり、地下鱗茎が小さく分けにくく硬く、色は青白色で、甘く粘りがあるものが「川貝母」（青貝母、松貝母）といい、大きく花びらのようなものがあり地下鱗茎が硬くなく、噛んでも粘り気がなく、味も甘くないものを「浙貝母」といいます。《神農本草経》には「貝母」という薬名が載せられますが、「川貝母」の名を初めて載せたのは《滇南本草》で、《本草綱目拾遺》で初めて「川貝母」と「浙貝母」に分けられました。両者は性味、形状など異なる点が多いため、本書では分けて紹介します。

中医学的効能と応用

①**「清熱化痰」**▼熱を取り、黄色で粘っこい痰（熱痰）を解消する

○カゼで熱痰が肺の機能を阻害することによる咳、のどが痛い、痰が黄色で粘稠の時、「浙貝母」に知母、黄芩、杏仁などを配合して用いる。☆処方例「貝母丸」

②**「潤肺止咳」**▼肺の粘膜を潤して咳を止める

○肺の熱による空咳や陰虚による慢性咳に、「川貝母」に紫菀、款冬花、麦門冬、沙参などを配合して用いる。処方例☆「貝母散」

③**「清熱散結」**▼熱を取り、硬結を解消する

○結核による頸部のリンパ節腫、皮下

体質との相性

体質	相性
気血両虚・風寒の咳、咽痒	×
食積痰湿・寒タイプ	×
熱タイプ	○
気滞うっ血	○
肝陽亢盛・痰多	△
陰虚・空咳、痰少・粘っこい	◎
陽虚・息苦しい	×
小児空咳、痰少	◎
妊娠時の咳	○

自然の属性

寒熱	微寒
五味	（川貝母）苦・甘
昇降 収散 潤燥	降、潤
臓腑	心、肺
毒性	無毒

解説　川貝母は微寒性で去痰止咳の働きがあり、使用のポイントは「痰は少なく粘っこい」ことで、「陰虚」の空咳や、痰湿の熱タイプの痰が粘りがあり量の少ない人には非常によいです。「気血両虚」のタイプは普段の咳痰は少ないですが、カゼをひきやすく、引いてしまうと軽い咳で薄いさらさらした痰が出ます。これはウイルスを排除するための体の防御の一環で、川貝母は合わなく、葛根湯を飲んでカゼを治すと痰も治まります。

脂肪腫に、玄参、牡蛎などと配合して用いる。☆処方例「消瘰丸」

○皮膚化膿症、膿瘍などの初期に、蒲公英、連翹、天花粉などと配合して用いる。☆処方例「消癰散毒湯」

【用量】六～一二g、煎服。粉末で服用する時は一～二g。

【使用上の注意】

①寒性の痰、湿性の痰には禁忌。

②川貝母は空咳に優れ、浙貝母は去痰に優れている。

③烏頭と合わないので一緒には使わない。

現代の研究より

鎮咳鎮痛作用：川貝母の生理活性成分には鎮咳鎮痛作用がある。

気管支拡張作用：低い濃度でネコに対して著明な気管支平滑筋拡張作用が認められた。

血圧上昇作用：低血圧の場合、貝母は血圧を上昇させる作用がある。

去痰作用：貝母には去痰作用がある。

古い症例の紹介

福建省の古い寺では大道公の神像を祀っています。大道とは、宋代の名医・呉本（紀元九七九年～不詳）のことです。呉本は幼少時代に父母の病をお金がないために治すことができず亡くしました。そのことから呉本は医者になり、お金がない人を治療するという志を立てました。彼は古い山寺の有能な「道人の医」から医術を習い、殴られ死にかけた少年を救い、広く知られるようになりました。

宋の仁宗帝の母親が乳腺の病となり、ご殿医がさじを投げたところ、治せるものは官に付かせ賞金を授けるという〝民間医懸賞〟を広く募集し、呉本はそれに応募しました。太后の脈を診ると、呉本は自信をもって太后に鍼灸を施し、ひょうたんから丸剤を出して飲ませたところ、太后は全快しました。その丸剤の主薬は貝母でした。その後、仁宗帝は呉本をご殿医として宮廷で働かせようとしましたが、呉本は「私は道人で庶民のための医者です」と答えたため、「妙道真人」の号を授けられました。その名声は広まり、官僚や富豪たちは呉本に会いたいと、呉本の郷里・白礁郷にある小さな旧屋に一人で暮らしている呉本を探し出しました。官僚は自分の誕生パーティーに招待しますが、彼は多忙を理由に断わり、一方で農民から「息子が毒蛇に咬まれた」と聞くと、すぐに薬をもって救命に駆けつけました。また疫病流行の時は、数えきれない人々を救いました。そのため民は〝大道公〟の像を作り、祀ったということです。

古典の訓え

汪機曰く「下町の医者は『半夏』の毒性に遠慮して、『貝母』を用いて代用品にすると言うが、貝母は太陰肺経の薬で、半夏は太陰脾経、陽明胃経の薬であり、「去痰」の一言で、すぐ代用してはいけない（「痰」が生じる原因が異なるため）。陰虚を伴う吐血、咳痰、肺の膿瘍、乳腺化膿疹など、半夏が禁用である疾患の場合、『川貝母』で代用できる場合はある」

著者注：乳腺皮膚の炎症も肺のシステムの範囲。脾胃の湿熱により痰を生じる場合、痰湿が久しく、甚だしい熱を生じて意識不明（脳卒中）の場合のような生死の間際では、貝母を代用してはならない。

古典より

その形が貝と似ているため「貝母」と名付けられました。「貝母」の花びら（鱗茎）のないものは「丹竜精」といい、薬になりませんが、誤って服用すると筋が無力になりますが、黄精（ナルコユリ）を飲むとたちまち解毒することができます。

昔の製薬法：貝母の中心にある米粒くらいの芯を除き、もち米と一緒に弱火で炒めて、米が黄色になったら貝母を取り出し薬として使います。厚朴、白薇と相性がよく、桃花、秦艽、烏頭とは合わないため注意が必要です。

よく使われる薬膳

1 川貝母と梨のデザート「川貝母蒸梨（センバイモジョウリ）」

空咳や粘つき出にくい痰がからんだ咳（熱性）によいデザート

【材　料】

梨一個

川貝母の粉……………一〇g
（インターネットで注文することができる）

氷砂糖……………少々（砕く）

【作り方】

❶梨の柄を中心にして全体の高さの上から三分の一弱の所を横に切り（後で蓋にする）。残った三分の二の芯部を取り除き、その穴に川貝母の粉を入れ、先ほどのふたをして、ホットクッキングシートで包み、上部を糸で結ぶ。それを弱火で二時間蒸す。

❷蓋を開けて砕いた氷砂糖を加え、元通りに包み、更に一〇分ほど蒸してできあがり。

【服用法】

その梨と川貝母の粉を食べる。

【効　能】

肺の粘膜を潤し、痰を除去し咳痰を解消する。

【注　意】

このデザートは痰を除去して、それにより熱を収め、咳を解消するのに適応するが、風寒（フウカン）カゼ（寒け・悪寒、食欲不振、のどが渇かない、だるい、節々痛い、横になると咳がひどくなるなどのタイプ）による咳には使わない。

【用　量】

八人に蒸し梨が一つくらいでよい。

【解　説】

中国の家庭では子供の空咳によく利用された薬膳で、著者が北九州の九州栄養福祉大学での漢方・薬膳の集中講座で、管理栄養士の学生に試食させました。まず作る前に貝母（バイモ）を配り食べさせ、その漢方薬としての味を覚えさせます。そして試食後は「できあがったものがこんなに美味しいとは思わなかった」というのがほとんどの学生の感想です。あるレポートの中には「数年来、なかなか治らないのどの異物感がありましたが、試食後のどがすっきりして信じられない」というものもありました。

2 川貝母と卵の蒸し物「川貝母蒸鶏蛋（センバイモジョウケイタン）」

慢性化した小児咳に

【材　料】

川貝母……………五g

氷砂糖……………五g

卵……………一個

【作り方】

卵の殻の大きいほうに小さな穴を開け、そこから川貝と氷砂糖を混合した粉末を入れ、紙で口を封じてご飯の上にのせ、卵に火が通るまで蒸す。

【服用法】

毎日卵一個を二回に分けて食べ、それを三日間続ける。

【解　説】

これも中国の家庭薬膳の一つで、梨のない時期によく作られています。

慢性化した小児咳では「虚証」と「実証」に分けます。本膳は空咳、痰が粘っこく量が少ない人に合います。咳痰の量が多く黄色い、あるいは白く粘っこい場合は不向きです。

知っていてお得

咳痰の様子で分かる診断の情報

咳痰の様子から、体内の目に見えない情報を得ることができます。

分類	発病原因	痰の色	痰の様子及び症状	痰の出の具合	漢方の予備方
熱痰	体内が熱っぽい	痰の色が黄色	口が乾く、ねっとりする	出にくい、咽にひっかかる	麻杏甘石湯
寒痰	体内が冷えた（あるいは外来：寒気による発病）	痰の色が透明or白色	泡がある のどが渇かない	サラサラ、塩味がする 出やすい	小青竜湯
湿痰	体内には余分な水分と痰が溜まっている	痰の色は白い	ねっとりして量が多い。口が乾くが少し飲むとむかつく。胸苦しい、のどに異物感がある、だるい	咳がなくても「痰」が湧いてくる	半夏厚朴湯
燥痰	体内では水分不足	白粉末状あるいは血を帯びる	粉末のような痰で、のどが渇く、空咳、痰少便干	粉末のような痰で地面に出るとほとんど消失してしまう。あるいはねっとりして切れにくい	養陰清肺湯、滋陰降火湯

ワンポイント

怪病（原因不明の病気）はすべて痰が原因？

漢方では、消化器が不調になりやすいため、「脾は生痰の器」といい、「肺」が不調になると「痰」が溜まりやすく、特に肺に溜まると咳痰（一般にいう痰）になります。しかし、漢方では、「痰」は幅広い意味をもちます。昔から、「怪病皆属于痰」という教えがあります。「訳が分からない病気は皆痰のせいだ」というのです。よくお爺さんの体にみられるコブは「無名痰核」といい、痰の音がする脳卒中は「痰迷心竅」といい、頸部の結核潰瘍は「痰核」「老鼠瘡」といい、肥満は「周身痰」といいます。一見、皮膚病、脳卒中、結核、肥満などは何の繋がりもないものですが、「化痰」（痰を除去する）薬を用いて治療すれば、皆よくなるのです。きっとそれらの疾病には、古くから「痰」と呼ばれる共通の原因があるのだと思います。

附・浙貝母（せきばいも）

ユリ科

学名　*Fritillaria thunberg ii Miq.*

中国名　浙貝母（ZheBeiMu）

和名　アミガサユリ

処方用名　浙貝母、象貝母、大貝、バイモ

出典　《本草綱目拾遺》

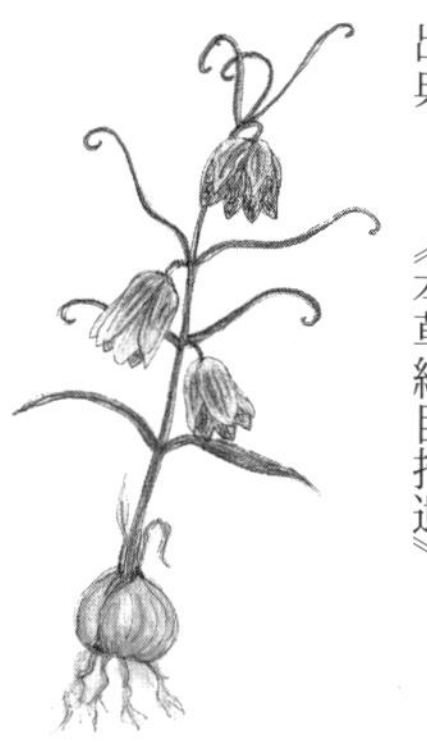

ルーツ

セキバイモ「浙貝母」は *Fritillaria thunbe g ii Miq.* の地下鱗茎です。《本草綱目拾遺》に初めて記載されました。趙学敏曰く「セキバイは象山から採集され、そのため俗称は「象貝母」。寧波産の貝母は二つの花びらで、苦くて甘くなく、その貝母の上部は先端がなく平坦であるのが特徴である」。象貝の味は苦く、寒性で、解毒・去痰の力が大きく、肺気を巡らせる働きがあります。痰が多い場合によく使います。現代の薬典も二つの貝母を分けて掲載しています。現在寧波、浙江などの地域で収穫するものは栽培品です。日本市場に出ているものはほとんどアミガサユリのセキバイモです。現在は偽物があり、それは大百合（*Caradiocrinam gigantecum* (Wall) Makino. の鱗茎で、百合根の根茎と似ています。大百合の花びらは鱗茎の辺縁が薄いのですが、貝母は辺縁も厚く丸いのが特徴です。

芦薈（ろかい）

ユリ科
学名　*Aloe vera L.*
英語名　Chinese Aloe
中国名　芦薈（LuHuai）
和名　アロエ
処方用名　芦薈、真芦薈、アロエ末
出典　《開宝本草》

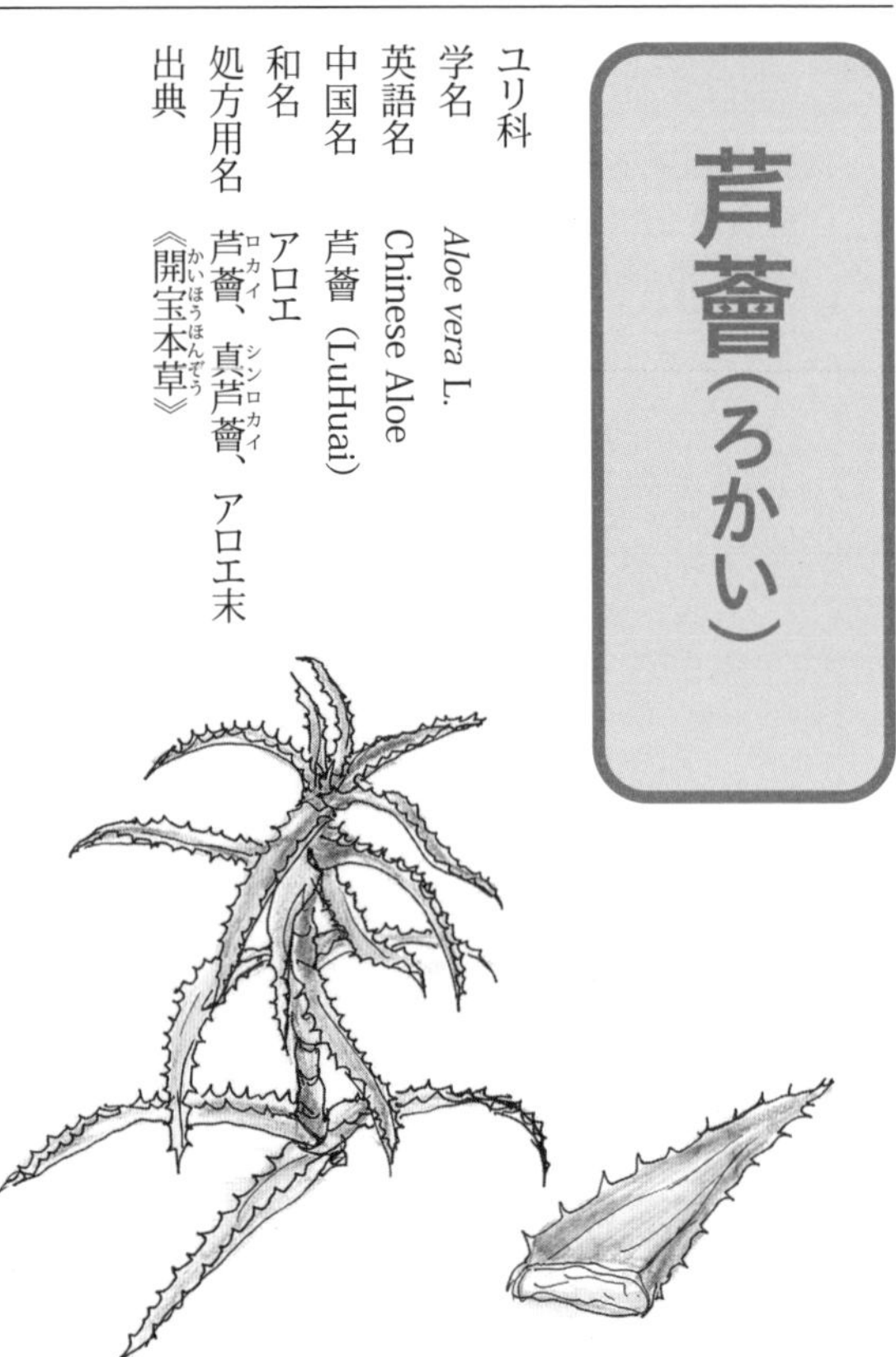

体質との相性	
気血両虚・冷え	×
食積痰湿・便秘	◎
気滞うっ血	○
肝陽亢盛・便秘	◎
陰虚	○
陽虚	×

自然の属性	
寒熱	寒
五味	苦
昇降収散潤燥	降、収
臓腑	肝、心、胃、大腸
毒性	無毒

解説　アロエは大苦味・大寒性で、便通をよくする効能があり、特に熱っぽい人には非常に合います。しかしもともと冷え症の「気血両虚」「陽虚」の人には不向きなので、避けたほうがいいでしょう。

ルーツ

ユリ科の多年生常緑草アロエまたはその他同属植物の葉から得た液汁。原産地は南アフリカで、一年中採取することができます。芦薈（アロエ）の汁を採取して、鍋に入れ弱火で濃縮して、きれいな容器で保存します。

芦薈は宋《開宝本草》に初めて記載され、唐代の詩人・劉禹錫（七七二～八四二）が《傅信方》に載せた症例の中で、芦薈の効能が紹介されました。

名の由来

芦薈の語源はアラビアAlloehの中国語の発音で、ヘブライ語で「苦い」という意味です。《本草原始》には、芦は「黒色」、薈は「集まり」という意味とあります。アロエは紀元前二十～三十世紀にはアフリカで薬草として使われており、《ギリシア本草》には、アロエの効能・用法が記載されています。

アロエの種類は世界に三〇〇種類以上あります。俗名「医者いらず」と呼ばれ、民間薬の一つであり、キダチアロエの仲間です。日本で昔から栽培されているのは、比較的耐寒性がある葉の細いキダチアロエの仲間がほとんどでした。最近は苦味の少ない「不夜城」というものが出て、多くは生で使用されます。その他薬用とされるものにソコトラアロエなどがあります。

古い症例の紹介

劉禹錫は少年時代、皮膚の癬疹にかかり始め、頸部から耳の周囲に広がり、汁が次々に滲み出てきました。いろいろ薬を試しましたがますますひどくなる一方でした。楚州にいた時、ある遊方医が劉禹錫に芦薈という薬を紹介しました。芦薈三〇g、炙甘草一五gの粉末を用意し、先に温水で患部を洗い乾燥した布でふいて、用意していた粉末を患部に塗るというもので、するとたちどころによくなったということです。

日本での利用法

生で汁を飲む場合は、小さな杯に一杯を限度とします。飲みすぎると臓器の充血を起こす可能性があるので注意しましょう。

下剤：エキス（葉の汁を乾燥させてエキスにする）
緩下剤（便の通じ薬）：〇．〇二～〇．〇五g
峻下剤（下剤）：〇．一～〇．五g

神経痛、リウマチ、関節痛、筋肉痛に：葉をすりおろし、布に広げて患部に貼布する。

あかぎれ、湿疹、虫刺され、水虫に：葉をすりおろして絞り、その汁を患部に塗る。

胃痛、炎症、下痢、消化不良、慢性胃炎、咳、喘息、痰に：生の葉をすりおろして飲用する。

中医学的効能と応用

①「瀉熱通便」▼熱を取り、便通をよくする
○甚だしい熱による便秘、頭のふらつき、目の充血、煩躁、不眠などを伴う時に、朱砂とともに配合して用いる。☆処方例「更衣丸」
○習慣性便秘で胃の熱を呈する時に、単味で使用する。

②「涼肝除煩」▼肝の熱を取り、いらだちを解消する
○肝胆の激しい熱による心経の熱の頭痛、めまい、耳鳴り、イライラ、怒りっぽいなどの症候があり便秘を伴う時に、当帰、青黛、竜胆草、大黄、黄連、山梔子などと配合して使用する。☆処方例「当帰竜薈丸」

③「殺虫療疳」▼虫を殺し、虫による腹痛・栄養不良を治す
○虫による腹痛や疳積、小児の食積、腹痛、食欲ない痩せに、胡黄連、木香などと配合して用いる。

【用量】一．五～三g、丸・剤として用いる。外用には適量。

【使用上の注意】
本品は苦寒で、量が多いと胃腸を冷やす。もともと胃腸の弱い冷え症の人、食欲がなく下痢っぽい人には不向きなので、避けたほうがよい。妊娠中の人には禁忌。

現代の研究より

免疫機能を高める作用：アロエの多糖には免疫機能の調整、免疫細胞の白血球を増加させる作用がある。

抗ガン作用：アロエのアルコール液には、五〇～六七％の抗ガン作用があり、副作用も少ない。抗ガン細胞（NK）の活性を促進する働きがあると考えられている。

抗菌作用：大腸菌、真菌に対し抗菌作用がある。

通便作用：アロエのaloin barbaloinには、便通をよくする効果がある。

抗放射性物質作用：放射性物質から造血機能を保護する作用がある。

肝臓の保護作用：芦薈には動物実験により化学性肝障害に対し保護作用があることが分かっている。

強心作用：マウスの実験で芦薈の抽出物には強心作用があることが分かっている。

傷口の癒合の促進作用：一％の芦薈軟膏は、兎の体表傷口の癒合時間を短縮し、上皮細胞の再生を促進する作用が

ある。

赤血球の生成促進作用：二％の芦薈水溶抽出液には赤血球・白血球の増加を促進する作用がある。

血液凝集時間を短縮する作用：芦薈の成分には血液凝集時間を短縮し出血を少なくする作用がある。

家庭でできる利用法

鼻血（血友病、痔、出血、大腸潰瘍性出血に）：アロエエキスを鼻の患部に塗る。

顔面のシミ：緑豆とアロエ粉末を同量で混ぜ患部に貼付する（マッサージをしてから貼付するとより効果が期待できる）。

血尿：芦薈（ロカイ）の葉一五gをすり潰して、その汁と白砂糖三〇gをおもゆに入れて飲む。

やけど：お湯を冷ました冷水で患部を洗ったあと、生のアロエの葉の汁を塗る。

アロエ酒

【材料】

アロエの葉……………五〇〇g
ホワイトリカー…………一・八ℓ
ハチミツ…………………一カップ

【作り方】

アロエの葉をきれいに洗い、乾いたふきんで水気をふき取ってから、包丁でざく切りにします。瓶に入れ、ハチミツ、ホワイトリカーを加えます。蓋をして密封し、冷暗所にて二カ月保存します。二カ月後、アロエの葉を取り除き完成。淡黄緑色に仕上がります。

著者の話

芦薈（ロカイ）は世界中で、下剤として（煎じ薬を使う代わりとして）よく使われています。漢方薬では芦薈の血液病に対する治療効果があるため、煎じ薬「当帰竜薈湯（トウキリュウカイトウ）」を臨床上よく使います。特に慢性リンパ性白血病の発熱、出血、幼若リンパ細胞に効果があります。

高血圧、低血圧のどちらの人にもよく、体質強化の効能もあります。食用のアロエは煎じ薬に比べその効果は弱いでしょう。

白血病・帯状疱疹の特効薬「当帰竜薈湯（トウキリュウカイトウ）」

私が初めて「当帰竜薈湯」の驚くべき臨床効果に出会ったのは一五歳の時でした。患者は少女で慢性のリンパ性白血病を患い、熱がなかなか下がらず鼻や歯茎からの出血も止まりません。顔色は蒼白、貧血もあります。一見、虚証のように見えますが、祖父は多数の清熱解毒（セイネツゲドク）の生薬から成る「当帰竜薈湯」加減を処方しました。私は、このような強い攻撃をする処方で、少女の身体が耐えられるかどうか心配でした。一週間後、少女は熱が下がり出血も止まり、身体の状態もよくなりました。不思議に思い祖父に処方の理由を訊ねました。祖父は「この少女の虚証の面（おもて）を見て、補気養血（ホキヨウケツ）の止血を処方しても、日々体内にこもった熱邪により出血が止まらず、身体が衰弱し切ってしまう。そこでまず、『当帰竜薈湯』を用いて肝胆熱（カンタンネツ）を収め、心（シン）の熱も同時に収めることで末梢出血を解消させた」ということでした。

特に注意する点は、食事も大切で、体内に熱邪がこもっている時に高カロリー食を摂ると熱邪が勢いを増し、治療に不利なので、少女には「暫くは高タンパク食を控えて、症状が安定してきたら徐々に栄養を摂っていきましょう」と話した。

私はこの経験から日本で帯状疱疹が酷い患者に「当帰竜薈湯」加減を飲ませ、外用で「清熱消炎の軟膏（セイネツショウエン）」を使用しました。患者は一週間後には帯状疱疹が萎縮し、痛みも大きく減り、二週間後には全治しました。食事はもちろんタンパク質は摂らないようにしました。

生姜（しょうが）

ショウガ科
学名　*Zingiber officinale* Rose.
英語名　Ginger
中国名　生姜（ShengJiang）
和名　生しょうが
処方用名　生姜、生姜汁、煨生姜
出典　《名医別録草》

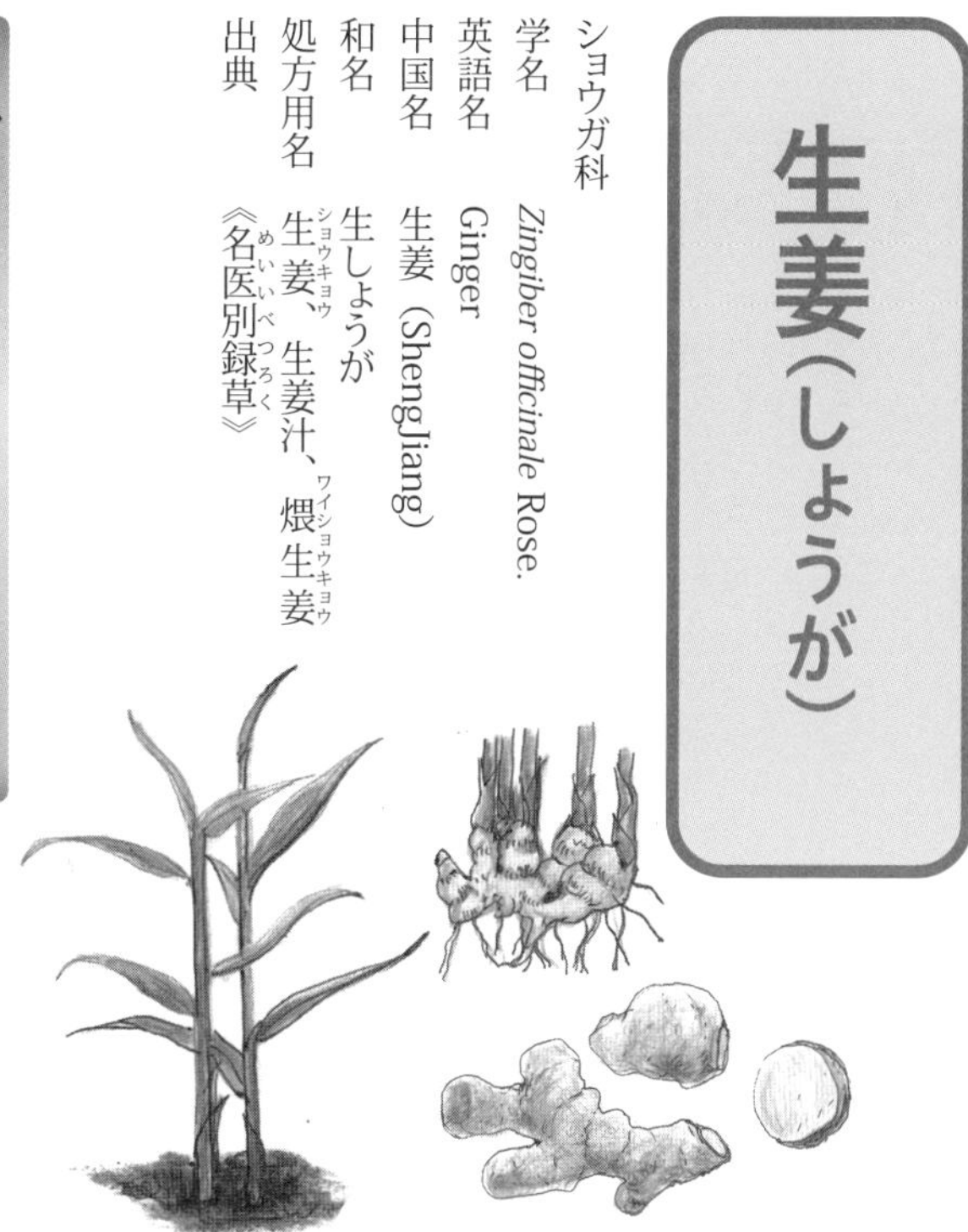

ルーツ

インド、マレー方面の原産で、日本では古く三世紀には記録が見られ、その頃に伝わったとされています。現在は、小型・早生で辛味が強いもの、中型・中生で辛味も中くらいのもの、大型・晩生で辛味が少ないものに分けられています。

中医学的効能と応用

①**「発汗解表」**▼発汗して「表邪」を追い払う

○風寒の邪を侵襲された、悪寒、発熱、無汗、頭痛、首こり、肩こり、咽頭痛、鼻づまり、鼻水などの症状に、葛根、麻黄、桂枝、甘草、白芍、大棗を配合して用いる。☆処方例「葛根湯」

②**「温中止吐」**▼お腹を温めて、嘔吐を止める

○胃寒嘔吐、寒くなると嘔吐の発作が起こる食欲不振、のどが渇かない、舌苔白などの症状に、半夏を配合して用いる。☆処方例「小半夏湯」

③**「散寒止咳」**▼寒を発散して、咳を解消する

○風寒の咳、痰多・サラサラ、悪寒、発熱、頭痛、鼻づまり、舌苔白、脈浮などの症状に、人参、蘇葉、葛根、前胡、半夏、茯苓、陳皮、甘草、桔梗などを配合して用いる。☆処方例「参蘇飲」

④**「解毒」**▼解毒する

○魚、カニの食中毒、激しい嘔吐、下痢には、紫蘇を配合して用いる。また、舌の腫痛、しびれに対し、生姜を煎じてその汁を飲む。

体質との相性

体質	相性
気血両虚・胃腸弱い	◎
食積痰湿・食滞	◎
気滞うっ血・血行悪い	○
肝陽亢盛・高血圧	×
陰虚・微熱	×
陽虚・全身冷え	◎

自然の属性

寒熱	微温
五味	辛
昇降収散潤燥	昇、散
臓腑	肺、脾、胃
毒性	無毒

解説　ショウガは「微温」性で胃腸を温めてくれます。そのため、「気血両虚」で胃腸の弱い人や、「陽虚」で冷え症の人には適した野菜です。また、「発散」の性質もあり、寒気に当たったり、寒けと節々の痛みのあるカゼにも効果があるのでよく使われます。しかし、微熱のある「陰虚」の人は発汗によって更に陰を損じてしまう恐れがあるので控え目に。また、「温」性で気を昇らせる性質をもつため、もともと「肝陽亢盛」で高血圧の人にも適しません。更に、皮膚病の人は控え目に。

【用量】三〜一〇g。

【使用上の注意】

①陰虚火旺の人の咳には禁忌。

②湿疹瘡瘍熱毒の症状がある人に生姜を使うと難治になる。

家庭でできる利用法

円形脱毛症：ショウガ汁と酒を二対一の割合で混ぜ、中心に向かって円を描くように患部に毎日数回塗る。

歯痛：薄切りにしたショウガを歯の痛い所に置くと痛みが止まる。

嘔吐：ショウガ三〇gを細く切り、酢一四〇mlとともに煮る。空腹時にショウガも一緒に飲む（慢性で止まらない嘔吐に適応する）。

胃痛・腹痛・月経痛：ショウガ一〇g、コショウ一〇粒、黒砂糖少々を煎じて飲む（冷えによる症状、もしくは冷えを伴う人に適応する）。

カゼ：ショウガ、ネギの白い部分、乾燥したシソの葉各一〇g（新鮮なシソだと二〇g）、茶六gを煎じ、黒砂糖一五gを溶かして飲む（寒気がして、透明な粘り気のない痰や鼻水を伴うカゼの初期に適応する）。

古典の訓え

李時珍曰く「許慎の《説文解字》には、姜は薑、湿邪を抑制する薬とある」

王安石曰く「薑という名の理由は、百邪も広く制御することができる（疆御）、故に"薑"という。初め新生の姜の尖部はやや紫色で『子姜』ともいう。宿根は『母姜』という」

陳蔵器曰く「生姜は温性、温めるため、皮を剥いて使う。皮のまま使うとそれほど温熱にならない」

張元素曰く「生姜は辛、甘、温性で、気味ともに濃厚で、浮かつ昇る、陽である」

徐之才曰く「秦椒は生姜の『使薬』、半夏、莨菪と『相殺』。その毒性を解毒する。黄芩、黄連、天鼠糞と『相悪』」

李時珍曰く「長く姜を食べると、その熱が体内にこもり、目の疾患を引き起す。珍はそれを自ら試して確信したことがある。痔をもっている人は生姜を多食してそこに酒が加わると、痔がすぐに発症する。癰瘡にかかりやすい人は生姜を多食すると、治りにくい悪い瘡傷を生じる」

コラム

皮膚病をもつ人はショウガを食べすぎると治りにくくなるという勧告が古文献にも記載されているので、注意が必要です。また、痔をもつ人は食べすぎると発作の原因となります。特に飲酒しながら食べるのは避けるべきです。春に食べすぎると眼病を引き起こしやすいなどの勧告も古文献には残されています。

栄養素の上手な摂り方

ショウガは「温」性で、「昇、散」の性質をもつ薬味として、寿司やナスの煮ものなど多くの料理によく付け合わされるが、これらの料理は「寒」や「降」の性質をもつ場合が多く、胃腸をその寒性から守る意味で大変優れている。たとえ寒性で体質が合わない食材でも、ショウガを用いることでその寒性を和らげることができる。また、寿司などの生ものに対しては殺菌作用もあり、一石二鳥である。腐ったショウガには、肝臓に対して毒性をもつ発ガン物質であるサフロールという成分が存在し、食べると激しい下痢や嘔吐などの症状が現れるため、様子がおかしく色が茶色に変わったら、味が変わらず辛くても変質しているので、食べないように注意が必要である。

現代の研究より

止吐作用：嘔吐を止める作用がある。
中枢の興奮作用：生姜のアルコール抽出液には、呼吸中枢、心血管中枢を興奮させる作用がある。
血圧を高める作用：生姜のアルコール抽出液には、血圧を高める作用がある。
発汗作用：発汗作用がある。
抗潰瘍作用：鮮生姜には、抗潰瘍作用がある。
解熱作用：鮮生姜には、解熱作用がある。
抗菌作用：鮮生姜の辛み成分のジンゲロンには、チフス菌、コレラ菌などに対する抗菌作用がある。嘔吐：ショウガ三〇gを細く切り、酢一四〇㎖とともに煮る。空腹時にショウガも一緒に飲む（慢性で止まらない嘔吐に適応する）。

豆知識

初旬のものは「子姜（シキョウ）」といって、醤油漬けや野菜として食べるとよいです。霜が降りた後のショウガは「老姜（ロウシキョウ）」と呼ばれ、いっそう辛くなり、薬用になります。干した生姜は「干姜（カンキョウ）」と呼ばれよく使われる漢方薬です。干姜は生より発散の力が弱くなりますが、お腹を温める力は強くなります。

話題の栄養素

ジンゲロン：ショウガの辛味成分で強い殺菌力があります。また、食欲を増進させ、新陳代謝を活発にし、発汗作用を高める働きや、血中コレステロールを減らして血管を軟化する作用なども知られています。
ジンギベロール：ショウガの香りの成分で、胃液の分泌を促進して腸の働きを活発にし、嘔吐を止める作用をもちます。

生姜のことわざ

「生姜不去皮　吃錯一身疾」（生姜は皮を剥かないまま食べると一身に病を招く）ということわざがある。

生姜は中薬の一種であり、有名な利尿・むくみを解消する処方である「五皮飲（ゴヒイン）」（生姜皮・五加皮・茯苓皮・大腹皮・地骨皮）においてもとても重要な役割を果たしています。

生姜は皮を剥いて食べるのか、皮のまま食べるのか？　古訓に「留姜皮則涼　去姜皮則熱」とあり、それを食べる人の状況によるのです。
①胃腸虚寒の人、寒涼の食事では、皮を剥いて食べると寒熱のバランスがとれる。
②風寒（フウカン）カゼの人は去寒発汗のために皮を剥いて食べるとよい。
③胃寒痛（イカンツウ）・嘔吐時は皮を剥いた生姜で姜湯を作るとよい。
上記以外の人は皮のついたまま摂取してよいでしょう。

よく使われる薬膳

小児の胃を温めるショウガとナツメのお粥

【材　料】
米……………………………三〇g
ショウガ……………………六g
ナツメ……………………五粒

【作り方】

米をフライパンで焦がさないように黄色くなるまで炒め、潰したナツメとともに水四〇〇㎖を入れた鍋に入れ、弱火で煮てお粥にする。仕上げの五〜十分前に薄切りにしたショウガを加える。


【服用法】

毎日あるいは隔日で食べると、カゼを予防し、お腹を温め元気を付ける。

7　カゼの予防・治療の薬草

第8章

花のパワー

○花の食用・飲用は、邪気除け・美容・沐浴等に役立つ。

金銀花（きんぎんか）

スイカズラ科
学名　*Lonicera japonica* Thunb.
英語名　Japanese Honeysuckle Stem
中国名　金銀花（JinYinHua）
和名　スイカヅラ
処方用名　金銀花、双花、金銀炭、忍冬花
出典　《本草経集注》

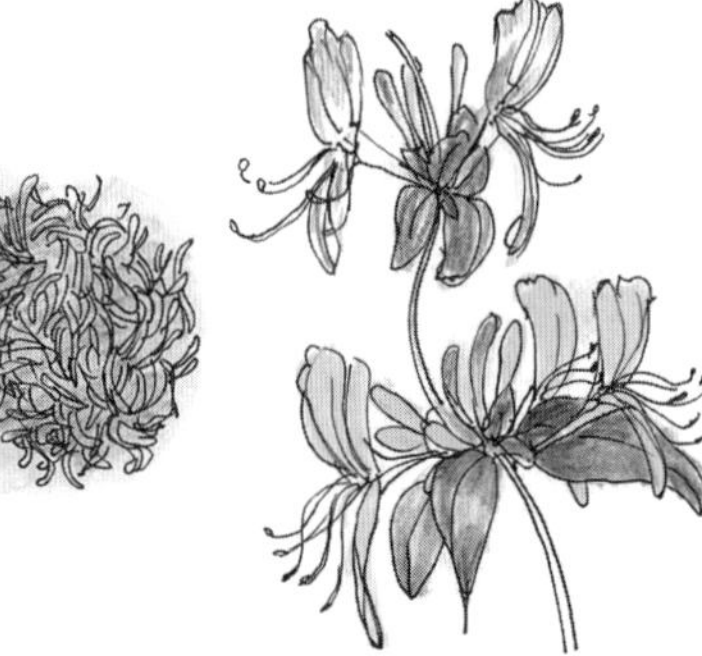

体質との相性	
気血両虚・胃腸弱い	△
食積痰湿・熱タイプ	◎
気滞うっ血・血行が悪い	○
肝陽亢盛・高血圧	◎
陰虚・熱っぽい	△
陽虚	×

自然の属性	
寒熱	寒
五味	甘
昇降収散潤燥	散
臓腑	肺、胃、心
毒性	無毒

解説　金銀花は寒性で解毒や抗菌、抗酸化、抗老化などの効果があります。そのため皮膚炎症の「食積痰湿」の熱タイプ、高脂血症の人には非常によいですが、「陰虚」で体の熱っぽい人には根本を解決する対処法ではないので控え目に。「陽虚」の人には「逆効果」です。その寒性は「気血両虚」の弱い胃腸を冷やす恐れがあるため控え目に。

ルーツ

スイカズラ科の常緑蔓性植物スイカズラの乾燥させた花蕾です。中国各地に自生し、山東の生産量が多く、品質は河南産がよいとされています。

金銀花は冬になると花が枯れ同時に新葉が出ます。蔓は枯れず冬にも耐える強さがあるため「忍冬」といいます。三〜四月に花が咲く時は初めは雪のように白く、二、三日で黄色になりますが、次々と花が出てきて新旧の花が同時に見られるため「金銀花」といわれます。スイカズラの蔓は左巻きで、木などに絡み付いてよく伸びます。花は香りが強く四月にその花蕾を採集して日陰で風通しのよい所で乾燥させます。蔓や葉はいつでも採集できます。

日本では全国の日の当たる山里、平地に普通に見られる植物です。花が甘い味がすることから「スイカズラ（吸葛）」といわれます。

中医学的効能と応用

①**「清熱解毒」**▼体の熱邪（余分な熱）を取り、解毒する

○熱毒による皮膚化膿症、咽喉の腫脹疼痛などに、連翹、紫花地丁、蒲公英、野菊花、山豆根、薄荷などと組み合わせて使用する。☆処方例「五味消毒飲」

○熱毒の下痢で膿血便や血便を呈する時に、単味を濃煎して服用する。

③**「疏散風熱」**▼外来の風熱を追い払い熱性のカゼを解消する

○外来の風熱か温病初期の発熱、微悪風寒、発疹などに、荊芥、香豉、薄荷など

と組み合わせて使用する。☆処方例「銀翹散」

【用量】一五～三〇g、熱毒が甚だしい場合は三〇～六〇g、煎服。

【使用上の注意】

生食すると疏散風熱・清熱解毒に、炒炭（銀花炭）すると血分に入り涼血止痢に働く。

現代の研究より

抗ウイルス作用・抗菌作用：金銀花にはレンサ球菌、大腸菌、ブドウ球菌、緑膿桿菌を抑制する作用がある。金銀花の煎じ汁（一〇mg／mℓ）の体外試験でウイルスに対して著明な抑制作用が認められた。

免疫機能を高める作用：金銀花の煎じ汁にはマクロファージの貪食機能を高めるなど免疫機能を調節する作用がある。

肝細胞の保護作用：金銀花に含まれるサポニンには損傷した肝細胞を保護する働きがある。

止血作用：生金銀花と金銀花炭はともに止血作用があり、生品よりも炭のほうが止血作用が優れているという報告がある。

抗酸化作用：金銀花の水溶液には体外でH_2O_2を除去する効果がある。

古典の訓え

陶弘景（道家養生開祖・大医学家）曰く、「忍冬はその煎じ汁を用いて酒を作ることができる。その酒は虚弱の体を補養し、長期に飲めば寿命を延ばす。しかし、他の仙人の修行本にはあまり薦められていない。その理由は、この草が手に入りやすいためであろうか。人は手に入れやすい物を重視せず、得にくい物を求めたがるものだ」

豆知識

金銀花は、すべての難治性の皮膚の炎症に優れた効果があります。昔から、田舎であまり薬が手に入らない貧しい人でもまじめに服用すればよいので重宝されました。感染した皮膚から膿を出すには「神異膏」を貼ると、その効果が絶妙です。「神異膏」（外用塗り薬）の作り方：生の忍冬の藤一把、その葉をすり潰して少し酒を入れ、とろみがあるくらいにして、その瘡の周辺に塗ります。真ん中に塗らないのは膿が出る所だからです。「忍冬酒」：忍冬藤一五〇gを木の槌で潰して（鉄器を使ってはいけない）、生甘草三〇gを一緒に土鍋に入れて、水八〇〇mℓで強火で沸騰したら弱火にして四〇〇mℓまで煮ます。酒四〇〇mℓを入れて再び一分ほど煎じてその汁を取り出します。「忍冬酒」のできあがり。その酒を一日三回に分けて飲みます。症状が重い場合は量を二倍にする。これを飲むと便通がよくなり、少なかった尿量も多くなります（生品は効果がよい）。

著者の話

昔、北京の私宅の敷地に金銀花をよく植えていました。金銀花は花が咲くと黄色と白色で華やかで、その清らかな香りが漂うだけでなく、その花、茎、葉、藤ともに薬であるため好まれます。一株で多用途があるため、別名「薬舗小神仙」（「薬屋の神」）と呼ばれます。香港、広東地域では金銀花を用いて「涼茶」を作り市販しており、夏バテの予防に役立ちます。私がアトピーの患者に処方する特製の「アトピー入浴剤」の主要生薬は金銀花です。入浴後、炎症を収めるだけでなく肌がツルツルになると好評で、皮膚病のない年配の人でも入浴のあと乾燥肌が大幅に改善します。また、金銀花にはコレステロールと結合しやすい成分があり、腸からのコレステロールの吸収を減少させることができ、高脂血症の人にもよいものです。

よく使われる薬膳

1 金銀花と白菊花の飲物「双花飲（ソウカイン）」

細菌による下痢に

【材料】
金銀花……一〇g
白菊花（シロキクカ）……一〇g
氷砂糖……少々

【作り方】
❶金銀花と白菊花（キクカ）を洗い、土鍋に適量の水を入れて、洗った花を入れ一五～二〇分煮る。
❷適量の氷砂糖で調味する。

【服用法】
毎日二〇〇㎖を二回に分けて飲む。

【効能】
「清熱解毒（セイネツゲドク）」「消暑止痢（ショウショシリ）」。体の余分な熱を収め、毒を除く。夏バテを解消して下痢を止める。

【注意点】
「双花飲（ソウカイン）」は暑熱による下痢にはよいですが、赤痢やもともと胃腸が冷える下痢の人、また皮膚の感染症が治りにくい人には使ってはいけない。

2 金銀花ドリンク「双花清咽飲（ソウカセイインイン）」

のどの赤い腫れ、痛みに

【材料】
金銀花……一五g
大青葉（ダイセイヨウ）……一〇g
ハチミツ……一五〇g

【作り方】
金銀花と大青葉を土鍋に入れて六〇〇㎖の水を加える。弱火で二〇分煎じて、その汁にハチミツを入れて混ぜる。

【服用法】
毎日少しずつ飲む。咽痛を解消するまで。

【効能】
「清熱解毒利咽（セイネツゲドクリイン）」。体内の余分な熱を収め、咽部の発赤、腫痛を解消する。

【注意点】
金銀花と大青葉はともに寒性をもち、熱毒を収め、のどの赤腫によい。便通にもよいのですが、便秘といっても様々で、「陰虚」でやせた人の便秘（便乾燥）にはよいですが、「食積痰湿」タイプや子供は控え目に。下痢っぽい人には逆効果で使ってはいけません。

忍冬藤（すいかずら）

金銀花の藤状の茎、葉は冬に耐え、左方向に曲がって物に附着する習性があり、「左纏藤（サテントウ）」といい、「金銀藤（キンギントウ）」とも呼ばれる。秋冬季、その柔らかな新生枝と葉を取り、日干しして貯蔵する。一般に生で使い、自然属性は金銀花と似ているが、「清熱通絡止痛（セイネツツウラクシツウ）」（体の余分な熱を収め、局部が熱すぎることにより通じなくなっている経絡を通じさせて痛みを自然に収める）の効能があり、関節の発赤、腫れ、熱っぽい痛み、屈伸困難の症状を解消する。

家庭でできる利用法

赤痢：忍冬藤を適量煎じて飲む。

きのこ中毒：生の忍冬藤を採取して生のまま食べる。

腫れ、発赤（膿が出ていても出ていなくても）：花、茎、葉をすり潰してその汁一〇〇㎖を八〇㎖まで煮つめて飲む。残った滓を瘡の周囲に湿布する

月季花（げっきか）

バラ科
学名　*Rosa chinensis* Jacq.
英語名　China Rose
中国名　月季花（YueJiHua）
和名　コウシンバラ
処方用名　月季花、月月紅
出典　《本草綱目》

体質との相性	
気血両虚・下痢っぽい	○
食積痰湿・咳	△
気滞うっ血	◎
肝陽亢盛・血を帯びた咳	×
陰虚・空咳	○
陽虚・下痢っぽい	×

自然の属性	
寒熱	温
五味	甘
昇降収散潤燥	降、潤
臓腑	肝、脾
毒性	無毒

解説　月季花は、温性で通便効果があり「気血両虚」の人、特に「気滞うっ血」の人には非常によいのですが、下痢っぽい「陽虚」の人、肝熱による「肝陽亢盛」で咳痰に血が帯びる人には逆効果なので、使ってはいけません。「陰虚」であまり熱っぽくない人には使いますが、熱っぽい人には控え目にします。

ルーツ

バラ科月季の乾燥した花を薬として使います。原産の中国では、十大名花の一つにあげられ、国内五〇余りの都市で市の花として選ばれています。清らかな香、味は淡味・微苦・渋、温性をもつ花です。各地で栽培され、六～七月、夏の晴れた日の朝に露水が乾いたあと、蕾が半分咲いた花を取り、陰干し、あるいは弱火で乾かし(直射日光で日干しは不可)て使います。各国で栽培され、二万ほどの種類があり、世界の花といえます。

中医学的効能と応用

①「活血調経」▼血行を巡らせ、月経不順を回復する
○肝気うっ滞・血行の巡りが阻害されることによる月経不順、月経痛、胸腹部の張った痛みなどに、丹参、益母草、当帰、香附子などと組み合わせて使う。

②「消腫解毒」▼腫れを解消し解毒する
○癰腫瘡毒(皮膚化膿症)に、鮮品をつき砕いて外用する。

③「活血消腫」▼血行を改善して腫れを解消する
○頸部リンパ結核(瘰癧)の腫脹・疼痛に、夏枯草、浙貝母、牡蛎などと組み合わせて使う。

【用量】三～六g、煎服。外用には適量。

【使用上の注意】
脾胃虚弱及び妊娠している人には禁忌。

よく使われる薬膳

1 月季花と代々花の飲み物「月季代代飲」

気滞血瘀体質の人の月経不順、月経痛に

【材　料】
月季花蕾……五個
代々花……一〇g
枳実……三g
紹興酒……一〇㎖
氷砂糖……少々

【作り方】
毎日一回温かいうちに飲む。

【服用法】
毎日二〇〇㎖を二回に分けて飲む。

【効　能】
活血化瘀、行気調経（血行をよくし、月経を調える）。

【注　意】
服用の期間中は、怒りや考えすぎにより効果が半減するため、平常心でいることが重要。

【解　説】
月季花は、子宮の収縮・けいれんを解消する双方向の調節作用があります。また、気の巡りを促進して月経を回復します。代々（橙）花を加えて、その治療効果を高めます。近年、代々花の減肥効果は（一般に去痰の生薬には減肥効果がある）人気となっています。

2 月季花の粥「月季花粥」

刺すような痛みを伴う月経痛、小腹痛、尿の出が悪い時に

【材　料】
月季花……二〇g
櫻桃……一五g
砂糖……一〇g
米……一〇〇g

【作り方】
❶月季花を洗う。
❷米を粥にして、❶の花と櫻桃を入れて、再び五分くらい煮て砂糖で調味する。

【服用法】
朝夕、少しずつ食べる。

ワンポイント

平和の使者
月季花は毎月咲き、その甘い香りにより〝花の皇后〟と賞賛されます、一七八〇年代、中国の月季がインドを経由して欧州に伝えられ、その時、英仏両国は戦争中だったが、月季花の安全のために暫く停戦して、英国海軍がその運輸の船を保護したというエピソードがあります。その貴重さが想像できるでしょう。ところが月季花は欧州に着くと毎月花が咲かなくなり、欧州の庭師たちを悩ますことになりました。それから一〇〇年の歳月をかけて、一九世紀の一八六七年に、ようやく「茶香月季」という四季に花が咲く月季の栽培に成功しました。

家庭でできる利用法

頸部リンパ結核（潰れない場合）：月季花二個、沈香一五g、芫花九g（炒める）をすり潰して、鮒の腹部に入れて（漏れないように）固定し、酒と水各三〇〇㎖で煮て、食べる。この処方の評判はよいです。《談野翁試験方》
（著者注：漢方臨床上、鮒と上述の漢方薬とを一緒にすると、補強作用と抗結核菌の作用があり推薦できます。）

月経不順、月経痛：新鮮な月季花一五～二一gにお湯をかけて、数分後に飲む。日に数回飲むと月経痛が緩和される。

産後子宮脱：月季花三〇gを弱火で煮て、酒で服用する。

打撲症：月季花の花びらを日陰干しにし、粉末にして保存する。毎日六gを朝夕二回に分けて酒で飲む。

空咳、咳血：月季花の花びらを氷砂糖適量で煎じて服用する。

古い症例の紹介

昔、神農山麓に高玉藍という一八歳の若い娘がいました。求婚者がたくさんいましたが、彼女は受け入れることができませんでした。それは彼女には年老いた母があったからです。母は咳血の病が治らないため、彼女は〝誰かが母の病を治してくれれば結婚する〟という条件を提示したところ、長春という青年が薬を用いて彼女の母の病を治しました。そのため彼女は長春と結婚しました。新婚の夜、長春に薬のことを聞いたところ長春は、「これは月季と氷砂糖を一緒に煮るという婦人の病と咳のための薬で、先祖代々伝わる処方だ」と言いました。

現代の研究より

抗菌作用：月季花の煎じ液には真菌や結核菌などに対する抗菌作用がある。

通便作用：長期に使用すると下痢の恐れがある。

胃腸の回復作用：気滞血瘀による胃の痛み、むかつきを改善する。主な有効成分はその香りのある精油と考えられている。

古典の訓え

李時珍曰く「多くの家庭では枝を挿し木にして栽培され、バラより花が大きく色は濃く、花びらが多く重なり、香りは強く毎月ごとに咲き、別名は月月紅。種もつくが、種子からの苗は著明な主根があり、側根も強いが、増やすには挿し木のほうがよいそうだ」

現代月季花の応用と配合

○月季花と代代花（ダイダイ）の配合：気滞うっ血による月経痛・月経不順・不妊症・胸痛と腹痛・食欲不振・むかつき・嘔吐などの治療に。

○月季花と益母草の配合：閉経・月経痛の治療に。

○月季花と夏枯草・生がきの配合：頸部リンパ結核・結核（未潰の場合）

○月季花と丹参・当帰・香附の配合：閉経・月経量が少なく色が淡い・小腹痛・精神不振・便乾燥の治療に。

○月季花の根二〇gとフナ（鮒）の配合：頸部リンパ結核の治療に。

月季花の実の薬用価値と禁忌

①打撲傷・捻挫に、月季花の実を砕いてとろみにして紹興酒を少々加え、傷の部位に湿布すると、その瘀血を早めに解消させる。

②風湿性関節炎に、月季花の実を砕いて適量の焼酎に一カ月浸け、内服するか疼痛のある患部に塗ると骨の痛みを軽減する。去風除湿疎通経路。

③肝うつ気滞による胸脇が張る痛みの解消に：月季花の実五gと代代花（ダイダイ）一〇gを二〇分煎じて、その煎じ汁二〇〇㎖を二回に分けて飲む。疏肝理気止痛。

④月経不調・月経痛・おりものなどの症状にも用いる。

⑤禁忌：月季花の実は少し毒性をもつ。そのため、過量（一〇g以上）を摂ると、むかつき・嘔吐・めまいなどの症状を引き起こす恐れがある。また、アレルギー体質の人にも不向き。

玫瑰花（まいかいか）

バラ科
学名　*Rosa rugosa* Thunb. var. *pleva* Reg.
英語名　Rugose Rose
中国名　玫瑰花（MeiGuiHua）
和名　シナハマナス、マイカイ
処方用名　玫瑰花（マイカイカ）
出典　《本草綱目拾遺（ほんぞうこうもくしゅうい）》

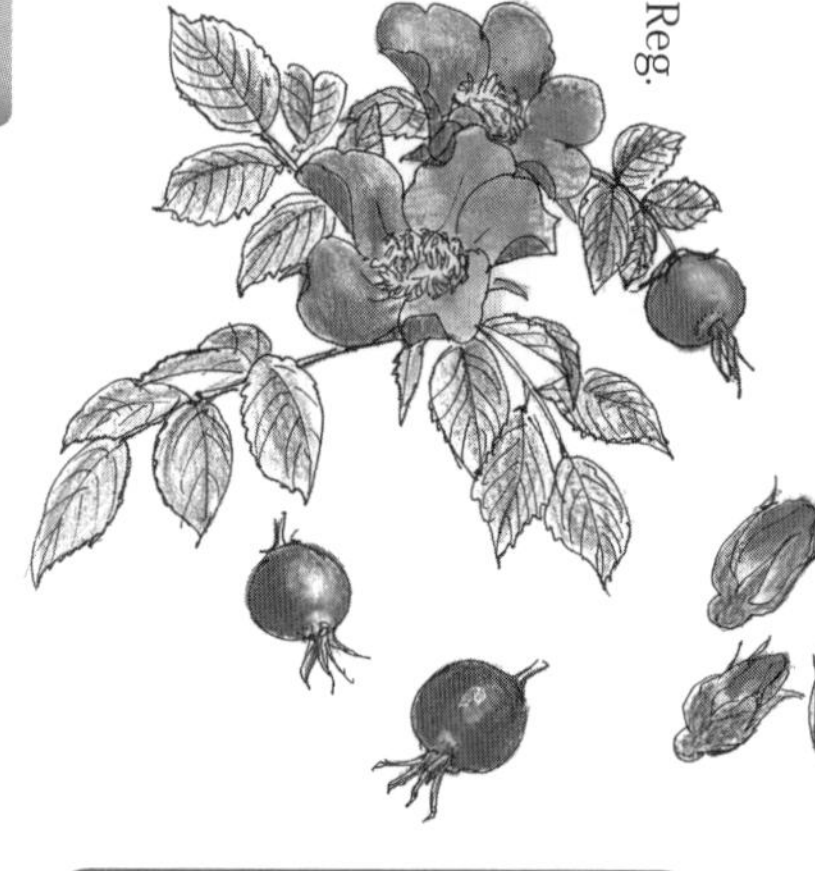

体質との相性	
気血両虚	○
食積痰湿・寒タイプ	○
熱タイプ	△
気滞うっ血	◎
肝陽亢盛	×
陰虚・微熱	×
陽虚	○

自然の属性	
寒熱	温
五味	甘・微苦
昇降収散潤燥	散
臓腑	肝、脾
毒性	無毒

解説　「気血両虚」や「陽虚」「食積痰湿」の寒タイプの人には、気血の巡りをよくするのでよいですが、熱タイプの人には温性の玫瑰花（マイカイカ）は逆効果なので控え目にしましょう。「気滞うっ血」で熱っぽくない人には合います。もともと熱っぽい「肝陽亢盛」や「陰虚」で微熱の人には不向きなので使わないようにしましょう。

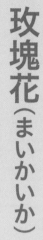

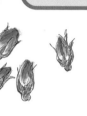

ルーツ

バラ科の多年生落葉低木シナハマナスの乾燥花蕾です。シナハマナスは江戸時代に伝わった植物で、現在日本では観賞用として栽培されています。栽培は生薬を生産するためではありません。中国で玫瑰花（マイカイカ）を薬として使い始めたのは、清の乾隆帝（けんりゅう）時代で、主な産地は江蘇（こうそ）、浙江（せっこう）、山東（さんとう）、安徽（あんき）省などですが、浙江省呉興県のものはよいとされています。現在でも薬としての使用は少なく、その精油が美容、マッサージに使われ、また、多くは花蕾をお茶の香料〝玫瑰花茶〟として利用しています。日本には天然色素を利用するために輸入されています。

日本での利用法

各地の海岸線に沿って生える落葉低木で、太い枝に短い毛と刺が密集しています。新しい枝先に濃い紫紅色の香りの強い花を咲かせます。果実は扁球形で赤黄色、地域によってはお盆に仏前のお供え物として使われる大切な果実でもあります。

下痢止めに：新鮮な花一〇gをコップ二杯の水で煎じ一日三回に分けて服用する。

月経過多に：乾燥した花弁五gを碗に入れ、熱湯を注ぎ、お茶代わりに飲む。

疲れの回復、低血圧、不眠症に：「ハマナス酒」果実を酒に漬けて飲む。

食用：果実を生で食べる、またジャムに加工する。

中医学的効能と応用

①**「理気解鬱（リキゲウツ）」「和血散瘀（ワケツサンオ）」**▼気血（キケツ）の巡りをよくして肝気（カンキ）うっ滞（タイ）を解消し、痛みを止める

○肝胃不和(肝気が強く、胃が弱くなる)による胃痛、胸脇が張って痛む、噯気(あくび)、食欲不振、顔の斑などの症候に、香附子、川楝子などと配合して用いる。

○月経不順や打撲捻挫などに、当帰、川芎、沢蘭などと配合して使用する。

【用量】三～六g、煎服。

家庭でできる利用法

月経量が多い：玫瑰の根と鶏冠花各九gを煎じて、その汁を取り出し、黒砂糖で調味する。

月経不順：玫瑰の根一八gを煎じて二回に分けて紹興酒で飲む。

下痢：玫瑰花を干して、粉末にし、四～五gを三回に分けて紹興酒で飲む。

皮膚のできもの(化膿疹)の初期：玫瑰の花びらを日陰干しにして、粉末にし、三gを紹興酒で飲む。

現代の研究より

利胆作用：玫瑰の精油成分にはラットの胆汁の分泌を促進する作用がある。

解毒作用：玫瑰の花蕾の水煎汁には、マウスの酒中毒の解毒作用がある。

止痒作用：玫瑰の浴剤には止痒作用がある。

髪のつやを増す作用：玫瑰の精油入り整髪剤には髪のつやを増す作用がある。

抗菌作用：玫瑰花の精油にはブドウ菌、ジフテリア菌、結核桿菌を抑制する作用がある。

抗心筋梗塞作用：玫瑰を主薬とする「玫瑰舒心口服液」は、ラットの心筋梗塞の範囲を改善し、心筋への保護作用がある。

古典より

姚可成は《食物本草》において「玫瑰は気を巡らせ肝胆の機能を助け、悪い気をよけ、芳香で気持ちをよくする」と述べています。《薬性考》では「気血の巡りをよくして瘀血による疼痛を解消する」と述べています。

豆知識

《本草綱目拾遺》には「玫瑰花は紫色と白色の二種類、紫色のものは血分の働きがあり、白色のものは気分の働きがある。茎には刺があり、月季に似ている。高さは三～四尺で、花びらは薬として使える」と記載されています。《百草鏡》には「玫瑰花を立夏前に採取して、その花蕾を日陰干しして使う。火で乾燥するのは禁忌」とあります。

玫瑰花茶と正しい使い方

玫瑰花には疏肝解鬱・理気止痛の作用がある。玫瑰花茶は玫瑰花の蕾一〇gを洗い、温水(七〇℃以下)に浸して飲む。美容のために玫瑰花茶を飲む人は多い。

しかし、注意すべきことがある。

①緑茶と一緒に使ってはいけない。緑茶は玫瑰花の薬性を減らしてしまう。

②沸騰した水で玫瑰花茶を煎じてはいけない。高温により精油など有効成分を失う恐れがあるため。

③玫瑰花は毎回一〇gくらいの使用で十分。過量になると胃腸が弱い人は下痢になる恐れがある。

玫瑰花を選ぶ方法：

①色が赤色、香りが純正。

②重さがある。

③煎じた薬湯は黄色で、硫黄を添加して混濁したものは真赤色。

玫瑰花茶が合わない人：

①妊娠中の人。

②胃腸が弱く冷え症。

③便秘の人。玫瑰花には収斂作用があるため。

辛夷（しんい）

モクレン科

学名　*Magnolia denudata* Desr.　*Magnolia liliflora* Desr.

英語名　Yulan Magnolia　Lily Magnolia

中国名　辛夷（XinYi）

和名　ハクモクレン

処方用名　辛夷、辛夷花、木筆花、玉蘭花、シンイ

出典　《神農本草経》

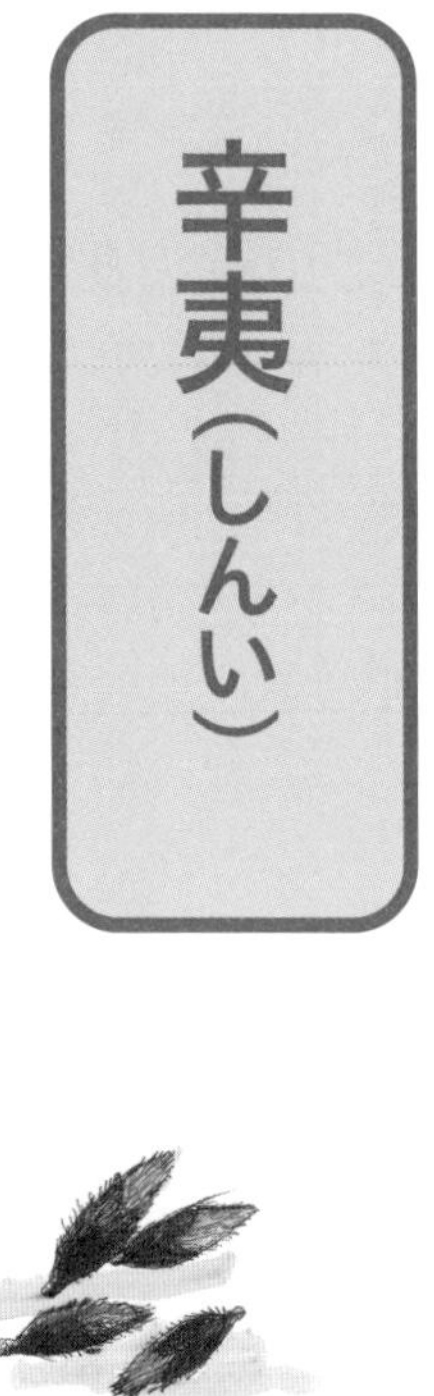

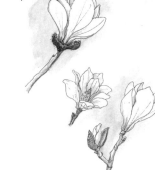

ルーツ

モクレン科の落葉高木ハクモクレンの花蕾です。春の初めに花が咲くと、その精油の含有量が低くなるので、花が咲く前の冬の終わりの時期に採取して、風通しのよい場所で乾燥させて、使う時に砕き潰して使います。中国の主な産地は河南、安徽、四川です。《大和本草》には「日本辛夷」（*M. kobus* Dc.）を「辛夷」として紹介していますが、これは中国の本草で紹介している「辛夷」ではないことに注意してください。日本産のものはコブシ（*Kobus magnolia* Dc.）の花蕾で、コブシの地方名から名付けられました。これは各地の山野に生える落葉高木で、三～五月に枝の先に香りのよい白い花が咲き、昔から農作業の目安として大事にされてきました。東北地方では田植えや里芋植えの作業の目安として、「芋植え花」と呼ばれています。よく似たタムシバより花びらの数が多く、花の下に一枚の若葉が付いているのが特徴で、六つの弁の基部は赤色を帯びています。

辛夷の名の由来（伝説）

昔、秦という挙人（昔の文人の呼称の一つ）が鼻から膿のような鼻水がよく出て、いやなにおいで頭痛もひどく困っていました。ある時彼は南方の少数民族地域（「夷地」という卑称）に辿り着きました。そこで白髪の老人に出会い、老人の自宅の庭にある木の花蕾を採取して、毎日それを煎じてその汁を飲み、残りで鼻を洗うよう教えられました。十数日間続けると、鼻がよくなり頭痛も解消しました。帰宅する前にその花蕾をたくさんもって帰ろうとしたところ、老人は「その苗をもち帰り、そこで植えれば多くの人に役立つことができる」と提言したため、秦挙人は故郷に戻り庭にこの木を植えました。五年がたち、香りのよい花が数えきれないくらい咲き、鼻にトラブルがある人たちを助けることができました。人々がこの花の名を尋ねたところ、秦挙人は自分が辛亥年に「夷地」からもって帰ったので「辛夷花」だと答えました。

体質との相性	
気血両虚・鼻炎	○
食積痰湿・鼻炎　寒タイプ	◎
食積痰湿・鼻炎　熱タイプ	△
気滞うっ血・鼻炎	◎
肝陽亢盛・鼻炎	△
陰虚	×
陽虚・鼻炎	○
妊婦	×

自然の属性	
寒熱	温
五味	辛
昇降 収散 潤燥	昇、散、燥
臓腑	肺、胃
毒性	小毒

解説　気を上昇させる温性、燥性の辛夷は、「気血両虚」「陽虚」「食積痰湿」の寒タイプにはよく使います。「食積痰湿」の熱タイプや「肝陽亢盛」の人には控え目にしましょう。「陰虚」の人と妊娠中の人には不向きですので使わないようにしましょう。

昔からの利用法

頭痛(注※)、鼻炎、カゼなどに：辛夷八～一〇gをコップ二杯の水で煎じ、一日三回に分けて服用する。

高血圧、動脈硬化症に：辛夷一〇～一五gをコップ三杯の水で半量になるまで煎じ、一日二回に分けて服用する。

蓄膿症、鼻炎、カゼに：辛夷一五g、蒼耳子九g、白芷三〇g、薄荷葉一五gを粉末にして、一回六gを毎食後に服用する。

強壮に：辛夷の種子を四倍量のホワイトリカーに漬け、三カ月熟成させた後に服用する。

著者注※：頭痛といってもいろいろタイプがあり、「血虚」や「陰虚」による頭痛には禁忌とされます。辛夷には子宮を収縮させる作用があり、妊娠している場合は使わないほうがよいとされます。体を乾燥させる働きで、鼻粘膜の血管収縮作用があり、鼻炎といっても萎縮性鼻炎には使わないほうがよいでしょう。人によりアレルギー反応が現れるため、使用前に少し試したほうが安全です。

中医学的効能と応用

①「散風解表」▼外来の風の邪を追い払いカゼを解消する

〇風寒タイプの感冒の頭痛、頭重、寒けがある、食欲不振、のどが渇かない、鼻閉、鼻汁などに、葛根湯に川芎などと配合して用いる。

〇風熱タイプの感冒の頭痛、熱っぽい、のどが渇き痛いなどに、金銀花、桑葉、黄芩などと配合して使用する。

②「宣肺通鼻」▼肺の機能を回復して鼻の詰まりを解消する

〇風熱上襲による鼻淵(副鼻腔炎)の鼻閉、鼻汁に、薄荷、蒼耳子、白芷などと配合して用いる。☆処方例：「蒼耳子散」

【用量】三～九g、煎服。外用には適量。

【使用上の注意】

「葛根湯加川芎辛夷」という処方は、風寒風邪で鼻水が多く鼻づまりの場合に使う処方で、刺激力が強いため、風寒風邪であっても小児に使うことはできない。

昔の製薬法

花蕾の毛を拭い取り、芭蕉の水で一晩漬けてから、米のとぎ汁で巳時(九～一一時)から未時(一三～一五時)の約四時間煮て、薬を取り出して弱火で乾燥させて使う。

著者の話

「辛夷」は小毒性があり、子供には慎重に使うことが重要で、漢方製剤の「葛根湯加川芎辛夷」はカゼによる鼻のトラブルの治療薬ですが、子供にはきついので使わないように注意しましょう。辛夷は花が紫紅色のものが薬用として使えますが、白色のものは「玉蘭」といって薬力は弱いです。西太后は「辛夷」の花が大好きで、「頤和園」という夏宮(夏の別荘)の寝室の庭に植えていました。彼女は、「辛夷」は鼻だけでなく肌の美白や酒鼻、シミ、ニキビ、歯茎の腫れや痛みにも役立つことを知っていったので、庭の「辛夷」をとても大事にしたそうです。江蘇の宜興の丁山鎮の街、著者の父の子供時代の家宅の庭には玉蘭の木があり、毎年その花弁を採取して、玫瑰花、桂花とハチミツでジャムを作って「玉蘭餅」にしていました。肌にいいともいわれ、とても美味しい思い出です。

家庭でできる利用法

鼻炎、蓄膿症：辛夷九g、卵三個を溶いて一緒に煮る。

胃の張り、痛み：辛夷三gを温かい酒で飲む。《日華子本草》

西太后香髪散：辛夷一五〇g、白芷九〇g、零陵草（薫草）三〇g、大黄一二〇gを粉末にし、蘇合油で混ぜ、風通しのよい所で干して再び粉末にする。脂漏性皮膚炎による脱毛、髪の再生、白髪によい。毎日、髪に少しずつ塗り櫛でとかす。この粉が、頭と髪の脂と結合し、脂を取り清潔にして髪の再生を促す。

現代の研究より

子宮筋の興奮作用：辛夷の煎じ液には、子宮を興奮させる作用がある。

慢性単純性鼻炎の治療：「蒼朮辛夷魚腥草白芷湯」（辛夷七g、蒼茸子一〇g、白芷一〇g、防風一〇g、川芎一〇g、甘草一〇g、魚腥草二〇g、桔梗六g）寒性タイプには、細辛三g、桂枝六g、荊芥一〇gを加え、熱タイプには黄芩六g、連翹一〇g、桑皮一〇g、天花粉一五gを加減し、煎じて十五日間服用し、五二例を治療。症状消失四十五例、改善十五例、無効二例。有効率九六．二％。

慢性蓄膿症の治療：「蒼耳辛夷湯」の治療効果：三〇例を治療。全快二四例、改善四例、無効二例。有効率九三．三％。

小児のインフルエンザ予防：辛夷・菊花・蒼朮・荊芥各同量を粉末にし布袋に入れて、小児の胸と背中に掛けると予防効果がある。

気管支喘息の治療：辛夷と羌活を配合して五八例治療。有効率八七．九％。

古典より

李時珍曰く「夷は『荑』であり、その花蕾の初めて出る形は『荑』（茅の芽）に似て、味は辛味（ピリ辛）であるため辛夷と名付けられた。花蕾は見た目が筆の先に似ているので北方の人は〝木筆〟と呼び、花が春早々に咲くので南方の人は〝迎春〟と呼ぶ。花が白色のものは〝玉蘭〟と呼ばれる」

古典の訓え

李時珍曰く「『辛夷』は気味ともに薄く、浮かつ散の陽薬で手太陰足陽明経に入って働く。川芎とは相性がよい。赤石脂、菖蒲、蒲黄、黄連、石膏との相性は悪いので一緒に使わない。鼻の気は〝天〟と通じ、〝天〟というのは頭、肺を指し、肺の穴は鼻で陽明胃経は鼻を廻ってから上に行き、脳は元神の府で鼻は命門の穴である。人は脾（消化吸収の機能）の気が不足する時、頭が傾く。すると九竅（九つの穴）の機能がうまく働かない。辛夷は辛温で気を巡らせ肺に働き、胃の清陽の気を上行させて〝天〟に通じさせる。このことから辛夷は胃を温めるため九竅の病に効く。黄帝軒轅と岐伯の後は、この理屈を解けるのは李杲（李東垣）一人だけである」

よく使われる薬膳

辛夷の花の茶「辛夷花茶」

【材料】
辛夷……………………六g
紫蘇葉…………………六g

【作り方】
辛夷（干したもの）と蘇葉をコップに入れてお湯を注ぐ。

【服用法】
お茶代わりに飲む。

【効能】
風寒のカゼ、鼻づまりに、風寒を追い払い鼻づまりを解消する。

紅花（こうか）

キク科	
学名	*Carthamus tinctorius* L.
英語名	Yulan Magnolia / Lily Magnolia
中国名	紅花（HongHua）、紅藍花（HongLanHua）
和名	ベニバナ
処方用名	紅花、南紅花、草紅花、紅藍花、コウカ
出典	《開宝本草》

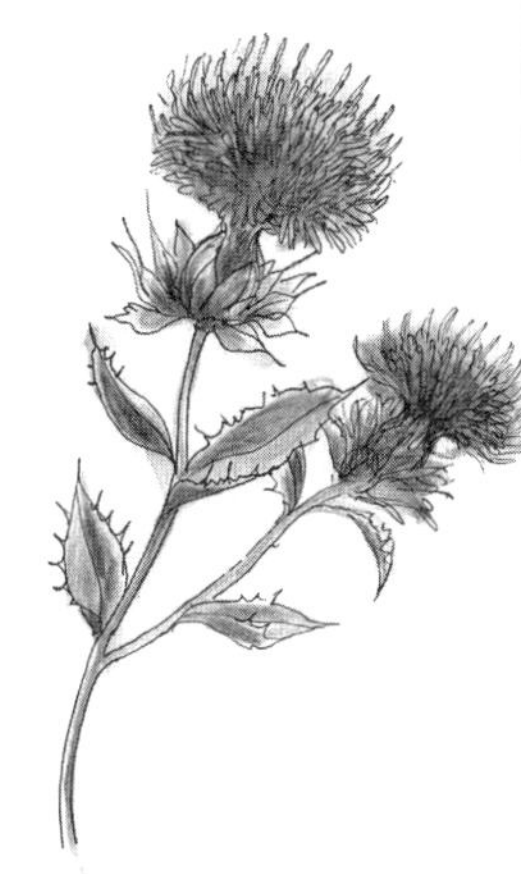

ルーツ

キク科の一年草ベニバナの花冠の管状花を乾燥したものです。別名はスエツムバナ（末摘花）で、これは花が末の枝から咲くので、末枝の花から摘むということでこの名が付けられました。

エジプトが原産で、インド及び中国で多く栽培されています。紅花の名は、《漢書》に初めて載せられ、薬物としては宋代の《開宝本草》に「紅藍花（コウランカ）」の名で記載があります。晋代の張華の《博物誌》には、「張騫がその種を西域から中原へもってきて、その後各地で植えられるようになったとあります。食材として使われるのは

元代からとされています。中国の主な産地は新疆、河南、河北、四川、山東の各地で、新疆のものは品質がよく生産量も多いです。

豆知識

紅花の種子：白平子（ハクヘイシ）

紅花の種子は白色で脂肪油が五〇％含まれ、その中の二五％の紅花油には、血中脂質の降下作用や、血管の軟化作用・拡張作用、抗老化作用、豆の毒の解毒作用などがあります。

中医学的効能と応用

①「活血通経（カッケツツウケイ）」▼血行をよくして月経を正常にする

○血瘀（ケッォ）による無月経、月経痛、腹腔内腫瘤などに、熟地黄、当帰、川芎、赤芍、桃仁（トウニン）などと配合して用いる。☆処方例「桃紅四物湯（トウコウシモツトウ）」

○難産や胎児死亡の娩出に、川芎、当帰、肉桂、牛膝（ゴシツ）、車前子（シャゼンシ）などと配合して用いる。☆処方例「脱花煎（ダッカセン）」

体質との相性	
気血両虚・胃腸弱い	○
食積痰湿・高血脂	○
気滞うっ血・狭心症	◎
肝陽亢盛・血栓形成	○
陰虚	△
陽虚	△

自然の属性	
寒熱	温
五味	辛
昇降収散潤燥	散
臓腑	心、肝
毒性	無毒

解説 辛味温性の紅花は、血行を改善する作用があり、「気滞うっ血」タイプには非常によいでしょう。高脂血症や血栓形成にも効果はよいですが、使用量によっては血分（ケツブン）を損なうため、「血瘀（ケツォ）」ではない人には使わないように注意しましょう。

8 花のパワー

②「去瘀止痛（キョオシツウ）」▼血瘀（ケツオ）を解消して痛みを止める
○打撲外傷による内出血の腫脹・疼痛に、蘇木（ソボク）、血竭（ケッケツ）などと配合して使用する。☆処方例「八厘散（ハチリンサン）」

【用量】三～九g、大量で九～一五g。

【使用上の注意】
①妊娠中の人、月経過多には禁忌。
②出血傾向があり瘀滞（オタイ）がみられない場合には用いない。

家庭でできる利用法

急性咽喉頭炎：新鮮な紅花（コウカ）を砕き潰して絞り出し、六〇〇㎖の汁を取り、症状がよくなるまでその汁を少しずつ飲む（もし、冬季で新鮮な紅花がない場合は、干し紅花を水に浸して、その汁を絞り出してもよい）。よくなる。《海上方（かいじょうほう）》

胎盤が出ない：紅花酒を温め、小杯に二、三杯飲む。《熊氏補遺（ゆうしほい）》

出産後のめまい、胸苦、息切れ：干し紅花三〇gを粉末にして、酒二杯を温めて二回に分けて飲む。《子母秘録（しぼひろく）》

血瘀（ケツオ）、刺すような痛み：紅花の実六六四gをすり潰して、ホワイトリカー六六四㎖と混ぜて攪拌し、弱火で乾かす。再びすり潰して、粉末にしてハチミツで〇・五㎝大の丸剤を作り、空腹時に酒で四十丸を飲む。《張仲景方（ちょうちゅうけいほう）》

紅花の使用上の注意

普通使用量は三～九g。少量を使うと瘀血（オケツ）を除き、新血の造成によいが、大量になると、瘀血を除きながら血分（ケツブン）を損ないます。故に「過量になると血が止まらない」という注意が古い訓えにあります。

著者の話

紅花（コウカ）を上手に使うには、一つはその血瘀の「証」を確認すること、もう一つは患者の体質と持病に配慮して用量を加減することです。一般には例えば、「四物湯（シモツトウ）」などのように、生地黄（ショウジオウ）、当帰（トウキ）などの血分（ケツブン）を養う薬と配合すると、紅花の強さをカバーできます（「蔵紅花（ゾウコウカ）（サフラン）」ではより注意すべきです）。安易に大量を使用すると出血傾向となります。また、単味では使わないようにします。薬膳では他の食材と一緒に使うので量を守ればより安全です。

コラム

冬に種をまいて、春に若苗が生じ、夏に刺のある総苞の上に花が咲きます。花が黄色から赤くなる頃が採集の時期で、朝、露が乾かないうちに花を採集します。その茎部の子房を傷付けないように注意すれば、同じ所から次に花が再生し数回収穫でき、最後に刺のある総苞の中に白い小豆大の種ができます。

李時珍（りじちん）は「地域により、二月、八月、十二月、雨の後に、皆種をまくことができる。そのあと若苗を採集して食べるか、皮膚の腫れ痛みの局所に若苗をすり潰して湿布する。五月、花が咲き、色は赤色。種子を五月に採集、洗いすり潰して煎じて飲むか、野菜と一緒にサラダにすると旨い。その種には脂が多く、脂は蝋燭の原料にもなる」と記載しています。

昔は、染料、口紅の原料として利用されました。婦人の薬としての最も早い文献は、張仲景（ちょうちゅうけい）《金匱要略（きんきようりゃく）》の「婦人雑病篇」で、紅藍花の効能について「婦人六十二種風（風邪・病毒）、腹中気血刺痛」とあります。それ以降、婦人科でよく使われており、現代では、血行がよくないあらゆる病に幅広く使われています。

よく使われる薬膳

1 紅花ともち米の粥「紅花糯米粥」

月経不順に

【材　料】
紅花……………………一〇g
もち米…………………一〇〇g

【作り方】
紅花を洗い、三十分煎じて、粥にする。

【服用法】
朝夕二回に分けて食べる。

【解　説】
この膳は血分不足、瘀血による月経不順の人しか使えず、冷え症、気滞、痰湿などの原因による月経不順の人には使えません。

2 紅花と卵の煮もの「紅花煮鶏蛋」

月経が早まりお腹が脹って痛む時に

【材　料】
紅花……………………三〇g
卵………………………二個
塩………………………少々

【作り方】
❶紅花を洗い煎じる。
❷卵をその煎じ汁に入れ、塩を入れて再び煮るとできあがり。

【服用法】
朝夕二回に分けて食べる。

〈紅花酒〉
紅花・川芎・川牛膝各一〇gをホワイトリカー五〇〇㎖に七日間浸ける。毎日三〇㎖を朝夕に分けて飲む。
適応症：気滞血瘀の頭痛、心痛、月経痛。
《中国薬膳宝典》

現代の研究より

有効成分：リノール酸

その他の成分：紅花の黄色素はサフロール黄素で水に溶けやすく、赤色素はカーサミンで水溶性はない。

冠状動脈の血流量の増加作用：紅花は冠状動脈の血流量を増加させ、心筋の酸欠を改善する。心筋梗塞を緩和する作用がある。

抗血栓作用：紅花には、紅花サフロール黄素が含まれ、血小板の凝集を抑制する作用がある。

血中コレステロール値の降下作用：紅花の油には、人のコレステロールを降下させる作用がある。有効率七二～七七％。

古い症例の紹介

宋代の顧文荐の《船窗夜話》に一つの病例が載っています。

新昌地方の徐氏は出産後、病がこじれて危険な状態になったため、家族が名医・陸日巌の診察を受けさせました。その時、徐氏は胸にわずかの体温が残るだけで、死にかけていた。陸日巌は「これは〝心悶〟の病で、すぐに十数斤の紅花を購入しなければいけない」と。そして十数斤の紅花を用意すると、大きな鍋で紅花を煎じ、沸騰後に三つの木のバケツに入れ、その上に木の柵を組みました。そして患者をその上に寝かせ、湯気がなくなると、加熱することを繰り返しました。すると硬くなっていた指が動き始め、半日くらいで患者の意識が戻ったということです。

附・番紅花（ばんこうか）

アヤメ科

学名　*Crocus sativus* L.

英語名　Saffron Crocus

中国名　番紅花（FanHongHua）、西紅花（XiHongHua）、蔵紅花（ZangHungHua）

和名　サフラン

処方用名　西紅花、蔵紅花、サフラン

出典　《飲膳正要》

ルーツ

アヤメ科のサフランの柱頭及び花柱の上部です。番紅花は西域のイスラム教の国イラン原産で、元代にジンギスカンの御殿医・忽思恵が《飲膳正要》で初めて食材として紹介しました。張華の《博物志》の、張騫（前漢代の政治家・外交官）が西域からもって帰った種がそれだったという説もあります。

しかし実際には唐の太宗の時代（七世紀）にインドから中国へ伝わった説が有力です。宋代の《開宝本草》には「太宗時、外国から〝郁金香〟が献上された。その葉は麦門冬に似ている。九月に花が咲く。色は紫色、香りが数十歩離れていてもする。花が実を実らす。その根で繁殖する」と記載されている。その「郁金香」こそが番紅花でした。それが日本に渡来したのは、天保年間（一八三〇～一八四三）とされていますが《植物渡来考》より）、しかしそれはヒガンバナ科の韮蓮、現在のサフランモドキで、本当のサフランは文久末期～明治四年に栽培され始め、正式には明治一九年に栽培用として輸入されました。近年、多くのものはスペインから輸入されています。

自然の属性

寒熱	寒
五味	甘
昇降 収散 潤燥	散
臓腑	心、肝
毒性	無毒

中医学的効能と応用

①**「活血化瘀」「通経」**▼血の巡りをよくして月経不順を解消する

○効能は、「紅花」と同じだが薬力ははるかに優れる。

②**「涼血解毒」「解鬱安神」**▼血分の熱を収め、解毒し、うつを解消して心身を安定させる

○紅花と同様に使用するほか、温病の熱入営血（高熱とともに皮膚の発赤斑がみられる）にも用いる。

コラム

番紅花は地中海の国で紀元前から香料として使われていました。ブドウ酒と一緒に飲むと二日酔いによいとされます。母乳と練って目に塗ると涙が止まります。軟膏にすると子宮の病に効き、通便効果もあり、性欲を促進する働きもあります。また炎症を解消することができます。

「草紅花」と「番紅花」は、地域により形が異なるのではないかと李時珍は記していますが、「番紅花」は「草紅花」とは全く異なる植物で、別名「撒法郎」と呼ばれ、中国の発音はサフラン（番紅花）と同じです。蔵紅花（西蔵の紅花）ともいいますが、チベットは原産地ではなく、すべてネパールから輸入していたため、サフランはネパールから輸入したものが一番とされていました。

日本では、月経痛、月経不調の治療薬として知られています。《万葉集》では布を染める染料として詠われ、天平時代には口紅の原料とされました。梅雨どき、アザミに似た管状花を咲かせます。十月頃に採集し、日陰干しにし、熱湯に暫く浸したあとお湯ごと飲みます。

【用量】一～三g、煎服。

現代の研究より

有効成分：雌しべの頭部には三〇種類以上の揮発油が含まれ、サフランの苦味はサポニン類物質である。
抗凝血作用：サフランの熱湯で抽出される物質には血液の凝固を著明に抑制する作用がある。
止血作用：サフランの成分である総サポニンには著明な止血効果がある。
肝細胞保護作用：サフランの成分、クロシン（Crocin 紅花素）には、発ガン性物質の肝臓への負担を減らす作用がある。急性中毒による肝臓への影響も抑制する。
抗酸化作用：研究報告によると、サフランの成分は酸素と絡んで、その酸化を抑制する。
子宮興奮作用：サフランの煎じ汁は、アルコールで抽出したものより、子宮筋の収縮作用が顕著にある。
抗ガン作用：サフランの低い濃度の煎じ汁は正常細胞に対して毒性はないが、ガン細胞（胃ガン、子宮ガン、肝臓ガンなど）に対する抗ガン作用がみられた。しかし高い濃度では正常細胞に対して毒性があると判断された。

現代の臨床治療例

①心筋の血液供給不足：サフラン少々を熱湯に入れ、お茶がわりに飲む。
②肝膿瘍（肝の化膿症）：サフランに山慈菇、王不留行、黄耆、黄栢、甘草を配合して処方したところ著明な効果が得られた。

豆知識

番紅花と草紅花
草紅花（辛温無毒）の原産地は欧州南部やイランで、キク科の植物であり、番紅花とは全く違う植物で。番紅花（サフラン）はアヤメ科植物の雌しべの柱頭で、貴重なために偽物もあります。本物のサフランは油性で半透明です。グラスの水にサフラン一本を入れて、暫くすると沈んでいき、その時サフランから出た赤色色素が沈む直線上に残り、拡散しないものが本物です。

よく使われる薬膳

①「蔵紅花茶」
【材　料】蔵紅花　五～一〇本
【服用法】八五℃の白湯に浸して飲む。
【注　意】妊娠中の人、出血傾向のある人は不向き。

②「蔵紅花粥」
【材料・作り方】米一〇〇g、蔵紅花一〇～二〇本を一緒に粥にする。

【服用法】毎日一回。

【適応症】気滞血瘀による打撲痛・慢性肝炎・狭心症・脳卒中後遺症。

【注　意】妊娠中人や子供は禁忌。月経期にも使わないように。潰瘍病や出血傾向のある人は慎重に。

③「蔵紅花酒」
【材料・作り方】蔵紅花二gを焼酎五〇〇mlに一週間漬けてできあがり。

【服用法】毎日四〇mlを二回に分けて服用する。

④香料としてスープに
蔵紅花二〇本、山芋一〇〇g、枸杞一〇g、大棗三枚（去核実）を一緒にスープにして。

菊花（きくか）

キク科
学名　*Dendranthema morifolium* (Ramat.) Tzvel.
英語名　Florists Dendranthema
中国名　菊花（JuHua）
和名　キク
処方用名　菊花、杭菊花、滁菊花、黄菊花、白菊花、キクカ
出典　《神農本草経》

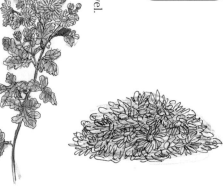

ルーツ

キク科の多年生草本植物キク及びその品種の頭花です。《神農本草経》に上品薬として記載されています。《坤雅》には菊はもとは「鞠」といい、「鞠」は「窮」といい、「窮」というのは、菊花は九月に諸々の花の最後に咲く（窮・済）という意味です。漢代末の書《医名別録》の「菊花は雍州（陝西省南部長安の近く）の川沼地で九月に花を採取する」という記載からみて、今の漢方薬の菊花は交雑した市販の食用菊ではなく、古代長安附近の野生菊の変種であるという説もあります。菊には白菊花、杭菊花があり、中国の主な産地は浙江、安徽、河南、四川などで、晩秋～冬初（九～十一月）の花が咲く時期に収集して日蔭干し、あるいは弱火で乾燥させ、あるいは蒸した後に日蔭干しします。杭菊花は浙江省杭州産の菊花で、その花を摘み、三～五分蒸して日蔭で干しして保存します。産地・品種・採取加工などの違いにより名称を異にする多くの品種が出回っています。しばしばホソバアブラギク *C.lavandulaefolium* Mak.（野菊花）の頭花が「漢菊花」として市場に出回りますが、効能が異なるため注意が必要です。

中医学的効能と応用

①**「疏散風熱」**▼風熱の邪を追い払う

○カゼ（風熱タイプ）による発熱、頭

体質との相性	
気血両虚・めまい	△
食積痰湿・めまい	△
気滞うっ血・めまい	○
肝陽亢盛・めまい	◎
陰虚・めまい	△
陽虚・めまい	×

自然の属性	
寒熱	微寒（平性説も）
五味	甘・微苦
昇降収散潤燥	散、降
臓腑	肺、肝
毒性	無毒

解説　微寒性（平性の説もある）の菊花は、肝熱を収め、「気滞うっ血」や「肝陽亢盛」で熱っぽくてめまいのある高血圧の人には非常に合うので、上手に利用しましょう。「気血両虚」のめまいの原因は気血の不足で、補強が必要ですが、微寒性の菊花はその補強の働きがないため控え目にしましょう。「食積痰湿」タイプの人のめまいは、体内に溜まった余分な水分の排泄機能低下によるもので、排泄作用のない菊花は不向きです。「陰虚」タイプでは、そのめまいは陰分不足によるもので相対的に陽が亢盛にみえますが、菊花は滋陰の作用がないので根本治療には役立ちません。「陽虚」タイプのめまいは陽気不足によるもので、微寒性の菊花は温陽の働きとは逆になるので、使わないようにしましょう。

痛、咳、のどが痛いなどの症候に、桑葉、薄荷、杏仁、桔梗、連翹などと配合して用いる。☆処方例「桑菊飲」

②「明目」▼視力を改善する

○風熱や肝火による目の充血・腫れ・疼痛、多涙に草決明、石決明子、木賊、黄芩などと配合して用いる。☆処方例「菊花決明散」

○肝陰不足による視力減退や目のかすみに、熟地黄、山茱萸、枸杞子などと配合して使用する。☆処方例「杞菊地黄丸」

③「平肝潜陽」▼肝気が盛んで昇らせるのを解消する

○肝の気が昇ることによるめまい、ふらつき、頭痛、頭が張るなどの症候に、釣藤鈎、石膏、陳皮、麦門冬、半夏、防風、茯苓などと配合して用いる。☆処方例「釣藤散」

④「清熱解毒」▼熱を取り、解毒する

○皮膚化膿症に、金銀花、甘草と配合して用いる。☆処方例「銀菊散」

【用量】六～一二g、煎服。

豆知識

菊の中で、種子ができないものを「牡菊」といいます。その菊を焼いて灰を地面に撒くと、カエルを毒殺することができます。《周礼》

ワンポイント

品種により効能がやや異なります。
黄菊花（杭菊花）は、味が苦く熱を発散することに長じ、風熱の邪を発散することに優れている。
白菊花（滁菊花）は、味甘く熱を収めることに長じ、肝の機能を回復し、視力の改善に優れている。
もう一種、野菊花があり、熱を収め、解毒する効能をもちますが、これは別項で述べることにします。

著者の話

中国でも日本でも、菊に気持ちを寄せて先人を偲び、先祖のお墓に供える花は菊花を中心にしたものが多く見られます。また、日本の天皇の紋章は一六枚の花びらの菊の形で、菊を大事にしていることを示しています。菊の伝説は数えきれないほどあり、菊は長寿になる仙人食であることも、中国と日本の風習は一致しています。現代でも杭州の調査では、白菊の濃縮剤を六一例の狭心症患者に二カ月間服用させたところ、八〇％の患者に著効があり、四五％の人の心電図が正常になりました。現在、死亡率の高い三大疾患のうちの一つとされる循環器系の病気の予防と治療に効果が期待できるとすれば、喜ばしいことだと思います。

古典より

陶弘景曰く「菊は二種類あり、一種は茎が紫色で香りが甘く、その葉が食べられるもので『真菊』という。もう一種は、茎が青色で大きく、青蒿のにおいがし、味は苦くて食用にはできず、別名『苦薏』で真菊ではない」
李時珍曰く「『薏』は蓮子の芯という意味で、野菊はその苦味が似ているので『苦薏』と呼ばれている」

食用菊の利用は、遡って春秋戦国時代からの風習ですが、盛んだったのは宋の時代でした。宮廷の御膳には「花の宴」がありました。《本草綱目》には、菊花を賞賛する記載があります。「菊の苗は野菜のように食用できる。その葉はお茶のように飲むことができる。その花は食べられる。その根と実は薬用にできる。菊花を布袋に入れて枕にする。醸造酒にして飲む。全体で役立たないものはないではないか」

似た効能の漢方薬の比較

菊花と桑葉

菊花と桑葉はともに肺と肝に働き、軽い熱を収め、頭目の風熱を散じ、肝の熱を収めて視力を改善する効能をもち、風熱タイプのカゼ、肝陽上亢の高血圧に併用される。桑葉は疏散に優れ肺を潤し止咳に働き、菊花は肝の熱を収め視力を改善する効能に優れ「陰」によい効能がある。そのため肺の燥を解消するには桑葉を、肝の風熱が昇る症状には菊花を使用することが多い。

コラム

《後漢書》によると、河南酈県の北に渓（たに）があり、両岸には菊が満開に咲き、まるで堤防の如くでした。秋風が吹くと、菊の花びらが渓に落ちて、両岸の三十家は毎年この渓の水と菊花を一緒に飲食していたため、代々長寿であったと伝えられています。

《抱朴子・仙薬》にもこの村のことが紹介されています。その渓水が甘かったのは、何世代にもわたって、渓水が菊の花びらであふれていたためではないかと書かれています。村民は井戸を掘らず、その渓の水だけを使っていました。最年長は一四五歳で、九〇代の人が多く、子供のうちに死亡する人はいなかったそうです。かの西太后も菊花が大好物で、「菊花延齢膏」を毎日服用していたそうです。

菊花延齢膏の作り方：新鮮な菊花を水で煮て濃汁を作り、加熱したハチミツと一緒にペースト状にし、毎日一二gを摂る。熱を収め、視力を高める効果がある。

家庭でできる利用法

頭痛、頭・顔面に熱っぽさを伴う：菊花・石膏・川芎各九gをともに粉末にして、一回八gを二回に分けて茶で飲む。

膝が熱っぽく痛い：菊花と陳艾葉を袋に入れて痛みがある膝を包む。痛みは徐々に消失する。

病後目に翳状片：白菊花・蝉退同量を粉末にし、九gを二回に分けて、薄めたハチミツで煎じて飲む。《救急方》

外陰部の腫れ：甘菊苗をすり潰して煎じてその汁の湯気を外陰に当て、四〇℃になったら座浴する。《危氏得救方》

酒酔い（泥酔）：九月九日の真菊花を粉末にして二gを飲む。《外台秘要》

熱っぽさを伴うめまい：杭菊花六〇g、枸杞子三〇gを紹興酒適量に一〇～二〇日間漬け、その汁を取り出してハチ

仙人食の紹介

仙人食によく使う「日精」「更生」「同盟」というものは、みな、菊の根・茎・花の別名である。晋代の道家医学家・葛洪の著書《玉函方》には、「王子喬服食甘菊方」が記載されている。王子喬は周霊王の長男で、幼い頃から道を究めることが好きで、「仙人」の修練をし、その号を「桐柏真人」といった。「甘菊方」は王子喬が常に食べていた霊薬である。

甘菊方の作り方：三月上寅（旧暦三月の第一の寅日）、甘菊苗を採取する。これを「玉英」という。六月上寅、菊葉を採取する。これを「容成」という。九月上寅、花を採取する。これを「金精」という。十二月上寅、根を採取する。これを「長生」という。四品をみな乾燥させ、同量を取り、戊日に混合して粉末にし、毎日二gの酒で服用する。あるいはハチミツで〇・五㎝大の丸薬にし、二一丸を一日三回に分けて飲む。百日間服用すれば体が軽くなり肌を潤し、一年服用すれば白髪が黒くなり、二年服用すれば歯が再生するなどの効能があるといわれる。

解説：毎月寅日や毎日寅時は、肝気旺盛の時間で、この時甘菊の香りが最もよく、効能も最大であるとされています。戊日は「土」に属し、「土」は万物を生じ、この日に製薬すると治療効果がよいといいます。

ミツを適量入れ、朝夕各六〇㎖を飲む。

高血圧、眼底出血：白菊花一〇g、槐花（カイカ）六g、草決明（ソウケツメイ）一〇gを水煎し、その汁を一日二回に分けて飲む。

晋代、明代の菊花酒の作り方

晋代には、菊花（キクカ）と茎、葉、更に栗と一緒に酒を作り、一年間漬け込み、翌年の九月九日の重陽節に飲んだ。

明代には、甘菊花の煎汁、酒の麹と米と一緒に酒を作った。あるいは地黄（ジオウ）、当帰（トウキ）など薬と一緒に作るともっとよいとされた。

解説：九月九日に菊の花を観賞し、菊の酒を飲む風習は、晋代の文豪で「桃源郷（とうげんきょう）」の著者、隠居して詩、酒、菊を愛したことで有名な陶渊明（とうえんめい）によるものという説があります。

よく使われる薬膳

1 菊花と鶏の炒め物「菊花炒鶏片（キクカチャオジペン）」

高血圧、視力低下に

【材料】

菊花のびら……六〇g
鶏肉薄切り……五〇〇g
卵……二個
塩、ネギ、生姜、ゴマ油、砂糖、調理酒、コショウ、トウモロコシ粉 …少々

【作り方】

❶鶏肉薄切りと卵の白身を、塩、酒、コショウ、トウモロコシ粉と混ぜる。
❷塩、砂糖、コショウ、ゴマ油を一緒に混ぜておく。
❸熱したフライパンに油を薄く塗り、十分に熱したら❶の鶏肉を入れて揚げて取り出す。
❹フライパンを再び熱したら、ネギ、生姜を入れて炒めて❸の鶏肉を入れて調理酒を入れ、❷の調味料を加えて最後に菊花を入れてできあがり。

【服用法】

ご飯と一緒に食べる。

《滋補中薬保健薬膳（じほちゅうやくほけんやくぜん）》

2 枸杞子と菊花の飲み物「杞菊飲（コギクイン）」

めまい、視力低下に

【材料】

枸杞子……一〇g
抗菊花……五g
緑茶……六g

【作り方】

枸杞子、抗菊花、緑茶を一緒に保温できるコップに入れて、沸騰した湯三〇〇㎖を入れて蓋をして、十五分置いてできあがり。

【服用法】

その汁を少しずつ飲む。

【解説】

緑茶は寒性のため、胃が弱い人には緑茶を除きます。

古い症例の紹介

かの西太后（せいたいごう）の髪の毛は脂っぽく、抜け毛が多かったため、御殿医らは髪の毛を洗う薬用洗剤を作りました。最も多く使われたのは「菊花散（キクカサン）」という洗髪剤と、「抿頭方（ビントウホウ）」という整髪水です。

「菊花散」は菊花など九種の薬草を研ぎ、煎じ汁を用いて髪の毛を洗うものでした。「抿頭方」は菊花、牙皂（ガソウ）、薄荷（ハッカ）、荊芥穂（ケイガイホ）、香白芷（コウビャクシ）、白僵蚕（ビャッキョウサン）、藿香葉（カッコウヨウ）、霊陵香（レイリョウコウ）の八種の生薬を煎じ、冷して氷片を入れ、その汁を櫛（くし）に付けて髪の毛に通すと脂が減り、抜け毛も少なくなったということです。

附・野菊花（のぎくか）

キク科
学名　*Dendranthema indicum* (L.) Des Moul
英語名　Indian Dendranthena
中国名　野菊花　(YeJuHua)
和名　野菊花
処方名　野菊花、野菊、きくか
出典　《神農本草経》

野菊の花を乾燥させたものである。各地に自生して色が濃く黄色で香りがあり、味が苦辛、平性（微寒性の説もある）で、小毒がある。効能は清熱解毒で、降圧、血中脂質の減少、狭心症を改善する。皮膚の化膿疹、赤目、腫れ痛み、頭痛、めまいに適用する。

朱丹渓曰く「野菊花という薬を服用すると、胃気を極めて損傷する。

【用量】九〜一五g、煎服。

【使用上の注意】
菊花と効能が異なるため、混同しないように注意を要する。

家庭でできる利用法

皮膚の化膿疹：野菊の茎葉花をすり潰し、酒で煎じて温かいうちに飲む。患部の汁をふき取り、煎じカスを患部に湿布するとよくなる。《衛生簡易方》

天泡瘡：野菊花の根、ナツメの木を煎じて皮膚を洗う。《医学集成》

頸部リンパ結核が排膿しない場合：野菊花の根を砕き潰し、煎じて酒で服用する。そのカスを用いて患部に湿布する。その結核が消えるか、潰れて膿が出るとよくなる。

カゼの予防：沸騰したお湯に野菊花を入れて一時間漬け、三〇分煎じてその汁六gを飲む。小児は半量で毎月一回。

乳腺炎の初期で乳房が痛む：野菊花の葉と黒砂糖を一緒にすり潰して患部に湿布する。

現代の研究より

解熱作用：野菊花には著明な解熱作用がある。

鎮痛作用：野菊花には著明な鎮痛作用があると判明した。

心筋の血流量の増加作用：ネコの冠状血流量を九三％増加させる。

血圧降下作用：野菊花には血圧降下作用がある。そのメカニズムは、抗副腎ホルモン作用と周囲の末梢血管を拡張する作用によるという報告がある。

抗炎症作用：野菊花には強い抗炎症作用がある。

体質との相性	
気血両虚・めまい	×
食積痰湿	○
気滞うっ血	×
肝陽亢盛	△
陰虚	×
陽虚	×

自然の属性	
寒熱	微寒（温性説も）
五味	苦・辛
昇降収散潤燥	降
臓腑	肺、肝
毒性	小毒

解説　苦辛微寒（微温）降性、小毒性のある野菊は辛苦猛烈です。一般に化膿疹に使いますが、専門の医師に相談した上で使用するのがよいでしょう。小児への使用は慎重に。

「体質判断シート」の使い方

次のページに掲載した「体質判断シート」をチェックすることによって、ご自身の体質がわかります。

まずチェックを始める前に、以下に記入した注意点を理解してからチェックにとりかかってください。

❶確認項目（天候適応力～睡眠）ごとに、右に並ぶ6タイプ（「気血両虚」～「陽虚」）の**すべての項目をもれなくチェックし、該当すればタイプを問わず、また先入観なしに□内に✓を記入します。**

多くの場合、一つの項目内にいくつかの症状が記されていますが、そのすべてに当てはまらなくても、一つでも当てはまるものがあれば、その項目の□内に✓を記入します。

例えば、確認項目「天候適応」の「気血両虚タイプ」の欄には「寒さと暑さの両方に弱い、寒がり、カゼをひきやすい」という三つの症状が記されていますが、この中で「カゼをひきやすい」だけしか当てはまらないという場合でも、この項目の□内に✓を記入してください。

また同じ症状が複数のタイプ欄にある場合、例えば「暑さに弱い」という症状は、「気血両虚」の欄にも「肝陽亢盛」や「陰虚」の欄もありますが、結果の正確さを期すために、該当する場合は必ず各項目の□内に✓を記入してください。

❷最近一年間くらいのご自身の体調を考えて、明らかに当てはまっている場合のみ□内に✓を記入します。どちらともいえない場合など無理に✓する必要はありません。また、ずっと以前にあったけれど最近はないという場合も✓しなくてよいでしょう。

❸すべての確認項目をチェックし終ったら、タイプ（「気血両虚」～「陽虚」）ごとに縦列の✓項目を数え、各タイプ欄にある（　　個）内にそれぞれ当てはまった✓項目数を記入します。

❹チェック数の多いタイプはご自身の体質タイプと判断するとよいでしょう。ただし体質のタイプが複数になる場合もあります（体調が複雑になる）。老人・小児・妊娠中の人も体調が優れない時は、このシートを利用し、基本形以外の体質傾向を調べましょう。本文51ページの「よく見られる体質の組み合わせ」を参考にしてください。

❺事故や手術、出産など、何らかの影響で体質が変化することもあります。そうした時には再チェックしてみましょう。

❻ご自身のメインの体質がわかったら、本書の中で薬草ごとに載せてある「体質との相性」の表で、各薬草とご自身の体質との相性を調べましょう。もしタイプが複数でそれぞれのタイプと薬草との相性（◎○△×）が一致しない時、つまり、一方のタイプが○でもう一方が△の場合は、△のほうに従いましょう。例えば、ご自身のタイプが「気血両虚」と「気滞うっ血」の複数体質タイプの場合、相性は「気血両虚」は○、「気滞うっ血」は△ですから、この場合の相性は、「気滞うっ血」の△に従いましょう。

※該当する項目の□を✓し、✓数の最も多いタイプをご自身の体質傾向として把握してください。

確認項目	気滞うっ血タイプ（　　個）	陰虚タイプ（　　個）	陽虚タイプ（　　個）
天候適応力	□ どちらかというと、寒くなると悪化する。	□ 暑さに弱い。熱や暑さで発病しやすい。秋の乾燥に弱い。薄着を好む。	□ 冬に弱い。寒さで発病しやすい。寒がり。厚着を好む。
精神状態	□ 落ち着きがない。胸苦しい。不平不満が多い。イライラする。	□ 興奮気味、持久力がない。敏感、焦りがある。不安。せっかち。	□ 疲れやすい。反応が遅く鈍い。ぼーっとしていることが多い。
体型	□ 特になし。	□ 痩せ型。	□ 筋力低下。足がむくみやすい。
顔色	□ シミが多い。やや暗い。ツヤがない。	□ 微熱が出ると頬は化粧をしたような桃色になる。	□ 灰白色、汚い感じ、顔・肌にツヤがない。
頭髪	□ 頭皮に異常はないが脱毛する（特に円形脱毛症）。	□ 若年の白髪。乾燥、抜け毛。	□ 顔・肌にツヤがない。
目	□ 両瞼がやや暗い又は黒ずむ。ひどい時は目の下にクマがある。	□ 目が疲れやすい。とり目。	□ 目に力がない。まぶたがむくむ。
鼻	□ 見た目がやや暗い。	□ 乾燥気味。鼻血が出やすい。	□ 見た目が青白い。
耳	□ ひどい時は青紫色気味。	□ 色がピンク。または普通。	□ 色が白い。
唇・口腔	□ 赤紫っぽい。またはどす黒い。ひどい時は口が乾く。	□ 赤っぽい、乾燥傾向。唇が薄い。口内炎ができやすい。咽が渇く。	□ 血色が悪い、口がネバネバする。咽が渇かない。
舌	□ 舌質は滑らかではなく粗い。色が青紫色。又は青紫色斑点がある。	□ 舌の形が薄い、または痩せている。色が赤い。舌苔は少なく乾燥、またはない。	□ 舌質がきめが細かく、柔らかい、活気がない。舌質の色が蒼白。舌苔が白く厚く水っぽい。
手	□ 手が冷たくなりやすい。爪の色がやや赤紫色っぽい又は暗灰色。爪に深い縦すじがある。	□ 乾燥。熱い（特に手の平）。爪の色が赤いまたはピンク。	□ 爪の色に赤味がなく青白い。手に力が入らない。冷え（全身の冷えを伴う）。
足	□ 冷えやすい（手の冷えも伴う）。	□ ほてり（手や胸のほてりも伴う）。	□ むくみやすい。全身の冷えを伴う。
腰	□ たまに腰に力が入らない感じ。	□ 疲れやすい。	□ 重く痛い。
便と尿	□ 便秘と下痢が交互に起きる。	□ 乾燥便。便の出が悪い。尿は黄色で量が少ない。	□ 軟便下痢傾向。あるいは便秘（数日に1回の通便でも便は硬くない）。尿の色が薄い、頻尿（夜尿も多い）。
声	□ 落ち着かない話し方、あれこれと訴えることが多彩。理屈っぽくしゃべる。	□ 早口でしゃべる。	□ 話疲れするため話しが少ない。話し声が小さい。あくびが多い。
食事	□ 酒を飲むと体が楽になる。	□ 食欲旺盛、咽が常に渇く（特に夜）。たくさん飲める。冷たいものを好む。	□ 温かい飲食を好む。食後、腹痛・下痢・むかつきが起こりやすい。
寒熱の感じ	□ 微熱。夕方によく微熱がある。熱い湯で長風呂が好き。	□ 夜になると微熱が出る。微熱が慢性化しがち。夜になると手足がほてりやすい。	□ 全身冷え症。暖かい所が好き。
汗	□ 頭と首に汗をかきやすい。	□ 寝汗をかく。	□ 汗をかきやすく、寒気を伴う。
頭痛	□ 刺すような痛み（体にも）がよく起こる。	□ ズキンズキンと痛む。めまいがよく起こる。	□ 頭が重い感じ。ぼーっとする。
睡眠	□ 眠れるけど、睡眠が浅く、不安定。	□ 寝付きが悪い。不安感がある。	□ 眠たい、朝起きにくい、寝疲れする。

体質判断シート（6タイプ）			
確認項目	気血両虚タイプ（　　個）	食積痰湿タイプ（　　個）	肝陽亢盛タイプ（　　個）
天候適応力	□ 寒さと暑さ両方に弱い。寒がり。カゼをひきやすい。	□ 多湿に弱い。薄着を好む。熱や暑さに弱い。	□ 暑さに弱い。カゼをひくと口が渇く、熱っぽくなりやすい。
精神状態	□ 疲れやすい。反応が遅い。不安。	□ 反応緩慢。歩くのが遅い。	□ 興奮気味。怒りっぽい。
体型	□ 体が弱々しい。やや乾燥肌。	□ 下腹部肥満。体が重く感じる。	□ 頑健そう。肥満傾向。
顔色	□ 蒼白。艶がない。	□ 黄白色。脂っぽい。	□ 赤っぽい。脂っぽい。
頭髪	□ ツヤがない。髪の毛が少ない。	□ 毛が細く柔らか、油っぽい。頭頂部が脱毛しやすい。	□ 油っぽい。頭頂部が脱毛しやすい。
目	□ 目に力がない。まぶたがむくみやすい。	□ まぶたがむくみ気味。下まぶたに脂肪沈着しやすい。	□ 充血していることが多い。両まぶたが赤っぽく腫れ気味。
鼻	□ 鼻水がでやすい。	□ 見た目が赤っ鼻傾向。脂っぽい。	□ 見た目が赤っ鼻傾向。
耳	□ 薄く、小さい、色が白い。耳鳴りになりやすい。	□ 黄色い液が出やすい。耳鳴りになりやすい。	□ 赤い（特に耳たぶ）。
唇・口腔	□ 血色がない。または薄ピンク色。	□ 口がネバネバする。口臭がある。	□ 赤い。咽が渇く。
舌	□ 舌質はきめ細かく柔らかい。或は周辺に歯の型がついている。	□ 舌質は太くて大きい。周辺に歯の型がついている。苔は厚くねっとりして汚い感じ。	□ 舌質色が赤い、苔は黄色味を帯びる。
手	□ 力がない。冷えやすい。爪の色が淡いピンク、或は赤味がない。	□ 手の平が赤く、熱っぽい。	□ 手の先と爪が赤っぽい。手の平が赤く熱い。
足	□ 冷えやすい。むくみやすい。だるい。	□ むくみやすい。冷えやすい。	□ 熱っぽい。または冷え。（高血圧、またはのぼせのある場合）
腰	□ だるい。	□ 重くだる痛い。疲れやすい。	□ 特になし
便と尿	□ 軟便下痢傾向。尿の出が悪い。或は便秘で尿量が多い。	□ 粘便。数日間便秘でも排便すると始め硬く後で粘便。尿は濁り透明感がない日が多い。	□ 便秘傾向。尿少なく濃い黄色。
声	□ 話し声が小さい。話すと疲れる。	□ 話し声が鼻声気味。息切れがしやすい。	□ 話し声が大きい。よくしゃべる。
食事	□ 食欲がないことが多い。食後胃がもたれやすい。温かい飲食を好む傾向がある。	□ 冷たい物や飲酒を好む。食欲旺盛、或は不振。咽が渇きがちでも水はあまり欲しくない。飲み過ぎ・食過ぎるとむかつく。	□ 冷たいものを好む傾向がある。食欲旺盛。酒を好む。咽が渇きがちで水をよく飲む。
寒熱の感じ	□ 寒がり。	□ 午後に微熱が出やすい。	□ 熱っぽい。（特に上半身）。
汗	□ 汗をかきやすい。汗が油っぽくない。	□ 汗をかきやすい。汗が臭く油っぽい。頭に汗が多い。	□ 頭と首と脇に汗をかきやすい。汗をかくとすっきりする。
頭痛	□ 鈍い痛みが起こりやすい。	□ 前頭部が痛い。目の奥が重く痛い。めまいを伴うことがある。	□ よく頭痛がする。特に後頭部が痛い。
睡眠	□ 横になると落ち着く。睡眠が浅い。朝起きにくい。寝疲れする。	□ 食後になると眠気がする。朝起きにくい。すぐ眠る。或は寝返りして寝付きが悪い。	□ 寝付きが悪い。

煎じ方

食材や薬草を上手に煎じることは、その薬効を生かすために重要であり、ここに示すような容器で行ってください。ただし、特別に書かれてある場合はそちらに従ってください。

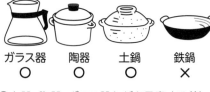

注意

❶水加減が必要で、少なくとも食材や薬材などがひたるほど入れてください。六〇〇㎖に限るものではなく、毎回煎じた後に残る液量が二〇〇〜四〇〇㎖くらいになるのが適量です。朝夕二回に分けて飲むこと。

❷水が少ないなどが原因で焦げた場合、毒があるので飲まずに捨ててください。新しく作りなおしましょう。

❸煎じている途中で水が足りなくなった場合はお湯を加えましょう。冷たい水を入れてはいけません。

お薦め・コツ

お茶用のパックなどで、煎じるものをあらかじめ包んでおくと、後で濾し取る手間が省けるのでお薦めです。

有効成分が揮発性の薄荷（ハッカ）や藿香（カッコウ）・蘇葉（ソヨウ）などの場合は、水の量を少なくし、煎じる時間も三分以下にしたほうがよいでしょう。目安は後入薬を入れ攪拌して香りが出るとできあがり。

ガラス器	陶器	土鍋	鉄鍋
○	○	○	×

❶土器、陶器、ガラス器などを用意する（鉄器、銅器は場合によっては、薬効成分を変質させる恐れがある）。

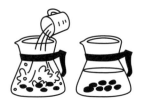

❷煎じる食材や薬草に、三〇〇〜六〇〇㎖の水を加えてひたし、約十分置く。

❸沸騰させたら、すぐに弱火にし、適宜かき混ぜながら二〇〜三〇分煎じる。カゼのためであれば、煎じる時間は一〇〜一五分ほどと短くする。

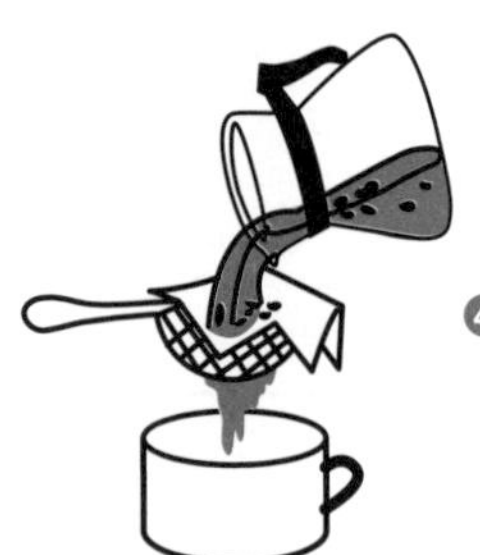

❹残った食材や薬草を除いて、液を濾し取る。

食品ピラミッド

これは一九九六年に米国農業省が発表した食品ピラミッドで、一日に摂る食事のバランス表です。それぞれのポイントが炭水化物、野菜、果物を底辺として、ピラミッド型に表されています。

要するに、肉や魚などに偏らず、炭水化物と野菜を中心にした食生活を作りましょうということです。

それぞれの１ポイントにあたる量

炭水化物	パン、豆、米 …1/2 カップ
野菜類	白菜（加熱）…1/2 カップ、 ブロッコリー …小皿 1、サラダ …1 皿 野菜ジュース …3/4 カップ
果物	果物ジュース …3/4 カップ 缶詰果物 …1/2 缶、リンゴ …1 個、 バナナ …1 本、ミカン …1 個
乳製品	ミルク …1 杯 ヨーグルト …1 杯
肉、魚介類	肉魚類 30g、卵 1 個

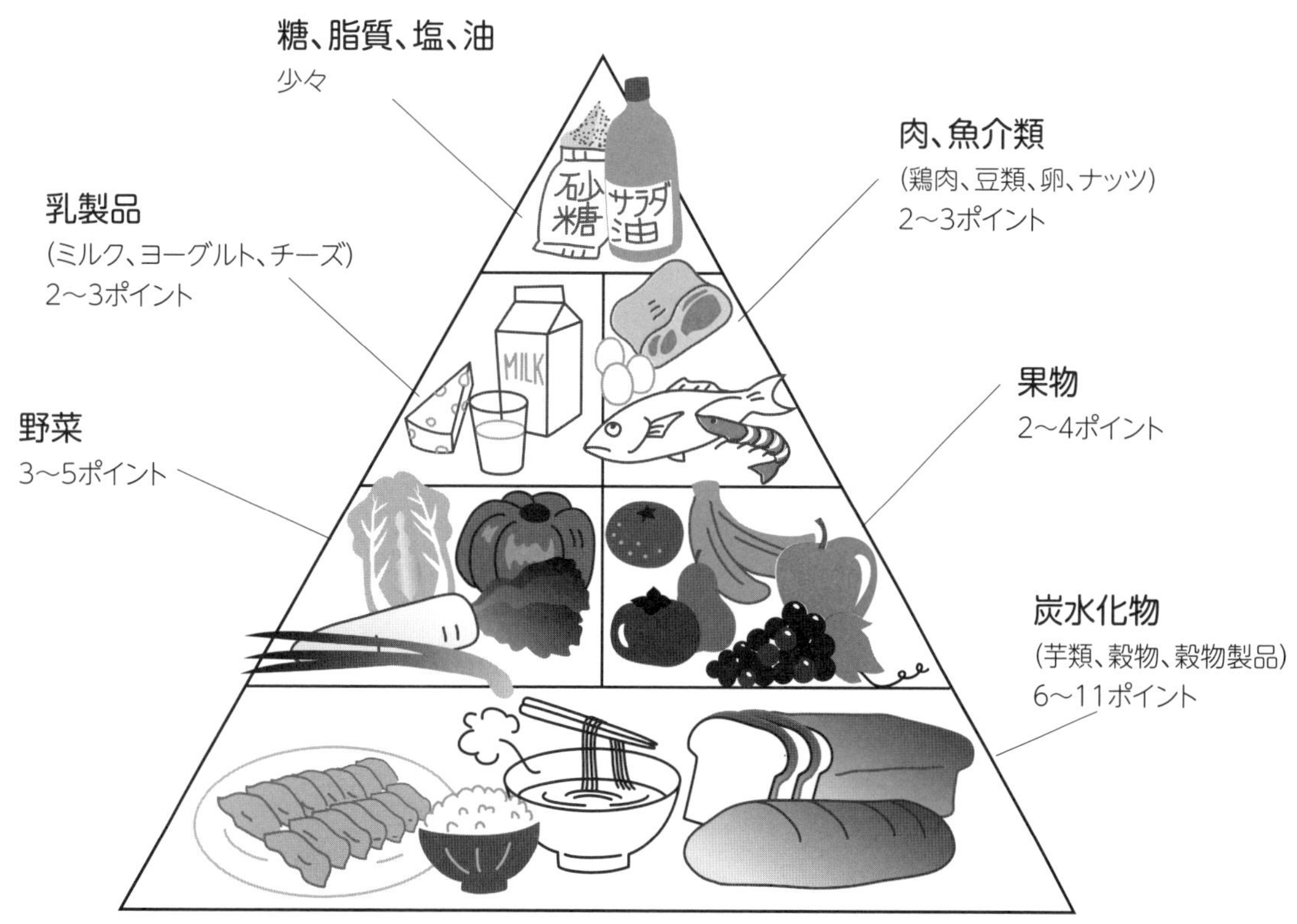

医学監修

杉山　武敏（すぎやま　たけとし）

医学博士

一九三二年生まれ。一九五七年京都大学医学部卒業、京都大学医学部病理学助手、一九六四－一九六六年米国シカゴ大学ヘンメイ癌研究所に留学、一九六六－一九六八年愛知県立がんセンター研究所研究員一九六八－一九七一年米国シカゴ大学ヘンメイ癌研究所、病理教室準教授、一九七一－一九八七八神戸大学教授、神戸大学名誉教授、一九八九－一九九五年京都大学教授、一九九五－二〇〇二年滋賀成人病センター総長・同研究所長。専門は癌研究、実験白血病、化学発癌研究、病理学研究。著書"Experimental Leukemia,History,Biology,and Genetics"、2009、Nova Science,USA.

梁晨千鶴（梁　平）の大学院時代研究指導、著作の医学監修。京都大学在任中、京都大学漢方研究会創立時の主宰者。不妊治療のための漢方男科婦人科連携の会（日本）監修顧問。

現在京都市に在住。

著者

梁　晨千鶴（りょう　こうせんかく）

（梁　平　リャン　ピン**）**

臨床医学家　医学博士

中国北京出身。一五歳の頃より祖父に漢方を学ぶ。その後、北京大学医学部（旧北京医学院）卒。北京中医薬大学西学中卒。中国にて臨床医として経験を積み、一九八八年来日。京都大学医学研究科にて博士号の学位を取得。大阪博愛会城北病院に勤務。九州栄養福祉大学食物栄養学科客員教授。現在、世界中医薬学会聯合会男科学術委員会副主席。不妊治療のための漢方男科婦人科連携の会（日本）副世話人代表。『自然療法研究会』を主催し、現在中医学を一般に普及する活動を行っている。

東方薬草新書

二〇二二年七月二日　第一刷発行

著　者　梁　晨千鶴

発行人　吉田幹治

発行所　有限会社 源草社

〒101-0051

東京都千代田区神田神保町1-19

ベラージュ音羽2F

電　話：03-5282-3540

FAX：03-5282-3541

URL：http://gensosha.net/

e-mail：info@gensosha.net

装丁・制作　岩田菜穂子　有限会社ゲイザー

印　　刷　株式会社上野印刷所

ISBN978-4-907892-38-8 C2047

価格はカバーに表示しています。

乱丁・落丁本はお取り替えいたします。

編集参加者リスト

木本　裕由紀（きもと　ひろゆき）

一般社団法人日本中医学会理事長
木本クリニック院長（内科・中医学漢方全科）

〒540-0032 大阪市中央区天満橋京町 3-5
福助ビル 601
TEL：06-6920-8770
h-1023kimoto-hiro@world.ocn.ne.jp

岡田　律子（おかだ　りつこ）

薬剤師、鍼灸師

有限会社フジ薬局代表取締役
のぞみ薬局管理薬剤師
〒540-0033 大阪市中央区石町 2 丁目 1-7
TEL：06-6948-5397

澤田　順子（さわだ　じゅんこ）

鍼灸師、按摩マッサージ指圧師

澤田鍼灸院副院長
〒567-0825 大阪府茨木市園田町 1-7
TEL：072-636-7787
http://sawada-s.net

村木　達（むらき　たつし）

鍼灸師

村木鍼灸治療院院長
〒661-0025 兵庫県尼崎市立花町 4-4-7
TEL：06-6437-3244

浦井　律子（うらい　りつこ）

鍼灸師

浦井鍼灸治療所副所長
〒648-0016 和歌山県橋本市隅田町下兵庫 499
（浦井整骨員 2F）
TEL：0736-34-0236
http://www.konomise.com/hashimoto/uraiseikotuin/

泉　由美子（いずみ　ゆみこ）

鍼灸師

美容・鍼灸ハミング院長
〒663-8182 兵庫県西宮　文学殿町 1-1-3
TEL：0798-55-6926
http://humming-yumiko.com

清水　彰子（しみず　あきこ）

薬剤師、鍼灸師

あすなろ鍼灸院院長
〒660-0076 兵庫県尼崎市大島 1-11-1
TEL：08-6418-7693
http://www.asunayo-shinkyu.com/

中西　広一（なかにし　ひろかつ）

鍼灸師、マッサージ師

〒648-0092 和歌山県橋本市紀見ヶ丘 2-18-12
携帯：090-5152-3164

栗栖　真美（くりす　まみ）

鍼灸師、マッサージ師

くりす鍼灸マッサージ院副院長
〒631-0011 奈良市押し熊町 481-1
TEL&FAX：0742-41-4938

相田　広（あいた　ひろし）

〒560-0046 大阪府豊中市千里園 1-2-9
TEL&FAX：06-6845-3697

谷口　茂樹（たにぐち　しげき）

薬剤師

ギンガイ薬局代表取締役
〒570-0083　大阪府守口市京阪本通 1-1-14
T EL&FAX：06-6993-5877

参考文献

栄養成分BOOK　主婦と生活社
監修　永川祐三　一九九九年
日中英対照生物・生化学用語字典　朝倉書店
日中英用語字典編集委員会　二〇〇〇年
新選漢和辞典新版　小学館
編者　小林信明　一九六三年
漢方実用大事典　学習研究社
編者　工藤毅志　一九八九年
東洋医学の本　学習研究社
著者　増田光秀他　二〇〇一年
生薬単　エヌ・ティー・エス
著者　原島広至　二〇〇七年
中医臨床のための中薬学　医歯薬出版
編者　神戸中医学研究会　二〇一一年
中医臨床のための常用漢薬ハンドブック
医歯薬出版
編者　神戸中医学研究会　一九八七年
東方栄養新書　メディカルユーコン
著者　梁　晨千鶴　二〇〇五年
自然の恵み山野草 薬用効果と料理レシピ
パッチワーク通信社
著者　畠山陽一　二〇〇八年

新編拉漢英植物名称　航空工業出版社
中国科学院植物研究所編　一九九六年
和漢薬百科圖鑑　中国医药科技出版社
著者　難波恒雄　二〇〇一年
本草綱目　人民衛生出版社
著者　李　時珍（明）一九八五年
神農本草經　河北科学技術出版社
編著　徐　樹楠、牛　兵古　一九九三年
医学衷中参西録　河北人民では社
著者　張　錫純　一九五七年
食療中薬薬物学　科学出版社
著者　苗　明三　二〇〇一年
中薬学　人民衛生出版社　北京中医学院
共著　顔　正華他　一九七〇年
中薬学　中国中医薬出版社
主編　鐘　贛生　二〇一二年
生薬学　山東大学出版社
主編　趙　華英　二〇〇五年
疾病栄養学　人民出版社
著者　何　志謙　一九九七年
実用美容中薬学　遼寧科学技朮出版社
共著　黄　霏莉、閻　世翔　二〇〇〇年

漢英医学大事典　人民衛生出版社
医学大事典編纂委員会編　一九八七年
道家薬膳　上海科学技術文献出版社
主編　姚　星虹、劉　正才　二〇〇〇年
道教養生秘法　吉林大学出版社
著者　劉　国梁　一九九四年
薬膳宝典　上海科学技術文献出版社
著者　中央電視台《中華医薬》欄目組
二〇〇七年
中医薬趣聞　羊城晩報出版社
著者　邱　仕君、肖　瑩、李　姝淳
二〇〇六年
中医是本故事書　化学工業出版社
編著　常　宇、李　蔓萩　二〇〇九年

を取る方法なのでおすすめします。よいとはいっても一種類の食材を摂りすぎるのは禁物です。マスコミの無責任な宣伝に負けないように。体質に合う食材でバランスをとるのが健康のコツです。

健康を守るコツとして、賢人たちが残した言葉が四つあります。

一、極端に走らず、平静な心を保つこと
二、規律正しい生活をすること
三、多種類で少食とし、精進料理を中心にすること
四、散歩を毎朝、一定時間から、、一定の運動量（約八〇〇〇～一万歩。それ以上は翌日体調が悪くなる）を保ちながら、行うこと

さらに大事なコツを付け加えるとすれば、ここにあげたことを三日坊主でやめるのではなく、長く続けることです。

この本は漢方薬の教科書ではなく五〇年以上の臨床体験で分かった病気にかからない（予防医学）ための漢方薬・薬膳の実際の利用法を纏めた実用書です。二〇〇五年出版の『東方栄養新書』（食材には効能があり、体質を改善して病気にかからないための食事療法）と姉妹編である本書『東方薬草新書』は、よくある日常の症状に対して、生薬や美味しい薬膳を利用してケアの仕方を紹介する養生法や「未病」の対策を満載している実用の書です。この二冊の本を参考にして、今までの正式な教材で不足している予防医学の基盤に貢献できれば幸いです。

本書は健康志向の一般の方から、今回の疫病への対策が見つからず予防医学が必要だと考える医療人までを対象としています。この本が主婦、上手に薬膳・食事療法を扱いたい栄養士、また東洋医学の養生法（食養生を含む）や漢方薬に興味をもつ医師・薬剤師の方々の一層の健康増進に役立つものなら、筆者の大きな喜びとなります。

二〇二一年

著　者

あとがき

今日、ストレスの多い生活の中で、ほとんどの人は病気には至っていないものの体になんらかのゆがみを持っています。中医学ではこのような状態を「未病」と呼びます。「未病」の方は放っておくと、そのゆがみが進んでしまい、発病してしまいます。

なぜ中医学はこのような「未病」の状態に注目するのでしょうか？　その理由は、「未病」は現代人全体の六割以上にも達し、この段階で治療すれば、毒性や副作用のあるきつい薬を使わなくても、自然療法(例えば食事療法、薬膳など)で済むからです。この「未病」を見分けることができて、そのゆがみをただすことができる医者こそが本当に良い医者なのだと中医学の古典には書かれています。

「未病」を治すには普段食べる食事が重要で、病気もかからずいつも健康でいられるのが最良の生き方だと思います。

この本では癌の予防作用など魅力的な言葉が出てきますが、癌の発生する原因は複雑であり、食事療法だけで癌を消すなどと誤解されても困りますが、こういった食事に注意すれば、「生活習慣病」や「癌」の予防に効果があります。それぞれの体質に合う、合わないと言っても、神経質に守りすぎると、クヨクヨやイライラとなり、かえって健康を害してしまうことがよく見られます。過度にしすぎないという意味の「度」という言葉を心がけ、偏食をせずにバランスよく食べましょう。毎日二十三種類の食材を少しずつ摂るとどちらにも行き過ぎず、簡単なバランス

本書の生薬索引　五十音順

生薬効能分類別

1. 解表薬

(1) 辛温解表薬

薬名	性味	帰経	効能	常用量	備考
マオウ 麻黄	辛・微苦 温	肺・膀胱	発汗解表・平喘止咳・利水消腫・去風湿・散寒	1.5～9g	虚証には慎重を要す 長期使用には慎重を要す
ケイシ 桂枝	辛・甘 温	心・肺・膀胱	発汗解肌・通絡・散寒止痛	3～9g	妊婦・月経過多には注意
ケイガイ 荊芥	辛 温	肺・肝	去風解表・止痒・止血・消瘡・止血暈	3～9g	
ボウフウ 防風	辛・甘 微温	膀胱・肝・脾	去風解表・止痒・去風湿・止痛・熄風止痙・止瀉・止血	3～9g	陰虚火旺には禁忌
キョウカツ 羌活	苦・辛 温	膀胱・肝・腎	散寒解表・去風湿・止痛	3～9g	虚弱者には慎重を要す
シソ 紫蘇	辛 温	肺・脾	発汗解表化湿・理気寛中・止嘔安胎・解魚蟹毒	3～9g	
ビャクシ 白芷	辛 温	肺・胃・大腸	去風散寒解表・止痛・排膿・去風湿・燥湿止帯・通鼻	3～9g	陰虚火旺・血虚頭痛には禁忌
サイシン 細辛	辛 温	心・肺・肝・腎	散寒解表・去風止痛・温肺化飲・止咳	1～3g	陰虚火旺・気虚・多汗には禁忌
ショウキョウ 生姜	辛 微温	肺・脾・胃	発表散寒・化痰燥湿・温中止嘔・解毒	3～9g	陰虚・熱証・燥証には禁忌
シンイ 辛夷	辛 温	肺・胃	通鼻・去風解表	3～6g	陰虚火旺には禁忌

(2) 辛涼解表薬

薬名	性味	帰経	効能	常用量	備考
カッコン 葛根	甘・辛 平	脾・胃	解表・透疹・生津止渇・昇陽止瀉	6～15g	表虚の多汗には用いない
ゴボウシ 牛蒡子	辛・苦 寒	肺・胃	疏散風熱・清利咽喉・去痰止咳・清熱解毒・透疹	3～9g	脾虚の軟便には禁忌
センタイ 蝉退	甘 寒	肺・肝	疏散風熱・透疹止痒・熄風止痙・清利咽喉・定驚・退翳	3～6g	虚者には用いない 妊婦には用いない
ソウヨウ 桑葉	苦・甘 微寒	肺・肝	疏散風熱・清肺止咳清肝明目・平肝止痙	6～12g	
キクカ 菊花	甘・微苦 微寒	肺・肝	疏散風熱・明目清熱解毒・平肝潜陽・熄風	6～15g	
ハッカ 薄荷	辛 涼	肺・肝	疏散風熱・清利咽喉・明目・透疹止痒・解鬱	2～6g	陰虚火旺・気虚には禁忌 授乳中の婦人には禁忌
サイコ 柴胡	苦・平 微寒	心包・肝・三焦・胆	清熱透表・昇発清陽・疏肝解鬱・理気	6～9g	陰虚には慎重に
ショウマ 升麻	甘・辛 微寒	肺・脾・大腸・胃	解表・透疹・清熱解毒・止痛・昇挙陽気	3～9g	肝火・陰虚火旺には用いない
フヒョウ 浮萍	辛 寒	肺・膀胱	解表透疹・止痒・泄熱利水	3～9g	気虚自汗には慎重に用いる
マンケイシ 蔓荊子	辛苦 微寒	膀胱・肝・胃	疏散風熱・止痛・去風除湿	6～9g	
コウシ 香豉	辛甘 微苦涼	肺・胃	疏散解表・除煩	9～15g	

2. 清熱薬

(1) 清熱瀉火薬

薬名	性味	帰経	効能	常用量	備考
セッコウ 石膏	辛・甘 寒	肺・胃	清熱瀉火・除煩止渇・ 生肌斂瘡	9～30g	
チモ 知母	苦 寒	肺・胃・腎	清熱瀉火・生津止渇・滋腎・ 清虚熱・潤下	3～9g	脾虚・腎陽虚の泥状便には 用いない
サンシシ 山梔子	苦 寒	心・肝肺・胃	清熱瀉火・涼血止血・ 燥湿解毒・除煩	3～9g	脾虚の軟便には注意
カロウコン 栝楼仁	甘・微苦・酸 微寒	肺・胃	清肺潤燥・要胃生津・消腫排膿	3～12g 外用適量	妊婦禁止 脾胃気虚・湿証には用いない
ケツメイシ 決明子	甘・苦・鹹 微寒	肝・胆・腎	清肝瀉火・明目・去風熱・ 益腎・潤腸通便	6～15g	
ロカイ 芦薈	苦 寒	肝・脾・胃・ 大腸	清熱涼肝・明目・瀉下・ 破血通瘀・殺虫	0.3～1.5g	妊婦・月経期には用いない
モクツウ 木通	苦 寒	心・肺・小腸・ 膀胱	清心降火・利水・通乳・通淋・ 通脈	3～9g	妊婦には禁忌

(2) 清熱燥湿薬

薬名	性味	帰経	効能	常用量	備考
オウゴン 黄芩	苦 寒	心・肺・胆・ 大腸・小腸	清熱燥湿・瀉火解毒・ 涼血止血・安胎	3～9g	
オウレン 黄連	苦 寒	心・肝・胆・胃・ 大腸	清熱燥湿・瀉火解毒・ 涼血止血	1.5～6g	
オウバク 黄柏	苦 寒	腎・胆・膀胱・ 大腸	清熱燥湿・瀉火解毒・ 涼血止血・清虚熱	3～9g	
リュウタンソウ 竜胆草	苦 寒	肝・胆	清熱燥湿・清肝瀉火・定驚・ 熄風・明目	2～6g	脾虚には禁忌
クジン 苦参	苦 寒	心・肝・小腸・ 胃・大腸	清熱燥湿・去風殺虫	3～9g	

(3) 清熱解毒薬

薬名	性味	帰経	効能	常用量	備考
キンギンカ 金銀花	甘 寒	肺・胃・心・ 脾	清熱解毒・涼血止痢	9～15g 化膿には30～150g	
レンギョウ 連翹	苦 微寒	心・胆	清熱解毒・消腫散結	9～15g	
ホコウエイ 蒲公英	苦・甘 寒	肝・胃	清熱解毒・利水通淋	6～15g	
ゴボウシ 牛蒡子	辛・苦 寒	肺・胃	清熱解毒・疏散風熱・透疹・ 去痰止咳・清利咽喉	3～9g	脾虚の軟便には用いない
サンジコ 山慈菇	甘・微辛 寒・小毒	肝・胃	清熱解毒・消腫	0.6～0.9g	大量：胃腸障害、白血球減少 副作用：多発性神経炎
ショウカンゾウ 生甘草	甘 涼	十二経	清熱解毒・利咽止痛	3～6g	
ギョセイソウ 魚腥草	辛 微寒	肺	清熱解毒・消腫・化湿	9～30g	
ハイショウソウ 敗醤草	辛・苦 微寒	胃・肝・大腸	清熱解毒・消腫排膿・ 活血行瘀	3～12g	血瘀であっても熱毒のない 場合禁止
ダイセイヨウ 大青葉	鹹・苦 大寒	心・肝・胃	清熱解毒 涼血化斑	6～15g	実熱火毒にのみ用いる

(4)涼血薬

薬名	性味	帰経	効能	常用量	備考
ショウジオウ 生地黄	甘・苦 寒	心・肝・腎・ 小腸	清熱滋陰・涼血・潤腸通便	6～30g	気虚・陽虚には用いない
ゲンジン 玄参	苦・鹹 寒	腎・肺	清熱涼血・滋陰生津・解毒瀉火・ 利咽・散結消腫・潤腸通便	9～12g	脾虚の軟便には禁忌
ボタンピ 牡丹皮	辛・苦 微寒	心・肝・腎	清熱涼血・止血・活血化瘀・ 清虚熱	3～9g	妊婦・月経過多には禁忌。 脾虚の軟便には禁忌
ジコッピ 地骨皮	甘・淡 寒	肺・肝・腎	清熱涼血・清虚熱	6～12g	
シコン 紫根	甘 寒	心・肝	清熱涼血・解毒・透疹・通便	3～9g	泥状～水様便には用いない
ボウコン 茅根	甘 寒	心・肺・胃・ 膀胱	清熱生津・涼血止血・ 利水消腫	15～30g	
バシケン 馬歯莧	酸 寒	心・大腸	涼血止痢・解毒・止血	干:10～15g 鮮:30～60g	脾虚の軟便には用いない
ダイセイヨウ 大青葉	鹹・苦 大寒	心・胃	清熱涼血 解毒・化斑	6～15g	実熱火毒証ではない者には 使わない
セイコウ 青蒿	苦 寒	肝・胆	清熱解暑 清胆退症・清熱涼血止痒	6～15g	虚寒症・下痢の人には禁忌。 汗が多い人には禁忌

3. 瀉下薬

薬名	性味	帰経	効能	常用量	備考
マシニン 麻子仁	甘 平	脾・胃・大腸	潤腸通便・滋養補虚	3～15g	
ダイオウ 大黄	苦 寒	脾・胃・大腸・ 心包・肝	清熱・通便・活血化瘀・通経	3～9g 粉末は0.5～1g	妊婦・月経期・授乳期には 用いない
バンシャヨウ 番瀉葉	甘・苦 大寒	大腸	瀉熱通便・行水消腫	1.5～5g	妊婦・月経期・授乳期には 用いない
ロカイ 蘆薈	苦 寒	肝・脾・胃・ 大腸	清熱瀉下・破血通瘀・涼肝明目・ 殺虫	0.3～1.5g	妊婦・月経期には用いない 脾胃気虚には用いない
ボウショウ 芒硝	鹹・苦 寒	胃・大腸・三 焦	瀉熱通便・潤燥軟堅・ 清熱消腫	3～9g	妊婦には禁忌
ゲンジン 玄参	苦・鹹 寒	腎・肺	滋陰生津・清熱解毒・涼血瀉火・ 利咽・散結消腫・潤腸通便	9～12g	脾虚の泥状便には用いない
トウニン 桃仁	苦・甘 平	心・肝・大腸	潤腸通便・破血化瘀	3～9g	妊婦には禁忌
キョウニン 杏仁	苦・甘 温	肺・大腸	潤腸通便・止咳平喘・化痰	3～12g	肺虚の喘咳には用いない
カロウニン 栝楼仁	甘 寒	肺・胃・大腸	潤腸通便・寛胸理気・清熱化痰・ 潤肺・散結消腫	6～18g	脾虚には用いない
カシュウ 何首烏	苦・辛・渋 微温	肝・腎	潤腸通便・解毒・補肝腎・ 益精補血	9～30g	脾虚の泥状便には用いない
ニクジュヨウ 肉蓯蓉	甘・鹹 温	腎・大腸	潤腸通便・補腎壮陽	6～18g	陰虚火旺・熱証には禁忌

4. 去風湿薬

薬名	性味	帰経	効能	常用量	備考
独活(ドッカツ)	辛・苦 微温	腎・肝・膀胱	去風湿・散寒解表・止痛	3～9g	陰虚火旺には禁忌
羌活(キョウカツ)	苦・辛 温	膀胱・肝・腎	去風湿・散寒解表・止痛	3～9g	虚弱者には慎重を要す
威霊仙(イレイセン)	辛 温	膀胱	去風湿・通絡・止痛	3～9g	虚弱者には慎重を要す
防風(ボウフウ)	辛・甘 微温	膀胱・肝・脾	去風湿・止痛・熄風止痙・ 去風解表・止痒・止瀉・止血	3～9g	陰虚火旺には禁忌
麻黄(マオウ)	辛・微苦 温	肺・膀胱	発汗解表・平喘止咳・利水消腫・ 去風湿・散寒	1.5～9g	虚証には慎重を要す
牛膝(ゴシツ)	苦・酸 平	肝・腎	活血通経・去風湿・引血下行・ 利水	3～9g	月経過多・妊婦・脾虚の軟便 には用いない
白芷(ビャクシ)	辛 温	肺・胃・大腸	散寒解表・去風止痛・排膿・ 去風湿・燥湿止帯・通鼻	3～9g	陰虚火旺には禁忌
細辛(サイシン)	辛 温	心・肺・肝・ 腎	散寒解表・去風止痛・温肺化飲・ 止咳	1～3g	陰虚火旺・気虚・多汗には 禁忌
木瓜(モッカ)	酸 温	肝・脾	去湿疏筋	3～9g	陰虚の膝腰痺痛には禁忌
五加皮(ゴカヒ)	辛・苦 温	肝・腎	去風湿・補肝腎・利水去湿	5～10g	陰虚火旺・舌干・口苦には 禁忌
防已(ボウイ)	苦・辛 寒	膀胱・脾・肺	利水消腫・去風湿・止痛	3～9g	
桑枝(ソウシ)	苦 平	肝	去風利水 通利関節	15～30g	
絲瓜絡(シカラク)	甘 平	肺・胃・肝	通経絡・下乳	6～15g	
蒼耳子(ソウジシ)	甘苦 温・小毒	脾・肺	散風通竅・去風止痒・除湿止 痛	3～9g	血虚頭痛・痹痛には禁忌。 大量不可

5. 化湿・利水滲湿薬

(1) 芳香化湿薬

薬名	性味	帰経	効能	常用量	備考
紫蘇葉(シソヨウ)	辛 温	肺・脾・胃	散寒解表・理気寛中・ 行気安胎	6～12g	気虚・表虚には用いない
藿香(カッコウ)	辛 微温	脾・胃・肺	化湿止嘔・理気止痛・発表解暑	3～9g	陰虚・胃熱には用いない
蒼朮(ソウジュツ)	苦・辛 温	脾・胃	燥湿・解表・健脾・運脾・ 去風湿	3～9g	陰虚・津虚には禁忌
厚朴(コウボク)	苦・辛 温	脾・胃・大腸・ 肺	理気燥湿・寛中除満・平喘	3～9g	気虚・陽虚・妊婦には注意
縮砂(シュクシャ) (砂仁(シャニン))	辛 温	脾・胃・腎	理気止痛・温胃止嘔・化湿止瀉・ 醒脾・安胎	1.5～6g	陰虚・実熱には用いない

(2) 利水滲湿薬

薬名	性味	帰経	効能	常用量	備考
茯苓(ブクリョウ)	甘・淡 平	心・肺・脾・ 胃・腎	利水滲湿・健脾・安神	5～15g	

チョレイ 猪苓	甘 平(偏涼)	腎・膀胱	利水滲湿・止瀉・消腫	6～15g	気虚・陽虚には注意
タクシャ 沢瀉	甘 寒	腎・膀胱	利水滲湿・止瀉・消腫・清熱	3～9g	気虚・陽虚には注意
シャゼンシ 車前子	甘 寒	肝・腎・ 小腸・肺	清熱利水・通淋・消腫・止瀉・ 止帯・滋補肝腎・明目・止咳化痰	3～15g	
カッセキ 滑石	甘 寒	胃・膀胱	利水滲湿・清熱・解暑・通淋・ 止瀉	9～15g	脾胃気虚には用いない 陰虚には注意
ヨクイニン 薏苡仁	甘・淡 微寒	脾・胃・肺	利水滲湿・清熱解毒・排膿・ 去風湿・健脾止瀉	15～30g	
ボウイ 防已	苦・辛 寒	膀胱・脾・ 肺	利水消腫・去風湿・止痛	3～9g	
ダイフクヒ 大腹皮	辛 微温	脾・胃・ 大腸・小腸	理気寛中・利水消腫・止瀉	3～9g	気虚・陽虚には用いない
キンセンソウ 金銭草	甘・鹹・淡 微寒	肝・胆・ 腎・膀胱	清熱祛湿・退黄消腫・ 排石止痛	15～30g 鮮品：60～150g	長期（約1カ月）服用は必要
インチン 茵蔯	苦 微寒	脾・胃・肝・ 胆	清熱除湿・退黄	9～30g	虚黄・蓄血黄疸（溶血性黄疸） には禁忌
モクツウ 木通	苦 寒	心・肺・ 小腸・膀胱	清心降火・利水・通乳・ 通淋・通脈	3～9g	妊婦には禁忌
セキショウズ 赤小豆	甘・酸 微寒	心・小腸	利水清腫・清熱退黄・ 解毒排膿	9～30g	

6. 温裏去寒薬

薬名	性味	帰経	効能	常用量	備考
ブシ 附子	大辛 大熱	心・脾・腎	温陽駆寒・回陽救逆・去風湿・ 止痛	1～9g	妊婦には用いない 中毒に注意
ニッケイ 肉桂	甘・辛 大熱	肝・腎・脾	温陽去寒・止痛	0.5～3g	亡陽・出血・妊婦には禁忌
カンキョウ 乾姜	大辛 大熱	心・肺・脾・胃・ 腎	温陽去寒・回陽救逆・ 温肺化痰	1～9g	妊婦には用いない
ゴシュユ 呉茱萸	辛・苦 熱	肝・腎・脾・ 胃	暖肝散寒止痛・下気止嘔・ 疏肝理気・止瀉・殺虫	3～9g	
ショウウイキョウ 小茴香	辛 温	肝・腎・脾・ 胃	散寒止痛・理気和胃	3～9g	
コウリョウキョウ 高良姜	辛 熱	脾・胃	散寒止痛・温中止嘔	3～6g	胃熱の胃痛・嘔吐と、傷暑・ 熱性の下痢には用いない
ウヤク 烏薬	辛 温	脾・肺 腎・膀胱	温腎散寒・理気止痛・縮尿・ 疏肝	3～9g	
チョウコウ 丁香	辛 温	肺・胃・脾・ 腎	温中降逆・温補腎陽	1～5g	胃熱・胃陰虚の嘔吐には 用いない
ショウガ 生姜	辛 微温	肺・脾・胃	散寒解表・化痰燥湿・温中止嘔・ 解毒	3～9g	
ケイシ 桂枝	辛・甘 温	心・肺・膀胱	散寒通陽止痛・発汗解肌	3～9g	妊婦・月経過多には注意
ショクショウ 蜀椒	辛 大熱	脾・胃・肺・ 腎	散寒止痛・燥湿・殺虫	1.5～5g	
ガイハク 薤白	辛・苦 温	排・胃・大腸	温通心陽・活血散結・止痛	3～9g	

ガイヨウ 艾葉	苦・辛 温	肝・脾・腎	散寒止痛・温経止血・安胎	3～9g	
ビャクシ 白芷	辛 温	肺・胃・大腸	散寒解表・去風止痛・ 消腫排膿	3～9g	陰虚火旺に禁忌 膿腫の破潰後には慎重に

7. 理気薬

薬名	性味	帰経	効能	常用量	備考
チンピ 陳皮	辛・苦 温	脾・肺	理気・化湿・化痰・止嘔・ 開胃	3～9g	熱証・燥証・陰虚には注意
キジツ 枳実	苦 微寒	脾・胃・大腸	破気消積・瀉痰除痞・排膿	3～9g	気虚・陽虚には用いない
キコク 枳穀	苦・酸 微寒	脾・肺	理気・昇提	3～9g	
コウブシ 香附子	辛・微 苦・微甘 平	肝・三焦	疏肝解鬱・理気止痛・調経	6～15g	気虚・陽虚には注意
モッコウ 木香	辛・苦 温	脾・大腸	理気止痛・化湿・止瀉・ 疏肝解鬱	1.5～9g	
ウヤク 烏薬	辛 温	脾・肺・腎・ 膀胱	理気止痛・温腎散寒・縮尿・ 疏肝	3～9g	熱証には注意
コウボク 厚朴	苦・辛 温	脾・胃・大腸・ 肺	理気燥湿・寛中除満・平喘	3～9g	気虚・陽虚・妊婦には注意
ハンゲ 半夏	辛 温	脾・胃	降逆止嘔・燥湿化痰	6～15g	熱証・陰虚には注意
ダイフクヒ 大腹皮	辛 微温	脾・胃・大腸・ 小腸	理気寛中・利水消腫・止瀉	3～9g	気虚・陽虚には用いない
ビンロウシ 檳榔子	辛・苦 温	胃・大腸	利気消積・利水消腫・殺虫	3～9g	気虚・陽虚の軟便には用い ない
シソ 紫蘇	辛 温	肺・脾	理気寛中・解鬱・止嘔・発汗 解表・化湿・安胎・解魚蟹毒	3～9g	
シュクシャ 縮砂	辛 温	脾・胃・腎	理気止痛･温胃止嘔･化湿止瀉･ 醒脾・安胎	1.5～6g	陰虚・実熱には用いない
ガイハク 薤白	辛・苦 温	肺・胃・大腸	通陽散結・理気止痛・活血	3～9g	
エンゴサク 延胡索	苦・辛 温	肝・脾	活血・理気・止痛	3～9g	妊婦・月経過早には禁忌
サイコ 柴胡	苦・平 微寒	心包･肝･三焦･ 胆	疏肝解鬱・理気・昇発清陽・ 清熱透表	6～9g	陰虚には注意
ライフクシ 莱菔子	辛・甘 平	脾・胃・肺	消食・理気導滞・降気平喘・ 化痰	3～9g	気虚には注意
センキュウ 川芎	辛 温	肝・胆・心包	散寒・活血理気・止痛・調経・ 疏肝解鬱・去風湿	3～9g	月経過多には用いない
カロコン 栝楼仁	甘 寒	肺・胃・大腸	寛胸理気・清熱化痰・潤肺・ 散結消腫・潤腸通便	6～18g	脾虚には用いない

8. 消食薬

薬名	性味	帰経	効能	常用量	備考
サンザ 山楂	酸・甘 微温	脾・胃・肝	消食化積・止痢・破気化瘀	9～15g	
シンギク 神麹	辛・甘 温	脾・胃	消食和胃	6～15g	
バクガ 麦芽	甘 平	脾・胃	健脾開胃・舒肝・行気回乳	9～15g	授乳期には禁忌

ライフクシ 莱菔子	辛・甘 平	脾・胃・肺	消食化積・降気化痰	9～15g	虚弱者には禁忌 肺腎虚喘咳には禁忌
ケイナイキン 鶏内金	甘・渋 微寒	脾・胃・小腸・ 膀胱	消食化積・縮尿・止遺	3～9g	
ブセイ 蕪菁	苦・辛 平	胃・肝・腎	開胃下気・利湿解毒	適量	

9. 理血薬

(1) 止血薬

薬名	性味	帰経	効能	常用量	備考
サンシチ 三七	甘・微・苦 温	肝・胃	散瘀止血・清腫定痛	3～9g	血虚・瘀血のない者には禁忌
アキョウ 阿膠	甘 平	肺・肝・腎	養血止血・滋陰潤燥	3～15g	脾胃気虚には用いない
カイカク 槐角	苦 微寒	肝・大腸	涼血止血	6～15g	寒証には用いない
ハクボウコン 白茅根	甘 寒	心・肺・ 胃・膀胱	涼血止血・清熱生津・利水消腫	15～30g	寒証には用いない
ガイヨウ 艾葉	苦・辛 温	肝・脾・腎	温経止血・散寒止痛・安胎	3～9g	血熱・陰虚の出血には注意
ホウキョウ 炮姜	辛・苦 大熱	心・肺・脾・ 胃・腎	補気散寒・止血	1～9g	熱証には禁忌
カンレンソウ 旱蓮草	甘・酸 寒	肝・腎	涼血止血・滋陰	15～30g	
テッケンサイ 鉄莧菜	苦・渋 涼	肝・大腸・ 脾・膀胱	涼血止血・清熱解毒・止痢	15～30g	
バシケン 馬歯莧	酸 寒	心・大腸	涼血止血痢・解毒消腫	9～15g	脾虚・寒邪下痢禁忌

(2) 活血化瘀薬

薬名	性味	帰経	効能	常用量	備考
センキュウ 川芎	甘・辛 温	肝・胆・ 心包	活血理気・散寒止痛・調経・ 疏肝解鬱・去風湿	3～9g	月経過多には用いない
エンゴサク 延胡索	苦・辛 温	肝・脾	活血・理気・止痛	3～9g	妊婦・月経過早には禁忌
コウカ 紅花	辛 温	心・肝	活血化瘀・通経・止痛	3～9g	妊婦・月経過多・出血傾向には禁忌
バンコウカ 番紅花	甘 寒	心・肝	活血化瘀・通経・涼血解毒	1.5～3g	
トウニン 桃仁	苦・甘 平	心・肝・ 大腸	破血化瘀・潤腸通便	3～9g	妊婦には禁忌
ヤクモソウ 益母草	辛・微苦 微寒	心・肝	活血化瘀・調経・利水消腫	9～30g	
ゴシツ 牛膝	苦・酸 平	肝・腎	活血通経・去風湿・引血下行・ 利水	3～9g	脾虚の軟便・月経過多・妊婦には用いない
ボタンピ 牡丹皮	辛・苦 微寒	心・肝・腎	清熱涼血・止血・活血化瘀・ 清虚熱	3～9g	月経過多・妊婦・脾虚軟便には用いない
トウキ 当帰	甘・辛 温	肝・心・脾	補血調経・活血・散寒止痛・ 潤腸通便・生肌	3～15g	火旺・陰虚陽亢などには用いない 脾虚軟便には注意

鬱金（ウコン）	辛・苦 寒	心・肺・ 肝・胆	行気破瘀・清心解鬱・ 涼血止血	3～6g	
水蛭（スイテツ）	鹹・苦 平・有毒	肝	破血逐瘀	3～6g	妊婦には禁忌 血虚無瘀には禁忌
月季花（ゲツリカ）	甘 温	肝・脾	活血調経・消腫解毒	3～6g	脾虚・妊婦には禁忌
蘇木（ソボク）	甘・鹹・辛 平	心・肝・脾	活血去瘀・消腫止痛	3～9g	血虚無瘀・妊婦には禁忌
玫瑰花（マイカイカ）	甘・微苦 温	肝・脾	理気和血散瘀	3～6g	
琥珀（コハク）	甘 平	心・肝・ 肺・膀胱	行血散瘀・鎮驚寧神・利水通淋	1.5～3g	煎じ・炙る不可 陰虚火旺尿少の人には禁忌 瘀血のない人には禁用

10. 化痰薬

(1) 温化寒痰薬

薬名	性味	帰経	効能	常用量	備考
半夏（ハンゲ）	辛 温	脾・胃	降逆止嘔・燥湿化痰	6～15g	
天南星（テンナンショウ）	苦・辛 微温	肺・肝・脾	燥湿化痰・熄風止痙	3～9g	血虚・陰虚には禁忌 妊婦には用いない
白芥子（ハクガイシ）	辛 温	肺	理気去痰・散結消腫	3～6g	気虚・陰虚・熱証には禁忌 妊婦には用いない
桔梗（キキョウ）	苦・辛 平	肺	宣肺去痰・止咳・利咽・排膿・ 提気	3～9g	慢性咳嗽・陰虚火旺には 用いない
沙棘（サジー）	酸・温	心・肝・ 脾胃・肺	止咳化痰・活血化瘀・生津止渇・ 消食化滞	3～9g	出血傾向・消化器潰瘍には 禁忌

(2) 清化熱痰薬

薬名	性味	帰経	効能	常用量	備考
貝母（バイモ）	苦・甘 寒～微寒	心・肺	潤肺化痰・止咳・清熱散結	3～9g	
竹筎（チクジョ）	甘 微寒	肺・胃	清化熱痰・止嘔	3～9g	
栝楼（カロウ） (仁（ニン）)	甘 寒	肺・胃・大腸	寛胸理気・清熱化痰・潤肺・ 散結消腫・潤腸通便	6～18g	脾虚には用いない
胖大海（バンダイカイ）	甘 寒	肺・大腸	清熱開肺・清腸通便	2~3枚 / 日	
冬瓜仁（トウカニン）	甘 寒	肺・大腸胃・ 小腸	清肺化痰・消癰排膿 清熱利湿	3～12g	
前胡（ゼンコ）	苦・辛 微寒	肺	降気消痰・散風清熱	3～9g	陰虚火旺・寒飲咳には用い ない

11. 止咳平喘薬

薬名	性味	帰経	効能	常用量	備考
杏仁（キョウニン）	苦・甘 温	肺・大腸	止咳平喘・化痰・潤腸通便	3～12g	肺虚の喘咳には用いない
枇杷葉（ビワヨウ）	苦 平	肺・胃	化痰止咳・降逆止嘔	6～15g	肺寒には用いない

薬名	性味	帰経	効能	常用量	備考
桑白皮（ソウハクヒ）	甘・辛 寒	肺	降気平喘・清熱止咳・利水消腫	3～15g	寒証には用いない
麻黄（マオウ）	辛・微苦 温	肺・膀胱	平喘止咳・利水消腫・発汗解表散寒・去風湿	1.5～9g	虚証には注意
地竜（ジリュウ）	鹹 寒	胃・脾・肝・腎	清熱熄風・平喘利水・安神定驚・止痙通絡	3～9g	陽虚には用いない妊婦には注意
麦門冬（バクモンドウ）	甘・微苦 微寒	肺・心胃	潤肺止咳・生津養胃・清心除煩・潤腸	6～18g	脾虚の泥状便には用いない
天門冬（テンモンドウ）	甘・苦 大寒	肺・腎	滋陰清熱・潤肺止咳・化痰・滋腎・生津・潤腸	6～15g	脾虚には用いない
五味子（ゴミシ）	酸 温	肺・心・腎	斂肺止咳・平喘・固表止汗・生津止瀉・固精止瀉	1.5～9g	
厚朴（コウボク）	苦・辛 温	脾・胃・大腸・肺	燥湿平喘・理気寛中除満	3～9g	気虚・陽虚・妊婦には注意
萊菔子（ライフクシ）	辛・甘 平	脾・胃・肺	降気平喘・化痰・消食・理気導滞	3～9g	気虚には注意
沙参（シャジン）	甘・苦 微寒	肺・胃	生津養胃・潤肺止咳	6～15g	肺寒・痰湿には用いない
百合（ビャクゴウ）	甘・微苦 微寒	心・肺	潤肺止咳・清心安神	9～30g	痰湿には禁忌

12. 安神薬

(1) 重鎮安神薬

薬名	性味	帰経	効能	常用量	備考
竜骨（リュウコツ）	甘・渋 平	心・肝・腎	平肝潜陽・熄風止痙・安神定驚・定悸・収斂固渋	9～30g	
牡蛎（ボレイ）	鹹・渋 微寒	肝・胆・腎	平肝潜陽・熄風止痙・安神定驚・定悸・収斂固渋・制酸	15～30g	
真珠（シンジュ）	甘・鹹 寒	心・肝	鎮心定驚・清肝明目・生肌解毒	0.3～1g	妊婦には用いない

(2) 養心安神薬

薬名	性味	帰経	効能	常用量	備考
合歓皮（ゴウカンヒ）	甘 平	心・脾・肺	安神解鬱・活血消腫・生肌止痛	9～15g	
酸棗仁（サンソウニン）	甘・酸 平	心・脾・肝・胆	補血・滋陰・安神・止汗	6～18g	泥状～水様便には禁忌
遠志（オンジ）	苦・辛 温	肺・心・腎	安神・去痰・消癰	1.5～9g	悪心・嘔吐を引き起こすことあり
竜眼肉（リュウガンニク）	甘 平	心・脾	養血安神・養営・健脾	3～9g	湿・痰には禁忌
浮小麦（フショウバク）	甘 涼	心	補血安神・益気・止汗	15～60g	
蓮子（レンシ）	甘・渋 平	脾・腎・心	養心安神・補腎固精・健脾止瀉	6～12g	
霊芝（レイシ）	甘 平	心・肝・脾・肺腎	養心安神・補肺健脾・止咳平喘	1.5～3g	気滞・食積で腹部の腫れには用いない
茯苓（ブクリョウ）	甘・淡 平	心・肺・脾・胃・腎	利水滲湿・健脾・安神	5～15g	多尿には用いない
百合（ビャクゴウ）	甘・微苦 微寒	心・肺	潤肺止咳・清心安神	9～30g	痰湿には禁忌

13. 平肝熄風薬

薬名	性味	帰経	効能	常用量	備考
天麻（テンマ）	微辛・甘 平	肝	熄風止痙・通絡止痛	3～9g	
釣藤鈎（チョウトウコウ）	甘 微寒	肝・心包	平肝潜陽・熄風止痙・清熱・舒筋活絡	6～15g	
地竜（ジリュウ）	鹹 寒	胃・脾・肝・腎	清熱熄風・安神定驚・止痙・平喘・通絡・利水	3～9g	妊婦には注意
竜骨（リュウコツ）	甘・渋 平	心・肝・腎	平肝潜陽・熄風止痙・安神定驚・定悸・収斂固渋	9～30g	
牡蛎（ボレイ）	鹹・渋 微寒	肝・胆腎	平肝潜陽・熄風止痙・安神定驚・定悸・収斂固渋・制酸	15～30g	
白蒺藜（ハクシツリ）	辛・苦 微温	肝・脾	疏肝解鬱・理気活血・平肝熄風・去風明目・止痒	3～9g	気虚・妊婦には注意
菊花（キクカ）	甘・微苦 微寒	肺・肝	疏散風熱・明目・清熱解毒・平肝潜陽・熄風	6～15g	
牛黄（ゴオウ）	苦 寒	心・肝	熄風定驚・清熱解毒・開竅去痰	0.15~0.3g	脾胃虚寒・妊婦・営分熱がない時には用いない
蝉退（センタイ）	甘 寒	肺・肝	疏散風熱・清利咽喉・透疹止痒・熄風止痙・定驚・退翳	3～6g	虚弱者・妊婦には用いない
石菖蒲（セキショウブ）	辛・苦 温	心・脾・胃	安神定驚・除痰開竅・化痰	3～9g	陰虚・血虚・滑精多汗には用いない
竜胆草（リュウタンソウ）	苦 寒	肝・胆	清肝瀉火・熄風・定驚・清熱燥湿・明目	2～6g	脾虚には禁忌

14. 補益薬

(1)補気・健脾薬

薬名	性味	帰経	効能	常用量	備考
人参（ニンジン） (紅参（コウジン）)	甘・微苦 微温	脾・肺・心	大補元気・補脾益肺・生津・安神・昇提	1～9g	肝陽上亢・火旺・湿熱には禁忌湿証には注意
党参（トウジン）	甘 平	脾・肺・心	補気健脾・益肺・生津・昇提・安神	9～15g	肝陽上亢・火旺・湿熱には禁忌湿証には注意
黄耆（オウギ）	甘 微温	脾・肺	補気昇陽・固表止汗・托毒生肌・利水消腫	6～90g	熱証には用いない
白朮（ビャクジュツ）	苦・甘 温	脾・胃	補気健脾・燥湿利水・固表止汗・去風湿・安胎	3～12g	津虚・陰虚には用いない
山薬（サンヤク）	甘 平	脾・肺・腎	健脾補腎・益精・補肺固精・止瀉止帯	5～30g	湿熱・熱証には用いない
甘草（カンゾウ）	甘 微温	十二経	補中益気・生津・緩急止痛・調和	2～6g	湿証には用いない
大棗（タイソウ）	甘 温	脾・胃・心・肝	補脾益胃・養営安神・緩和薬性	5～20g	便秘・腹満には用いない
茯苓（ブクリョウ）	甘・淡 平	心・肺・脾・胃・腎	利水滲湿・健脾・安神	5～15g	多尿には用いない
薏苡仁（ヨクイニン）	甘・淡 微寒	脾・胃・肺	健脾止瀉・利水滲湿・清熱解毒排膿・去風湿	15～30g	
芡実（ケンジツ）	甘・渋 平	脾・腎	補腎固精・健脾止瀉・扶脾・化湿止帯	6～18g	長期服用の必要あり
蓮子（レンシ）	甘・渋 平	脾・腎・心	養心安神・補腎固精・健脾止瀉	6～12g	

(2)補腎陽薬

薬名	性味	帰経	効能	常用量	備考
鹿茸（ロクジョウ）	甘 温	肝・腎	補腎陽・益精血・調冲任・固帯脈	1～3g	大量不宜・陰虚火旺には禁忌 痰熱・胃水・外感熱病不宜
淫羊藿（インヨウカク）	辛 温	肝・腎	補腎壮陽・強筋骨・去風湿	6～12g	実熱・陰虚火旺には禁忌
肉蓯蓉（ニクジュヨウ）	甘・鹹 温	腎・大腸	補腎壮陽・潤腸通便	6～18g	陰虚火旺・泥状便には用いない
菟絲子（トシシ）	辛・甘 微温	肝・脾・腎	温補腎陽・益精・固精・縮尿・養肝明目・補脾止痢	9～15g	陰虚火旺には禁忌
杜仲（トチュウ）	甘・微辛 温	肝・腎	温補肝腎・強筋骨・安胎	6～15g	陰虚火旺には禁忌
肉桂（ニッケイ）	辛・甘 温	心・肝・腎・脾・胃	補火助陽・散寒止痛・温通経脈	1.5～5g	後煎。陰虚火旺・出血・妊娠中の人には禁忌
益智仁（ヤクチニン）	辛 温	脾・腎	温補脾陽・止瀉・摂涎唾・温補腎陽・固精・縮尿	3～9g	陰虚には用いない
冬虫夏草（トウチュウカソウ）	甘 平	肺・腎	補肺陰・益腎陽・止血化痰	5～10g	陰虚火旺には禁忌
沙苑子（シャエンシ）	甘 温	肝・腎	補腎益精・明目・縮尿	10～20g	陰虚火旺・小便不利には禁忌
蛤蚧（ゴウカイ）	鹹 平・小毒	肺・腎	助腎陽・益腎精・補肺益腎・納気平喘息	1～2g	風寒痰飲・邪などによる咳喘には用いない
海馬（カイバ）	甘 温	肝・腎	補腎壮陽止遺尿（精）・納気平喘・理気活血	3～9g	妊婦・陰虚火旺には禁忌

(3)養血薬

薬名	性味	帰経	効能	常用量	備考
熟地黄（ジュクジオウ）	甘 微温	心・肝・腎	補血調経・滋腎益精	9～30g	脾虚・湿阻・痰多気滞・食少・泥状便には用いない
当帰（トウキ）	甘・辛 温	肝・心・脾	補血調経・活血・散寒止痛・潤腸通便・生肌	3～15g	火旺・陰虚陽亢などには用いない 脾虚の軟便には注意
白芍（ビャクシャク）	酸・苦 微寒	肝・脾	補血斂陰・調経・緩急止痛・柔肝平肝	5～15g	
何首烏（カシュウ）	苦・辛 渋 微温	肝・腎	補肝腎・益精補血・潤腸通便・解毒	9～30g	脾虚の泥状便には用いない
阿膠（アキョウ）	甘 平	肺・肝腎	補血・滋陰潤燥・止血	3～15g	脾虚には用いない
桑椹子（ソウジンシ）	甘 寒	肝・腎	滋陰補血・生津・潤腸	10～15g	脾胃虚寒下痢には禁忌
竜眼肉（リュウガンニク）	甘 平	心・脾	養血安神・養営・健脾	3～9g	湿・痰には禁忌
酸棗仁（サンソウニン）	甘・酸 平	心・脾・肝・胆	補血・滋陰・安神・止汗	6～18g	

(4)滋陰・生津薬

薬名	性味	帰経	効能	常用量	備考
沙参（シャジン）	甘・苦 微寒	肺・胃	生津養胃・潤肺止咳	6～15g	肺寒・痰湿には用いない
麦門冬（バクモンドウ）	甘・微苦 微寒	肺・心胃	生津養胃・潤肺止咳・清心除煩・潤腸	6～18g	脾虚の泥状便には用いない
天門冬（テンモンドウ）	甘・苦 大寒	肺・腎	滋陰清熱・潤肺止咳・化痰・滋腎・生津・潤腸	6～15g	脾虚には用いない

薬名	性味	帰経	効能	常用量	備考
ギョクチク 玉竹	甘 微寒	肺・胃	滋陰潤燥・補心気	9～15g	湿証には禁忌
テンカフン 天花粉	甘・微 苦・酸 寒	肺・胃	清熱生津・排膿消腫	3～12g	湿証・脾胃気虚には用いない
ビャクゴウ 百合	甘・微苦 微寒	心・肺	潤肺止咳・清心安神	9～30g	痰湿には禁忌
ゲンジン 玄参	苦・鹹 寒	腎・肺	滋陰生津・清熱解毒・涼血瀉火・利咽・散結消腫・潤腸通便	9～12g	脾虚の泥状便には用いない
ショウジオウ 生地黄	甘・苦 寒	心・肝・ 腎・小腸	清熱滋陰・涼血・潤腸通便	6～30g	気虚・陽虚・寒証には用いない
セッコク 石斛	甘 微寒	胃・腎	養胃生津・滋陰清虚熱	6～13g	温熱病・湿温湿熱には禁忌
サンシュユ 山茱萸	酸・渋 微温	肝・腎	補益肝腎・固精・止汗・固経止血	3～9g	
クコシ 枸杞子	甘 平	肝・腎・肺	滋補肝腎・明目・潤肺	3～9g	脾虚による下痢っぽい人には用いない
カンレンソウ 旱蓮草	甘・酸 寒	肝・腎	涼血止血・滋補肝腎	15～30g	
ジョテイシ 女貞子	甘・苦 涼	肝・腎	滋補肝腎・明目・清虚熱	10～15g	陽虚・脾胃虚寒下痢には禁忌
オウセイ 黄精	甘 平	脾・肺・腎	補脾・潤肺・益精	10～20g	脾虚痰湿の人、男性不妊の人には禁忌
ゴミシ 五味子	酸 温	肺・心・腎	斂肺止咳・平喘・固表止汗・生津止渇・固精止瀉	1.5～9g	

15. 収渋薬

薬名	性味	帰経	効能	常用量	備考
フショウバク 浮小麦	甘 涼	心	補血安神・益気・止汗	15～60g	
ゴミシ 五味子	酸 温	肺・心・腎	斂肺止咳・平喘・固表止汗・生津止渇・固精止瀉	1.5～9g	
サンシュユ 山茱萸	酸・渋 微温	肝・腎	補益肝腎・固精・止汗・固経止血	3～9g	
フクボンシ 覆盆子	甘・酸 微温	肝・腎	益腎固精・縮尿・明目	3～9g	
レンシ 蓮子	甘・渋 平	脾・腎・心	養心安神・補腎固精・健脾止瀉	6～12g	
ケンジツ 芡実	甘・渋 平	脾・腎	補腎固精・健脾止瀉・扶脾・化湿止帯	6～18g	長期服用の必要あり
ボレイ 牡蛎	鹹・渋 微寒	肝・胆・腎	平肝潜陽・熄風止痙・安神定驚・定悸・収斂固渋・制酸	15～30g	
リュウコツ 竜骨	甘・渋 平	心・肝・腎	平肝潜陽・熄風止痙・安神定驚・定悸・収斂固渋	9～30g	

16. 開竅薬

薬名	性味	帰経	効能	常用量	備考
セキショウブ 石菖蒲	辛・苦 温	心・胃	去痰開竅・去湿開胃	5～10g	陰虚・血虚・遺精多汗には禁忌
ゴオウ 牛黄	苦 涼	心・肝	去痰開竅・清熱解毒・定驚熄風	0.15～0.3g	妊婦には用いない 実熱ではない者不宜

『中医臨床のための常用漢薬ハンドブック』（神戸中医学研究会編、医歯薬出版　1987 年）の効能別薬物一覧表を著者が臨床に基づき編集した。

生薬の病名・症候名別索引

本文中の「家庭でできる利用法」「日本での利用法」「中医学的効能と応用」「よく使われる薬膳」などに記載のある病名・症候名を取り上げています。

【呼吸器疾患】

【循環器疾患】

牛蒡子（ゴボウシ）359
桑椹（ソウジン）184
狭心症
黄連（オウレン）390
菊花（キクカ）432
紅花（コウカ）427
三七（サンシチ）238
沙参（シャジン）224
野菊花（ノギクカ）436
霊芝（レイシ）327
不整脈
栝楼（カロウ）110
麦門冬（バクモンドウ）309
浮小麦（フショウバク）402
霊芝（レイシ）327
高血圧
茵蔯（インチン）92
葛根（カッコン）338
菊花（キクカ）432
魚腥草（ギョセイソウ）84
決明子（ケツメイシ）398
呉茱萸（ゴシュユ）280
沙棘（サジー）125
酸棗仁（サンソウニン）128
車前子（シャゼンシ）101
辛夷（シンイ）424
桑枝（ソウシ）134
天門冬（テンモンドウ）306
杜仲（トチュウ）195
霊芝（レイシ）327
蓮子（レンシ）254
芦薈（ロカイ）408
高血圧予防
枸杞（クコ）の葉 271
桑葉（ソウヨウ）380
低血圧
淫羊藿（インヨウカク）174
玫瑰花（マイカイカ）422
頻脈
黄連（オウレン）390

【消化器疾患】

黄疸
阿膠（アキョウ）288
茵蔯（インチン）92
金銭草（キンセンソウ）90
山梔子（サンシシ）400
山慈菇（サンジコ）82
赤小豆（セキショウズ）150
大黄（ダイオウ）393
蕪菁子（ブセイシ）100
蒲公英（ホコウエイ）74
消化不良
鶏内金（ケイナイキン）158
呉茱萸（ゴシュユ）280
沙棘（サジー）125
大黄（ダイオウ）393
莱菔子（ライフクシ）153
芦薈（ロカイ）408
暑気あたり・夏バテ
藿香（カッコウ）363
甘草（カンゾウ）242
枸杞子（クコシ）271
紫蘇（シソ）367
青蒿（セイコウ）96
沢瀉（タクシャ）300
蓮子（レンシ）254
蓮葉（レンヨウ）255
冷え・腹痛
大黄（ダイオウ）393
当帰（トウキ）227
腹水
白朮（ビャクジュツ）297
番瀉葉（バンシャヨウ）171
胃炎
車前子（シャゼンシ）101
慢性胃炎
車前子（シャゼンシ）101
五加皮（ゴカヒ）246
芦薈（ロカイ）408
胃・腸の冷え
砂仁（シャニン）252
大黄（ダイオウ）393
肉桂（ニッケイ）290
益智仁（ヤクチニン）258
薏苡仁（ヨクイニン）146
胃もたれ
砂仁（シャニン）252
莱菔子（ライフクシ）153
胃潰瘍
五加皮（ゴカヒ）246
麦芽（バクガ）156
蒲公英（ホコウエイ）74
十二指腸潰瘍
五加皮（ゴカヒ）246
蒲公英（ホコウエイ）74
胃腸虚弱
甘草（カンゾウ）242
芡実（ケンジツ）192
腹痛
黄耆（オウギ）216
黄連（オウレン）390
藿香（カッコウ）363
甘草（カンゾウ）242
桔梗（キキョウ）78
枳実（キジツ）167
月季花（ゲッキカ）419
呉茱萸（ゴシュユ）280
琥珀（コハク）161
山慈菇（サンジコ）82
慈菇（ジコ）81

索引＆資料

【神経・筋疾患】

神経痛

不眠

神経衰弱

片頭痛

脳卒中後遺症

脳卒中予防

脳内出血予防

頭痛

顔面麻痺

首・肩こり

老化防止

四肢のひきつけ

【膠原病】

リウマチ

【悪性腫瘍関連】

胃ガン・腸ガン・乳ガン・子宮頸ガン・肺ガン・鼻咽ガン

子宮ガン

【中毒】

二日酔い

カニ中毒

毒キノコの解毒

切り傷
魚腥草（ギョセイソウ）84
竜眼肉（リュウガンニク）268
捻挫
玉竹（ギョクチク）313
合歓皮（ゴウカンヒ）234
山梔子（サンシシ）400
玫塊花（マイカイカ）422
やけど
甘草（カンゾウ）242
魚腥草（ギョセイソウ）84
金銭草（キンセンソウ）90
沙棘（サジー）125
山梔子（サンシシ）400
麦芽（バクガ）156
竜眼肉（リュウガンニク）268
芦薈（ロカイ）408

【整形外科疾患】

腰膝のだるい痛み
合歓皮（ゴウカンヒ）234
芡実（ケンジツ）192
女貞子（ジョテイシ）277
菟絲子（トシシ）180
杜仲（トチュウ）195
木瓜（モッカ）265
腰痛
合歓皮（ゴウカンヒ）234
五加皮（ゴカヒ）246
山梔子（サンシシ）400
山茱萸（サンシュユ）284
紫蘇（シソ）367
沙苑子（シャエンシ）118
杜仲（トチュウ）195
鶏肝（とりレバー）158
肉桂（ニッケイ）290
鹿茸（ロクジョウ）198
骨粗鬆症
桑枝（ソウシ）134
関節痛
淫羊藿（インヨウカク）174
合歓皮（ゴウカンヒ）234
五加皮（ゴカヒ）246
地骨皮（ジコッピ）275
川芎（センキュウ）131
桑枝（ソウシ）134
白芥子（ハクガイシ）350
防風（ボウフウ）344
薏苡仁（ヨクイニン）146
芦薈（ロカイ）408
筋肉痛
防風（ボウフウ）344
芦薈（ロカイ）408
足のだるさ
枸杞子（クコシ）271
五加皮（ゴカヒ）246
しびれ
淫羊藿（インヨウカク）174
黄耆（オウギ）216
何首烏（カシュウ）303
桑葉（ソウヨウ）380
陳皮（チンピ）376
当帰（トウキ）227
肉蓯蓉（ニクジュヨウ）177
肉桂（ニッケイ）290
白芍（ビャクシャク）137
防風（ボウフウ）344
薏苡仁（ヨクイニン）146

【産婦人科疾患】

更年期大出血
蓮須（レンス）118
更年期障害
旱蓮草（カンレンソウ）249
子宮下垂
枳実（キジツ）167
人参（ニンジン）212
つわり
藿香（カッコウ）363
紫蘇（シソ）367
流産
紫蘇（シソ）367
砂仁（シャニン）252
赤小豆（セキショウズ）150
杜仲（トチュウ）195
乳腺炎
栝楼（カロウ）110
甘草（カンゾウ）242
野菊花（ノギクカ）436
蒲公英（ホコウエイ）74
母乳の出が悪い
麦芽（バクガ）156
南沙参（ナンシャジン）225
出産後のめまい・胸苦
紅花（コウカ）427
出産後の便血
桑白皮（ソウハクヒ）374
出産後の出血過多
三七（サンシチ）238
出産後の多汗・大熱・息苦しい
当帰（トウキ）227
出産後の悪露が止まらない
桑白皮（ソウハクヒ）374
出産後の腹痛
枳実（キジツ）167
肉桂（ニッケイ）290
おりものが多い
枸杞子（クコシ）271
芡実（ケンジツ）192
沙棘（サジー）125
沙苑子（シャエンシ）118

膀胱炎

山梔子（サンシシ）400
車前子（シャゼンシ）101

尿道炎

魚腥草（ギョセイソウ）84

血尿

鉄莧菜（テッケンサイ）144

排尿痛・排尿困難

甘草（カンゾウ）242
魚腥草（ギョセイソウ）84
金銭草（キンセンソウ）90
琥珀（コハク）161
山梔子（サンシシ）400
車前子（シャゼンシ）101
沢瀉（タクシャ）300
蒲公英（ホコウエイ）74

精力をつける

淫羊藿（インヨウカク）174
旱蓮草（カンレンソウ）249
蛤蚧（ゴウカイ）201
山茱萸（サンシュユ）284
女貞子（ジョテイシ）277
肉蓯蓉（ニクジュヨウ）177

インポテンツ

淫羊藿（インヨウカク）174
海馬（カイバ）205
蛤蚧（ゴウカイ）201
冬虫夏草（トウチュウカソウ）324
菟絲子（トシシ）180
杜仲（トチュウ）195
肉蓯蓉（ニクジュヨウ）177
肉桂（ニッケイ）290
覆盆子（フクボンシ）187
鹿茸（ロクジョウ）198

早漏

淫羊藿（インヨウカク）174
海馬（カイバ）205

魚腥草（ギョセイソウ）84
沙苑子（シャエンシ）118
女貞子（ジョテイシ）277
冬虫夏草（トウチュウカソウ）324
菟絲子（トシシ）180
肉蓯蓉（ニクジュヨウ）177
麦門冬（バクモンドウ）309
覆盆子（フクボンシ）187
竜眼肉（リュウガンニク）268
鹿茸（ロクジョウ）198

乏精子・精子奇形

石斛（セッコク）330
板藍根（バンランコン）387

【耳鼻咽喉科疾患】

めまい

淫羊藿（インヨウカク）174
何首烏（カシュウ）303
葛根（カッコン）338
菊花（キクカ）432
枸杞子（クコシ）271
山茱萸（サンシュユ）284
沙苑子（シャエンシ）118
車前子（シャゼンシ）101
女貞子（ジョテイシ）277
桑枝（ソウシ）134
桑椹（ソウジン）184
桑葉（ソウヨウ）380
沢瀉（タクシャ）300
当帰（トウキ）227
菟絲子（トシシ）180
白芥子（ハクガイシ）350
麦門冬（バクモンドウ）309
胖大海（ハンダイカイ）383
白芍（ビャクシャク）137
茯苓（ブクリョウ）321
蒲公英（ホコウエイ）74

芦薈（ロカイ）408

難聴

石菖蒲（セキショウブ）317
芡実（ケンジツ）192
鹿茸（ロクジョウ）198

耳鳴り

何首烏（カシュウ）303
葛根（カッコン）338
山茱萸（サンシュユ）284
石菖蒲（セキショウブ）317
桑椹（ソウジン）184
芦薈（ロカイ）408
鹿茸（ロクジョウ）198

中耳炎

黄連（オウレン）390
青蒿（セイコウ）96
蒲公英（ホコウエイ）74

のどの腫れ・痛み

黄連（オウレン）390
甘草（カンゾウ）242
桔梗（キキョウ）78
牛黄（ゴオウ）388
大青葉（ダイセイヨウ）385
薄荷（ハッカ）371
胖大海（ハンダイカイ）383

声嗄れ

桔梗（キキョウ）78
蝉退（センタイ）356
白芥子（ハクガイシ）350
胖大海（ハンダイカイ）383

突然声が出ない

橘皮（キッピ）376
蝉退（センタイ）356

咽頭炎

白芥子（ハクガイシ）350
蒲公英（ホコウエイ）74
（※呼吸器疾患を参照）

生薬名 画数一覧

十一画

乾姜
乾地黄
陳皮
細辛
敗醤草
魚腥草
鈎藤（釣藤鈎）
淮牛膝
淫羊藿
梔子（山梔子）
猪苓
蚯蚓（地竜）
菊花
萎蕤
黄芩
黄連
黄柏
黄耆
黄精
黄花地丁
甜杏仁
野菊花
麻子仁
麻黄
麻黄根
鹿角
鹿茸
鹿角膠
鹿角霜
黒附片（附子）
黒芝麻
黒脂麻

十二画

雲苓（茯苓）
陽春砂
過路黄
椒目
晩蚕沙
琥珀
蛤蚧
紫蘇
紫草
紫蘇葉
紫背浮萍
葳蕤
葛花（葛根花）
葛根
菟絲子
菟絲餅
象貝母
番紅花
番瀉葉

十三画

漢防已
蒼朮
蒼耳子
蒼耳草
葦茎
遠志
蓮子
蓮須
蓮房
蓮子芯
雅連（黄連）
滑石
新会皮（陳皮）
煨姜
蒲黄
蒲公英
鼠粘子（牛蒡子）
蜀椒（川花椒）

十四画

関木通
槐花
槐角
槐米
蔓荊子
酸棗仁
墨旱蓮（旱蓮草）

十五画

蝉衣
蝉退
蝉蛻
潼沙苑（沙苑子）
潼蒺藜
槲寄生
熟地（熟地黄）
蔵紅花

十六画

燈心草
橘皮
橘葉
橘白
橘紅
橘絡
薄荷
薏苡仁
糖参

十七画

縮砂仁
䗪虫

十八画

覆盆子
檳榔
藕節

十九画

鶏内金
蘇子
蘇木
蘇葉
蘇梗
藿香

二十四画

鱧腸

二十六画

驢皮膠

二十九画

鬱金

方剤名 画数別一覧

凡例：**方剤名**（《出典》）
薬味構成
主治（症状）

二　画

二仙湯（上海《赤脚医生手冊》）
仙茅　淫羊霍　巴戟天　黄柏　知母　当帰
主治　婦人更年期高血圧、
或婦人月経不調証見陰陽両虚等。

二至丸（《楊氏家蔵方》）
女貞子　旱蓮草
主治　肝腎陰虚、頭昏、目眩、耳鳴、
鬚髪早白腰膝酸軟等。

二陳湯（《和剤局方》）
半夏　陳皮　茯苓　炙甘草
主治　湿痰咳痰多色白、
胸膈張って膨満舌苔白潤等。

二妙散（《丹渓心法》）
黄柏　蒼朮
主治　湿熱下注、筋骨痛、湿熱下流、
下部湿瘡、以及湿熱成痿等。

二前湯（山東《中薬方剤学》）
前胡　白前　桑葉　杏仁　桔梗　薄荷　牛蒡子　甘草
主治　風熱外感、発熱、頭痛、咽痛、咳で息苦しい等。

十全大補湯（《医学発明》）
当帰　川芎　白芍　熟地黄　人参　白朮
茯苓　甘草　黄耆　肉桂
主治　気血両虚、体だるく少食、婦人崩漏、経候不調等。

十灰散（《十薬神書》）
大薊　荷葉　山梔　丹皮　側柏葉　小薊
茅根　大黄　棕皮　茜草根
主治　熱証により吐血、喀血、鼻衄等。

十棗湯（《傷寒論》）
芫花　甘遂　大戟　大棗
主治　心下有水気、むかつき両脇痛み、
或喘或咳等。

丁香柿蒂湯（《証因脈治》）
丁香　柿蒂　党参　生姜
主治　久病体虚、胃中虚寒によるげっぷ、
呃逆、嘔吐、口淡、食少等。

七厘散（《良方集腋》）
血竭　麝香　竜脳　乳香　没薬　紅花
朱砂　児茶
主治　跌打損傷、骨断筋折、瘀滞作痛、
或血流不止、或金刃折傷等。

七宝美髯丹（《邵応節方》）
何首烏　茯苓　牛膝　当帰　枸杞　菟絲子
補骨脂
主治　肝腎虚損、須髪早白、腰膝酸軟等。

八正散（《和剤局方》）
木通　瞿麦　車前子　萹蓄　滑石　炙甘草
山梔子　大黄
主治　湿熱下注、熱淋、石淋。
症状　尿頻渋痛、尿の出悪い或は無尿、
舌紅苔黄、脈数が実等。

八厘散（《医宗金鑑》）
蘇木　麝香　制番木鼈　自然銅　乳香
没薬　血竭　紅花　丁香
主治　打撲、筋骨折傷等。

人参蛤蚧散（《衛生宝鑑》）
蛤蚧　人参　杏仁　甘草　茯苓　知母
貝母　桑白皮
主治　病久体虚、咳喘、痰中帯血、
胸中煩熱或面目浮腫等。

九味羌活湯（《此事難知》）
羌活　防風　白芷　生地　蒼朮　黄芩
細辛　甘草　川芎
主治　風寒カゼ、湿邪により頭痛、
肩こり身痛等。

三　画

三子養親湯（《韓氏医通》）

紫蘇子　白芥子　莱菔子
主治　咳気逆、痰多胸苦、飲食不振、苔粘膩、脈滑等。

三才湯（《温病条弁》）
天冬　生地　人参
主治　熱病気陰両傷、舌乾口渇く或津少消渇等。

三仁湯（《温病条弁》）
杏仁　白豆蔻　薏苡仁　滑石　竹葉　通草
厚朴　制半夏
主治　湿温初期、或暑湿初期、頭痛身重、午後身熱等。

三拗湯（《和剤局方》）
麻黄　杏仁　甘草
主治　風寒カゼ、鼻詰咳喘、息苦、多痰等。

三物備急丸（《金匱要略》）
巴豆　乾姜　大黄
主治　寒性食積便秘、腹満張って痛等。

大建中湯（《金匱要略》）
川椒　乾姜　党参　飴糖
主治　中陽虚衰、陰寒内盛、上腹激痛嘔逆、食欲ない等。

大黄牡丹皮湯（《金匱要略》）
大黄　牡丹皮　桃仁　冬瓜仁　芒硝
主治　腸癰初期、右下腹押すと激痛等。

大黄䗪虫湯（《金匱要略》）
大黄　䗪虫　水蛭　牛膝　桃仁　杏仁
虻虫　生地　赤芍　黄芩　蠐螬　甘草
主治　内有乾血、経閉腹痛、肌荒い等。

大承気湯（《傷寒論》）
大黄　厚朴　枳実　芒硝
主治　熱盛便秘、腹張って膨満、煩躁、うわごと、口渇く、舌苔焦黄有刺、脈沈実有力等。

大補陰丸（《丹渓心法》）
黄柏　知母　熟地黄　亀板
主治　肝腎陰虚、虚火上亢、潮熱寝汗等。

大陥胸湯（《傷寒論》）
大黄　芒硝　甘遂
主治　熱邪与水飲結聚、従剣状突起下から少腹まで硬満而痛等。

川芎茶調散（《和剤局方》）
川芎　細辛　白芷　羌活　防風　荊芥
薄荷　甘草
主治　外感風寒、頭痛、鼻詰まり、身痛等。

已椒藶黄丸（《金匱要略》）
葶藶子　防已　椒目　大黄
主治　飲留腸間、鬱且つ化熱、腹満、舌燥、咽渇く、便秘、尿赤等。

千金散（《寿世保元》）
僵蚕　全蝎　天麻　朱砂　牛黄　黄連
胆南星　竜脳
主治　急性驚風、痰喘、痙攣等。

小半夏湯（《金匱要略》）
半夏　生姜
主治　咽が渇かない、嘔吐、心下有飲、或は飲食後嘔吐等。

小柴胡湯（《傷寒論》）
柴胡　黄芩　半夏　人参　甘草　生姜
大棗
主治　寒熱往来、めまい、脇痛、口苦咽が渇く等。

小建中湯（《傷寒論》）
桂枝　芍薬　乾姜　大棗　甘草　飴糖
主治　脾胃虚寒により上腹痙攣疼痛等。

小青竜湯（《傷寒論》）
麻黄　白芍　細辛　乾姜　半夏　桂枝
甘草　五味子
主治　風寒喘咳、水飲内停等。

小活絡丹（《和剤局方》）
川烏　草烏　天南星　乳香　没薬　蚯蚓
主治　痺証、関節疼痛、屈伸不利等。

小陥胸湯（《傷寒論》）
黄連　半夏　栝楼実
主治　傷寒誤下、痰熱が心下に阻害、按之則痛、苔黄膩、脈浮滑等。

四　画

天麻丸（《魏氏家蔵方》）
天麻　全蝎　天南星　白僵蚕

主治　小児諸驚風等。

天台烏薬散（《医学発明》）

烏薬　木香　茴香　青皮　良姜　檳榔　川楝子　巴豆

主治　寒凝気滞により小腸ヘルニア、小腹痛、睾丸まで引く痛み等。

天麻鈎藤飲（《雑病証治新義》）

天麻　鈎藤　石決明　桑寄生　牛膝　山梔　黄芩　益母草　茯苓　夜交藤

主治　肝陽上亢、肝風内動により頭痛、めまい、失眠等。

天王補心丹（《摂生秘剖》）

人参　玄参　丹参　白茯苓　五味子　遠志　桔梗　当帰身　天冬　麦冬　柏子仁　酸棗仁　生地

主治　心腎陰血による虚煩不眠、心悸夢多等。

木瓜湯

木瓜　大腹皮　陳皮　茯苓　紫蘇　羌活　甘草　木香

主治　脚気、足膝腫痛等。

木瓜湯（《三因方》）

木瓜　呉茱萸　茴香　甘草　生姜　紫蘇葉

主治　吐瀉痙攣胸苦等。

木香檳榔丸（《儒門事親》）

木香　檳榔　青皮　陳皮　莪朮　黄連　黄柏　大黄　香附　牽牛

主治　積滞内停、腹張便秘、赤白下痢等。

木香調気散（《和剤局方》）

木香　砂仁　蔻仁　藿香　檀香　丁香　甘草

主治　気滞、胸腹張痛、嘔吐気逆等。

五皮飲（《麻科活人全書》）

五加皮　大腹皮　茯苓皮　陳皮　生姜皮

主治　皮膚のむくみ等。

五皮飲（《中蔵経》）

桑白皮　陳皮　生姜皮　大腹皮　茯苓皮

主治　水腫、尿の出悪い、上腹張って膨満等。

五皮飲（《和剤局方》）

五加皮　茯苓皮　大腹皮　生姜皮　地骨皮

主治　水腫、尿の出悪い、上腹張って膨満等。

五苓散（《傷寒論》）

猪苓　茯苓　白朮　沢瀉　桂枝

主治　水湿停聚、少腹張満、尿の出悪い、水腫等。

五仁丸（《世医得効方》）

鬱李仁　柏子仁　桃仁　杏仁　松子仁

主治　津少便秘等。

五子衍宗丸（《丹渓心法》）

菟絲子　枸杞子　車前子　覆盆子　五味子

主治　腎虚陽痿、精滑不固、不孕等。

五汁飲（《温病条弁》）

荸薺汁　鮮芦根汁　鮮藕汁　梨汁　麦冬汁

主治　温病口渇く等。

五味細辛湯（《鶏峰普済方》）

五味子　細辛　白茯苓　乾姜　甘草

主治　肺経感寒、咳止まらない等。

五加皮散（《沈氏尊生書》）

五加皮　松節　木瓜

主治　下肢しびれ痛、筋骨痙攣等。

五灰散（《沈氏尊生書》）

蒲黄　血竭　血余　山梔　蓮蓬殻　百草霜　棕皮　黄絹　京墨

主治　崩漏下血等。

内消瘰癧丸（《験方》）

夏枯草　海藻　天花粉　連翹　生地　当帰　玄参　浙貝　海蛤　熟大黄　桔梗　枳殻　玄明粉　青塩　薄荷　白蘝　甘草

主治　瘰癧痰核、或腫れ或痛み等。

化斑湯（《温病条弁》）

石膏　知母　生甘草　玄参　犀角　白粳米

主治　温病神昏譫語、疹斑等。

牛蒡湯（《証治準縄》）

牛蒡子　大黄　薄荷　防風　荊芥穂　甘草

主治　風熱壅滞、咽喉腫痛等。

牛黄清心丸（《痘疹世医心法》）

牛黄　朱砂　生黄連　黄芩　山梔　鬱金

主治　温邪内陥、熱入心包により神昏譫語、身熱、煩躁不安、小児驚厥、脳卒中、意識障害等。

丹参飲（《医宗金鑑》）

丹参　砂仁　檀香
主治　血瘀気滞、胃疼痛。

升麻葛根湯（《閻氏小児方論》）
升麻　葛根　芍薬　甘草
主治　麻疹初発、発疹未透、発熱悪風、目赤等。

六神丸（《雷氏方》）
牛黄　麝香　蟾酥　竜脳　雄黄　真珠
主治　癰腫瘡毒、咽喉腫痛等。

六神丸（《喉科心法》）
珍珠粉　牛黄　麝香　雄黄　蟾酥　竜脳
以百草霜為衣
主治　咽喉紅腫疼痛、無名腫毒等。

六味地黄丸（《小児薬証直訣》）
熟地黄　山茱萸　乾山薬　沢瀉　茯苓　丹皮
主治　腎陰不足、虚火上炎、腰膝軟痿、
骨熱酸痛、めまい、耳鳴、聴力障害、
自汗盗汗、遺精夢遺、消渇、尿もれ等。

六君子湯（《医学正伝》）
陳皮　半夏　党参　白朮　茯苓　甘草
主治　脾虚痰湿等。

水陸二仙丹（《仁存堂経験方》）
金桜子　芡実
主治　遺精、白濁、小便頻数、婦人おりもの等。

升降散（《寒温条弁》）
炒僵蚕　蝉蛻　姜黄　大黄
主治　温病表裏三焦大熱による諸証。

五　画

艾附暖宮丸（《沈氏尊生書》）
艾葉　香附　当帰　白芍　川芎　生地黄
黄耆　川断　呉萸　肉桂
主治　月経不調、月経痛、子宮冷え不孕、腰酸おりもの等。

玉泉丸（《沈氏尊生書》）
烏梅　花粉　葛根　党参　麦冬　黄耆　甘草
主治　虚熱により消渇（糖尿病）等。

玉女煎（《景岳全書》）
石膏　知母　麦門冬　牛膝　熟地黄
主治　陰虚内熱、煩熱口渇、歯痛等。

玉枢丹（《験方》）
朱砂　山慈菇　五倍子　大戟　草河車
雄黄　千金子　麝香
主治　咽喉腫毒、喉毒等。

甘草附子湯（《傷寒論》）
甘草　附子　白朮　桂枝
主治　風湿、骨節煩痛等。

石斛夜光丸（《原機啓微》）
天冬　人参　茯苓　麦門冬　熟地黄　生地黄　菟絲子　甘菊花　草決明　杏仁　乾山薬　枸杞子　牛膝　五味子　蒺藜　石斛
蓯蓉　川芎　炙草　枳殻　青葙子　防風
黄連　烏犀角　羚羊角
主治　視力低下、目の各種内障等。

左金丸（《丹渓心法》）
黄連　呉茱萸
主治　肝経火旺、脇肋張って痛、嘔吐、
胃酸等。

平胃散（《和剤局方》）
蒼朮　厚朴　陳皮　甘草　生姜　大棗
主治　脾胃湿滞的上腹張って膨満、
悪心嘔吐、形のない下痢等。

四物湯（《和剤局方》）
熟地　白芍　当帰　川芎
主治　血虚瘀滞、婦人月経不調、臍腹作痛、
崩漏、血癥瘕等。

四君子湯（《和剤局方》）
人参　甘草　茯苓　白朮
主治　脾胃気虚、食少便溏、顔色萎黄、気少、
四肢無力、脈細軟或沈緩等。

四逆湯（《傷寒論》）
熟附子　乾姜　炙甘草
主治　陽気虚衰、陰寒内盛、四肢厥冷、下痢、
腹中冷痛等。

四神丸（《丹渓心法》）
呉茱萸　畢澄茄　香茱萸　木香
主治　寒疝腹痛等。

四神丸（《内科摘要》）
補骨脂　五味子　肉豆蔻　呉茱萸　生姜　大

棗
主治　脾腎虚寒、五更泄瀉等。

四妙勇安湯（《験方》）
玄参　銀花　甘草　当帰
主治　血栓塞性脈炎、癰腫瘡毒等。

仙方活命飲（《外科発揮》）
穿山甲　天花粉　甘草節　乳香　白芷　赤芍　貝母　防風　没薬　皂角刺　帰尾　陳皮　金銀花
主治　瘡瘍腫毒初期、赤腫痛疼等。

仙霊脾散（《聖恵方》）
仙霊脾　威霊仙　川芎　桂心　蒼耳子
主治　遊走性疼痛、来往不定等。

生脈散（《内外傷弁惑論》）
人参　麦門冬　五味子
主治　暑熱気津両傷、汗多、だるい息苦しい、口渇、或久咳肺虚、咳痰少、気短自汗、口乾舌燥、脈虚等。

生地黄湯（《医学心悟》）
生地黄　牛夕　丹皮　黒山枝　丹参　元参　麦冬　芍薬　鬱金　荷葉　陳墨　童便
主治　吐血、衄血陰虚微熱等。

生化湯（《景岳全書》）
当帰　川芎　桃仁　炮姜　炙甘草
主治　産後悪露の出悪い、小腹疼痛等。

失笑散（《和剤局方》）
五霊脂　蒲黄
主治　血瘀阻害月経不調、小腹急に痛、産後悪露出にくい等。

白頭翁湯（《傷寒論》）
白頭翁　黄連　黄柏　秦皮
主治　熱痢、大便膿血。

白芥子散（《婦人良方》）
白芥子　没薬　桂心　木香　木鼈子
主治　気滞痰湿により、関節疼痛。

白通湯（《傷寒論》）
葱白　乾姜　生附子
主治　少陰病下痢脈微。

白花蛇酒（《瀕湖集簡方》）
白花蛇　全蝎　天麻　羌活　防風　独活　白芷　当帰　赤芍　升麻　甘草
主治　風湿骨節疼痛、筋脈痙攣、口目斜め語言できず、半身不随等。

白虎湯（《傷寒論》）
石膏　知母　甘草　粳米
主治　陽明病発熱、激渇、多汗、脈洪大等。

白僵蚕散（《証治準縄》）
僵蚕　桑葉　木賊　旋覆花　荊芥　細辛　甘草
主治　風熱頭痛、風にあたると涙がでる。

白蒺藜散（《張氏医通》）
白蒺藜　菊花　連翹　蔓荊子　決明子　青葙子　甘草
主治　肝熱目赤、涙が多い等。

白芷散（《婦人良方》）
白芷　血余炭　烏賊骨
主治　赤白おりもの等。

栝楼薤白半夏湯（《金匱要略》）
栝楼　薤白　半夏　白酒
主治　胸痺で横になれない、心痛背まで通る等。

栝楼薤白白酒湯（《金匱要略》）
栝楼　薤白　白酒
主治　胸痺喘息咳、胸背痛息切れ、寸口脈沈而遅、関上小緊数等。

半夏瀉心湯（《傷寒論》）
半夏　黄芩　乾姜　人参　甘草　黄連　大棗
主治　胃気不和、心下硬満、不痛、或むかつき、或嘔吐、腸鳴下痢等。

半夏白朮天麻湯（《医学心悟》）
半夏　天麻　白朮　茯苓　橘紅　甘草　生姜　大棗
主治　痰飲上逆、めまい、頭痛等。

半夏秫米湯（《霊枢》）
半夏　秫米
主治　不眠等。

加味烏薬湯（《済陰綱目》）
烏薬　砂仁　木香　延胡索　香附　甘草
主治　生理痛、肝鬱気滞、生理不順、月経

前少腹張って痛い等。

甘麦大棗湯（《金匱要略》）

甘草　小麦　大棗

主治　臓躁病、精神がぽーっとする、集中できず、不安、いつも悲しくて泣く、あくびが多い、或不眠寝汗、舌紅少苔、脈細数等。

氷硼散（《外科正宗》）

竜脳　硼砂　玄明粉　朱砂

主治　口内炎、咽喉腫痛、痰火により咳声嗄喉痛等。

六　画

地楡槐角丸（《北京市市販薬》）

地楡炭　槐角　黄芩　当帰　生地黄　大黄

主治　臓腑実熱、大腸火盛、痔で便血、痔瘡漏瘡、滞熱便秘、肛門痛痒等。

地楡丸（《証治準縄》）

地楡　当帰　黄連　烏梅　阿膠　木香　訶子肉

主治　血痢止まらない等。

芍薬湯（《河間六書》）

大黄　黄連　黄芩　芍薬　檳榔　当帰　木香　肉桂　炙草

主治　赤痢、下膿血、腹痛、里急後重等。

百合固金湯（《慎斎遺書》）

生地　熟地　麦門冬　貝母　百合　当帰　芍薬　生草　玄参　桔梗

主治　肺腎陰虚、虚火上炎、咽喉燥痛、咳喘、痰中血を帯びている、手足煩熱、舌紅少苔、脈細数等。

百合地黄湯（《金匱要略》）

百合　生地黄汁

主治　百合病。

至宝丹（《和剤局方》）

犀角　玳瑁　琥珀　朱砂　雄黄　金箔　銀箔　竜脳　麝香　牛黄　安息香

主治　中暑、中悪、中風及温病痰熱内蘊、神昏譫語、身熱煩躁、痰盛気粗、舌赤苔黄、及小児諸驚風、癲癇等。

当帰紅花散（《麻科活人全書》）

当帰　紅花　牛蒡子　紫草　連翹　黄連　葛根　大青葉　甘草

主治　麻疹夾斑、麻疹の色赤くない等。

当帰生姜羊肉湯（《金匱要略》）

当帰　生姜　羊肉

主治　産後腹中渋く痛む、腹中寒性ヘルニア、虚労不足等。

当帰六黄湯（《蘭宝秘蔵》）

当帰　生地黄　熟地黄　黄連　黄芩　黄柏　黄耆

主治　陰虚火旺、寝汗発熱、面赤口乾、唇燥心煩、便難尿赤、舌紅脈数等。

当帰補血湯（《蘭宝秘蔵》）

黄耆　当帰

主治　肌熱燥熱、煩渇多飲、脈洪大且虚、血虚発熱、頭痛、或婦人経行・産後頭痛、或瘡瘍膿等。

当帰竜薈丸（《宣明論》）

芦薈　当帰　竜胆草　黄芩　山梔子　黄連　黄柏　大黄　青黛　木香　麝香

主治　肝胆実火、頭暈めまい、譫語発狂、大便秘結、尿赤渋等。

肉蓯蓉丸（《証治準縄》）

肉蓯蓉　熟地　山薬　五味子　菟絲子

主治　腎虚陽痿、尿頻数等。

竹葉石膏湯（《傷寒論》）

竹葉　石膏　半夏　人参　麦門冬　甘草　粳米

主治　熱病のあと余熱ある、身熱汗出、煩渇欲吐、舌紅かつ乾燥、脈虚数等。

安宮牛黄丸（《温病条弁》）

牛黄　鬱金　犀角　黄芩　黄連　雄黄 山梔　朱砂　梅片　麝香　真珠　金箔

主治　脳卒中兼治急性意識障害、中悪、熱性けいれん等。

安神定志丸（《医学心悟》）

茯苓　茯神　人参　遠志　竜歯　石菖蒲

主治　睡眠不安、夢の中、驚恐不安等。

防已湯（《千金方》）

防已　烏頭　肉桂　生姜　白朮　茯苓 人参

主治　風寒湿によるしびれ（痺）。

防已茯苓湯（《金匱要略》）

防已　茯苓　黄耆　桂枝　甘草

主治　水気は皮膚に所致的“皮水”病、四肢むくみ、悪風せず、腹張鼓の如く、咽が渇かない、尿不利、脈浮等。

防已黄耆湯（《金匱要略》）

防已　黄耆　白朮　甘草　生姜　大棗

主治　「風水証」「湿痺」、四肢重い、しびれ等。

麦味地黄丸（《医級》）

熟地　山茱萸　山薬　茯苓　丹皮　沢瀉　麦冬　五味子

主治　腎虚喘嗽等。

紅花湯（《保命集》）

紅花　丹皮　当帰　蒲黄　乾荷葉

主治　産後めまい等。

七　画

貝母丸（《聖済総録》）

貝母　杏仁　甘草

主治　肺熱咳多痰、咽喉乾痛等。

車前子散（《証治準縄》）

車前子　白茯苓　猪苓　香薷　人参　灯心

主治　暑熱吐瀉、煩悶口渇、尿不利等。

杞菊地黄丸（《医級》）

熟地黄　山茱萸　山薬　沢瀉　茯苓　丹皮　枸杞子　菊花

主治　肝腎不足、視力減退、渋目痛み等。

杏蘇散（《温病条弁》）

蘇葉　杏仁　半夏　甘草　前胡　桔梗　枳殻　橘皮　茯苓　生姜　大棗

主治　外感頭痛、悪寒、咳痰薄等。

呉萸木瓜湯（《時方講義》）

呉茱萸　木瓜　檳榔　生姜

主治　脚気腫痛、動悸イライラ等。

呉茱萸湯（《傷寒論》）

呉茱萸　党参　大棗　生姜

主治　胃寒或「肝胃不和」嘔吐且つ胃痛、脇痛。

牡蛎散（《和剤局方》）

牡蛎　麻黄根　黄耆　浮小麦

主治　諸虚不足、自汗止まらない。

沙参麦冬湯（《温病条弁》）

沙参　麦冬　玉竹　甘草　桑葉　扁豆　花粉

主治　燥傷肺陰、発熱空咳等。

良附丸（《良方集腋》）

高良姜　制香附

主治　肝鬱気滞、胃寒疼痛、胸苦等。

附子理中湯（《和剤局方》）

附子　乾姜　党参　白朮　炙甘草

主治　脾胃虚寒、腹痛、下痢薄い、嘔吐等。

赤小豆湯（《聖済総録》）

赤小豆　桑根白皮　紫蘇

主治　脚気身腫、大小便難等。

赤豆薏苡湯（《瘍科捷径》）

赤小豆　薏苡仁　防已　甘草

主治　大小腸痛。

更衣丸（《医学廣筆記》）

芦薈　朱砂

主治　腸中乾燥、便秘等。

何首烏散（《外科精要》）

防風　苦参　何首烏　薄荷

主治　全身瘡腫痒痛等。

何人飲（《景岳全書》）

何首烏　人参　当帰　陳皮　生姜

主治　マラリア不癒、気血虚少等。

八　画

青蒿鼈甲湯（《温病条弁》）

青蒿　鼈甲　生地　知母　丹皮

主治　温病後期、陰液已傷、邪が陰分に残る、夜発熱朝平熱、熱退無汗等。

枇杷飲（《本事方》）

生杷葉　半夏　茯苓　党参　檳榔　白茅根　生姜

主治　胃気上逆、悪心嘔吐等。

枇杷清肺飲（《医宗金鑑》）

枇杷葉　黄連　黄柏　北沙参　甘草

炙桑皮　山梔子
主治　肺熱咳喘、痰黄粘、口燥咽乾等。

苓甘五味姜辛湯（《金匱要略》）
茯苓　甘草　五味子　乾姜　細辛
主治　肺寒飲邪、咳痰薄い量多、胸満喘逆、舌苔白滑、脈弦遅等。

苓桂朮甘湯（《傷寒論》）
茯苓　桂枝　白朮　炙甘草
主治　痰飲証、胸脇張満、めまい、動悸、息切れ、舌苔白滑、脈弦滑或沈緊等。

易黄湯（《傅青主女科》）
黄柏　白果　芡実　山薬　車前子
主治　おりもの黄色等。

固冲湯（《医学衷中参西録》）
茜草　海螵蛸　棕皮炭　竜骨　牡蛎　白芍
山茱萸　五味子　白朮　黄耆
主治　沖任損傷、崩漏月経過多。
血色紫赤塊り、腹痛、尿赤、舌赤、脈弦数等

知柏地黄丸（《医宗金鑑》）
熟地黄　山萸肉　乾山薬　沢瀉　茯苓
丹皮　知母　黄柏
主治　陰虚火旺、潮熱、骨蒸等。

金鎖固精丸（《医方集解》）
沙苑蒺藜　芡実　蓮須　竜骨　牡蛎
主治　腎関不固、遺精滑泄、腰痛耳鳴、四肢無力等。

金鈴子散（《聖恵方》）
延胡索　金鈴子
主治　肝気鬱滞、気鬱化火胸腹脇肋疼痛、月経痛、時発時止、煩燥不安、熱いものを摂ると痛が増える、舌紅、苔黄、脈弦或数等。

炙甘草湯（《傷寒論》）
炙甘草　大棗　阿膠　生姜　人参　生地黄
桂枝　麦門冬　麻仁
主治　気虚血少により脈結代、心動悸、虚労肺痿等。

瀉白散（《小児薬証直訣》）
桑白皮　地骨皮　甘草　粳米
主治　肺熱により咳喘。

瀉心湯（《金匱要略》）
黄連　黄芩　大黄
主治　心胃火熾により吐血、衄血、便秘、或三焦甚だしい熱、目赤口内炎等。

定喘湯（《摂生衆妙方》）
白果　麻黄　蘇子　甘草　款冬花　杏仁
桑皮　黄芩　法半夏
主治　外に風寒、内に痰熱内蘊、痰多息苦、咳喘等。

参苓白朮散（《和剤局方》）
人参　白朮　茯苓　甘草　山薬　蓮子肉
桔梗　扁豆　薏苡仁　縮砂仁
主治　脾胃虚弱、飲食不消、吐瀉、体虚等。

参附湯（《婦人良方》）
人参　熟附子
主治　元気大虚、陽気暴脱、手足厥冷、汗出、脈微等。

参茸固本丸（《験方》）
鹿茸　人参　黄耆　于朮　熟地　当帰　芍薬
甘草　枸杞子　巴戟天　肉従蓉　菟絲子
山薬　茯神　桂心　小茴香　懐牛膝　陳皮
主治　諸虚百損、元気不足、腰痛耳鳴、四肢酸軟、体形痩弱、陽痿早泄等。

羌活勝湿湯（《内外傷弁惑論》）
羌活　独活　藁本　防風　蔓荊子　川芎
甘草
主治　湿邪表に，頭痛身痛等。

抵当湯（《傷寒論》）
水蛭　虻虫　桃仁　大黄
主治　蓄血発狂、少腹硬満、小便正常等。

九　画

枳実導滞丸（《内外傷弁惑論》）
枳実　白朮　黄芩　黄連　沢瀉　茯苓
大黄　六曲
主治　脾胃湿熱、胸苦腹痛、食積泄瀉。

荊防敗毒散（《医学正伝》）
荊芥　防風　柴胡　前胡　川芎　枳殻　羌活
独活　茯苓　桔梗　甘草　生姜　薄荷

主治　外感風寒、癰腫初期で「表証」ある等。

茵蔯蒿湯（《傷寒論》）

茵蔯　梔子　大黄

主治　湿熱黄疸証等。

香蘇飲（《和剤局方》）

香附　紫蘇　陳皮　甘草　生姜　大棗

主治　感冒発熱、悪寒、頭痛、胸苦等。

香砂枳朮丸（《摂生秘剖》）

砂仁　木香　枳実　白朮

主治　気滞、宿食を解消、食欲回復等。

香砂六君子湯（《和剤局方》）

木香　砂仁　陳皮　法半夏　党参　白朮
茯苓　甘草

主治　脾胃気虚、寒湿滞中、上腹張って痛む、げっぷ吐瀉、舌苔白膩等。

独活寄生湯（《千金方》）

独活　桑寄生　秦艽　防風　細辛　当帰
生地　白芍　川芎　肉桂　茯苓　人参　甘草
杜仲　牛膝

主治　風湿しびれ痛、腰膝作痛、屈伸不利等。

前胡散（《証治準縄》）

前胡　桑皮　貝母　麦冬　杏仁　甘草　生姜

主治　咳、熱で痰粘い、胸苦等。

宣痺湯（《温病条弁》）

防已　杏仁　滑石　連翹　山梔　薏苡仁
半夏　蚕砂　赤小豆皮

主治　湿熱しびれ痛、熱淋血淋等。

珍珠散（《張氏医通》）

珍珠　炉甘石　琥珀　竜骨　赤石脂　鍾乳石
朱砂　血竭　象皮

主治　難治性潰瘍等。

麻黄根散（《聖恵方》）

麻黄根　当帰　黄耆

主治　産後虚汗止まらない等。

柏子仁丸（《本事方》）

柏子仁　人参　五味子　白朮　半夏　麻黄根
牡蛎　浄麸

主治　陰虚寝汗、陽虚自汗。

草還丹（《扶寿方》）

山茱萸　補骨脂　当帰　麝香

主治　肝腎虚、腰酸めまい、陽痿精滑、尿頻数、尿もれ等。

封髄丹（《医宗金鑑》）

砂仁　黄柏　炙甘草

主治　相火妄動、夢遺失精等。

胡黄連丸（《銭仲陽方》）

胡黄連　黄連　芦薈　猪胆　青黛　朱砂
麝香

主治　小児湿熱食積等。

十　画

烏梅丸（《傷寒論》）

烏梅　黄連　黄柏　乾姜　細辛　花椒　附子
桂皮　当帰　人参

主治　蛔虫により痛み、四肢寒冷、嘔吐等。

竜胆瀉肝湯（《古今医方集成》）

竜胆草　黄芩　梔子　沢瀉　木通　車前子
当帰　柴胡　甘草　生地

主治　肝胆実火、肝経湿熱による諸証。

帰脾湯（《済生方》）

白朮　茯神　黄耆　竜眼肉　酸棗仁　人参
木香　甘草　当帰　遠志

主治　心脾両虚、気血不足、疲れ食少、心悸失眠等。

連翹消毒飲（《医宗金鑑》）

連翹　梔子　黄芩　天花粉　玄参　赤芍

主治　癰腫瘡毒口が潰せず等。

蚕矢湯（《霍乱論》）

蚕矢　木瓜　大豆黄巻　苡仁　黄連　半夏
通草　黄芩　山梔　呉萸

主治　霍乱転筋腹痛等。

桂枝湯（《傷寒論》）

桂枝　芍薬　甘草　生姜　大棗

主治　風寒表虚、発熱悪風、自汗、脈浮弱。

桂枝附子湯（《金匱要略》）

桂枝　附子　生姜　甘草　大棗

主治　風湿、身体痛疼、動くと痛みは増す、イライラ等。

桂枝茯苓丸（《金匱要略》）

桂枝　茯苓　牡丹皮　桃仁　芍薬

主治　婦人閉経、腹痛、月経不調、難産、胎盤出ない、産後悪露出ない、下腹痛押すと激しく痛む等。

桂附理中湯（《傷寒論》）
附子　肉桂　党参　白朮　乾姜　炙甘草
主治　脾腎虚寒証、顔色艶がなく白い、手足冷え等。

桂附八味丸（《金匱要略》）
熟附子　肉桂　熟地　山茱萸　山薬　丹皮
茯苓　沢瀉
主治　腎陽不足、腰痛脚弱、少腹絞る様な痛み、尿不利、或尿頻数、痰飲、陽痿等。

桔梗湯（《金匱要略》）
桔梗　甘草
主治　肺癰、咳膿血、胸痛等。

桃花湯（《傷寒論》）
赤石脂　乾姜　粳米
主治　下痢腹痛、便膿血、日久不癒、膿血、色暗不鮮、腹部喜温喜按、舌淡白、脈遅弱或微細等。

桃紅四物湯（《済陰綱目》）
熟地　当帰　川芎　桃仁　紅花
主治　血瘀閉経、腹痛等。

柴胡清肝散（《証治準縄》）
銀柴胡　梔子　連翹　黄芩　人参　川芎
桔梗　甘草　竜脳　薄荷
主治　小児肝疳、痩せ、腹張って、多汗、下痢粘血、とり目等。

柴胡疏肝散（《景岳全書》）
柴胡　芍薬　枳殻　炙甘草　川芎　香附
主治　肝鬱気滞、脇痛、寒熱交替等。

逍遙散（《和剤局方》）
柴胡　当帰　白芍　白朮　茯苓　甘草
生姜　薄荷
主治　肝鬱血虚、両脇痛む、寒熱往来、頭痛、めまい、口燥咽乾、神疲食少、月経不順、乳房張る、脈弦且虚等。

涼膈散（《局方》）
大黄　芒硝　甘草　梔子　黄芩　薄荷
連翹　竹葉
主治　上・中焦熱邪熾盛、煩躁口渇、顔色赤、唇乾燥、口内炎、咽痛吐血、鼻血、便秘尿赤、舌紅、苔黄乾、脈滑数等。

消瘰丸（《医学心悟》）
浙貝母　玄参　牡蛎
主治　瘰癧（頸部痰核）、甲状腺腫、咽乾口燥、舌紅、脈滑数等。

海金砂散（《証治準縄》）
海金砂　滑石　甘草　麦冬
主治　尿混濁渋痛等。

益胃湯（《温病条弁》）
沙参 麦冬 生地 玉竹 氷砂糖
主治　陽明温病、下す処方使用後汗出無熱、口渇く、咽燥、舌乾苔少、脈数ではない等。

桑杏湯（《温病条弁》）
桑葉　杏仁　沙参　象貝　香豉　梔皮　梨皮
主治　外感温燥、頭痛、身熱口渇、空咳痰少且つ粘等。

桑菊飲（《温病条弁》）
桑葉　菊花　杏仁　桔梗　甘草　薄荷
連翹　芦根
主治　風温初期、発熱咳、感冒風熱初期等。

通経丸（《類証治裁》）
蘇木　赤芍　当帰　牛膝　桃仁　生地
琥珀　川芎　紅花　香附　五霊脂
主治　血滞、閉経腹痛等。

真武湯（《傷寒論》）
熟附子　白朮　茯苓　白芍　生姜
主治　脾腎陽虚、水気体内に溜まる等。

十一画

牽正散（《楊氏家蔵方》）
白附子　僵蚕　全蝎
主治　中風、口眼喎斜等。

鈎藤飲（《小児薬証直訣》）
鈎藤鈎　天麻　全蝎　木香　生甘草　羚羊角粉
主治　小児急惊、歯が締めて開かない、手足痙攣、目上吊視等。

理中湯（《傷寒論》）
党参　乾姜　炙甘草　白朮
主治　脾胃虚寒証、腹痛、下痢水様、嘔吐或腹張って食少等。

梔子豉湯（《傷寒論》）
梔子　淡豆豉
主治　外感熱病、発熱、イライラ不眠、胸苦、不安、舌紅苔黄、脈やや数等。

梔子柏皮湯（《傷寒論》）
梔子　黄柏　炙甘草
主治　湿熱により黄疸。

梔子金花丸（《宣明論方》）
梔子　黄連　黄芩　黄柏　大黄　知母　天花粉
主治　実熱火毒により頭暈めまい、煩躁、動悸不安、吐血、衄血、歯痛咽腫、口内炎、大便秘結等。

萆薢分清飲（《丹渓心法》）
萆薢　烏薬　益智仁　石菖蒲
主治　白色淋病、尿中白濁等。

菖蒲鬱金湯（《温病全書》）
鮮石菖蒲　鬱金　山梔　連翹　菊花　滑石　竹葉　丹皮　牛蒡子　竹瀝　姜汁　玉枢丹末
主治　温熱痰多、蒙蔽心包、微熱、神昏譫語（意識障害、うわごと）等。

菟絲子丸（《世医得効方》）
菟絲子　鹿茸　附子　肉蓯蓉　桑螵蛸　五味子　鶏内金　煅牡蛎
主治　尿失禁等。

菊花決明散（《証治準縄》）
菊花　草決明　木賊　黄芩　石決明
主治　目赤腫痛、畏光多泪等。

黄土湯（《金匱要略》）
灶心土　熟附子　白朮　甘草　阿膠　乾地黄　黄芩
主治　脾気虚寒、摂血不能、便血等。

黄連湯（《千金方》）
黄連　黄柏　石榴皮　当帰　阿膠　乾姜　甘草
主治　久痢不止等。

黄連阿膠湯（《傷寒論》）
黄連　黄芩　白芍　阿膠　鶏子黄
主治　熱病余熱未浄、陰血已傷、心煩不眠等。

黄連解毒湯（《外台秘要》）
黄連　黄芩　黄柏　梔子
主治　三焦熱盛、火旺、咽燥咽乾、うわごと、不眠、舌紅苔黄、脈数有力等。

黄耆桂枝五物湯（《金匱要略》）
黄耆　芍薬　桂枝　生姜　大棗
主治　血痺　陰陽共に不足、風によりしびれのような半身不随等。

黄耆湯（《外台秘要》）
黄耆　茯苓　天花粉　麦冬　生地　五味子　甘草
主治　消渇等。

排石湯（《天津医学院》）
茵蔯　木香　枳殻　黄連　黄芩　大黄
主治　肝胆結石（湿熱）等。

猪苓湯（《傷寒論》）
茯苓　沢瀉　猪苓　阿膠　滑石
主治　水熱互結、陰虚尿不利、咽渇多飲、淋証、尿短赤渋痛、少腹張って膨満等。

旋覆花湯（《聖済総録》）
旋覆花　桔梗　桑白皮　鼈甲　柴胡　檳榔　大黄　甘草
主治　痰飲、胸隔詰り痞実、便秘、喘逆息苦しい等。

旋覆半夏湯（《産科発蒙》）
旋覆花　半夏　茯苓　青皮
主治　痰飲胸隔、嘔吐止まらない、剣状突起下硬者等。

旋覆代赭湯（《傷寒論》）
旋覆花　代赭石　人参　半夏　甘草　大棗
主治　傷寒発汗、吐下、下後、病状緩和後、剣状突起下硬、噫気等。

麻黄湯（《傷寒論》）
麻黄　桂枝　杏仁　甘草
主治　風寒外感、発熱、悪寒、無汗、脈浮緊等。

麻杏石甘湯（《傷寒論》）

麻黄　杏仁　石膏　甘草
主治：甚だしい邪熱阻肺、咳喘息、多汗、
イライラ咽渇く多飲、脈洪大等。

麻黄附子細辛湯（《傷寒論》）
麻黄　附子　細辛
主治　陽虚外感、寒邪入里而無汗、
悪寒発熱、脈沈等。

麻黄連軺赤小豆湯（《傷寒論》）
麻黄　連軺　赤小豆　桑白皮　杏仁
生姜皮　大棗
主治　湿熱黄疸軽証、身発黄、発熱、無汗等。

麻子仁丸（《傷寒論》）
麻子仁　大黄　枳実　芍薬　杏仁　厚朴
主治　腸胃燥結、便秘等。

清心連子飲（《和剤局方》）
連子　地骨皮　黄芩　茯苓　車前子　黄耆
人参　甘草　麦冬
主治　心火上炎、腎陰不足、口舌乾燥、
遺精淋濁、熱入営血、血崩帯下、
煩躁不眠等。

清気化痰丸（《医方考》）
栝楼仁　黄芩　茯苓　枳実　杏仁　陳皮
胆星　半夏　姜汁
主治　痰熱咳、胸隔詰って張る、舌紅、
苔黄膩等。

清宮湯（《温病条弁》）
玄参心　竹葉巻心　蓮子心　麦門冬
連翹心　犀角尖（磨冲）
主治　温病発汗、汗多、心液消耗、邪陥心包、
意識障害、うわごと等。

清営湯（《温病条弁》）
犀角　生地　玄参　丹参　麦冬　黄連
金銀花　連翹　竹葉心
主治　温病熱入営血、身熱咽渇く、舌紫赤、
脈細数等。

清燥救肺湯（《医門法律》）
冬桑葉　石膏　人参　甘草　胡麻仁　阿膠
麦冬　杏仁　枇杷葉
主治　温燥犯肺、頭痛身熱、空咳無痰、
気逆喘息、咽喉乾燥、鼻乾、胸満肋痛、
イライラ口渇、舌乾燥無苔等。

羚羊角散（《和剤局方》）
羚羊角　升麻　竜胆草　梔子　黄芩
決明子　車前子　甘草
主治　肝火熾盛により頭がぼーっとする、
頭痛、目赤畏光等。

羚羊鈎藤湯（《通俗傷寒論》）
羚羊角　鈎藤　白芍　菊花　桑葉　茯神
淡竹茹　生地　川貝　甘草
主治　高熱、意識朦朧、けいれん、舌紫赤、
脈弦数。或は肝陽上亢、頭痛、
めまい等。

都気丸（《医宗己任編》）
五味子　熟地　山茱萸　山薬　茯苓　沢瀉
丹皮
主治　虚喘咳血等。

常山飲（《聖済総録》）
常山　厚朴　草豆蔻　肉豆蔻　烏梅　檳榔
甘草
主治　マラリア、寒熱往来等。

十二画

達原飲（《温疫論》）
檳榔　厚朴　草果　知母　白芍　黄芩
甘草
主治　マラリア、温疫の初期等。

陽和湯（《外科全生集》）
熟地　鹿角膠　白芥子　肉桂　炮姜　麻黄
甘草
主治　陰疽（難治性皮膚化膿性潰瘍）、
陰寒性流注（深部組織の化膿性病症）等。

補中益気湯（《脾胃論》）
黄耆　人参　白朮　炙甘草　当帰　陳皮
升麻　柴胡
主治　気虚下陥、脱肛等。

補陽還五湯（《医林改錯》）
黄耆　帰尾　赤芍　川芎　地竜　紅花　桃仁
主治　気虚血滞、四肢麻痺等。

琥珀散（《証治準縄》）
琥珀　海金沙　没薬　炒蒲黄

主治　沙淋、血淋、小便渋痛等。

紫金錠（《百一選方》）
文蛤　紅芽大戟　山慈菇　続随子　雄黄
朱砂　麝香
主治　温疫、瘴瘧、急性腹痛、吐瀉、
癰腫疔毒等。

葛根湯（《傷寒論》）
葛根　麻黄　甘草　芍薬　桂枝　生姜　大棗
主治　太陽病、項背強几几、無汗悪風等。

葛根芩連湯（《傷寒論》）
葛根　黄芩　黄連　甘草
主治　身熱下痢、胸腹熱、咽が渇く、喘息、
汗多等。

葱豉湯（《肘後方》）
葱白　淡豆豉
主治　感冒風寒軽証、微熱、頭痛、鼻水等。

葶藶大棗瀉肺湯（《金匱要略》）
葶藶子　大棗
主治　痰涎壅盛、咳喘胸満、
或顔と目むくみ等。

越婢湯（《金匱要略》）
麻黄　石膏　生姜　甘草　大棗
主治　風水、悪風、一身腫、
脈浮咽が渇かない、自汗、無大熱。

黒錫丹（《局方》）
黒錫　硫黄　沈香　小茴　木香　陽起石
胡芦巴　補骨脂　肉豆蔻　肉桂　附子　金鈴子
主治　陽気衰、陰寒内盛、虚性の喘息等。

温胆湯（《三因方》）
半夏　橘皮　茯苓　炙甘草　竹茹　枳実
大棗　生姜
主治　胆虚、痰熱逆上、イライラ、不眠等。

温経湯（《金匱要略》）
呉茱萸　当帰　川芎　丹皮　芍薬　人参
阿膠　麦冬　半夏　桂枝　生姜　炙甘草
主治　衡任虚寒、瘀血阻害、月経不調、閉経、
生理痛等。

温脾湯（《千金方》）
大黄　附子　乾姜　党参　甘草
主治　冷積便秘、腹張って痛、
温めるとよい押えるとよい、手足冷え等。

普済消毒飲（《医方集解》）
黄芩　黄連　陳皮　甘草　玄参　連翹
板藍根　馬勃　牛蒡子　薄荷　僵蚕
升麻　柴胡　桔梗
主治　風熱疫毒上攻、流行性耳下腺炎等。

犀角地黄丸（《千金方》）
犀角　生地　赤芍　丹皮
主治　熱入営血、意識障害、うわごと、斑疹、
吐血、衄血等。

痛瀉要方（《景岳全書》引劉草窓方）
白朮　白芍　防風　陳皮
主治　肝旺脾虚腸鳴腹痛、下痢、瀉必腹痛、
舌苔薄白、脈弦而緩等。

猴棗散（《上海市中薬成薬制剤規範》）
猴棗　羚羊角　麝香　煅月石　伽南香
川貝母　青蒙石　天竺黄
主治　小児驚風、痰多息苦、喘息甚だし、
煩躁不寧等。

十三画

蒼耳子散（《三因方》）
蒼耳子　薄荷　辛夷　白芷
主治　風熱上攻の化膿性鼻炎証等。

蒼朮白虎湯（《本事方》）
蒼朮　生石膏　知母　甘草　粳米
主治　湿温多汗、全身痛等。

葦茎湯（《千金方》）
葦茎　薏苡仁　桃仁　冬瓜仁
主治　肺癰、咳痰多且つ粘い等。

蒿芩清胆湯（《重訂通俗傷寒論》）
青蒿　竹茹　半夏　赤茯苓　黄芩　枳殻
陳皮　碧玉散（滑石　甘草　青黛）
主治　寒熱往来、寒軽熱重、口苦、
むかつき呃逆、胸脇張って痛等。

槐角丸（《和剤局方》）
槐角　地楡　当帰　黄芩　防風　枳殻
主治　痔瘻、脱肛、大腸便血、
血色鮮やかな赤等。

煅蒙石滚痰丸（《丹溪心法》）

煅蒙石　大黄　黄芩　沈香
主治　実熱痰多い、難治、癲狂驚風、顛痛、喘咳痰粘、胸苦めまい、便秘、舌苔厚膩、脈滑数有力等。

十四画

銀翹散（《温病条弁》）
金銀花　連翹　桔梗　薄荷　竹葉　荊芥穂　淡豆豉　牛蒡子　甘草
主治　温病初期、発熱、微悪風寒、頭痛、咽渇、咳、咽痛等。

酸棗仁湯（《金匱要略》）
酸棗仁　茯苓　知母　川芎　甘草
主治　肝血虚により不安不眠、盗汗等。

増液湯（《温病条弁》）
玄参　麦冬　生地
主治　陽明温病、津液不足、便秘等。

十五画

導赤散（《小児薬証直訣》）
生地　木通　甘草梢　淡竹葉
主治　心経熱イライラ、咽渇く、口舌瘡（口内炎）、尿少色赤等。

養心湯（《証治準縄》）
柏子仁　酸棗仁　遠志　五味子　当帰　川芎　人参　黄耆　茯神　肉桂　半夏曲　甘草
主治　心血不足、怔忡驚悸等。

養陰清肺湯（《重楼玉鑰》）
玄参　生地　麦冬　白芍　丹皮　川貝　薄荷　甘草
主治　陰虚火旺、咽喉腫痛、骨蒸労熱、咳血等。

膠艾湯（《金匱要略》）
阿膠　艾葉　川芎　当帰　白芍　生地　甘草
主治　血虚寒滞、月経過多、妊娠下血、胎動不安、或産後下血止まらない等。

潤腸丸（《済生方》）
肉蓯蓉　火麻仁　沈香
主治　腸燥、津少便秘等。

潤腸丸（《沈氏尊生書》）
杏仁　桃仁　火麻仁　当帰　生地　枳殻
主治　腸燥便秘等。

十六画

橘皮竹筎湯（《金匱要略》）
橘皮　竹筎　大棗　生姜　党参　甘草
主治　久病体弱の嘔吐、胃虚有熱、呃逆（げっぷ）。

橘核丸（《済生方》）
橘核　海藻　昆布　海帯　川楝子　桃仁　厚朴　木通　枳実　延胡索　桂心　木香
主治　睾丸張れ腫み、臍腹に引く痛み、あるいは堅硬、痛痒せず、陰嚢腫大等。

十七画以上

縮泉丸（《朱氏集験方》）
烏薬　山薬　益智仁
主治　下元虚冷、尿頻数、小児夜尿等。

鎮肝熄風湯（《医学衷中参西録》）
牛膝　代赭石　竜骨　牡蛎　亀板　白芍　玄参　天門冬　川楝　麦芽　青蒿　甘草
主治　肝陽上亢、肝風内動、めまい、頭痛、耳鳴或口目歪斜、意識障害等。

蘇合香丸（《和剤局方》）
白朮　青木香　犀角　香附子　朱砂　訶子　白檀香　安息香　沈香　麝香　丁香　華撥　竜脳　蘇合香油　乳香
主治　中風意識障害、夏バテ、意識障害、舌苔厚膩、痰濁内盛等。

蘇子降気湯（《和剤局方》）
蘇子　前胡　陳皮　半夏　肉桂　厚朴　当帰　生姜　炙甘草
主治　痰多涎盛、咳喘短気、胸隔苦しい、舌苔白潤等。

藿香正気散（《和剤局方》）
藿香　蘇葉　白芷　大腹皮　茯苓　白朮　半夏曲　陳皮　厚朴　桔梗　炙甘草　生姜　大棗

主治　外感風寒、兼湿滞、悪寒発熱、
嘔吐泄瀉等。

蟾酥丸（《外科正宗》）

蟾酥　雄黄　乳香　没薬　麝香　朱砂
蝸牛　軽粉　枯矾　寒水石　緑青　胆矾
主治　疔毒初期諸難治性感染症等。

蠲痺湯（《百一選方》）

羌活　姜黄　当帰　黄耆　赤芍　防風　甘草
主治　風湿痺（しびれ）症等。

鼈甲丸（《聖恵方》）

鼈甲　大黄　琥珀
主治　婦人月経不調、腹脇苦しい、背痛み等。

鼈甲煎丸（《金匱要略》）

鼈甲　射干　茯苓　柴胡　鼠婦　乾姜
大黄　芍薬　桂枝　葶藶　石葦　厚朴
牡丹　瞿麦　紫葳　半夏　人参　䗪虫
阿膠　蜂巣　赤硝　蜣螂　桃仁
主治　難治性マラリア、脇下硬い塊り等。

家庭でできる利用法 — 生薬別効能一覧

竜眼肉
○貧血、神経衰弱、自汗
○切り傷の出血
○やけど
○気血不足の老人、病の回復期、認知症
○手の疥癬(疥虫による)

石菖蒲
○心腹冷痛
○目によい
○邪気よけ
○頭の瘡が治りにくい
○陰部に汗が多く痒い

大黄
○嘔血、鼻血
○嘔血、胃を刺すような痛み
○消化不良、黄色い痰多い
○小児の熱
○皮膚の化膿症の初期

牛蒡子
○目の痛みを伴った頭痛
○虫歯の痛み

沙苑子
○健康美人に
○腎虚による腰痛、おりものが多い
○腎虚による遺精、早漏、頻尿
○目がかすむ、めまい、視力減退、角膜混濁などの症候に

女貞子
○熱く痒みを伴った赤目(結膜炎)
○目の疾病
○めまい、白髪
○神経衰弱
○視神経炎
○結核の微熱

砂仁
○便血(家族性)
○痰が多く腹が張る
○咳痰
○歯の痛み
○誤食(金属)
○食中毒

紅花
○急性咽喉頭炎
○胎盤が出ない
○出産後のめまい、胸苦、息切れ
○血瘀、刺すような痛みがある

防風
○汗(自汗)が止まらない
○偏頭痛
○寝汗
○老人便秘

冬虫夏草
○病の回復期の不眠
○貧血、ED

当帰
○貧血(或いは大出血)の発熱
○鼻血
○血尿
○便秘
○出産後、多汗、大熱、息苦しい、腰足痛い

玉竹
○冠状動脈硬化
○肺結核、微熱、咳
○発熱、口渇、尿少黄色
○目が赤くゴロゴロ痛む
○気不足の咳(年配の人で動くと気力のない咳が出る)

山梔子
○鼻血
○尿少、無尿
○膀胱炎(血尿渋痛)
○便秘を伴う赤目
○丹毒(鮮やかな赤色の皮膚感染で、痒み痛みがある)
○やけど

芦薈
○鼻血
○顔面のシミ
○血尿
○やけど

呉茱萸
○高血圧(足冷え)
○消化不良
○口腔潰瘍

山茱萸
○蒸汗(ジョウカン)(小児の寝汗)
○汗が止まりにくい
○おねしょ(夜尿症)
○老人尿頻、尿失禁
○化学療法の副作用及び放射性物質により白血球が異常に高まる場合

月季花
○頸部リンパ結核(潰れない場合)
○月経不順、月経痛
○産後子宮脱
○打撲症
○空咳、咳血

蒲公英
○難治性皮膚の瘡腫
○乳腺炎、発赤、腫れ
○扁桃炎、咽頭炎
○胃・十二指腸潰瘍

○化膿性中耳炎

甘草

○新生児便秘
○小児のおねしょ(夜尿症)
○乳腺炎の初期
○外陰部湿っぽい・痒い
○やけど

桔梗

○長期に粘りの強い痰が止まらない
○口内炎、舌炎
○歯茎炎、口臭
○妊娠、心腹痛、むかつき
○誤飲による草薬中毒
○瘡腫

慈姑

○白血病・悪性リンパ腫
○皮膚の炎症、発赤、張れ、痛み
○あせも、痒い
○難産、胎盤脱落できない
○毒蛇の傷
○百日咳、気管支炎
○食道ガン、胃ガン、腸ガン、乳ガン、子宮頸ガン、肺ガン、鼻咽ガン

白芥子

○慢性咽頭炎・声が嗄れる
○慢性気管支炎、咳が頻繁に
○息苦しい
○打撲傷、坐骨神経痛
○頸部リンパ結核
○胃のげっぷ
○離乳

鉄莧菜

○赤痢
○下痢
○赤目
○膝から下の皮膚潰瘍
○子宮ガン

杜仲

○高血圧(肝腎不足タイプ)
○小児麻痺
○強壮のために
○習慣性流産

菊花

○頭痛、頭・顔面に熱っぽさを伴う
○膝が熱っぽく痛い
○病後目に翼状片
○外陰部の腫れ
○酒酔い(泥酔)
○熱っぽさを伴うめまい
○高血圧、眼底出血

野菊花

○皮膚の化膿疹
○天泡瘡(テンホウソウ)
○頸部リンパ結核が排膿しない場合
○カゼの予防
○乳腺炎の初期で乳が痛い

沙参

○肺熱、空咳、痰少粘
○おりもの
○産後乳量が少ない
○狭心症

党参

○筋力が弱く声が小さい
○気の不足により発熱
○病気の回復期に
○機能性子宮不正出血

桑白皮

○咳痰(血を帯びる)
○糖尿病
○出産後の便血
○産後の悪露が止まらない
○脱毛

五加皮

○慢性胃炎、胃・十二指腸潰瘍
○老人腰痛、小児くる病
○貧血、神経衰弱
○慢性腎炎、糖尿病

紫蘇

○寒邪による喘息(のどが渇かない、食欲がない、寒けがある場合)
○ナイフの傷で出血が止まらない場合
○打撲傷
○狂犬の咬傷
○カニの食中毒
○乳瘡が腫れた痛み

蛤蚧

○空咳、咳血
○腎虚喘息
○腎尿、ED、頻尿

桑枝

○中風の予防
○高血圧
○四肢痛

桑葉

○風熱タイプのカゼ
○めまい(熱っぽく高血圧を伴う)
○高血圧、頭痛
○咽部腫れ痛み、歯が痛い

枳実

○産後の腹痛(横になると痛みがひどくなる)
○便秘(便が硬く体は弱くない)
○小児体弱で下痢が止まらない
○痔が脱出、便血
○小児の頭の瘡疹
○怒りによる胸痛
○産後子宮脱
○歯が痛い

薏苡仁

○お腹の冷え
○風湿による身痛(午後にひどくなる体の痛み)
○糖尿病・多飲

○筋けいれん
○皮膚のイボ(扁平疣贅(ユウゼイ))
○風湿性関節炎
○伝染性の軟らかいイボ

五味子

○ED
○老人の下痢(「五更瀉」長期にわたる朝五時ごろの下痢)
○伝染性肝炎、肝機能不全(GPT値高い)
○心動悸、不眠
○神経衰弱
○体弱で不眠

決明子

○視力が弱い
○とり目
○目の腫れ痛み
○鼻血
○盲目(急性)
○高血圧(肝陽亢盛タイプ)

黄連

○熱っぽく、心拍早い(頻脈)
○糖尿病、盗汗(足まで寝汗)
○糖尿病の多尿
○下痢で腹が痛い(下痢数10回、腹部の絞るような痛み)
○飲酒、痔病、下血
○急性の目の痒みと痛み
○歯痛(熱い飲食をするとひどくなる)

沢瀉

○足のむくみ
○暑気あたり、尿の出が悪い
○めまい(湿邪による)、舌苔白厚粘っこい

萊菔子

○痰が多い喘息
○脳卒中、言語障害
○歯痛
○小児発疹不良

○インフルエンザの予防
○タバコをやめたい

陳皮

○むかつき、嘔吐、手足の冷え
○嘔吐、下痢が止まらない
○げっぷ
○突然声が出ない
○魚、カニ中毒
○風痰麻木(フウタンマボク)(両手十指のしびれ)
○慢性気管支炎

赤小豆

○熱っぽい下痢
○痔、下血
○尿血、尿病
○酒酔い、嘔吐
○習慣性流産
○各種皮膚化膿疹
○おたふくかぜ

大青葉

○咳・咽部の痰の粘りが強く出にくい
○目が発赤し、熱く痛い
○唇辺瘡疹(難治性)
○天泡熱瘡
○精子奇形症、外陰部に汗が多い

藿香

○夏季の嘔吐、下痢
○胎児不安(つわりの液が酸っぱい)
○口臭
○陰瘡(色が蒼白、内陥)

淫羊藿

○皮膚しびれ
○腹張り、食欲不振
○視力低下、翼状片
○低血圧、めまい、四肢冷え
○風湿で膝腰が痛い時

海馬

○ED

○傷口の血が止まらない
○難産の陣痛、子宮収縮の無力
○打撲傷の痛み
○尿もれ、ED

枸杞子

○美顔
○足腰がだるい、めまい
○神経衰弱、動悸、不眠
○おりもの
○赤目、翼状片
○夏バテ

地骨皮

○婦人の陰部腫れ、発疹
○歯茎の痛み
○関節痛

辛夷

○鼻炎、蓄膿症
○胃の張り、痛み
○西太后香髪散

玫塊花

○月経量が多い
○月経不順
○下痢
○皮膚のできもの(化膿疹)の初期

石斛

○陰部が湿っぽく、精子が少ない、残尿感
○熱っぽい、イライラ、のどが渇く、食欲不振
○陰虚の人の胃の痛み、便乾燥

三七

○吐血、鼻血
○血痢
○便血
○産後出血不止
○無名腫(皮膚の化膿症)
○動物咬傷・蛇傷
○打撲傷

川芎
○熱っぽいカゼで頭痛
○偏頭痛
○酒の飲みすぎで脇部が張り、時に嘔吐する。胸中水の音がする

香豉・淡豆豉
○カゼ、汗をかかない場合
○下痢（血を帯びた便）
○血尿
○寝汗
○皮膚の瘡毒（ソウドク）

菟絲子
○腰、膝あちこち痛い。視力回復によい
○のどが渇く、多飲が止まらない
○陽虚、冷え（舌の裏まで白っぽく赤みがない人を「陽虚」という）
○尿もれ（陽虚タイプ）
○過労、視力低下
○痔瘡（ジソウ）痛い

魚腥草
○背部化膿疹、熱く痛い
○痔の痛みを伴う腫れ
○あせも
○脳卒中の後遺症
○肺の化膿症
○婦人外陰部掻痒、赤く腫れたもの

肉蓯蓉
○冷えを伴うED、早漏
○ED、腹部冷たくて痛み、食欲ない
○強精
○老人貧血、大便乾燥

旱蓮草
○偏頭痛
○翼状片、頭痛
○瘧疾（ギャクシツ）（マラリア）

○血尿
○便血不止

鶏内金
○尿もれ
○尿を出しにくい
○下痢止まらず
○口内炎
○痔・化膿疹
○傷口が閉じない
○尿路結石

鹿茸
○鹿茸酒　ED、頻尿
○顔面真黒（腎精消耗による）、難聴、のどの渇き、腰痛、足が無力、上熱下寒
○難治性化膿症（傷口が癒合しにくく蒼白）
○出血性紫斑病、歯茎出血（腎虚タイプ、顔面真っ黒などの症状を伴う）
○腎虚による腰痛

蝉退
○子供夜泣き
○破傷風
○小児痘瘡、痒い
○小児陰腫

肉桂
○胃痛
○月経痛（月経前腹痛）
○出産後腹痛
○甲状腺機能低下症

沙棘
○高血圧・高脂血症
○美容・つや
○おりもの
○外傷・出血
○消化不良・胃痛・大腸炎の下痢
○やけど

胖大海
○急性扁桃腺炎

○便血
○慢性の咽頭炎
○咽部の痛み、声嗄れ
○空咳（乾燥による咳、時に少量の黄色い粘っこい痰）

霊芝
○神経衰弱
○高血圧
○慢性肝炎
○慢性気管支炎
○アレルギー性喘息
○アレルギー性鼻炎

麦門冬
○吐血、鼻血
○歯茎出血
○慢性咽頭炎
○下痢、のどが渇く

蕪菁子
○大小便ができず腹張る
○黄疸、便秘、尿赤黄、肌が鮮やかな黄色
○美肌

蓮子
○聴力、視力によい
○肥満、顔のシワ
○肌の美白「蓮子竜眼湯」
○便の形がない、目覚めやすい、婦人の腰のだるさやおりものが多い（サラサラ）
○高血圧、不眠
○夏バテ
○カニ中毒

麦芽
○胃潰瘍
○やけど
○小麦の穂が目に刺さった時
○尿少、頻尿、尿痛
○産後の発熱で、母乳の出が悪い
○暑気を解消する

浮小麦

○多汗（動かなくても汗をよくかく）、寝汗
○産後の虚弱、よく汗をかく
○皮膚の瘢痕（はんこん）に
○血尿
○動悸、自汗、寝汗

青蒿

○赤痢
○鼻血
○痔の便血
○刀傷口・打撲傷
○歯が腫れて痛い
○毒蜂刺され
○耳から膿（化膿性中耳炎、耳道炎）

薄荷

○頭が熱っぽく咽痛
○目尻赤く炎症
○下血（下痢に血を帯びる）
○ハチに刺された時

茵蔯

○黄疸、伝染性肝炎
○黄疸、発熱、便秘
○胆のう炎、胆結石
○蕁麻疹、皮膚痒、神経性皮膚炎
○高血圧（腎型）
○湿熱「黄疸」（陽黄：鮮やかな黄色。黄疸性肝炎）「茵蔯蒿餅」

阿膠

○出血性紫斑病
○機能性子宮出血
○糖尿病
○黄疸
○尋常性乾癬（牛皮癬）
○老人性便秘
○長期的な咳

覆盆子

○ED
○小児夜尿症

茯苓

○夢中遺精
○尿頻量多
○糖尿病（上盛下虚タイプ）
○そばかす（雀斑（ジャクハン））
○むくみ、尿少

益智仁

○月経が止まらない
○小児おねしょ（夜尿症）、尿の白濁
○腹が張って下痢が止まらない

現代の研究より — 効能別索引

本文中の「現代の研究より」の項目では、薬材に含まれる特定の成分とその作用や効能について最新の知見を紹介しました。特定の有効成分を挙げていますが、薬材のその有効成分はそのメカニズムの全貌を解明するための糸口にすぎないということで、それらの作用や効能は、決して食物中の一つの成分だけの働きによるものではなく、薬材に含まれる多様な成分の総合効果による作用であり効能であることを認識して頂き、以上のことを踏まえて、この索引をご利用ください。

呼吸器系

循環器系

消化器系

代謝・内分泌系

抗老化作用

子供の智力の発育を促進する作用

記憶障害を改善する作用

記憶力を改善する作用

脳の記憶を増強する作用

脳の活性を促進する作用

脳の血流量増加作用

ショックを改善する作用

悪性腫瘍関連

抗ガン作用

(特に食道ガン)

抗ガン剤による白血球減少の抑制作用

抗放射性物質作用

放射性物質排泄促進作用

小児科系

外科系

整形外科系

産科・婦人科系

皮膚科系

精神神経科系

泌尿・生殖器系

茯苓(ぶくりょう) ………… 323
浮萍(ふひょう) …………… 354
蒲公英(ほこうえい) …………77
益智仁(やくちにん) ……… 260
益母草(やくもそう) ……… 143

膀胱炎を治す作用

山梔子(さんしし) ………… 401

精子を殺す作用

地竜(じりゅう) …………… 209

眼科系

白内障を治す作用

蝉退(せんたい) ………… 358

視力を改善する作用

決明子(けつめいし) ……… 399
蝉退(せんたい) ………… 358
菟絲子(としし) …………… 183

老年性白内障改善作用

決明子(けつめいし) ……… 399
蝉退(せんたい) ………… 358

免疫系

抗アレルギー作用

甘草(かんぞう) …………… 243
魚腥草(ぎょせいそう) ………86
荊芥(けいがい) ………… 342
五味子(ごみし) ………… 191
沙棘(サジー) …………… 127
絲瓜絡(しからく) ………… 117
蝉退(せんたい) ………… 358
蒼耳子(そうじし) ………… 106
霊芝胞子(れいしほうし) … 329

抗エイズウイルス作用

栝楼根(かろうこん) ……… 113
甘草(かんぞう) …………… 244

抗ウイルス作用

淫羊藿(いんようかく) …… 176
藿香(かっこう) …………… 365
杏仁(きょうにん) ………… 123
魚腥草(ぎょせいそう) ………86
金銀花(きんぎんか) ……… 417
金銭草(きんせんそう) ………91
香豉(こうし) …………… 349
呉茱萸(ごしゅゆ) ………… 283
石斛(せっこく) ………… 332
陳皮(ちんぴ) …………… 379
人参(にんじん) …………… 214
薄荷(はっか) …………… 372
浮萍(ふひょう) …………… 354

殺菌作用

杏仁(きょうにん) ………… 123
胖大海(はんだいかい) …… 384

抗菌作用

茵蔯(いんちん) ……………94
黄連(おうれん) …………… 392
槐角(かいかく) …………… 334
何首烏(かしゅう) ………… 305
栝楼(かろう) …………… 113
栝楼根(かろうこん) ……… 113
甘草(かんぞう) …………… 244
旱蓮草(かんれんそう) …… 250
魚腥草(ぎょせいそう) ………86
金銀花(きんぎんか) ……… 417
金銭草(きんせんそう) ………91
決明子(けつめいし) ……… 399
月季花(げっきか) ………… 421
呉茱萸(ごしゅゆ) ………… 283
牛蒡子(ごぼうし) ………… 361
山梔子(さんしし) ………… 401
山茱萸(さんしゅゆ) ……… 286
絲瓜絡(しからく) ………… 117
地骨皮(じこっぴ) ………… 276
紫蘇(しそ) ……………… 370
砂仁(しゃにん) …………… 253
生姜(しょうが) ………… 413
女貞子(じょていし) ……… 279
青蒿(せいこう) ………………97
赤小豆(せきしょうず) …… 151
石斛(せっこく) …………… 332
川芎(せんきゅう) ………… 133
桑枝(そうし) …………… 135
蒼耳子(そうじし) ………… 106
桑白皮(そうはくひ) ……… 375
桑葉(そうよう) …………… 382
大黄(だいおう) …………… 396
大青葉(だいせいよう) …… 386
沢瀉(たくしゃ) …………… 302
鉄莧菜(てっけんさい) …… 145
天門冬(てんもんどう) …… 307
当帰(とうき) ……………… 230
冬虫夏草(とうちゅうかそう) 325
菟絲子(としし) …………… 183
杜仲(とちゅう) …………… 196
薄荷(はっか) …………… 373
白芥子(はくがいし) ……… 352
麦門冬(ばくもんどう) …… 311
馬歯莧(ばしけん) …………88
番瀉葉(ばんしゃよう) …… 172
胖大海(はんだいかい) …… 384
白芍(びゃくしゃく) ……… 139
覆盆子(ふくぼんし) ……… 188
茯苓(ぶくりょう) ………… 323
防風(ぼうふう) …………… 346
蒲公英(ほこうえい) …………77
玫瑰花(まいかいか) ……… 423
木瓜(もっか) …………… 266
益母草(やくもそう) ……… 143
莱菔子(らいふくし) ……… 154
竜眼肉(りゅうがんにく) …… 270
芦薈(ろかい) …………… 409

抗酸化作用

黄精(おうせい) …………… 295
槐角(かいかく) …………… 334

抗真菌作用

抗結核菌作用

抗疲労作用

消炎・抗炎症作用

鎮痛作用

免疫機能を高める作用

免疫機能を調節する作用

免疫の双向調節作用

非特異性免疫機能を抑制する作用

その他

解毒作用

マラリア他殺虫作用

毒性作用

皮膚への刺激作用

副作用

病名別食材・薬材相性表

病　名	食べるとよいもの	食べてはいけないもの
カゼ **インフルエンザ** 風寒タイプ 風熱タイプ	**カゼで寒けがある・口渇がないタイプによい漢方薬：**生姜、ネギ、大根、防風(ボウフウ)、桔梗(キキョウ)、茵蔯(インチン)(カワラヨモギ) **熱っぽい、のどが渇く、水が欲しいタイプによい漢方薬：**金銀花(キンギンカ)、連翹(レンギョウ)、牛蒡子(ゴボウシ)、竹葉(チクヨウ)、淡豆豉(タントウシ)、薄荷(ハッカ) 新鮮な果汁、牛乳、豆乳、ナシ、西瓜、緑豆、菊花、薄荷 **体の抵抗力のため：**少食、おもゆ、温野菜	**寒けがある、のどがいがらっぽいが、飲食時支障はなく痛くないタイプ：** 冷たい物、 生もの、魚介類、乳製品、豆乳、 高タンパク物(肉類、卵)、 脂っこい物、焼き物、揚げ物。 寒性食材；柿、イチゴ、西瓜。 消化しにくい物；白きくらげ、 もち米など。下剤。熱を抑える物 **熱っぽい「のどから」タイプ：** 香辛料；とうがらし、辛子、酒、 カレー、甘い物、消化しにくい物、 高タンパク(肉、卵、魚、乳製品)
おたふくかぜ (腮腺炎) (痄腮)	シャンツァイ、緑豆、あずき、ヘチマ、蓮根の粉、ナシの果汁、きびの汁、牛乳、豆乳 **漢方薬：**金銭草(キンセンソウ)	**酸っぱい物：**酢、山楂子(サンザシ) **刺激物：**ニンニク、生姜、コショウ、とうがらし、花山椒、ネギ、辛子 **消化しにくい物：**生もの、魚介類、揚げ物、焼き物、卵 **脂っぽい物：**肉の脂身
細菌性の下痢 **急・慢性腸炎** (痢疾、泄瀉)	**急性：**ニンニク、黒きくらげ、キンシンサイ、大根の汁、生姜汁、濃い茶、 **慢性：**米のとぎ汁、蓮根の粉、果汁、酢	**刺激物：**生姜、コショウ、辛子、花山椒、ネギ **消化しにくい物：**魚類、エビ、 **寒性食材：**柿 **脂っこい物：**肉の脂身、揚げ物、焼き物 **酸性物：**オレンジ **下痢しやすい物：**ほうれん草
肺結核 (肺癆)	ウナギ、スッポン、豚のレバー、豚の赤身、卵、アヒルの卵、牛肉、羊肉、こまつな、ニンジン、ジャガイモ、大豆、緑豆、あずき、ナシ、みかん、りんご、トマト、百合根、枸杞の実、蓮の実、蓮根、アワビ、牛乳、白きくらげ	**脂っこい物：**肉の脂身 **刺激物：**酒、コショウ、とうがらし、辛子、生姜、ニラ、タマネギ、キムチ、ニンニク、カレー **渋い物：**ほうれん草

ウイルス性肝炎 （湿温黄疸）	**緑黄色野菜、果物：**キンシンサイ、 春菊、緑豆、ナツメ、ナシ、ゴマ、山楂子（サンザシ） **タンパク質の補充：**肉の赤身、豆腐 **肝を守る漢方薬：**茵蔯（インチン）、 枸杞子（クコの実）、五味子、 艾葉（ヨモギ）、山梔子（クチナシの実）	**刺激物：**酒、香辛料、コーヒー **脂っこい物** **魚貝類** **消化しにくい物：**揚げ物、焼き物 **熱を生じやすい食い物：**羊肉、砂糖
狭心症 **（胸痺、真心痛）**	とうもろこし、あわ、米、麦の殻、 菊花、ナツメ、野菜、果物、植物油、 黄連、山楂子（サンザシ）、茶、きのこ類、 黒きくらげ、白きくらげ、のり、昆布、 大豆、大豆製品、タマネギ、 らっきょう	**甘い物：**砂糖、生クリーム、 チョコレート **刺激物：**コーヒー、紅茶、酒 **脂質：**コレステロール高い物； 肉の脂身、内臓類（モツ、脳も）、 ヤシ油、イカ、スルメ、貝類、カニ、卵黄
不整脈 （心悸、怔忡）	野菜、果汁、豆類、冬瓜の種、ナツメ、 百合根、ハチミツ、クルミ、蓮の実の芯 鶏のスープ、鴨のスープ、 豚のレバーのスープ、 **漢方薬：**酸棗仁（サンソウニン）、栝楼（カロウ）	肉の脂身 **刺激物：**焼酎、香辛料、濃い茶、 コーヒー、とうがらし、ソーセージ、 ハム、カレー、キムチ、ハーブ類
高血圧 （肝陽上亢・眩暈）	セロリ、ほうれん草、山楂子（サンザシ）、バナナ、 ひまわりの種、酢、柿、竹の子、昆布、 緑豆、ハチミツ、クラゲ **漢方薬：**菊花（キクカ）、決明子（ケツメイシ）、桑葉（ソウヨウ）、 莱菔子（ライフクシ）（大根の実）	**体内へ熱をもたらす物：** 内臓（モツ、脳も）、塩分、甘い物； さつまいも、乳製品 **刺激物：**酒、とうがらし、カレー、 辛子、コショウ、濃い茶、紅茶 **動物性油：**カニみそ、卵黄、 **その他：**ヨーグルト
脳卒中 （中風）	セロリ、緑黄色野菜、大豆、豆腐、 黒豆、クラゲ、うずらの卵、緑豆、 昆布、そら豆の花、とうもろこし、 あわ、麦の麩、果物、ひまわりの種	**漬け物：**塩漬け肉 **刺激物・香辛料：**酒、とうがらし、 コショウ、辛子、コーヒー、紅茶、 濃い茶 **脂っこい物：**肉の脂身、ラード、 内臓（モツ、脳も）、 **甘い物：**砂糖、乳製品 **冷たい物、生もの**
膵炎 （脘痛）	おもゆ、蓮根の粉、果汁、トマトの汁、 豆乳、卵白、砂糖、脱脂乳、豆腐、 ジャガイモ、ほうれん草、ニンジン、 レタス、昆布	**刺激物：**コーヒー、カレー、 とうがらし、辛子、酒、酢 **脂っこい物：**肉・鶏・魚のスープ、 乳製品、揚げ物、肉の脂身、ラード、 ゴマ、ピーナッツ **その他：**卵、きのこのスープ、もやし、 大根、大豆

胆嚢炎 **胆石症** （黄疸、結石）	香りの薄い野菜、豆類、豆乳、卵、 ビーフン、セロリ、ジャガイモ、 ほうれん草、ニンジン、レタス、春菊、 果汁、ハチミツ、白砂糖、ハトムギ **漢方薬：**陳皮（チンピ）、茵蔯（インチン）、金銭草（キンセンソウ）、牛黄（ゴオウ）、 山梔子（サンシシ）	**脂っこい物：**内臓（モツ）、揚げ物、 ラード、肉の脂身、卵 **刺激物：**酒、濃い茶、コーヒー、 カレー、ネギ、ニンニク、とうがらし **魚介類：**エビ、カニ、 **渋い物：**ほうれん草、栗、柿 **甘い物：**チョコレート、乳製品
胃・十二指腸潰瘍 （胃脘痛）	牛乳、豆乳、お粥、蓮根の粉、 生ジャガイモの汁、生キャベツ、 白菜の汁、ハチミツ、もち米、 ピーナッツ、ピーナッツ油、 豚の胃袋、豚の赤身、 **漢方薬：**枳実（キジツ），鶏内金（ケイナイキン）、砂仁（シャニン）、益智仁（ヤクチニン）	**冷たい物、生もの** **脂っこい物：**揚げ物、焼き物 **刺激物：**とうがらし、コショウ、 カレー、コーヒー、濃い茶、酒、酢 **魚介類：**カニ、貝類 **胃酸が出やすい物：**牛肉、鶏肉、パン、 牛蒡、そば豆類、さつまいも、 さといも、もち米、酸性飲料
慢性胃炎	お粥、よく煮たうどん、蓮根の粉、ワンタンの皮、乳製品、みかん、茶、生姜汁、黒砂糖、野菜、にがうり、トマト、冬瓜、生ジャガイモ汁 **漢方薬：**薏苡仁（ヨクイニン）	**刺激物：**酒、濃い茶、コーヒー、 とうがらし、ネギ、ニンニク、辛子、 カレー **脂っこい物：**肉の脂身、ラード、 揚げ物 **その他：**粗い繊維；大根、牛蒡、そば
肝硬変 （黄疸、腹水）	こまつな、セロリ、豆腐、ネギ、 ナツメ、 あずき、鯉、鮒、なた豆、すもも、 レバー、 肉の赤身、蓮根、 きのこ、ピーナッツの赤皮、ニンジン	**刺激物：**酒、とうがらし、花椒（カショウ）、 コショウ、カレー、辛子、酢、生姜 **脂っこい物：**肉の脂身、ラード、 揚げ物 **海の物：**海の魚、エビ、カニ **その他：**ほうれん草、 高タンパク（卵類、羊肉、鶏肉、 ひまわりの種）、粗い繊維 **漢方薬：**高麗人参
便秘・ **便が固い場合** （大便燥結）	野菜スープ、緑豆もやし、豆乳、果汁、 ハチミツ、ゴマ、クルミ、ゴマ油、 ピーナッツ油、とうもろこし油、 大豆、えんどう豆、さつまいも、 ジャガイモ、ほうれん草、クラゲ、 生の桑の実、大根、バナナ、麦芽糖 **漢方薬：**決明子（ケツメイシ）、栝楼仁（カロウニン）、芦薈（ロカイ）	**刺激物・香辛料：**酒、コーヒー、 濃い茶、ニンニク、とうがらし、 カレー、 **渋い物：**柿、白きくらげ、栗

慢性気管支炎 （咳嗽、気喘・痰飲）	みかんの皮、びわ、ナシ、クルミ、ギンナン、杏仁の粉、大根、大根の種、百合根、蓮の実、蓮根、なた豆、ヘチマ、豆苗、ハトムギ、辛子、白ナス、ハチミツ、麦芽糖、いちじくの汁、干し柿、冬瓜、冬瓜の種、黒ゴマ **漢方薬：**羅漢果（ラカンカ）、栝楼（カロウ）、五味子（ゴミシ）、川貝母（センバイモ）、陳皮（チンピ）、白芥子（ハクガイシ）、車前子（シャゼンシ）	**冷たい物、生の物、** **塩分**（漬け物、海の漬け物） **刺激物・香辛料：**ニンニク、タバコ、酒、コショウ、辛子、シナモン、ネギ、生姜、ニラ、とうがらし、タマネギ **魚介類：**エビ、カニ、サケ、タチウオ **熱をもたらしやすい物：**羊肉、鶏肉、海の物。脂っこい物；肉の脂身、揚げ物 **体内へ水をもたらしやすい物：** トマト、乳製品、かぼちゃ **その他：**米ぬか、高菜、卵。甘い物；甘酒、甘いみかん **漢方薬：**高麗人参、黄耆（オウギ）
咳	生姜、杏仁（アンニン）、大根、ハチミツ、蓮根、ヘチマ、ナシ、みかん、冬瓜、こまつな、びわ、ゴマ、干し柿、クルミ、ハトムギの種 **漢方薬：**五味子（ゴミシ）、紫蘇（シソ）、車前子（シャゼンシ）、川貝母（センバイモ）、莱菔子（ライフクシ）（大根の実）、青蒿（セイコウ）（カワラニンジン）、陳皮（チンピ）	**魚介類：**海の魚介類；エビ、カニなど **刺激物・香辛料：**酒、とうがらし、コショウ、ニンニク、タマネギ **脂っこい物：**肉の脂身、豚肉白身、揚げ物、焼き物 **その他：**卵
喘息	大根、なた豆、ヘチマ、ナシ、みかん、びわ、クルミ、バナナ、ハチミツ、いちじく、冬瓜、黒ゴマ、もち米、鯉、白米、西瓜、山の芋、 **漢方薬：**杏仁（キョウニン）、大棗（タイソウ）（ナツメ）、石菖蒲（セキショウブ）、蛤蚧（ゴウカイ）、紫蘇（シソ）、青蒿（セイコウ）（カワラニンジン）、陳皮（チンピ）	**刺激物・香辛料：**酒、とうがらし、コショウ、タマネギ、ニンニク **アレルギーを起こしやすい物：**海の魚、エビ、カニ、サケ **呼吸障害を起こしやすい物：**炭酸水、大豆、さつまいも、高菜、かぼちゃ、米ぬか、冷たい物、生もの、ジャガイモ **脂っこい物：**肉の脂身
腎・尿路結石 （石淋）	淡味野菜、西瓜、ナシ、生蓮根、白湯 **尿酸による結石：**とうもろこしの粉、さといも、蓮根の粉、卵類、果物、ニンジン、セロリ、キュウリ、ナス、レタス、山の芋、かぼちゃ **リン酸塩による結石：**梅、クルミ **漢方薬：**車前子（シャゼンシ）	**渋い物：**濃いお茶、紅茶、ココア、コーヒー、竹の子、ほうれん草、えだ豆、いんげん豆 **結石を促進する物：**甘い物、牛乳、内臓（モツ）、肉類、甲殻類、豆腐
腎盂腎炎 （熱淋、血尿）	いんげん豆、西瓜、冬瓜、冬瓜の皮、生蓮根、果物、キュウリ、クルミ、セロリ、大根、緑豆、ナシ **漢方薬：**薏苡仁（ヨクイニン）	**脂っこい物** **刺激物・香辛料：**ネギ、ニラ、ニンニク、コショウ、生姜、とうがらし **甘い物：**乳製品 **体内に熱を生じる物：**羊肉、卵

急性腎炎 (水腫、血尿)	香りの薄い野菜、低タンパク、減塩食、ブドウ糖、そら豆、あずき、緑豆、冬瓜、西瓜、イカ、キュウリ、ヘチマ、かぼちゃ、ナス 少量タンパク質:鯉、鮒、豚の腎臓 **漢方薬:**冬虫夏草(トウチュウカソウ)	**漬け物:**塩漬けの卵、醤油漬けの野菜 **海の物:**海の魚 **高タンパク質:**鶏肉、豚肉、牛肉 **刺激物・香辛料:**とうがらし、カレー、ニンニク **その他:**ほうれん草、甘い物
ネフローゼ (水腫)	淡水魚(少々)、鯉,鮒、豆製品(少々)、生野菜、果物、冬瓜、さといも、ピーナッツ、なた豆、ナツメ、西瓜、キュウリ、キンシンサイ、ズッキーニ、かぼちゃ、ヘチマ、ハトムギ、ぶどう、 **漢方薬:**桑椹(ソウジン)(桑の実)	**タンパク質:**動物タンパク、海の魚介類、 **塩分** **水分をもたらしやすい物** **甘い物:**メロン 冷たい物、生もの、セロリ、ほうれん草 **刺激物・香辛料:**とうがらし、八角、カレー
甲状腺機能亢進症	ピーナッツ、白菜の種、西瓜、いんげん豆、セロリ、キンシンサイ、黒きくらげ、桑の実、枸杞の実、百合根、スッポン、鴨、山の芋、りんご、ナツメ	**刺激物・香辛料:**とうがらし、シナモン、生姜、酒、カレー **熱を生じる物:**甘い物、羊肉 **その他:**大根、大根+ミカン、昆布などの海の物、ほうれん草、竹の子
地域性甲状腺腫大 (癭瘤)	昆布、のり、ひじき、柿、山の芋、セロリ、ハマグリなどの魚介類、ナマコ、クラゲ、海エビ	**誘発しやすい物:**大根、大根とみかん同食
糖尿病 (消渇)	大豆、黒豆、豆製品、さやえんどう、肉の赤身、魚類、白菜、チンゲンサイ、セロリ、冬瓜、かぼちゃ、にがうり、大根、卵、ニンジン、さつまいもの葉、鴨の卵 **漢方薬:**栝楼根(カロウコン)、玉竹(ギョクチク)、枸杞子(クコシ)、蓮実(レイジツ)、桑椹(ソウジン)(桑の実)、麦芽(バクガ)、桔梗(キキョウ)、葛根(カッコン)	**刺激物:**酒、とうがらし、ニンニク **調味料:**塩、砂糖、きび、果物 **いも類:**ジャガイモ、さといも、さつまいも、蓮根、片栗粉 **米や麺類などの主食を控え目に** **その他:**人工甘味料、バナナ
てんかん (癲癇、羊角瘋)	クラゲ、大根の種、キュウリ、ナツメ、クルミ、蓮の実、白コショウ、レバー、枸杞の実 **漢方薬:**桑椹(ソウジン)(桑の実)	**刺激物・香辛料:**酒、ネギ、生姜、とうがらし、コーヒー、ココア、コショウ、カレー、辛子 **脂っこい物:**豚の脂身 **水分、塩分** **その他:**亜鉛の含有量の多い物;かき、スモークレバー、海の物、えんどう豆、烏骨鶏、ウナギ、ホタテ

リウマチ （風寒湿痹）	ハトムギ、緑豆、豆腐、ナシ、豚骨、牛骨のスープ、烏骨鶏のスープ、羊骨のスープ、鶏肉、スッポン、クルミ、ゴマ、ナツメ、黒豆、米、豚の赤身 **漢方薬：**桑枝（ソウシ）（桑の枝）	**乳製品** **刺激物・香辛料：**とうがらし、シナモン、生姜、カレー、辛子、コショウ **余分な水分を体内に溜める物：**牛乳、トマト、メロン
血小板減少性紫斑病 （血証）	ナツメ、ピーナッツの赤皮、クルミ、いんげん豆、そら豆、ゴマ、蓮根の節、青背魚、うさぎの肉、羊肉、豚肉、亀肉、コラーゲン	酒、オス鶏肉、海の魚、エビ、ハマグリ、カニ
鉄欠乏性貧血 （血虚証）	豚の肝臓・胃・赤身肉、卵黄、ほうれん草、セロリ、チンゲンサイ、大根の芽菜、タア菜、トマト、アンズ、桃、干しぶどう、すもも、パイナップル、だいだい、みかん、ゆず、いちじく、生桑の実、黒きくらげ、魚類、牛乳、エビの卵、魚の卵、豆類、ゴマ、きのこ、昆布、のり **漢方薬：**当帰（トウキ）、何首烏（カシュウ）、大棗（タイソウ）	強い酒、肉の脂身、柿、 **食物繊維：**茶 魚類、牛乳 飲食摂取不足
暑気あたり （暑温）	生の瓜、果汁、緑豆のスープ、西瓜の汁、みかんの汁、氷水、塩水、冬瓜、トマト、キウイフルーツ、茶、山楂（サンザ）、梅、うるち米、ヘチマ	**刺激物：**ピリ辛い物（香辛料）、コショウ、シナモン **熱をもたらす物：**羊肉類、海鮮類、 **脂っこく味が濃い食物**
血の道症 （不正出血）	生野菜、果物、肉の赤身、牛乳、卵類、豚の胃、烏骨鶏、レバーのスープ、豆乳、黒きくらげ、ヘチマ、蓮根の節、梅、干し柿、もち米、 **漢方薬：**大棗（タイソウ）、浮萍（フヒョウ）	**冷たい物・生もの** **刺激物：**とうがらし、酒、酢、コショウ、ネギ、ニンニク、生姜 **魚介類：**カニ **その他：**ナシ、バナナ、柿、黒砂糖
習慣性流産 （胎動不安）	いんげん豆、なた豆、そら豆、蓮の実、蓮の葉、ヘチマ、かぼちゃ、メス鶏肉、コーリャン、もち米、ナツメ、干しぶどう	**刺激物・香辛料：**酒、タバコ、茶、シナモン、コーヒー **酸性物：**山楂子（サンザシ）、梅 **寒性の物：**ナス **流産させやすい物：**ウナギ、カニ、昆布、黒砂糖、黒きくらげ、ライ麦、麦芽、ハトムギ、ほうれん草

乳汁分泌不足 （乳汁不行）	ゴマ、豚足、豚の肝臓、豚の胃、冬瓜、ヘチマ、豆腐、卵類、あずき、エビ、鯉、鮒、ピーナッツ、えんどう豆、緑豆、あわ、キンシンサイ、レタス、豚の赤身、消化しやすい物	**脂っこい物** **刺激物・香辛料**：タバコ、酒、チョコレート **その他**：ナシ、柿、小麦の麩、大麦の芽、香菜
乳腺炎 （乳癰）	ヘチマ、キュウリ、トマト、こまつな、蓮根、黒くわい、緑豆、あずき、みかん	**刺激物・香辛料**：生姜、ニンニク、とうがらし、コショウ、花椒（カショウ） **海鮮類** **脂っこい物**：肉の脂身、揚げ物
小児下痢 （小児腹瀉）	山の芋、いんげん豆、ハトムギ、お粥、パン、押麦、卵スープ、冬瓜、麦芽、ざくろ、りんご、黒きくらげ、もち米 **漢方薬**：芡実（ケンジツ）	**冷たい物、甘い物** **消化しにくい物**：生もの、竹の子、牛蒡 **脂っこい物**：肉の脂身、ラード、揚げ物、ピーナッツ **下痢しやすい物**：桑の実、ほうれん草、ハチミツ
小児食欲不振 （小児厭食）	トマトの汁、酢、生姜、山楂（サンザ）、ナシ、ハトムギ、干しぶどう、梅、大麦の粉、植物性油 **漢方薬**：藿香（カッコウ）、鶏内金（ケイナイキン）, 砂仁（シャニン）、麦芽（バクガ）、蕪菁（ブセイ）	**動物性脂肪**：羊肉、揚げ物、ねばっこい物 **消化しにくい物**：生もの、レバー、黒大豆、もち米 **甘い物**：みかん、チョコレート、過量果物 **渋い物**：栗、ギンナン、さくらんぼ **冷たい物**
痔 （痔瘡）	ほうれん草、こまつな、ネギ、冬瓜、ヘチマ、かぼちゃ、黒きくらげ、白きくらげ、キンシンサイ、いちじく、バナナ、オレンジ、干し柿、ハチミツ	**海鮮**：かき、魚介類 **刺激物**：とうがらし、生姜、ニンニク、酒 **熱を生じやすい物**：羊肉
蕁麻疹	こまつな、ナス、冬瓜、キュウリ、あひるの卵、酢、黒砂糖、西瓜、大豆類	**刺激物**：ニンニク、とうがらし、 **魚介類**：エビ、カニ **肉類**：オス鶏肉、牛肉、羊肉、乳製品 **その他**：香菜、竹の子、そば
ガン （腫瘍）	昆布、スッポン、百合根、タマネギ、大根、アスパラガス、黒きくらげ、白きくらげ、椎茸、やまぶしだけ、山の芋、ハトムギ、いんげん豆、カリフラワー、キャベツ、いちじく	**甘い物**：砂糖 **脂っこい物**：油揚げ、焼き物、動物の脂肪 **その他**：白菜の酸味漬け物、薫製肉、カビた食物、古いピーナッツ

『食物薬用指南』北京・知識出版社 1991 より（掲載内容を一部改変）

中医学的効能索引　五十音順

【レ】

【ワ】

［日本での利用法］　疾患・症候別一覧

呼吸器

去痰
○桔梗（ききょう）
○紫蘇（しそ）
○芦薈（ろかい）

咳止め
○桔梗（ききょう）
○車前子（しゃぜんし）
○天門冬（てんもんどう）
○紫蘇（しそ）
○桑白皮（そうはくひ）
○芦薈（ろかい）

気管支炎
○桔梗（ききょう）

肺結核
○枸杞子（くこし）
○解熱
○肉桂（にっけい）
○葛根（かっこん）
○防風（ぼうふう）
○紫蘇（しそ）

カゼ
○防風（ぼうふう）
○辛夷（しんい）

喘息
○芦薈（ろかい）

発汗
○肉桂（にっけい）
○葛根（かっこん）
○紫蘇（しそ）

循環器

動脈硬化予防
○魚腥草（ぎょせいそう）
○五加皮（ごかひ）
○枸杞子（くこし）
○辛夷（しんい）

高血圧
○魚腥草（ぎょせいそう）
○枸杞子（くこし）
○辛夷（しんい）

低血圧
○玫瑰花（まいかいか）

消化器

健胃
○蒲公英（ほこうえい）
○肉桂（にっけい）
○黄連（おうれん）

胃痛
○蒲公英（ほこうえい）
○芦薈（ろかい）

胃けいれん
○大棗（たいそう）

消化不良
○芦薈（ろかい）

胃炎・慢性胃炎
○芦薈（ろかい）

胃内停水
○沢瀉（たくしゃ）

消化促進
○蒲公英（ほこうえい）

肝臓病
○蒲公英（ほこうえい）

黄疸
○山梔子（さんしし）

二日酔い
○葛根（かっこん）

便秘・便通
○魚腥草（ぎょせいそう）

整腸
○魚腥草（ぎょせいそう）
○黄連（おうれん）

下痢
○車前子（しゃぜんし）
○黄連（おうれん）
○芦薈（ろかい）
○玫瑰花（まいかいか）

代謝・内分泌

糖尿病
○枸杞子（くこし）

血液

貧血
○当帰（とうき）

脳・神経系

脳内出血予防
○魚腥草（ぎょせいそう）

健脳
○紫蘇（しそ）

神経衰弱
○淫羊藿（いんようかく）
○大棗（たいそう）

物忘れ
○淫羊藿（いんようかく）

鎮静
○当帰（とうき）
○大棗（たいそう）

神経痛
○紫蘇（しそ）
○芦薈（ろかい）

頭痛
○辛夷（しんい）

けいれん
○大棗（たいそう）
めまい
○沢瀉（たくしゃ）

精神・神経

不眠症
○大棗（たいそう）
○玫瑰花（まいかいか）
精神安定
○紫蘇（しそ）

外科

鎮痛
○肉桂（にっけい）
○葛根（かっこん）
○紫蘇（しそ）
外傷の出血
○葛根（かっこん）
頸部リンパ結核
○蒲公英（ほこうえい）
捻挫
○合歓皮（ごうかんひ）
○玉竹（ぎょくちく）
打ち身・打撲傷
○合歓皮（ごうかんひ）
○玉竹（ぎょくちく）
○山梔子（さんしし）
○紫蘇（しそ）
乳腺炎
○蒲公英（ほこうえい）
痔
○紫蘇（しそ）

整形外科

関節痛・腰痛・膝痛
○合歓皮（ごうかんひ）
○紫蘇（しそ）
○山梔子（さんしし）
○芦薈（ろかい）
筋肉痛
○芦薈（ろかい）
リウマチ
○防風（ぼうふう）
○紫蘇（しそ）
○芦薈（ろかい）

産科・婦人科系

不妊
○淫羊藿（いんようかく）
催乳
○栝楼（かろう）
産後の止血、浄血、腹痛
○益母草（やくもそう）
月経不順
○益母草（やくもそう）
月経過多
○玫瑰花（まいかいか）
おりもの
○益母草（やくもそう）
婦人病
○当帰（とうき）

皮膚科

イボ
○蒲公英（ほこうえい）
ニキビ
○桔梗（ききょう）
○魚腥草（ぎょせいそう）
○菟絲子（としし）
おでき
○桔梗（ききょう）
あせも
○魚腥草（ぎょせいそう）
○蒼耳子（そうじし）
○栝楼（かろう）
○菟絲子（としし）
水虫
○魚腥草（ぎょせいそう）
○合歓皮（ごうかんひ）
○芦薈（ろかい）
たむし
○魚腥草（ぎょせいそう）
ぜにたむし
○茵蔯（いんちん）
湿疹
○魚腥草（ぎょせいそう）
○芦薈（ろかい）
やけど・切り傷・すり傷・化膿疹
○魚腥草（ぎょせいそう）
しらくも
○茵蔯（いんちん）
虫刺され
○茵蔯（いんちん）
○芦薈（ろかい）
腫物・排膿
○車前子（しゃぜんし）
皮膚炎
○蒼耳子（そうじし）
○益母草（やくもそう）
乾燥した皮膚の痒み
○桑白皮（そうはくひ）
しもやけ
○栝楼（かろう）
○当帰（とうき）
肌荒れ
○栝楼（かろう）
そばかす
○菟絲子（としし）
白癬
○菟絲子（としし）
ひび
○当帰（とうき）
手荒れ
○合歓皮（ごうかんひ）
手足のひきつれ
○桑白皮（そうはくひ）
蕁麻疹
○五加皮（ごかひ）

漆かぶれ
○蓮子（れんし）
あかぎれ
○芦薈（ろかい）

泌尿・生殖器科

陰萎（いんい）
○淫羊藿（いんようかく）
○菟絲子（としし）
淋病
○魚腥草（ぎょせいそう）
○車前子（しゃぜんし）
○菟絲子（としし）
遺精
○菟絲子（としし）
梅毒
○魚腥草（ぎょせいそう）
夜間尿
○菟絲子（としし）
頻尿
○沢瀉（たくしゃ）
利尿
○魚腥草（ぎょせいそう）
○車前子（しゃぜんし）
○益母草（やくもそう）
○大棗（たいそう）
○枸杞子（くこし）
○紫蘇（しそ）
○桑白皮（そうはくひ）
膀胱炎
○車前子（しゃぜんし）
尿道炎
○魚腥草（ぎょせいそう）

眼科

目の疾患
○車前子（しゃぜんし）
○益母草（やくもそう）
ただれ目・結膜炎
○黄連（おうれん）
視力増進
○車前子（しゃぜんし）
疲れ目の回復
○玫瑰花（まいかいか）
結膜炎
○黄連（おうれん）

耳鼻咽喉科

口渇
○蓮子（れんし）
○沢瀉（たくしゃ）
口内炎
○黄連（おうれん）
鼻炎
○辛夷（しんい）
蓄膿症
○辛夷（しんい）
扁桃腺炎
○桔梗（ききょう）78

その他

寝汗
○蒲公英（ほこうえい）
毒蛇咬傷
○蒼耳子（そうじし）
健康食品
○杜仲（とちゅう）
体弱
○当帰（とうき）
歯茎の痛み
○黄連（おうれん）
疲労回復
○五加皮（ごかひ）
滋養強壮
○蓮子（れんし）
むくみ
○車前子（しゃぜんし）
○益母草（やくもそう）
○天門冬（てんもんどう）
顔のむくみ
○桑白皮（そうはくひ）
体を温める
○紫蘇（しそ）
肝腎の滋養、腎精の維持
○山茱萸（さんしゅゆ）
強壮・強精
○淫羊藿（いんようかく）
○五加皮（ごかひ）
○蓮子（れんし）
○大棗（たいそう）
○枸杞子（くこし）
○天門冬（てんもんどう）
○辛夷（しんい）
膝・腰の冷え
○菟絲子（としし）
冷え症
○当帰（とうき）
暑気あたり
○蓮子（れんし）
半身不随の予防
○桑白皮（そうはくひ）
解毒
○紫蘇（しそ）

［日本での利用法］　生薬別効能一覧

蒲公英（ほこうえい）
○イボ
○健胃、胃痛、消化促進
○寝汗、乳腺炎、頸部リンパ結核、肝臓病

桔梗（ききょう）
○去痰、咳止め、気管支炎、扁桃腺炎
○ニキビ、おでき

魚腥草（ぎょせいそう）
○尿道炎、便秘、淋病、梅毒、
○動脈硬化予防、脳内出血予防、高血圧、整腸
○利尿、便通
○やけど、切り傷、化膿疹
○ニキビ、あせも、水虫、たむし
○あせも、湿疹、すり傷

茵蔯（いんちん）
○ぜにたむし、しらくも
○虫刺され

日本の蕪（にほんのかぶ）
○春の七草

車前子（しゃぜんし）
○腫物、排膿
○むくみ、利尿
○膀胱炎、淋病
○咳、下痢、眼病、視力増進

蒼耳子（そうじし）
○あせも、皮膚炎
○毒蛇咬傷

☒楼（かろう）
○しもやけ、肌荒れ
○あせも
○催乳

益母草（やくもそう）
○産後の止血、浄血、月経不順、腹痛
○むくみ、利尿、目の疾患
○皮膚炎
○おりもの

淫羊藿（いんようかく）
○不妊
○陰萎（いんい）、強精、神経衰弱、物忘れ

菟絲子（としし）
○陰萎（いんい）、遺精
○夜間尿、淋病、膝・腰の冷え
○あせも、ニキビ、そばかす、白癬

杜仲（とちゅう）
○健康食品

当帰（とうき）
○鎮静、冷え症、しもやけ、婦人病
○ひび
○貧血、体弱、鎮静

合歓皮（ごうかんひ）
○関節痛、腰痛、捻挫、打身
○水虫、手荒れ
○捻挫傷
○関節痛、腰痛
○腰膝痛

五加皮（ごかひ）
○動脈硬化予防
○蕁麻疹
○強壮、疲労回復

蓮子（れんし）
○漆かぶれ
○滋養強壮
○暑気あたり、口渇

大棗（たいそう）
○強壮、利尿
○神経の緊張・興奮を鎮静、けいれんの緩和
○神経衰弱、不眠症、胃けいれん

枸杞子（くこし）
○糖尿病、肺結核、強壮
○利尿、高血圧症の予防
○動脈硬化予防

山茱萸（さんしゅゆ）
○肝腎の滋養、腎精の維持

肉桂（にっけい）
○健胃、鎮痛、発汗、解熱

白朮（びゃくじゅつ）
○屠蘇

沢瀉（たくしゃ）
○胃内停水、めまい、頻尿、口渇

天門冬（てんもんどう）
○強壮
○むくみ
○咳

玉竹（ぎょくちく）
○打撲傷、捻挫

葛根（かっこん）
○発汗、解熱、鎮痛
○和え物、炒め物
○二日酔い
○外傷の出血

防風（ぼうふう）
○カゼ、発熱
○風邪発熱、リウマチ

紫蘇（しそ）
○発汗、咳止め、利尿、鎮痛、解熱
○体を温める、消痰
○健脳、解毒

○神経痛、腰痛、リウマチ、痔、打身
○精神安定

桑白皮（そうはくひ）

○顔のむくみ
○消炎利尿、咳止め
○乾燥した皮膚の痒み、手足のひきつれ
○半身不随の予防

黄連（おうれん）

○下痢止め、健胃、整腸
○ただれ目、結膜炎
○口内炎、歯茎の痛み

山梔子（さんしし）

○黄疸
○打撲傷、腰痛

芦薈（ろかい）

○下剤
○神経痛、リウマチ、関節痛、筋肉痛
○あかぎれ、湿疹、虫刺され、水虫
○胃痛、炎症、下痢、消化不良、慢性胃炎、咳、喘息、痰

玫瑰花（まいかいか）

○下痢止め
○月経過多
○疲れ目の回復、低血圧、不眠症

辛夷（しんい）

○頭痛、鼻炎、カゼ
○高血圧、動脈硬化
○蓄膿症、鼻炎、カゼ